Patientorientierte Allgemeinmedizin

Band 3

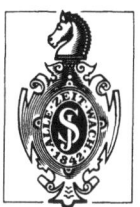

H. Schaefer   E. Sturm (Hrsg.)

Der kranke Mensch

Gesundheitsgefährdung,
Krankheitsbewältigung und
Hilfe durch den Hausarzt

Texte zur medizinischen Anthropologie

Mit 15 Abbildungen

Springer-Verlag
Berlin Heidelberg New York
London Paris Tokyo

Reihenherausgeber

Professor Dr. med. Eckart Sturm
Abteilung für Allgemeinmedizin an der Universität Göttingen
Jahnstraße 3, D-2819 Thedinghausen

Bandherausgeber

Professor Dr. Dr. h. c. Hans Schaefer
Physiologisches Institut der Universität Heidelberg
Im Neuenheimer Feld 326, D-6900 Heidelberg 1

Professor Dr. med. Eckart Sturm
(Adresse s. o.)

ISNB 13:978-3-540-17027-3   e-ISBN:978-3-642-71548-8
DOI: 10.1007/978-3-642-71548-8

CIP-Kurztitelaufnahme der Deutschen Bibliothek.
Der kranke Mensch: Gesundheitsgefährdung, Krankheitsbewältigung u. Hilfe durch d.
Hausarzt / H. Schaefer; E. Sturm (Hrsg.). - Berlin; Heidelberg; New York; London; Paris;
Tokyo: Springer; 1986. (Patientorientierte Allgemeinmedizin; Bd. 3)
NE: Schaefer, Hans (Hrsg.); GT

Das Werk ist urheberrechtlich geschützt. Die dadurch begründeten Rechte, insbesondere die
der Übersetzung, des Nachdrucks, der Entnahme von Abbildungen, der Funksendung, der
Wiedergabe auf photomechanischem oder ähnlichem Wege und der Speicherung in
Datenverarbeitungsanlagen bleiben, auch bei nur auszugsweiser Verwertung, vorbehalten.
Die Vergütungsansprüche des § 54, Abs. 2 UrhG werden durch die ‚Verwertungsgesellschaft
Wort', München, wahrgenommen.

© Springer-Verlag Berlin Heidelberg 1986

Die Wiedergabe von Gebrauchsnamen, Handelsnamen, Warenbezeichnungen usw. in
diesem Werk berechtigt auch ohne besondere Kennzeichnung nicht zu der Annahme, daß
solche Namen im Sinne der Warenzeichen- und Markenschutz-Gesetzgebung als frei zu
betrachten wären und daher von jedermann benutzt werden dürfen.

Produkthaftung: Für Angaben über Dosierungsanweisungen und Applikationsformen kann
vom Verlag keine Gewähr übernommen werden. Derartige Angaben müssen vom jeweiligen
Anwender im Einzelfall anhand anderer Literaturstellen auf ihre Richtigkeit überprüft
werden.

Gesamtherstellung: Appl, Wemding. 2119/3140-543210

Viktor von Weizsäcker
zum 100. Geburtstag gewidmet

Zum Geleit
Reifung des Arztes

Bei einer Rückschau auf fünf Jahrzehnte versuchten Arztseins in Klinik und Praxis, Krieg und Gefangenschaft bleiben unzählige Begegnungen mit sich krank fühlenden, hoffenden, verzweifelnden und sterbenden Menschen. Aber auch Jahrzehnte eigener Zweifel, Fehldiagnosen, die Last einsamer Entscheidungen, auch erlebte Beglückung und Dankbarkeit. Doch die vielfältigen Begegnungen mit den Menschen brachten mir auch Lösungen des oft Rätselhaften in seinem Wesen. Goethe sprach es aus in seinem Faust zweiter Teil: „Noch niemand konnt' es fassen, wie Seel und Leib so schön zusammenpassen, so fest sich halten, als um nie zu scheiden und doch den Tag sich immer zu verleiden." Dieser problematische Zusammenhang von Leib und Seele läßt mehr und mehr die Bedeutung der äußeren Erscheinungsform begreifen, den Ausdruck für das Sichtbare und Unsichtbare.

Die naturwissenschaftlichen Errungenschaften seit dem Ende des 18. Jahrhunderts ließen die Aufmerksamkeit für diese Zusammenhänge im ärztlichen Handeln in den Hintergrund treten. Die großen sog. Fortschritte waren der Medizin in vielem abträglich und haben das Menschenbild im 19. und 20. Jahrhundert verändert. Man hatte vergessen, daß der Mensch erst im Verhalten, Denken und Fühlen sein wahres Gesicht gewinnt und nicht in der Biologie.

Aber diese Hinwendung zu immer neuen Apparaten, die sinnvoll angewendet wohl Nützliches, ja Großartiges zu leisten vermögen, hat das wechselseitige Vertrauensverhältnis zum Kranken weg von der Persönlichkeit des Arztes zur Technik hin verschoben. So müssen Ärzte wieder begreifen lernen, welche Möglichkeiten sie aufgeben, wenn sie sich um das Ureigenste im Menschen, empfangend und gebend, zu wenig kümmern und sich – oft mißverständlich – nur mit rationalen Methoden bemühen. Doch hier ist eine Standortbestimmung notwendig: Spezialismus ist erforderlich, um ein Feld zu beherrschen und eben tiefer graben zu können. Es ist jedoch zu bedenken: Die Nur-Psychologen und Nur-Psychotherapeuten kommen zu oft und zu leicht in die gefährliche Nähe einer Romantisierung der Medizin und verlieren dabei den gesunden Boden unter den Füßen. Andererseits drohen auch dem zu sehr der Naturwissenschaft Verhafteten Gefahren, die Abraham Flexner in seinem berühmten Buch „Die Universitäten – Amerika, England und Deutschland" bereits vor über 30 Jahren sehr treffend beschrieben: „Die Naturwissenschaft birgt eine große Gefahr in sich, wenn sie auch unser Gesichtsfeld erweitert, unser Wohlbefinden mehrt und unsere Probleme löst. Man kann sich nämlich so sehr in ihren Fortschritt verlieben, daß man jede Perspektive, jeden Sinn für Geschichte, jeden philosophischen Weitblick und den Sinn für die entsprechenden Kulturwerte verliert. So oder ähnlich ergeht es vielen und wohl den meisten jener begeisterten, klaren, vorwärtsstrebenden, vielleicht zu einseitig vorwärtsstrebenden und zu sehr spezialisierten jungen Leute, die sich der Naturwissenschaft weihen. Ihre Kultur klingt häufig dünn und metallisch. Ihre Ausbildung ist mehr technisch als wissenschaftlich umfassend. Ich möchte behaupten, daß es manchmal scheint, als ob unsere jungen Gelehrten an Menschlichkeitswerten verloren hätten."

Wollen wir aber den naturwissenschaftlich-biologischen Grund der Medizin beibehalten – und das wollen wir wohl –, müssen wir auf den angesprochenen Menschlichkeitswerten die Heilkunde aufbauen, d.h. *den Menschen wieder in seiner Ganzheit als Einheit von Leib und Seele und Geist auch biographisch sehen, auch in seiner kleinen und großen Gruppierung, auch historisch.*

Daß in mir in den Jahrzehnten die Überzeugung der Richtigkeit der bisher zum Ausdruck gebrachten Gedanken wuchs, ist natürlich in erster Linie der geistigen Ausstrahlung von Lehrern am Wege meiner akademischen Laufbahn zu verdanken. Darunter waren Krehl, Viktor von Weizsäcker, Stebeck und Jaspers, aber auch der Polikliniker und Goethe-Forscher Oehme.

Von Weizsäcker hatte einen besonderen Bezug zum Allgemeinen in der Medizin; daß er als Neurologe und Sinnesphysiologe und ehemaliger Mitarbeiter Krehls den Weg aus der speziellen Klinik ins allgemeingültig Ärztliche beschritt, ist wohl einmal aus seiner ärztlichen Grundhaltung entsprungen, stand aber auch im Zusammenhang mit den geistigen und wissenschaftlichen Problemen der Nachkriegszeit. Der geradezu naive Glaube in die Machbarkeit der technologisch verstandenen Wissenschaft mußte einen wachen Geist erschüttern. Der Ruf nach einem allgemein tragenden Wissenschaftsverständnis beschäftigte damals die akademische Jugend und die Fakultäten in einem Maße, wie es heute nur noch schwer nachzuvollziehen ist. Das Allgemeine erhielt eine so erhebliche Bedeutung, daß Viktor von Weizsäcker den Vorwurf einer wissenschaftlichen Regression nicht scheute, das Gewicht seiner Person und des Lehrstuhls für Allgemeine Klinische Medizin für die geistige Durchdringung des Allgemeinen einzusetzen.

Was wollte er damit zum Ausdruck bringen? Nicht eine bestimmte Sicht oder Lehre, sondern eine Gesinnung, die das Problem des Menschen in seinen humanen, sozialen und ethischen Grundlagen im wissenschaftlichen und technischen Bereich einschließen sollte.

Von Weizsäckers eigene Definition des Begriffes „Allgemein" war wie folgt: *„Die Besinnung aufs Menschliche, auf die Erforschung des Menschen, auf das Studium der Krankheit als einer Weise des Menschseins."* Hier ist zugleich eine Theorie des Faches Allgemeinmedizin angesprochen, die geistige Grundlage für Lehre und Forschung. Wir spüren doch alle mit den Jahren unserer ärztlichen Arbeit mehr und mehr: der kranke Mensch braucht in der Vereinsamung unserer Massengesellschaft die Person des Arztes, wenn er sich betreut und nicht nur maximal mediziniert finden will.

Die fortschreitende Differenzierung der Wissenschaften wird es zudem immer schwieriger machen, das Ziel der Medizin von einem höheren Bezugssystem zu bestimmen. So konnte es nicht ausbleiben, daß die Spannungen zwischen Naturwissenschaft und Arzttum, zwischen „scientia" und „ars", in der Medizin immer bewußter geworden sind. Die Wissenschaft der Krankheiten und Befunde erfährt z. Z. einen Wandel zum Wissen um den Kranken und um seine Befindlichkeiten, zum Wissen um das Kranksein durch psychologische und soziale Bedingungen.

Nachdem inzwischen alle Bereiche des menschlichen Denkens und Handelns unter den Einfluß des technischen Fortschritts geraten sind, ganz besonders aber in der Medizin, gilt es jetzt erst recht, das Maß zu erkennen und dabei die Entwicklung nicht in einem Sturm auf die Maschinen entarten zu lassen.

Vielleicht stehen wir in einer säkularen Wende der Medizingeschichte, von der empirischen Heilkunde über die Naturwissenschaft zur Anthropologie. Die neue Frage in der Medizin ist, was der Krebsforscher und Psychologe Le Shan formuliert: „Warum hat dieser Patient diese Krankheit zu diesem Zeitpunkt?" Hier liegt wohl die Kernfrage einer ganzheitlichen Betrachtung.

Rückschauend und selbstkritisch stellt sich die Frage, was denn das sei, ein guter Arzt? Es sieht so aus, als wären wir wieder einmal auf der Suche nach einer besseren Medizin. Kaum übersehbar ist die Literatur, die in die Vergangenheit eintaucht, fernöstliche Heilkunde, Gang durch die Kräutergärten in aller Welt. Doch auch heimische Denkansätze, wie Homöopathie, Anthroposophie, Akupunktur und vieles andere mehr. Sicherlich Denkansätze als Ausdruck einer Neubesinnung, einer Abkehr von kühler Rationalität. Auch Zeichen einer breiten Unzufriedenheit mit dem sog. Medizinbetrieb. In den USA nicht ohne Bedeutung „Health-Industry" genannt.

Und wo steht nun der gute Arzt, der ja jeder sein möchte? Zutreffend scheint zu sein, daß der im Fortschritt der Wissenschaft und der Technologie Kenntnisreiche nicht mehr alle Kriterien eines guten Arztes erfüllt. Das Umfeld der Medizin hat sich verändert. Die Grenzen der Forschung sind in Frage gestellt. Der Tod ist neu definiert.

Selten war *die Position des Hausarztes so deutlich im Schnittpunkt von Medizin und Gesellschaft wie heute.* Dabei ist besonders die ambulante Medizin auf dem Weg zu neuer Wertfindung. Soll das Individuum z. B. weiterhin mit seinen Wünschen und Ansprüchen im Mittelpunkt unserer diagnostisch-therapeutischen Maßnahmen stehen? Oder soll mit Rücksicht auf die Solidargemeinschaft, die ja mit ihren Beiträgen die Folgekosten der Nichtgesundheitsbewußten mitfinanziert, eine andere Wertung stattfinden?

Hier hat sich in den letzten Jahrzehnten im ärztlichen Selbstverständnis eine entscheidende Entwicklung und Veränderung vollzogen. Seneca philosophierte in seinen „De beneficiis" darüber, warum er seinem Arzt mehr schulde als den Lohn. Er meinte, weil er durch sein gütiges Wohlwollen sich wie einem Familienmitglied gegenüber verhalte. Er sagte wörtlich: „Diesem Menschen bin ich verpflichtet, nicht so sehr weil er Arzt, sondern weil er ein Freund ist."

Auch bei Plato erfährt man, daß die Philia die Grundlage des Verhältnisses Arzt – Patient sein sollte. Die größten Denker der hellenischen Welt, Sokrates, Plato, Aristoteles, sehen die Freundschaft vor Diagnose und Therapie. Denn nach Plato ist der Kranke aufgrund seiner Krankheit der Freund des Arztes. Das war 400 Jahre vor unserer Zeitrechnung. Sicherlich bedeutete „Freundschaft" hier Vertrauen von seiten des Kranken – und Liebe, Wohlwollen von seiten des Arztes.

Die jungen Jahre meines Medizinertums wurden durch wiederholte Famulaturen auch in der vorklinischen Zeit bei einem Landarzt nahe der Schweizer Grenze, unweit vom Bodensee geprägt. Er war der einzige Arzt im Bereich von mindestens fünf Dörfern. Da war ein kleines Krankenhaus mit 30–40 Betten für Geburtshilfe, Chirurgie und Innere Medizin. Auch am Sonntag, nach dem Kirchgang, wurde eine Sprechstunde abgehalten. Ich durfte ein Arzttum von solcher Weite und Tiefe und heute nicht mehr vorstellbarem Einsatz miterleben, Vertrauen und Güte, aber auch verdienten Wohlstand, den ihm keiner neidete.

Dann in den klinischen Semestern kam die Begegnung mit großen glaubhaften Lehrern. Wie sagte Krehl: *„Wir behandeln keine Krankheiten, sondern kranke Menschen."* Diese Idealleitbilder, denen ich mich nie gewachsen fühlte, verblaßten auch in mir mit dem Fortschritt der technisierten Medizin in Klinik und Praxis.

Das Erleben von 8 Jahren Krieg und Gefangenschaft möchte man aussparen; in der Rückbesinnung schenkte es neben Angst und Verzweiflung auch tiefe ärztliche Befriedigung. Vielleicht bedeutete dies *Reifung auf dem Weg durch Tiefen und Höhen des Menschseins.*

Trotz dieser möglichen Reifung ist mir der Eintritt in eine mehr und mehr sozialisierte Medizin ausreichend Grund für ärztliche Verunsicherung. Es wurde spürbar, daß viele anerkennenswerte Verbesserungen in sozialpolitischer Sicht nicht von der ärztlichen Idee her geformt wurden. Das Versicherungsprinzip z. B. war politisch-ökonomisches und nicht ärztliches Gedankengut. Das Kranksein erhielt den Wert eines Rechtsanspruches, vor allem auf die Beschaffung materieller Güter. Dadurch trat bei vielen eine Bewußtseinsänderung zum Krankseinwollen ein. Der Kranke hat sich schon an diese Form der Medizin gewöhnt, indem er die Gesundheit wie eine käufliche Ware behandelt. In Wahrheit wird aber dennoch diese Welt, wie die ganze Umwelt des Menschen, von Gefühlen durchsetzt. Doch wenn Gefühle bewußt und bemerkt werden, verdeckt der Mensch sie gerne. Und in dieser Verdrängung kann eine Wurzel der Krankheit liegen. Es herrscht eine allgemeine Verunsicherung angesichts dieser Entwicklung, in die mancher von uns miteinbezogen wurde. In der Auseinandersetzung mit dieser Verunsicherung stehen wir noch zutiefst. Weniger vielleicht jene, die die Bewußtseinsänderung mitvollzogen haben, aus welchen Gründen auch immer.

Doch die Verunsicherten unter uns stehen in der wichtigsten Reife ihres ärztlichen Lebens; denn sie haben die Möglichkeit der Rückbesinnung auf zeitlose Grundwerte ärztlicher Tätigkeit. *Die Gestaltung der Philia zwischen Patient und Arzt ist die Voraussetzung.* Es hat dabei wenig zu bedeuten, ob man sie in altgriechischem, christlichem oder modernem Sinn versteht.

Doch auf dem Weg dahin sind bei Arzt und Patient noch manche Hindernisse zu überwinden. Fast täglich müssen wir, die gereiften Verunsicherten, Stellung beziehen. Wohl kaum in einem Jahrhundert war sich der Mensch so fragwürdig geworden wie in diesem.

Hinter der Entwicklung der modernen Welt, die der Mensch kraft seines Intellektes selbst geschaffen hat, ist die Entwicklung der seelischen Kräfte zurückgeblieben, um die Überfülle der neuen Welt innerlich zu verarbeiten.

Die Wissenschaft, der wir uns auch verschrieben haben – das müssen wir bedenken – ist auf Endlosigkeit angelegt. Beobachten und Erkennen ist und bleibt hohe Pflicht. Doch die ungeheuerliche Vermehrung des Wissensstoffes, der Unterteilungen, der immer subtiler werdenden Sondermethoden macht den Wissensbesitz zum Eigentum einer elitären Gruppe – und dies schafft eine Kluft zu den Mitlebenden. Die Klinik legt mehr und mehr die Krankheitsbilder fest, Hausärzte werden nicht, oder kaum, dazu gehört. Und je mehr der totale Wissensstand wächst, wird das Wissen des einzelnen Stückwerk. Doch diesen Preis für das Vorantreiben der Erkenntnis müssen wir bereit sein zu zahlen.

Aber: das robuste Kind der Naturwissenschaft, die Technik, sie hat die Welt und die Bedingungen des menschlichen Zusammenlebens verändert, ja sogar den Zustand der Natur. Bei der Technik schafft der Fortschritt eine ambivalente Situation und kann das so plastische Geschöpf Mensch verändern. Vielleicht besinnen wir uns auf den Ausruf des jungen Novalis am Ende des 18. Jahrhunderts, den er dem kommenden Jahrhundert zugerufen hat: *„Wenn die Menschen einen Schritt vorwärts tun wollen zur Beherrschung der äu-*

ßeren Natur durch die Kunst der Organisation und der Technik, dann müssen sie vorher drei Schritte der ethischen Vertiefung nach innen getan haben."

Trotz aller Verunsicherung vergessen wir doch nicht: Die Medizin wie das Leben kann niemals nur eine Addition unterschiedlicher Details sein. Beide sind als ein umfassendes alles durchdringendes Ganzes immer mehr. Diese Einsicht macht uns bescheiden und läßt uns im Stande des Staunens.

Heidelberg, Oktober 1986   Hansjakob Mattern

Vorwort
Dienst am Menschen

Der Arzt greift mit seinen Entscheidungen oft sehr wesentlich in das Leben eines Menschen ein. Was berechtigt ihn dazu? Woher nimmt er die Maßstäbe, um die Gesundheitsgefährdung und das Krankheitsverhalten eines Menschen richtig beurteilen zu können? Woher weiß er, womit dem Kranken in einer bestimmten Situation am besten gedient ist?

Dazu sind Kenntnisse in Anatomie und Physiologie keinesfalls ausreichend, auch wenn sie durch Sachwissen in Psychologie und Soziologie ergänzt werden. Handlungsfähig wird ein Arzt erst dann, wenn er sein Detailwissen aufgrund einer umfassenden Gesamtvorstellung vom Menschen einordnen und aktivieren kann. Erst wenn er ein zutreffendes Bild vom Menschen besitzt, kann er den Kranken richtig verstehen und ihm wirksam helfen.

Wie aber kann sich ein Arzt ein allgemeines Bild vom Menschen verschaffen? Dies ist besonders schwierig in einer Zeit, in der nach zwei infernalischen Weltkriegen das bis dahin gültige einheitliche christlich-humanistische Menschenbild sehr weitgehend demontiert worden ist.

Wie soll ein Medizinstudent zu einem klaren Bild vom Menschen gelangen? Allzuviel Spezialwissen verstellt ihm den Blick auf das Wesentliche. Er wird zwar in viele Einzelwissenschaften eingeführt, aber das Schwierigste überläßt man ihm allein: ohne Anleitung soll er die Fülle der Details zu einem sinnvollen Mosaikbild zusammensetzen. Ist es somit verwunderlich, wenn er sich notgedrungen auf das Anschauliche, auf ein reines Körperbild beschränkt? Zwar versucht er psychologische und soziologische Aspekte einzubringen. Wie aber soll die Integration zu einem einheitlichen Menschenbild gelingen, wenn ihm niemand sagt, „was die Welt im Innersten zusammenhält?"

Angesichts dieser Situation ist es *die vordringliche Aufgabe aller Wissenschaften vom Menschen, in gemeinschaftlichen Bemühungen ein neues Gesamtbild vom Menschen zu beschreiben.* Denn jeder, der in einem Beruf tätig ist, in dem er Dienst am Menschen leistet - angefangen vom Pädagogen über den Richter, Arzt, Pfarrer bis hin zur Krankenschwester und zum Sozialhelfer - benötigt ein Leitbild, an dem er Ziele und Grenzen seines Denkens und Handelns orientieren kann.

Die Aufgabe, die wesentlichen Inhalte aller Humanwissenschaften in einer allgemein akzeptierten Anthropologie zusammenzufassen, ist eigentlich unerfüllbar; denn jeder hat eine andere Blickrichtung und Sichtweise, nicht einmal die Bilder und Beschreibungen von zwei benachbarten Beobachtern sind annähernd deckungsgleich. Nichts entzieht sich aber unserer distanzierenden Erkenntnis und Einsicht so sehr wie wir selbst. Obgleich es zunächst als ein Vorteil erscheint, daß wir uns auch „von innen sehen" können, erschwert gerade dies die anstehende Aufgabe noch mehr.

Von diesem Vorhaben, ein allgemeines Bild vom kranken Menschen zu zeichnen, sollten jedoch auch weitere Gegenargumente nicht abhalten, wie z. B.

- die individuelle Vielfalt der menschlichen Seinsstruktur, Funktions- und Reaktionsweise entzögen sich jeder Verallgemeinerung und damit einer allgemeingültigen Lehre;
- das Menschenbild sei in ständigem Wandel; bis man es gefaßt habe, sei es bereits verändert;
- jeder Versuch einer Beschreibung des Menschen sei eitle Selbstbespiegelung und führe zu nichts.

Viel überzeugender sind die Gründe, die *für* den Versuch sprechen, *das spezifisch Menschliche im Hinblick auf Gesundheitsgefährdung und Krankheitsbewältigung* zu beschreiben.

Die Medizin benötigt – und mit dieser Ansicht stehen die Herausgeber nicht allein – *ein ganzheitliches Menschenbild, das der Wirklichkeit der persönlichen Individualität des einzelnen in seiner speziellen Lebenssituation entspricht.* Jeder Mediziner braucht zutreffende Vorstellungen, vom „Menschlichen im Menschen":

- der Student, der ein guter Arzt werden will,
- der Dozent, der den relativen Stellenwert seiner Lehrziele vermitteln muß,
- der Forscher, der wirkungsvolle, aber ungefährliche Therapien entwickeln will,
- vor allem aber der praktizierende Arzt, der täglich vielen kranken Menschen gegenübersteht und ihnen sinnvoll helfen soll.

Ein weiterer besonders wichtiger Grund liegt in folgendem Sachverhalt: Die Medizin konnte zum ersten Mal in ihrer jahrtausendelangen Geschichte eine umfassende Theorie der Krankheitsentstehung ausarbeiten. Diese Theorie ist zwar durchaus noch nicht in allen Details fertig, da die Krankheitsursachen zahlreicher Krankheiten bislang noch nicht bekannt sind. Sie sagt aber aus, in welchen Lebensbereichen wir nach derartigen Ursachen suchen müssen. Diese Theorie wird gewöhnlich *die soziopsychosomatische Krankheitslehre* genannt.

Dies bedeutet, daß *Krankheiten immer aus der Wechselwirkung eines genetisch determinierten Organismus mit seiner Umwelt entstehen,* wobei diese Umwelt zwar in manchen Fällen *mit physiko-chemischen Kräften auf den Körper einwirkt, in der großen Mehrzahl der Krankheitsfälle aber durch die soziale Umwelt aktiv* wird. *Menschliches Kranksein wird gerade durch diese soziale Komponente der Krankheitsentstehung in seiner typisch menschlichen Dimension erklärt.* Zugleich wird diese Dimension wissenschaftlich, und zwar auch naturwissenschaftlich, einsehbar gemacht.

Diese neue Theorie der Krankheitsentstehung ist dort besonders wichtig, wo der Patient den ersten Kontakt zum Arzt sucht: in der Allgemeinmedizin. Hier ist die Krankheit noch nicht in Spezialdisziplinen differenziert, in denen notgedrungen nur Teilaspekte aufscheinen. In der Allgemeinmedizin kann also dieser neue ganzheitliche Standpunkt zur vollen Tragfähigkeit entwickelt werden. Sobald menschliche Krankheit nach den Gesichtspunkten spezieller Disziplinen beurteilt wird, fällt naturgemäß eine Betrachtung nach soziopsychosomatischen Gesichtspunkten schwer, wenn sie nicht sogar unmöglich wird. Als ganzheitlich kann aber nur eine Krankheitstheorie bezeichnet werden, die Leib, Geist und Gesellschaft des Menschen umfaßt. Nur eine solche ganzheitliche Medizin wird dem Kranken in jeder Hinsicht gerecht. Deshalb soll und muß der Versuch unternommen werden, die für ärztliches Handeln bedeutsamen Linien und Schattierungen eines Bildes vom kranken Menschen so nachzuzeichnen, daß sich ein Arzt schneller als bisher im Irrgarten des Menschlichen zurechtfindet. Dabei erscheint es wichtig, gerade jene wenig anschaulichen Bereiche in ein deutlicheres Licht zu rücken, die von den vordergründigen und handgreiflichen Tatsachen in die Unwirklichkeit verdrängt worden sind.

Nachem sich die krankheitsorientierten Spezialfächer ausgegrenzt haben, bleibt als Inhalt und Gegenstand des Lehr- und Forschungsfaches Allgemeinmedizin:

Der gesunde und kranke Mensch im Hinblick auf seine Gesundheitsgefährdung, mit seinen Problemen der Krankheitsbewältigung in Familie und Umwelt, und die Möglichkeiten der Hilfe durch den Hausarzt.

Das Grundlagenwissen, das zu diesen Themen bereits von vielen Disziplinen erarbeitet wurde, muß gesammelt und vermittelt werden. In einer integrierenden Gemeinschaftsleistung aller Humanwissenschaften ist ein zutreffendes Bild vom Menschen zu erstellen. Da dies noch viele Jahre dauern kann, haben sich praktizierende Hausärzte entschlossen, zunächst einschlägiges Expertenwissen zu sammeln.

So wurden in dem hier vorliegenden 3. Band der Reihe „Patientorientierte Allgemeinmedizin" - ohne Anspruch auf Systematik und Vollständigkeit - Beiträge zur Thematik „Der kranke Mensch" zusammengefaßt. Aus Platzgründen konnten einzelne Themen oft nur angerissen werden; dadurch soll der Leser angeregt werden, sich mittels weiterführender Literatur genauer zu informieren.

Dieses Buch ist im Sinne eines „Readers" zugleich eine Textsammlung zur Unterstützung der Unterrichtsveranstaltungen „Allgemeinmedizin für Vorkliniker", die das Ziel haben, den Studenten vom ersten Studientag an ein ganzheitliches Bild vom gesunden und kranken Menschen zu vermitteln. Dabei geht es auch darum, daß im zukünftigen Arzt das Staunen und die Ehrfurcht vor dem Wunder „Mensch" geweckt und lebenslänglich vertieft wird; denn vor diesem Hintergrund wird die Einstellung und Haltung geprägt, die ein Arzt dem einzelnen Kranken gegenüber einnimmt und die ihm den lebenslänglichen Dienst am Menschen mit all seinen Belastungen zu einer befriedigenden und erfüllenden Tätigkeit werden läßt.

Mit der Herausgabe dieses Lese- und Lehrbuches wird zugleich ein weiterer Versuch unternommen, relevantes Wissen über den Menschen fachübergreifend zu einer *medizinischen Anthropologie* zusammenzufassen.

Viktor von Weizsäcker, dessen 100. Geburtstag in diesem Jahr gefeiert wird, war einer der ersten, der die dringende Notwendigkeit dafür erkannte und dessen Bemühungen um eine medizinische Anthropologie weit über deutsche Grenzen hinaus bis heute motivierend gewirkt haben. Leider trifft sein Ausspruch aus dem Jahre 1949 noch immer zu:

„Es ist eine erstaunliche, aber nicht zu leugnende Tatsache, daß die gegenwärtige Medizin eine eigene Lehre vom kranken Menschen nicht besitzt."

Betrachten wir diesen Satz als Aufforderung, mit dem Aufbau der von ihm begründeten Lehre vom kranken Menschen fortzufahren.

Es ist eine Aufgabe ohne Ende.

Heidelberg/Thedinghausen,   Die Herausgeber
Oktober 1986

Inhaltsverzeichnis

Einleitung – Warum braucht der Arzt ein neues Bild vom Menschen? 1

Das Menschenbild des Hausarztes (E. Sturm) 1

Ein neues Bild vom Patienten (H. Schaefer) 3

1 Der kranke Mensch 6

1.1 Der ganze Mensch wird krank (E. Sturm) 6

Krankheit betrifft die menschliche Erlebnisebene 6
Warum wird der Mensch krank? 7
Begegnung in der menschlichen Dimension 8
Der Zugang zum ganzen Menschen 11
Paradigmawechsel der Krankenbehandlung 12

1.2 Wer ist gesund – wer ist krank? (H. Schaefer) 15

Legaldefinition von Gesundheit und Krankheit 15
Entscheidungsgründe 16
Der Krankenstand 17
Seelische Krankheit 17
Die „bedingte Gesundheit" 17

1.3 Der kranke Mensch in Geschichte und Literatur (D. von Engelhardt) 18

Kontinuität und Veränderung 18
Antike und Mittelalter 19
Neuzeit 20
Gegenwart und Ausblick 23

2 Das Menschenbild der Medizin ... 25

2.1 Der gläserne Mensch (E. Sturm) ... 25

Das Menschenbild der Gegenwart und der Zukunft ... 25
Optisch durchschaubar! ... 26
Spezialisierung erfordert integrierende Gegengewichte ... 28
Das Gesamtbild bestimmt die Bedeutung der Einzelheiten ... 29
Der Leistungsbedarf der Patienten in der menschlichen Dimension ... 31

2.2 Möglichkeiten und Grenzen der Naturwissenschaften in der Medizin (H.-J. Bretschneider) ... 32

Rückblick auf die physiologische Tradition ... 33
Begrenzte Ressourcen ... 34
Grenzen der äußeren Welterfahrung
(naturwissenschaftlich-objektive Sicht) ... 36
Grenzen der inneren Welterfahrung
(anthropologisch-subjektive Sicht) ... 39
Möglichkeiten und Grenzen der naturwissenschaftlichen Medizin ... 42
Der Kranke ist ein einmaliges Individuum ... 50

2.3 Wege zu einem ganzheitlichen Verständnis des Kranken (H. Csef) ... 55

Wunsch nach Ganzheit – Krise und Chance der Medizin ... 55
Drei Internisten als Wegbereiter anthropologischer Medizin ... 56
Viktor von Weizsäcker als Begründer der Medizinischen Anthropologie ... 57
Anthropologisch orientierte und ganzheitliche Medizin in den letzten Jahrzehnten ... 60
Ganzheitliche Orientierung des Hausarztes – eine Hoffnung der Patienten ... 61

3 Leitlinien für eine allgemeine Lehre vom kranken Menschen ... 65

3.1 Im Kampf um das Menschenbild (A. Portmann) ... 65

Ordnungsfaktoren in den Lebensvorgängen ... 66
Gesellschaft und Tradition garantieren die menschliche Existenz ... 67

Künstliche Lebensformen 68
Verschränkung von Naturtrieb und Domestikation 68
Kampf um die Freiheit der Kulturform 69

3.2 Orientierung an der Evolution (G. Vollmer) 70

Chancen einer evolutionären Anthropologie 71
Erfolg durch Evolutionsstrategie 72
Evolutionär stabile Strategie 73
Der Mensch als Ergebnis der Evolution 74
Der Mensch als Schöpfer der Evolution 76

3.3 Integrierende Konzepte (W. Wesiack) 78

Alles ist machbar!? 78
Dreifacher Widerspruch 79
Integrierende Modellvorstellungen 80
Ein umfassendes Konzept 81
Der interaktionelle Prozeß 82

3.4 Wie bewältigt der Mensch die Probleme der individuellen und soziokulturellen Entwicklung? (H. Zeier) 83

Selektion als innere und äußere Notwendigkeit 83
Herausforderung durch kulturellen und gesellschaftlichen
Wandel 84
Ausbau des Bestehenden 85
Die evolutive Verhaltensstrategie 86
Ungleichgewichte als Antriebskräfte und
Entwicklungschancen 86
Vom Umgang mit Ungleichgewichten 88
Bessere Nutzung biologischer Systemeigenschaften 89

3.5 Das patientorientierte Denken als Leitlinie (E. Sturm) 90

Wie kann eine einseitig krankheitsorientierte Sicht vermieden
werden? 90
Jeder Arzt arbeitet patientorientiert, wo liegt der Unterschied
zum Hausarzt? 92
Schematismus versus Individualtherapie 93
Problemlösungsverhalten im Alltag 94
Das patientorientierte Konzept der Allgemeinmedizin 95

4 Der Mensch und seine Gesundheitsgefährdung 98

*4.1 Die Natur des Menschen aus der Sicht der
     Verhaltensbiologie* (B. von Hassenstein) 98

Wie entstehen menschliche Bindungen? 100
Erkunden, Spielen, Nachahmen 103
Verhaltenssteuerung 105
Lernanreize und Lernfähigkeit 108
Aggressivität 111
Menschliche Entscheidungsfreiheit 117

4.2 Gefährdung durch innere und äußere Faktoren
     (H. Schaefer) 122

Die möglichen Gruppen der Krankheitsursachen 122
Risiken 124
Risiko und Auslöser 124
Auslösemechanismen 126
Die nosologischen Konzepte der Schulmedizin 126

4.3 Ziele, Werte, Transzendenz und Gesundheit (H. Schaefer) . 127

Grenzzustände 128
Seelische Grundstimmungen 129
Hoffnung und Erwartung 129
Anti-Risikofaktor: Transzendenz 130
Sinn des Lebens 131

*4.4 Alter – Krankheit – Tod; demographische Merkmale
     des Menschen* (F.-W. Schwartz) 132

Begrenzung des menschlichen Lebens 132
„Kompression" von Mortalität 134
„Kompression" von Morbidität 136
„Gesunder" Bevölkerungsaufbau 138
Alter und Gesundheit 139

5 Die Individualität des Menschen und der Krankheit 143

5.1 Die Vielfalt der Individuen (H. Schaefer) 143

Gene und Umwelt als Determinanten 143
Die relative Einfalt menschlicher Reaktionen und die
Typologie 144

Individuelle Reaktionen auf Noxen und Pharmaka 146
Die Individualität der Krankheit hebt die Typologie der
Krankheit nicht auf 146
Die Homogenität menschlicher Schicksale darf nicht
übersehen werden 147

5.2 Die Individualität der Krankheit (H. Schaefer) 148
Variationen der Krankheitsformen 149
Die individuelle Form des Krankheitsverlaufs 152

5.3 Lebensereignisse und Krankheit (H. Schaefer) 155

*5.4 Persönlichkeitsprägung und Deprivation als
     Krankheitsursache* (H. Schaefer) 156

*5.5 Persönlichkeitsprägung durch die Familie – Übernahme
     erworbener Muster* (H. G. M. van der Velden) 160
Persönlichkeit 160
Veranlagung 161
Die Familie 162
Zirkuläre Kausalität der Krankheit 163
Der Hausarzt als Familienarzt 164

*5.6 Zur Diagnostik der Individualität des Kranken und seiner
     Familie* (E. Sturm) 165
Läßt sich Individualität erfassen? 166
Der Hausarzt – Spezialist für die Individualität des Patienten . 166
Hinweise zur Diagnostik der Patientenindividualität 167
Zur Familiendiagnostik des Hausarztes 169

6 Krankheit und ihre Bewältigung 171

6.1 Grundformen menschlichen Krankseins (F. Hartmann) . . . 171
Die Lehre von den allgemeinen Krankheitsbedingungen 171
Grunderfahrungen des Krankwerdens 172
Fünf Grundformen menschlichen Leidens 174
Gegenseitige Wahrnehmung spezifischer Leidensformen 176

6.2 Der Umgang des Kranken mit der Krankheit
   (D. von Engelhardt) 177

Subjektivität und Lebenssituation 177
Coping und Copingstruktur 177
Wahrnehmung, Beurteilung, Verhalten 178
Bewertung von Krankheit 179
Einstellung zum Arzt 180
Leben mit der Krankheit 180
Einflußfaktoren 181
Folgerungen für die Praxis 182
Perspektiven 182

6.3 Bewältigung von chronischer Krankheit (H. Friedrich) . . . 184

Bewältigung von Krankheit als auto- und alloplastische
Anpassung 186
Krankheitsbewältigung als Auseinandersetzung mit dem
Problem der Entwicklungsregression 188
Krankheit und die Mobilisierung von regressiven Ängsten . . . 190

6.4 Selbst- und Laienhilfe in der prämedizinischen Phase
   (D. Grunow) 194

Verhältnis von Selbsthilfe und ärztlicher Behandlung im
Gesundheitswesen 194
Gesundheitsselbsthilfe als Voraussetzung für wirksame
ärztliche Behandlung 195
Formen und Intensität der Gesundheitsselbsthilfe 198
Unterstützung durch verschiedene Bezugspersonen 201
Mangel an Selbsthilfe(erfahrung) als Versorgungsproblem . . . 202
Motive und Einstellungen zur Inanspruchnahme ärztlicher
Behandlung 203

7 Der Kranke, der Arzt und das Gesundheitswesen 209

*7.1 Wie reagiert der Arzt? Sozialisation der Betroffenheit des
   Arztes* (D. Dieckhoff) 209

Erwartung des Patienten 210
Der Hausarzt als Stabilisator und Integrator 211
Persönliche Zuwendung 211

7.2 Ärztliche Versorgung von Gesunden und Kranken
  (D. Dieckhoff) 212
Gesamtaspekt der Krankenversorgung 212
Das Hausarztprinzip 213
Prävention in der hausärztlichen Praxis 214
Koordination der Behandlungsformen 215
Hausärztliche Diagnostik 215
Hausärztliche Therapie 216
Soziale Hilfen durch den Hausarzt 218
Der Hausarzt ist zugleich Familienarzt 219

7.3 Der Hausarzt als ärztliche Bezugsperson (E. Sturm) 221
Arbeitsteilige Gliederung der ärztlichen Versorgung 221
Warum braucht der Patient einen Hausarzt? 221
Ist der Allgemeinarzt die geeignete Bezugsperson? 222

7.4 Die Biographie als integrierender Faktor (K.-E. Bühler) ... 223
Leitlinie: Subjektive Wahrscheinlichkeiten 223
Integration durch Sinnstiftung 225
Fallbeispiel ohne überzeugende Struktur 226
Sichtung der Lebensgeschichte 226
Versionen des Lebensprozesses 228

7.5 Die integrierende Funktion des Hausarztes (G. Heller) ... 230
Integration ist zwingend notwendig 230
Integration als fachspezifische Funktion der Allgemeinmedizin 231
In welchen Bereichen integriert der Hausarzt? 232

7.6 Entspricht die Nachfrage des Patienten seinem objektiven
  Bedarf? (G. R. Tutsch) 234
Bedürfnisse unbegrenzt 235
Wie groß ist der Bedarf? 235
Bedarfsfeststellung durch den Hausarzt 236
Beeinflussung der Nachfrage? 237

8 Die Patient-Arzt-Beziehung 239

8.1 Die Patient-Hausarzt-Beziehung (K.-J. Dreibholz) 239
Rollenverständnis und Verhalten von Patient und Hausarzt .. 240
Die Erwartungen von Patient und Hausarzt 243
Probleme der Compliance 244

8.2 Gefahren der somatischen Fixierung (K.-J. Dreibholz) ... 245

*8.3 Gesundheitsgefährdung durch Überdiagnostik,
Übertherapie und Überbehütung* (J. K. Gärtner) 248

Diagnostik soweit wie nötig, nicht soweit wie möglich! 248
Die Empfindung des Patienten ist oft richtiger als der
Laborwert 248
Langzeitkenntnis des Patienten ist wichtiger als die
Ausdehnung der Diagnostik in die Breite 249
Der Organismus kann mehr, als die moderne Medizin für
möglich hält 249
Zweiseitiger Therapieansatz: an Reiz und Reaktion denken .. 249
Anspruch auf Humanität 250
Individuell dosiertes Training vermeidet Schäden durch
verordnete Inaktivität 250
Weg vom Maximum – bewußt optimieren 251

8.4 Sprechen in den Handlungssystemen der Medizin
(T. von Uexküll) 251

Sprechen als Problem 251
Medizin als Handlungssystem 253
Diagnose und Spielregel 254
Das Handlungssystem der naturwissenschaftlichen Medizin .. 255
Das Handlungssystem der psychologischen Medizin 256
Das Gespräch als diagnostische und therapeutische Methode
im Handlungssystem der psychologischen Medizin 257
Der Dualismus der heutigen Krankenversorgung 258
Das Handlungssystem einer psychosomatischen
Patientenbetreuung 259
Menschwerdung im Gespräch 262

8.5 Ethische Probleme des Arztes (H. Schaefer) 264

Ethik und Recht 264
Ärztliches Ethos 264
Der Arzt im Konflikt zwischen Patient und Gesellschaft 265
Die Manipulation des Lebens 266

9 Hilfe durch den Hausarzt 269

9.1 Humane Therapie in der menschlichen Dimension
(E. Sturm) 269

Was ist humane Therapie? 270
Auseinandersetzung mit der Psychotherapie 272

Diagnostik in der menschlichen Dimension 272
Wo liegt der metaphysische Sinn der Krankheit? 273
Motivierung und Einstieg 274
Zur Methodik der humanen Therapie 275
Inhaltliche Aspekte humaner Therapie 279

9.2 Unterstützung der körpereigenen Krankheitsabwehr (D. Dieckhoff) 285

Verfügbarkeit der Selbstheilungskräfte des Körpers 285
Instrumente der autonomen Krankheitsabwehr 286
Fieber – ein somatischer Selbstheilungsvorgang? 287
Angstbewältigung – ein Symptom für psychische
Selbstheilungsvorgänge? 288
Selbstheilungskräfte des Körpers im Therapiekonzept 289
Nutzung der Selbstheilungskräfte des Körpers in der
hausärztlichen Praxis 290
Zur Diagnostik der körpereigenen Krankheitsabwehr 293
Renaissance ärztlichen Denkens 294

9.3 Therapieerfolg und Aktivierung des Patienten (H.-D. Basler) 295

Die individuelle Bewältigung der Krankheit 297
Die verunglückte Bewältigung: Hoffnungslosigkeit und
Depressionen 299
Hilfen zur aktiven Problembewältigung 300
Individuell aktivieren! 302

9.4 Die Antwort des Arztes auf das Angebot des Patienten (M. B. Clyne) 304

Das Angebot des Patienten 305
Zum Psychotherapeuten überweisen? 307
Kann der Hausarzt emotionale Hilferufe ablehnen? 308
Möglichkeiten zur Aussprache bieten 309
Die Botschaft erkennen und darauf eingehen 310
Sympathie und Empathie äußern 310

9.5 Hilfsmöglichkeiten bei unlösbaren Problemen (H. Csef) . . . 312

Unlösbare Probleme – ärztliche Aufgabe und Herausforderung 312
Phänomenologie des Unlösbaren 313
Grunddimensionen im Umgang mit unlösbaren Problemen . . 314
Ärztliche Grundhaltungen 316

Konkrete Hilfsmöglichkeiten für die Praxis 320
Vertrauen und Verantwortung - Sinn und Hoffnung: heilsame
Wirkungen des „Unsichtbaren" 322

9.6 Hilfe zur Selbsthilfe (E. Hesse) 326

Die Gruppenselbsthilfe 326
Um welche Patienten geht es? Hausarzt und
Selbsthilfegruppen 328
„Anders helfen" 330
„Du allein kannst es tun, aber du kannst es nicht allein tun!"
Wie initiiere ich Selbsthilfegruppen? 335
Was ist zu beachten? - Die Hindernisse 337
Wandel des „Arztens" 340

9.7 Stress und Entspannung (H. Zeier) 341

Was ist Streß? 342
Wie läßt sich Streß bewältigen? 343
Einige Verhaltenstips 344
Wie kann man sich entspannen? 345

10 *Vermittlung eines zeitgemäßen Menschenbildes* 347

*10.1 Integrale Anthropologie als Aufgabe aller
     Humanwissenschaften* (P. Vogler) 348

Bewußtseinsänderung durch wissenschaftliche Modellbildung 348
Hämodynamik 349
Genetik 352
Soziologie 355
Psychologie 356
Integration der Wissenschaften vom Menschen 356
Arbeit am Menschenbild 359

10.2 Neue Wege der Gesundheitsbildung (E. Sturm) 361

Woher bezieht der Mensch seine Gesundheitsbildung? 362
Der evolutionäre Vorteil von Lernprozessen 362
Der Praxisbezug macht Wissen relevant 363

10.3 Menschenberufe ohne Leitbild? (E. Sturm) 364

*10.4 Wie kann der Medizinstudent ein unverzerrtes
Menschenbild erwerben?* (E. Sturm) 366

Medizin-didaktischer Exkurs 366
Medizinische Anthropologie als Lehrfach? 367
Integrierende Beiträge der Spezialdisziplinen 368
Was heißt Wissenschaftlichkeit in der Medizin? 369

10.5 Der Beitrag der Hausärzte (E. Sturm) 371

Das Göttinger Ausbildungsmodell für Allgemeinmedizin . . . 372
Allgemeinmedizin für Vorkliniker 373

10.6 Ausblick (E. Sturm) 376

11 Sachverzeichnis 381

Autorenverzeichnis

Basler, Heinz-Dieter, Prof. Dr. phil. Dr. med. habil.
Leiter des Instituts für Medizinische Psychologie, Bunsenstraße 3,
D-3550 Marburg 1

Bretschneider, Hans-Jürgen, Prof. Dr. med.
Leiter des Zentrums Physiologie, Vegetative Physiologie und
Pathophysiologie, Universität Göttingen, Humboldtallee 23,
D-3400 Göttingen

Bühler, K.-E., Priv. Doz., Dipl. Psychologe, Dr. med.
Institut für Psychotherapie und medizinische Psychologie der
Universität Würzburg, Klinikstraße 3, D-8700 Würzburg

Clyne, Max B., Dr. med.
150 Lady Margaret Road, Southall, MIDDX/England

Csef, Herbert, Dr. med.
Institut für Psychotherapie und Medizinische Psychologie der
Universität Würzburg, Klinikstraße 3, D-8700 Würzburg

Dieckhoff, Diedrich, Priv.-Doz., Dr. med. habil.
Lehrbeauftragter für Allgemeinmedizin an der Medizinischen
Hochschule Lübeck, Lindenstraße 56a, D-2400 Lübeck

Dreibholz, K.-J., Dr. med.
Arzt für Allgemeinmedizin, Hermann-Löns-Straße 5,
D-3030 Walsrode

Engelhardt, D. von, Prof. Dr. med.
Leiter des Instituts für Medizin- und Wissenschaftsgeschichte
Lübeck, Ratzeburger Allee 160, D-2400 Lübeck

Friedrich, H., Prof. Dr. phil.
Leiter der Abteilung Medizinische Soziologie der Universität
Göttingen, Schillerstraße 48, D-3400 Göttingen

Gärtner, J. K., MR Prof. Dr. med.
Hutbergstraße 2, DDR-8803 Hainewalde

Grunow, D., Prof. Dr.
Gesamthochschule Kassel, FB 7, Universität des Landes Hessen,
Nora-Platiel-Straße 5, Postfach 10 13 80, D-3500 Kassel

Hartmann, F., Prof. Dr. med.
Direktor der Medizinischen Klinik, Medizinische Hochschule
Hannover, Zentrum für Innere Medizin und Dermatologie,
Postfach 61 01 80, D-3000 Hannover 61

Hassenstein, B. von, Prof. Dr.
Leiter des Instituts für Biologie I der Albert-Ludwigs-Universität
Freiburg, Albertstraße 21 a, D-7800 Freiburg

Heller, G., Dr. med.
Lehrbeauftragter für Allgemeinmedizin an der Universität Graz,
Bahnhofstraße 22/I, A-9020 Klagenfurt

Hesse, Eberhard, Dr. med.
Lehrbeauftragter für Allgemeinmedizin an der Universität Münster,
Bahnhofstraße 27, D-2805 Stuhr 1/Brinkum

Mattern, Hansjakob, Prof. Dr. med.
Lehrbeauftragter für Allgemeinmedizin an der Universität
Heidelberg, Dantestraße 10 c, D-6900 Heidelberg

Portmann, Adolf †
ehemals Professor für Zoologie an der Universität Basel

Schaefer, Hans, Prof. Dr. Dr. h. c.
Waldgrenzweg 15-2, D-6900 Heidelberg

Schwartz, Friedrich-Wilhelm, Prof. Dr. med.
Vorsteher der Abteilung für Epidemiologie und Sozialmedizin,
Medizinische Hochschule Hannover, Postfach 61 01 80,
D-3000 Hannover 61

Sturm, Eckart, Prof. Dr. med.
Abteilung für Allgemeinmedizin an der Universität Göttingen,
Jahnstraße 3, D-2819 Thedinghausen

Tutsch, Gerhard R., Dr. med.
Lehrbeauftragter für Allgemeinmedizin an der Universität Wien,
Thaliastraße 58/II, A-1160 Wien

Uexküll, Thure von, Prof. Dr. med.
Sonnhalde 15, D-7800 Freiburg

Velden, H. G. M. van der, Prof. Dr. med.
Nijmeegs Universitair, Huisartsen Instituut, St. Annastraat 284,
NL-6525 HC Nijmegen

Vogler, Paul, Prof. Dr. med.†
ehemals Direktor der III. Medizinischen Klinik der Charité, Berlin

Vollmer, Gerhard, Prof. Dr. Dr.
Zaunkönigweg 5, D-3008 Garbsen 5

Wesiack, W., Prof. Dr. med.
Ordinariat für Medizinische Psychologie und Psychotherapie,
Sonnenburgstraße 16/III, A-6020 Innsbruck

Zeier, H., Prof. Dr.
Institut für Verhaltenswissenschaft, ETH-Zentrum, CH-8092 Zürich

Einleitung
Warum braucht der Arzt ein neues Bild vom Menschen?

> Leiden der Vereinsamung, der Konflikte, der Entwertung und der Unheilbarkeit sind überall, auch bei den sogenannten Seelengesunden, den sogenannten organisch Kranken gegeben. So sind wir heute in dem Falle, daß wir uns mit der organischen Erklärung der Leiden unserer Kranken, ihrer Schmerzen, ihrer Angst, ihrer Schwächen, Sensationen und Qualen nicht mehr zufrieden geben, nachdem wir begriffen haben, daß alles dies Ausdrucksformen der Existenzbedrohung sind; dieselben Symptome aber zeigen die Gefahr des eigenen Leibes ebenso an wie die Gefahr der Existenz als Mensch unter Menschen.
>
> Viktor von Weizsäcker

Das Menschenbild des Hausarztes

E. Sturm

Ohne daß wir Menschen uns dessen bewußt sind, werden unsere Handlungen – vor allem im zwischenmenschlichen Bereich – sehr weitgehend bestimmt von dem allgemeinen Menschenbild, das wir in uns aufgebaut haben. Ohne darüber nachzudenken, vergleichen wir ganz automatisch jeden realen Menschen, der uns begegnet, mit diesem Idealbild. Und das aus diesem Vergleich resultierende Urteil beeinflußt – oft unmerklich – unseren persönlichen Umgang mit diesem Menschen und unser freundliches, abweisendes oder gleichgültiges Verhalten.

Dasselbe geschieht im Großen; denn viel öfter als wir annehmen, hat das in jeder Persönlichkeit gespeicherte allgemeine Bild vom Menschen Einfluß auf Entscheidungen, wie sie z.B. von Politikern, Wirtschaftlern, Technikern, Planern und Wissenschaftlern getroffen werden. „Ausgesprochen oder verborgen sind die verschiedensten Menschenbilder am Werk, welche unser Tun und Lassen bestimmen" (Portmann 1952).

Auch ein Arzt urteilt und handelt aufgrund eines allgemeinen Menschenbildes, das er bei jeder Begegnung mit einem kranken Menschen unbewußt als Maßstab heranzieht, mit dem er Einzelbefunde, aber auch bestimmte Wesenszüge und die Gesamterscheinung eines vor ihm stehenden Patienten vergleicht. Wahrscheinlich legen wir Ärzte uns viel zu wenig Rechenschaft darüber ab, in welchem Umfang jeder einzelne Denk- und Handlungsschritt von dem Menschenbild beeinflußt wird, das jeder von uns in sich trägt. Es beginnt bereits bei der *Wahrnehmung:* gewisse Bereiche oder Aspekte menschlichen Seins und Krankseins werden vom Arzt mangelhaft wahrgenommen, wenn in seinem Bild vom Menschen keine Rubrik dafür vorhanden ist. Aber gerade beim Hausarzt muß die Wahrnehmungsfähigkeit besonders gut entwickelt sein und sich auf ein sehr breites Spektrum von möglichen Gesundheitsstörungen erstrecken. Dazu gehört nicht nur eine große Sensibilität aller Sinnesorgane (einschließlich eines sechsten Sinnes), sondern ein Menschenbild, das die unterschiedlichsten Ausprägungen menschlichen Seins kennt, um sie erkennen zu können.

Im Krankheitsbereich ist dieser Zusammenhang sofort einsichtig: Ein Arzt kann in der Regel nur die Krankheiten gut erkennen und behandeln, die er erlernt hat und von denen er sich „ein Bild machen" kann. So hat jeder Spezialist von den Krankheiten seines Fachgebietes klare Vorstellungen, die sich zu verallgemeinerten „Krankheitsbildern" verdichten. Das jeweilige Bild einer Krankheit ermöglicht ihm, die verschiedenartigsten Symptome diagnostisch einzuordnen und lehrbare therapeutische Regeln anzuwenden.

Dasselbe gilt für den Hausarzt. Da er es weniger mit speziellen Krankheitsbildern, sondern vor allem mit kranken Menschen zu tun hat, braucht er *ein allgemeines Bild vom gesunden und kranken Menschen.*

Jede Bewertung und Beurteilung eines Kranken wird von diesem Bild mitbestimmt. Je enger und strenger die Grenzen dieses Bildes gesteckt sind, desto größer ist die Gefahr eines Vor- oder Fehlurteils. Der Arzt ist jedoch kein Richter. Wer Menschen helfen will, braucht dazu Verständnis, Toleranz und Wohlwollen. Diese Eigenschaften entwickelt er aufgrund eines Menschenbildes, das dem breiten Spektrum der Wirklichkeit entspricht und das alle Höhen und Tiefen menschlichen Seins umfaßt. Arzt kann nur sein, wem „nichts Menschliches fremd" ist.

Das Menschenbild des Arztes hat aber nicht nur Einfluß auf seine Diagnostik; je differenzierter und umfassender es ist, um so umfangreicher wird sein therapeutisches Angebot sein. Ein Hausarzt mit einem durch Erfahrung erweiterten Bild vom Menschen sieht nicht selten das Lebensziel, das sich ein Kranker gesteckt hat, viel deutlicher als dieser selbst. Deshalb und aufgrund der vielfältigen Möglichkeiten, die sich ihm darstellen, kann er helfen, einen gangbaren Weg zur Genesung aufzuzeigen.

Das allgemeine Menschenbild, das ein Arzt in sich trägt, bestimmt auch sein eigenes Verhalten und Handeln. Um heilen zu können, muß er Einfühlung (Empathie) und Mitgefühl (Sympathie) entwickeln. Beides setzt ein Menschenbild voraus, in dem Gefühle zugelassen sind – natürlich auch Abneigung und Antipathie.

Glücklicherweise kann ein Arzt heute in einer Balint-Gruppe lernen, eigene und fremde Gefühle zu erkennen und zu akzeptieren; denn nur wenn er dazu bereit ist, kann er seine Patienten anleiten, mit ihren Gefühlen angemessen umzugehen.

In langjähriger Begleitung erlebt ein Hausarzt hautnah mit, wie seine Patienten ihr Krankheitsschicksal ertragen. Unzählige Begegnungen demonstrieren ihm täglich die Verletzlichkeit des Menschen, aber auch seine Belastbarkeit in körperlicher, seelischer und menschlicher Hinsicht. Dies alles hat seine ethische Grundeinstellung geprägt und gefestigt. Sein Menschenbild hat dabei an Breite und Tiefe gewonnen. Da das Leid zu überwiegen scheint, und da es sich in seinem Gesichtsfeld wie in einer Sammellinse konzentriert, neigt er eher zu Demut und Bescheidenheit. Es besteht weniger Gefahr, daß er der Versuchung erliegt, seine Macht über Kranke und Krankheit auszunutzen. Denn täglich wird er an die Verantwortung erinnert, die er für menschliches Leben im allgemeinen und für jeden einzelnen Kranken, der ihn aufsucht, übernimmt.

Ein neues Bild vom Patienten

H. Schaefer

Die Medizin will dem kranken Menschen zur Gesundheit verhelfen. Diese banale Feststellung enthält zwei „Probleme", das heißt: sie bedarf einer weiteren Analyse, was ein solches Wollen, eine solche Hilfe konkret bedeutet. Zunächst wird in dieser Feststellung zugleich behauptet, daß eine „Hilfe" angeboten werden soll, welche nach Lage der Dinge eine *Methode* benutzen müßte, mit der Krankheit zu beseitigen ist. Eine solche Methode aber bedarf wie jede Methode einer Einsicht darin, was bewirkt werden soll, welche Vorgänge es also sind, die „Krankheit" bedingen und die sich durch den Arzt beeinflussen lassen. Die Medizin der Jahrhundertwende schien dieses „Problem" – jedenfalls im Prinzip – insofern gelöst zu haben, als Krankheit eine Abweichung der Lebensvorgänge von einer „Norm" darstellte, diese Abweichung mit den Methoden der Naturwissenschaft definierbar war, und also auch jede Therapie darin bestehen müßte, die physiologisch entgleisten Funktionen zu reparieren.

Die Mediziner waren sich zu allen Zeiten darüber klar, daß ihre Kenntnis der Faktoren, deren Störung Krankheit bedeutet, unvollständig sei. Wo also die Medizin noch versagte, waren es Gebiete, auf denen man noch zu wenig von der Krankheit wußte. Diese Erklärung der Unzulänglichkeiten der Medizin war schlechterdings nicht widerlegbar, da niemand beweisen konnte, daß es andere als physiko-chemische Ursachen der Krankheiten gab und daß diese klassische Medizin also in ihren Prinzipien, nicht nur in ihren bereits erarbeiteten Einsichten unvollständig war.

Eine neue Ära der Medizin konnte erst beginnen, als es gelang, die Entstehung von Krankheiten in bestimmten Fällen mit Gewißheit auch auf andere als physikochemische Ursachen zurückzuführen. Es war den teils heftig kritisierten, teils enthusiastisch gefeierten Theorien Sigmund Freuds zu verdanken, daß ein solcher Ansatz seelischer Krankheitsentstehung erstmals diskutierbar wurde, auch wenn er sich nur auf Krankheiten nach Art der Neurosen und der ihnen verwandten Verhaltensstörungen bezog. Die sich rasch im Gefolge Freudscher Ideen entwickelnde Psychosomatische Medizin ging schon einen Schritt weiter und versuchte, die Tatsachen einsehbar zu machen, daß es also auch Organkrankheiten gibt, die ihren Ursprung in seelischen Vorgängen haben. Die Schwierigkeit, mit der sich die Psychosomatik konfrontiert sah, bestand darin, daß die Beeinflussung leiblicher Vorgänge der sog. „vegetativen" Sphäre, also Kreislauf, Atmung, Verdauung, Stoffwechsel und Hormonhaushalt, einer Einwirkung seelischer Vorgänge grundsätzlich entzogen schien. Erst als die Psychophysiologie daran ging, die körperliche Reichweite seelischer Vorgänge experimentell zu untersuchen und dabei feststellte, *daß kaum ein körperlicher Vorgang existiert, der nicht seelisch beeinflußbar wäre,* erst dann gab es einen wissenschaftlichen, durch das Experiment erhärtbaren Zugang zur Psychosomatischen Medizin.

Inzwischen sind diese Probleme, die noch vor 30 Jahren heftig umstritten waren, wenigstens „im Prinzip" geklärt. Wie bei der klassischen Krankheitstheorie besagt auch jetzt das „Prinzip" dieser Leib-Seele-Theorie der Krankheit nicht, daß wir *alle* Krankheiten mit diesem Prinzip erklären können, falls sie nicht schon von der klassischen Medizin erklärt wurden. Wir müssen auch jetzt wieder die Behauptung als bare Münze nehmen, daß wir das „noch" nicht können, es aber eines Tages können werden, daß also eines Tages *alle* Krankheiten entweder nach dem Prinzip der klassischen Medizin physiko-chemisch oder nach dem neuen Prinzip psychosomatisch erklärbar sein werden. Beide Prinzipien widersprechen sich im übrigen keineswegs. Denn auch seelische Krankheitsursachen organischer Krankheiten bedürfen einer „somatischen Endstrecke", die dadurch entsteht, daß Seelisches bestimmte, meist hormonal gesteuerte, doch auch durch vegetative Nerven vermittelte Reaktionen auslöst, die immer dem Phänomenbereich der Emotionen zuzuordnen sind. Allerdings sind wir dabei gezwungen, ein wesentliches weiteres Prinzip der alten Freudschen Krankheitslehre mit in die Betrachtung hineinzunehmen: daß es unbewußt bleibende Emotionen gibt, die dennoch mit derselben nervösen und hormonalen Mächtigkeit wirken wie die bewußt erlebbaren Gefühle.

Der Arzt, der dem Patienten gegenübersteht, kann von vornherein nicht wissen, welcher dieser beiden Mechanismen, der physiko-chemische oder der emotionale, im vorliegenden Fall vorherrscht. Er wird gut daran tun, an beide zu denken, zumal es kaum eine Krankheit geben dürfte, die ohne die Emotion der ängstlichen Betroffenheit beim Patienten abläuft. Der Arzt wird ferner bedenken müssen, daß es aus rein logischen Gründen nur genetische und durch die Umwelt bedingte Krankheiten geben kann und daß bei den umweltbedingten die *seelischen Insulte* häufig eine erhebliche Rolle spielen (s. S. 122). Er wird insbesondere die Art der Reaktion seines Patienten auf physiko-chemische Einwirkungen bedenken und versuchen müssen, sie festzustellen.

Ein Urteil über das Wesen einer individuellen Erkrankung ist also nur dann mit einiger Wahrscheinlichkeit zutreffend, wenn der Arzt diese krankheitsauslösenden Prozesse im Prinzip überblickt und auf den konkreten Fall anwenden kann. Das aber kann er nur, wenn die Art der Reaktivität, die seelische Stabilität oder Labilität des Patienten einsehbar gemacht wurden. Es muß darüber hinaus die emotionsauslösende Lage des Patienten in seiner sozialen Umwelt einsehbar gemacht werden. Es muß verständlich sein, welche Wirkungseinflüsse von der gesellschaftlichen und physischen Umwelt auf den Menschen ausgehen. Es muß erforscht werden, mit welchen Stimmungen der Patient auf seine Umwelt reagiert.

Nun sind die Möglichkeiten, mit denen der Mensch auf seine Umwelt reagieren kann, in der Psychologie und der Sozialpsychologie seit geraumer Zeit erforscht worden. Hier handelt es sich keinesfalls um Neuland, nur hat die *Medizin* diese Kenntnisse der Psychologie und ihrer Grenzgebiete nicht in ihre Krankheitslehre übernommen. Der Arzt braucht also *ein neues Bild vom Patienten,* in das er die Kenntnisse von der leiblich-seelischen Struktur des Menschen, die schon länger bekannt sind, einarbeiten muß. Das will eine moderne, soziopsychosomatisch orientierte Medizin ausdrücken, wenn sie davon spricht, daß der Arzt ein „neues Bild vom Menschen" braucht.

Daß inbesondere der Arzt der Erstversorgung, also der Hausarzt, ein solches Bild in besonderem Maße benötigt, folgt allein schon aus der Tatsache, daß nur die richtige Beurteilung der Ätiologie einer Krankheit dazu befähigt, eine zutreffende Diagnose zu stellen und die Weichen für eine evtl. erforderliche spezialistische Behandlung richtig zu stellen. Zudem wird nur ein Arzt, der die häuslichen Probleme des

Patienten kennt, ohne Schwierigkeit die richtigen Vermutungen über die Krankheitsursachen gewinnen können. Deshalb ist die neue Denkrichtung der Medizin, die wir *soziopsychosomatisch* nennen, eine notwendige Hilfe für Diagnose, Überweisung oder Therapie durch den Hausarzt. Nur er ist auch der Fachmann, der eine solche soziopsychosomatische Krankheitsanalyse sachgerecht vornehmen kann.

1 Der kranke Mensch

> Krankheiten als solche gibt es nicht, wir kennen nur kranke Menschen.
> Ludolf von Krehl

1.1 Der ganze Mensch wird krank
E. Sturm

Wenn ein Mensch krank wird, dann erlebt er sein Kranksein nicht bloß körperlich, sondern als unteilbares Ereignis, das ihn stets *als ganzen Menschen* trifft und betrifft. Er kann nicht unterscheiden zwischen den körperlichen und den seelischen Erscheinungen seiner Erkrankung, denn sie spielt sich für ihn nur *in einer Erlebnisebene* ab, in der er als Mensch fühlt und denkt.

Krankheit geht mit *Schwäche, Schmerz, Müdigkeit, Unlust, Ärger, Mutlosigkeit* und/oder *Angst* einher; dies alles sind Symptome, die sich auf Körper, Seele, Geist und soziale Beziehungen in gleicher Weise negativ auswirken. Das *gesamte Lebensgefühl* wird beeinträchtigt.

Krankheit betrifft die menschliche Erlebnisebene

Auf Krankheitserscheinungen reagiert ein Mensch – je nach Betroffenheit und Krankheitserfahrung – sehr unterschiedlich, aber stets als *gesamte Persönlichkeit*. Während der eine seine Beschwerden verleugnet, lehnt sich ein anderer dagegen auf, wieder andere resignieren, und nur wenigen gelingt es, ihr Krankheitsschicksal anzunehmen. Alle diese Reaktionsweisen sind typisch menschlich; sie entstammen dem Handlungsrepertoire, mit dem Menschen auch im Alltag auf unangenehme Dinge reagieren.

Der Kranke wird durch Schmerzen und Beschwerden vor allem auf seinen Körper hingewiesen, und es ist ganz natürlich, daß er nach den körperlichen Ursachen seines Krankseins sucht und fragt. Auch der Arzt denkt so, denn er wurde ja bisher dazu erzogen, für Beschwerden, die ihm ein Patient klagt, zunächst nach körperlichen Korrelaten zu suchen und sie aufgrund somatischer Befunde zu objektivieren. So denkt er vor allem in körperlichen Begriffen und ist bemüht, seine therapeutischen Maßnahmen mit einer somatischen Diagnose zu begründen. Dabei berücksichtigt er selbstverständlich psychosoziale Gesichtspunkte. Die entscheidende Tatsache, daß der Mensch, dem er helfen soll, *stets als ganzer Mensch erkrankt ist*, macht sich der Arzt aber nicht jedesmal deutlich genug klar. Er ist vielmehr – aufgrund seiner kausalanalytischen Schulung – bestrebt, Krankheitserscheinungen auf eine der gängigen Betrachtungsebenen (körperlich, seelisch, geistig, sozial) zu reduzieren, in der Hoffnung, daß er damit der wissenschaftlichen Wahrheit näher kommt[1].

Warum wird der Mensch krank?

Der Patient weiß meist recht gut, woher seine Beschwerden kommen, daß er sich z. B. körperlich oder nervlich oder diätetisch überlastet oder sich in ein schwer lösbares Problem verstrickt hat. Diese Dinge verdrängt er aber gern, weil er ahnt, daß er dann die Konsequenzen ziehen und liebgewordene Gewohnheiten aufgeben müsse. Deshalb sucht er die Ursache in einer körperlichen Störung, an der sein Verhalten ja nicht ursächlich beteiligt zu sein braucht.

Unsere klassische Medizin und wir Ärzte bestärken ihn darin, u. a. auch deshalb, weil wir in der körperlichen Dimension ein besonders großes Repertoire an wirksamen Mitteln und Methoden entwickelt und anzubieten haben. Außerdem sind wir alle ausgebildet worden, die körperlichen Folgen pathogener Lebensweise, wie z. B. Hypertonie, Hyperurikämie, Hyperlipidämie und sogar Übergewicht, mit Medikamenten zu behandeln, während wir kaum trainiert wurden, wie wir unseren Patienten zur Änderung ihrer pathogenen Lebensweise verhelfen können.

Die meisten Kranken haben sich auf die somatische Ausrichtung ihrer Ärzte eingestellt, sie kommen mit einer somatischen „Eintrittskarte" in die Sprechstunde, auch wenn sie andere Probleme haben. Sie werden darin bestärkt, weil nichtsomatische Gesundheitsstörungen – z. B. psychischer Art – von der Gesellschaft noch immer mit einem negativen Vorzeichen bewertet werden. Wie sehr durch eine gegenseitige, zyklische Beeinflussung körperliche Begleiterscheinungen beim Kranken durch Mithilfe von Angehörigen und Bekannten, aber auch vom Arzt, verstärkt und somatisch fixiert werden können, haben holländische Hausärzte kürzlich ausführlich beschrieben (Grol et al. 1985).

Wenn wir Hausärzte uns die Mühe machen, die körperlichen Präsentiersymptome unserer Patienten zu hinterfragen, dann sind *ganz überwiegend Probleme und Konflikte im zwischenmenschlichen Bereich die tiefere Ursache für die aktuelle Gesundheitsstörung*. Dagegen treten somatisch wirkende Traumen oder Noxen weit zurück oder sind selbst Folgen nichtverarbeiteter zwischenmenschlicher Spannungen. Wahrscheinlich ist die Zahl der rein körperlichen Traumen, die ein Mensch im Laufe seines Lebens erleidet, nur ein Bruchteil der vielen kleinen und großen menschlichen Verletzungen. Denn vom ersten Tag seines Lebens an erfährt ein Mensch beim Zusammenprall mit der harten Lebenswirklichkeit ungezählte menschliche Erschütterungen, Kränkungen und Enttäuschungen. Oft handelt es sich nur um oberflächliche Zusammenstöße mit alltäglichen Hindernissen, und sie sind – ebenso wie harmlose Prellungen oder Hautabschürfungen – schnell vergessen und verheilt. Nicht selten hinterlassen jedoch die größeren Verletzungen menschlicher Art tiefe und schlecht heilende Wunden, die dann schwierig oder gar nicht vernarben.

Wie wird der Mensch mit diesen häufigen Traumen im menschlichen Bereich ei-

---

[1] Vor den Gefahren jedes Reduktionismus haben seit Plato und Leibniz alle erkenntnistheoretischen Philosophen gewarnt (Pichler 1967).

gentlich fertig? Welchen Einfluß haben sie auf die Entwicklung seiner Persönlichkeit? Wann wirken sie als nützliche Korrektive? Wann warnen sie vor größeren Gefahren? Und wann wirken sie pathogen?

Mit den alltäglichen menschlichen Verletzungen setzt sich der einzelne meist problemlos auseinander. Er entwickelt die dazu notwendigen Schutzmechanismen und Abwehrkräfte. Wann aber kommt es zur Krankheit?

- Wenn die menschlichen Traumen ihn an einer schwachen oder überempfindlichen Stelle treffen?
- Wenn sie ihn „kränken"?
- Wenn sie sich so oft wiederholen, daß seine Abwehr erlahmt?
- Wenn er resigniert oder aufgibt?

Alles spricht dafür, und es liegen Beweise dafür vor, daß die traumatisierend erlebten Konflikte des zwischenmenschlichen Alltags unter bestimmten Bedingungen - aber viel öfter als wir annehmen - pathogen wirken und zur Mitursache oder zum Auslöser einer Erkrankung werden können. Schon vor Jahren hat H. Schaefer (1979) dies als einer der ersten festgestellt und darauf hingewiesen, daß der Mensch den Menschen krank macht.

Daraus folgt, daß Krankheit nicht nur eine subjektive Erfahrung ist, die jeder nach Möglichkeit schnell vergessen oder verdrängen sollte, sondern sie hat für jeden Betroffenen im Rahmen seiner individuellen Biographie eine meist unterschätzte Bedeutung.

Durch die bisherige verfehlte Auffassung, Krankheit sei eine lästige, aber meist reparable körperliche Funktionsstörung, wird gerade das verhindert, was die Krankheitssymptome offenbar bezwecken: Aus anthropologischer Sicht müssen *Schmerz und Krankheit als Signale aufgefaßt werden, die den Menschen zur Wiederherstellung eines verlorengegangenen Gleichgewichts in seinem Lebensbereich veranlassen sollen.* Wer die Notwendigkeit einer fälligen Änderung seiner Lebens- oder Verhaltensweise oder Einstellung nicht von selbst erkannt und damit begonnen hat, wird nun durch Krankheit daran erinnert, sie endlich herbeizuführen.

Aber genau das wird versäumt, wenn der Kranke nur auf die körperlichen oder seelischen Krankheitssymptome fixiert ist, die sich als Folgen seines Fehlverhaltens manifestieren und wenn er darin durch uns Ärzte womöglich noch bestärkt wird. Es muß ein grundsätzliches Umdenken bei allen Beteiligten, bei Ärzten *und* Patienten, erfolgen. Dies ist vor allem dort erforderlich, wo wir Krankheiten angehen wollen, die sich noch immer einer ursächlichen Beeinflussung entziehen. Wenn wir wissen wollen, warum der Mensch krank wird und was ihn krank macht, müssen wir ihn viel besser kennenlernen.

Begegnung in der menschlichen Dimension

Wie oben bereits ausgeführt, erlebt der unvoreingenommene Kranke den Verlust seiner Gesundheit vor allem als Betroffensein und Einschränkung in *menschlicher* Hinsicht. Auch seine Bemühungen um die Bewältigung der Krankheit - ganz gleich, ob sie glücken oder nicht - sind stets menschliche Leistungen, bei denen er menschliche Fähigkeiten, wie z. B. differenzierte Wahrnehmungsfähigkeit, Einsicht, konsequentes Verhalten, Widerstand und Durchhaltevermögen, aufbringen muß. Dies ist ein weiterer Grund, *warum jede Hilfe zur Krankheitsbewältigung,* ob durch Laien oder Professionelle, stets auch *in diesem menschlichen Bereich ansetzen muß.* Mit Recht kann ein Patient von seinem Arzt erwarten, daß er ihn auch bei der Aktivierung seiner menschlichen Fähigkeiten unterstützt und daß er sich nicht nur auf Maßnahmen im körperlichen, seelischen oder sozialen Bereich beschränkt. Der patientenorientierte Hausarzt zögert nicht, dies zu tun, zumal er sich durch den Leidenszustand des Kranken, der ihn selbst anrührt, herausgefordert fühlt. Er reagiert mit persönlicher Zuwendung, mit taktvoller Einfühlung und mit Verständnis auf die Not und Bedrängnis des Patienten. Aber ist dies nicht eine ganz selbstverständliche Forderung an jeden, der mit Kranken umgeht? Zuwendung, Einfühlung und Verständnis erbringen auch liebende Angehörige; eigentlich wird dies beim Arzt als selbstverständlich vorausgesetzt, und die Enttäuschung ist groß, wenn er in dieser Hinsicht versagt. Vom Arzt wird also mehr verlangt!

Ein Arzt, speziell der Hausarzt, der das Krankheitserleben seiner Patienten ernstnimmt und sich daran orientieren möchte, macht zwei neue Erfahrungen, wenn er kranke Menschen außerhalb des Krankenhauses behandelt:

1. Bei jeder Begegnung tritt ihm ein Mensch als Gesamtpersönlichkeit mit eigenen Vorstellungen, eigenem Willen und eigenen Zielen gegenüber. Meist ist es mit kleineren Reparaturarbeiten am Körper oder an der Seele getan. Ebenso oft kann aber eine Genesung nur erreicht werden, wenn der Kranke aus voller Überzeugung mit allen Kräften mitwirkt. Das bedingt dann eingreifende Korrekturen der Lebensvorstellungen, der Motivierung und der Lebensziele; es müssen Therapieformen angewendet werden, die den ganzen Menschen betreffen und den Kern seines Wesens tangieren.
2. Wenn sich der Hausarzt auf die Alltagsprobleme und menschlichen Verstrickungen seiner Patienten einläßt – und er kann sich dem nicht entziehen – dann benötigt er ein entsprechendes diagnostisches und therapeutisches Rüstzeug; denn seine Patienten können mit Recht von ihm erwarten, daß er sie nicht nur aufgrund seiner Intuition und seiner eigenen begrenzten Erfahrung berät, sondern daß er in seinem Arbeitsfeld über allgemeingültiges Wissen verfügt.

Der Hausarzt muß sich also zwei neuen Problembereichen stellen:

1. Wie kann er dem Kranken bei der Problemlösung in der menschlichen Dimension helfen?
2. Wie begegnet er dem Kranken, der ihm als ganzer Mensch und als Gesamtpersönlichkeit entgegentritt?

Da die Humanmedizin dazu bisher keine Handlungsanweisungen erarbeitet hat, soll in diesem Buch darauf eingegangen werden. Aufgrund des neuerdings nachgewiesenen und oben angedeuteten soziopsychophysischen Zusammenhanges zwischen Lebensproblematik und Gesundheit dürfen vor allem die Hausärzte die Herausforderung durch ihre Patienten nicht zurückweisen, auch wenn sie in dieser Hinsicht von der Wissenschaft im Stich gelassen werden.

Hier ist eine Zwischenbemerkung notwendig: Der Begriff „menschlich" oder „human" wird in diesem Buch *niemals* im Sinne der umgangssprachlichen Bezeichnung für Eigenschaften wie „gütig", „verständnisvoll" oder „mitfühlend" gebraucht. Die mit dem Begriff „Humanität" beschriebene Ausrichtung auf positive ethische Werte ist hier ebenso wenig gemeint wie die im Begriff „human relations" angesprochene Pflege guter zwischenmenschlicher Beziehungen. Der Begriff „menschlich" oder „human" wird hier verwendet, um *die Strukturen und Funktionen zu beschreiben, die nur der Mensch besitzt* und die ihn von anderen Lebewesen grundsätzlich unterscheiden.

Was heißt nun „menschliche Dimension?" Damit soll der Bereich bezeichnet werden, in dem sich das alltägliche Leben des Menschen abspielt. Es ist die Dimension, in der sich der Mensch vom Aufstehen bis zum Schlafengehen bewegt, es ist die Begriffs- und Handlungsebene, in der er denkt, spricht, handelt und mit seinen Mitmenschen umgeht. Sie umfaßt alle mit menschlicher Existenz verbundenen Gebiete, angefangen von Ernährung, Kleidung, Wohnung über Partnerschaft, Sexualität, Familie, Beruf, bis hin zu sozialen Kontakten und kulturellen Tätigkeiten, Hobbies, Freizeit, Urlaub, Weltanschauung und Religion.

Der Hausarzt macht nun die Erfahrung, daß *Gesundheit und Krankheit aufs engste mit den Problemen des menschlichen Alltags verzahnt* sind und sich nicht davon trennen lassen. Ganz unmerklich wird er selbst in die alltäglichen Konflikte seiner Patienten verwickelt. Auch er stellt dabei fest, daß *die meisten Ursachen und Auslöser für Krankheiten im Bereich der zwischenmenschlichen Beziehungen* zu suchen sind. Er bemerkt, daß er von seinen Patienten nur verstanden und akzeptiert wird, wenn er ihre Sprache spricht und die Begriffe des täglichen Lebens verwendet. So wird er unmerklich im Verlaufe seiner Sozialisation zum Hausarzt immer stärker in die Lebenssphäre seiner Patienten einbezogen.

Diese *Integration in den menschlichen Alltag* ist typisch für den Hausarzt und charakterisiert ihn. So wie die Kollegen anderer Disziplinen ebenfalls in einer spezifischen Dimension arbeiten, z. B. der Pathologe in der mikroskopischen, der Internist in der organbezogenen, so beobachtet, denkt und handelt der Hausarzt in dieser menschlichen Dimension.

Selbstverständlich verwendet der Hausarzt Befunde aus allen Dimensionen der Medizin, aber entscheidend sind für ihn die Ergebnisse seiner *Diagnostik in der menschlichen Dimension*. Dabei bedient er sich überwiegend der Instrumente menschlichen Zusammenlebens, das sind Beobachtung, Gespräch und Hausbesuch:

- Belastungstests braucht der Hausarzt nicht zu simulieren, der menschliche Alltag bietet sie täglich. Er erfährt von seinen Patienten sehr genau, wie sie Belastungen des täglichen Lebens bewältigen; denn sie kommen ja zu ihm, nachdem der Kreislauf durch Überanstrengung, der Stoffwechsel nach Diätfehlern oder die Psyche durch Aufregungen dekompensiert sind.
- Auch der Internist verwendet Begriffe der Alltagssprache, wenn er mit dem Kranken spricht: so informiert er sich über den störungsfreien Ablauf der körperlichen Vitalfunktionen durch Fragen nach dem Essen, Trinken, Schlafen usw. Den Hausarzt interessiert darüber hinaus, ob der Kranke mit den wichtigsten Bereichen seines alltäglichen Lebens zufrieden ist; er fragt ihn z. B. nach Kommunikation, Leistungsfähigkeit, Gefühlsleben, Partnerschaft, sonstigen Sozialkontakten und nach der Erfüllung seiner Lebensziele.
- Vor allem sind es die zwischenmenschlichen Konflikte in Familie, Beruf und

Nachbarschaft, die den Menschen am häufigsten zu schaffen machen und weswegen manche krank werden.

Wenn diese Patienten dann zum Hausarzt kommen, darf er sich nicht darauf beschränken, die körperlichen Begleiterscheinungen dieser alltäglichen Konflikte somatisch zu behandeln. Es genügt auch nicht, daß er auf die psychische und soziale Problematik eingeht, sondern er muß darüber hinaus alle indizierten Behandlungsmöglichkeiten aus der menschlichen Dimension einsetzen. Hier steht ihm ein großes Repertoire zur Verfügung; die Möglichkeiten „humaner Therapie" sind nämlich ebenso umfangreich und vielfältig wie das menschliche Leben. (Einzelheiten zur Therapie in der menschlichen Dimension s. S. 269 ff.)

Der Zugang zum ganzen Menschen

Wie aber kann sich ein Arzt der Gesamtpersönlichkeit eines Menschen nähern? Hierzu genügt es nicht, daß er körperliche, seelische und geistige Befunde über einen Menschen zusammenträgt; denn die Addition von Einzelteilen ergibt noch niemals das Ganze! Bereits vor über 2000 Jahren hat Hesiod festgestellt, daß *das Ganze mehr sei als die Summe seiner Teile.* Er sprach damals vom Wagen. Heute sollten wir das Auto als Beispiel heranziehen; vielleicht hilft das Bild vom Auto die Tiefgründigkeit dieser Aussage auch nur annäherungsweise zu verstehen:

Wer mit einem Auto fahren will, braucht seine Einzelteile nicht unbedingt zu kennen, aber er muß fahren gelernt haben. Anders ein Automechaniker: er muß über die Einzelteile und ihre Funktionen genau Bescheid wissen. Darüber hinaus muß er ein Gesamtbild vom Auto und von seinem Verwendungszweck besitzen, damit er eine Störung richtig erkennen und nach Reparatur die Einzelteile wieder funktionsgerecht zusammensetzen kann.

Um im Bilde zu bleiben: Der Hausarzt macht immer seltener Reparaturen, sie werden ihm von den Spezialisten weitgehend abgenommen. Dafür hat er nun mehr und mehr die Funktion eines Fahrlehrers übernommen, der Autofahrern beizubringen hat, wie sie mit ihrem Auto umgehen müssen, damit sie ohne Schäden und Beulen unfallfrei und schnell genug zum Ziele kommen. Bekanntlich kann der Fahrlehrer einen Autofahrer um so besser beraten, je genauer er dessen Temperament und Fahrstil kennt und je besser er über das Fahrtziel und den Zustand der Straßen Bescheid weiß. Auch um die Instandhaltung und die Reparatur der Einzelteile muß sich der Hausarzt kümmern; es ist jedoch seine Hauptaufgabe, Patienten zu besserem Umgang mit sich selbst anzuleiten. Außerdem muß er ihnen verdeutlichen, was sie tun müssen und wie sie sich am besten verhalten, wenn sie mit ihrer gesundheitlichen Kondition ein bestimmtes Lebensziel in der gegebenen Situation erreichen wollen.

Über diese *Anleitung zum richtigen Umgang mit sich und seiner Gesundheit* findet der Hausarzt Zugang zur individuellen Gesamtpersönlichkeit. Dies gelingt ganz selten bereits anläßlich einer einmaligen Beratung. (Balint und seine Schüler sprechen dann von „flush" im Sinne einer blitzartigen Erkenntnis des Wesentlichen bei Patient und Arzt.) Meist bedarf es wiederholter Begegnungen und längerer Gespräche bis sich der Arzt ein Bild vom Leben, von den Wünschen und Vorstellungen eines

Menschen machen kann. Durch seine Stellung in der Primärversorgung hat der Hausarzt den relativ besten Zugang zum ganzen Menschen. Er ist nicht auf ein Fachgebiet beschränkt, und ihm fließen im Laufe von Jahren eine solche Fülle von wesentlichen (und natürlich auch unwesentlichen) Informationen zu, daß er sich meist ein sehr umfassendes und zutreffendes Bild von einem Patienten machen kann. In der Regel kennt er den Patienten auch aus gesunden Tagen oder er begegnet ihm im Alltagsleben. Er hat den weiteren Vorteil, daß er sein eigenes Urteil ergänzen (und korrigieren) kann durch das, was er über einen Patienten von dessen Angehörigen und Freunden erfährt, die er meist ebenfalls behandelt. Dabei geht es nur z. T. um Befunde aus dem medizinischen Bereich; im wesentlichen geht es um die menschliche Charakteristik der Persönlichkeit eines Patienten, natürlich unter Betonung der gesundheits- und krankheitsrelevanten Aspekte. Eine systematische Diagnostik der Individualität der Persönlichkeit des Patienten (s. S. 165 ff.) verschafft dem Hausarzt Entscheidungshilfen für sein therapeutisches Vorgehen.

Paradigmawechsel der Krankenbehandlung

Trotz aller Bemühungen, die komplexe Wirklichkeit menschlichen Krankseins zu erfassen, fällt unser Denken aufgrund jahrzehntelanger kausal-analytischer Schulung leider immer wieder in die gewohnten Bahnen zurück und wird beherrscht von körperlichen und mechanistischen Vorstellungen. Dies wird durch die Technisierung der Medizin noch gefördert. Wie aber sollen Ärzte dem Kranken in Zukunft helfen? Auf welchen Vorstellungen vom Menschen können sie aufbauen, wenn sie dem Anspruch gerecht werden wollen, Humanmediziner zu sein?

Im angloamerikanischen Sprachraum unterscheidet man zwischen „disease" und „illness". „Disease" wird definiert als primär körperliche oder psychosomatische Gesundheitsstörung, während „illness" die Erfahrung einschließt, die der Patient und seine Familie mit der Krankheit und dem breiten Spektrum ihrer Auswirkungen machen (Good 1983).

Wenn wir das Kranksein des Menschen wirklich verstehen und ihm wirksame Hilfe leisten wollen, dann müssen wir uns von den auf Körperliches fixierten Vorstellungen befreien. Wir kommen dem Problem auch nur sehr bedingt näher, wenn wir die psychische und soziale Betrachtungsweise additional hinzufügen. Die Psychosomatik erst hat uns bei der Einsicht in die Zusammenhänge einen großen Schritt vorangebracht. Von Uexküll und Wesiack schreiben (1979): „Wir können bisher nur getrennt die Ergebnisse physiologischer, psychologischer und soziologischer Methoden nebeneinanderstellen. Wir brauchen aber zur Erfassung des kranken Menschen als somatopsychosoziales Phänomen Modelle, mit deren Hilfe sich die Zusammenhänge zwischen diesen drei Bereichen interpretieren lassen". Bei den körperlichen, psychologischen oder soziologischen Darstellungen menschlichen Krankseins handelt es sich immer nur um Ergebnisse unterschiedlicher Sichtweisen ein und desselben Phänomens. Es ist fraglich, ob es gelingt, die mit ganz unterschiedlichen Methoden gewonnenen Ergebnisse miteinander in Einklang zu bringen. Da sich die Vertreter der verschiedenen Disziplinen nicht verständigen können, ist die Hoffnung gering.

Möglicherweise werden aber die Zusammenhänge deutlicher, und wir werden auf die berechtigten Ansprüche der Patienten besser eingehen können, wenn wir die nächsthöhere Integrationsebene anstreben und mit der Erforschung des Krankseins in der menschlichen Dimension beginnen. Das wird die Forschung und Lehre in den drei genannten Bereichen nicht überflüssig machen, ihnen aber eine neue Bedeutung geben.

Wenn wir mit dem Schritt in die menschliche Dimension ernst machen wollen, dann stellen sich allerdings viele Fragen:

- Was ist das spezifisch „Menschliche"?
- Worin wird der Mensch „gekränkt"?
- Was macht ihn krank?
- Wo braucht er in seinem Menschsein ärztliche Hilfe?

Um darauf befriedigend antworten zu können, muß die Forschung nach Einstiegswegen suchen, die der vielfältigen Problematik im menschlichen Lebensbereich gerecht werden. Sie werden von den Autoren dieses Buches aufgezeigt. Wichtige Hinweise erhalten wir durch die Ergebnisse

- der biologischen und kulturellen Evolutionsforschung (Zeier, Vollmer),
- der biologischen Anthropologie (Portmann),
- der biologischen Verhaltensforschung (von Hassenstein),
- der Psychosomatik (von Uexküll, Wesiack),
- der Soziopsychosomatik (Schaefer),

aber auch in allen anderen Beiträgen dieses Buches[2].

Dem Hausarzt, der zahlreiche Lebens- und Krankheitsschicksale über Jahrzehnte miterlebt, drängt sich der enge Zusammenhang zwischen Charakterstruktur, Zielsetzung und Verwirklichung auf (s. auch Sturm 1983, S. 86 f.). Denn er beobachtet, daß ein Mensch in der Regel gesund bleibt, wenn er im Bereich seiner kreativen Möglichkeiten voll gefordert wird. Es ist höchst selten, daß er beim Bau des langersehnten Eigenheimes erkrankt oder einen Unfall erleidet (Häussler 1966). Die Großmutter erkrankt und stirbt nicht, solange sie noch gebraucht wird. Auch Schaefer weist in seinem Beitrag „Ziele, Werte, Transzendenz und Gesundheit" auf diesen wichtigen Zusammenhang hin (s. S. 127 ff.).

Ein jeder Mensch ist offenbar besser gegen Krankheit geschützt, wenn er in seinem Leben einen Sinn erkennt, der über die eigene bloße Existenz hinausweist. Er überwindet Krankheit am besten, wenn er an ihrer Bewältigung aktiv beteiligt wird und wenn er „sich selbst transzendierend über sich selbst hinauslangt, sich selbst vergißt im Schaffen, Erleben oder in der tapferen Einstellung auf Schuld, Leid und Tod" (Frankl 1975).

Eine tiefergehende oder sogar erschöpfende Diskussion aller angesprochenen Fragen und Probleme würde den Rahmen dieses Beitrags sprengen. Hier sollte lediglich der Blick geöffnet werden auf den Menschen als Gesamtpersönlichkeit und auf die wichtigste Dimension seines Lebens, seiner Gesundheit und seines Krank-

---

[2] Leider ist es nicht gelungen, den Beitrag eines Theologen zu diesem wichtigen Thema hier einzubringen; denn der enge Zusammenhang zwischen religiösem Glauben und Gesundheit wird von vielen Autoren betont (s. auch Schaefer, S. 264 ff.).

seins: auf die menschliche Dimension. Der Arzt, vor allem aber der Hausarzt, muß dem kranken Menschen ganz bewußt in dieser Dimension begegnen, wenn er ihm helfen will, damit er auch in seiner Krankheit Mensch sein und bleiben kann.

Literatur

Frankl VE (1975) Theorie und Therapie der Neurosen. Reinhard, München
Good JB et al. (1983) Impact of illness on the family. In: Taylor BT (ed) Family medicine, principles and practice. Springer, Berlin Heidelberg New York Tokyo
Grol RPTM et al. (1985) Die Prävention somatischer Fixierung. Springer, Berlin Heidelberg New York Tokyo
Häussler S (1966) Die gesundheitlichen Auswirkungen des Eigenheimbaues. Z Aerztl Fortbild 55: 3
Pichler H (1967) Zur Logik der Gemeinschaft. In Ganzheit und Gemeinschaft. Steiner, Wiesbaden
Schaefer H (1979) Plädoyer für eine neue Medizin. Piper, München Zürich
Sturm E (1983) Renaissance des Hausartzes. Springer, Berlin Heidelberg New York Tokyo
Uexküll T van, Wesiak WD (1979) Psychosomatische Medizin und das Problem einer Theorie der Heilkunde. In: Uexküll T van (Hrsg) Lehrbuch der psychosomatischen Medizin. Urban & Schwarzenberg, München Wien Baltimore

Weiterführende Literatur

Frankl VE (1979) Der Mensch vor der Frage nach dem Sinn. Piper, München Zürich
Gehlen A (1976) Der Mensch, seine Natur und seine Stellung in der Welt. Athenaion, Wiesbaden
Lüth P (1981) Der Mensch ist kein Zufall, Umrisse einer modernen Anthropologie. Deutsche Verlagsanstalt, Stuttgart
Vogler P (1972) Disziplinärer Methodenkontext und Menschenbild. In: Gadamer HG, Vogler P (Hrsg) Neue Anthropologie, Thieme, Stuttgart
Weizsäcker V von (1948) Grundfragen medizinischer Anthropologie. Frische, Tübingen
Weizsäcker V von (1951) Der kranke Mensch, eine Einführung in die Medizinische Anthropologie. Koehler, Stuttgart
Wendt H, Loacker N (Hrsg) (1982–1985) Kindlers Enzyklopädie. „Der Mensch" Kindler, Zürich

1.2 Wer ist gesund – wer ist krank?

H. Schaefer

Der Arzt hat es mit Menschen zu tun, die seinen Rat oder seine Hilfe erbitten, Menschen, die sich in ihrer Lebenssphäre gestört fühlen und sich jedenfalls nicht selber als „gesund" bezeichnen mögen. Es ist typisch für unsere Situation, daß 40% aller Einwohner Deutschlands, die nach ihrer Gesundheit gefragt wurden, meinten, sie seien nicht vollkommen gesund. Entweder „haben sie etwas" oder es „fehlt ihnen etwas". Ihre Lebensbilanz ist nicht ausgeglichen.

Dies alles wäre ein Spiel um Worte, wenn nicht die Definition der Krankheit so wesentliche Konsequenzen für das Verhalten und die Stellung der Menschen in ihrer gesellschaftlichen Umwelt hätte. Der Kranke stellt seine soziale Leistung ein oder mindert ihren Umfang. Er erhält jetzt umgekehrt finanziell aufwendige Leistungen von der Solidargemeinschaft der Versicherten. Die Definition „krank" muß also gesichert werden, ja sie sollte so beschaffen sein, daß sie „justiziabel" wird, ein Richter also darüber entscheiden könnte, ob jemand krank ist oder nicht.

Dieses Ziel aber schwebt in weiter Ferne. Es scheint sogar in vielen Fällen nicht erreichbar, da sich zahllose Menschen subjektiv und sicher oft auch objektiv in einer „Grauzone" befinden, in der sie weder als gesund noch als krank gelten können. In der mittelalterlichen Medizin nannte man diese Zone die *„Neutralitas"*, d.h. ein Neutrum, weder das eine noch das andere, weder ganz gesund noch ganz krank.

Der Arzt aber hat zu entscheiden, hat „krankzuschreiben", d.h. eine Beurteilung über einen Zustand abzugeben, die erhebliche rechtliche Folgen hat. Wie kann ihm geholfen werden?

Legaldefinition von Gesundheit und Krankheit

Die Begriffe „gesund" und „krank" sind in ihrer allgemeinen Gültigkeit nicht exakt definierbar. Der Sprachgebrauch in den verschiedenen Sphären des gesellschaftlichen Lebens läßt jede bislang ersonnene Definition einseitig erscheinen. Im Recht der sozialen Sicherung ist nie eine Definition der *„Krankheit"* durch den Gesetzgeber selbst erfolgt, aber im „Richterrecht" hat sich eine Definition des Bundesgerichtshofs eingebürgert, daß *Krankheit jede Störung der normalen Beschaffenheit oder der normalen Tätigkeit des Körpers ist, die geheilt, d.h. beseitigt oder gelindert werden kann.* Eine frühere Definition des Reichsversicherungsamtes von 1885 lautete dahin, *Krankheit sei ein regelwidriger körperlicher oder geistiger Zustand, der die Notwendigkeit der Heilbehandlung oder die Arbeitsunfähigkeit oder beides zur Folge hat.* Beide Definitionen, so verschieden sie zu sein scheinen, widersprechen sich nicht. Die zweite Definition hebt nur stärker auf die praktische Handhabung des Begriffs Krankheit ab, teilt aber mit der ersten Definition die Unbestimmtheit derjenigen Begriffe, auf die sich beide Definitionen stützen: denn was ist eine „Störung", was ist „normal" und wo beginnt die Störung, wo endet die Normalität? Was ist „regelwidrig"? Wann liegt eine „Arbeitsunfähigkeit" vor? Alle diese Begriffe bedürfen selbst einer Definition.

Es überrascht uns nicht, daß beide Rechtsdefinitionen nur den Begriff der

"Krankheit" betreffen. Die Definitionen sind auf die Handhabung des Sozialrechts „im Falle der Krankheit" zugeschnitten worden. Gesundheit versteht sich in diesem Zusammenhang offenbar von selbst.

Gesundheit könnte als Abwesenheit von Krankheit definiert werden. Diese Definition behebt aber naturgemäß unsere Schwierigkeiten nicht. Zudem hat die Weltgesundheitsorganisation (WHO), behauptet, Gesundheit sei eben nicht die bloße Abwesenheit von Krankheit, sondern ein Zustand vollkommenen körperlichen, seelischen und sozialen Wohlbefindens! Dieser Definition haftet freilich der Makel der Utopie an. Sie hatte auch wohl „utopische" Zwecke: nämlich das äußerste erreichbare Ziel einer glücklich zu nennenden Menschheit zu beschreiben. Doch bleibt Gesundheit nach wie vor ein nicht eindeutig definierter Begriff, der erst dann leidlich verläßlich wird, wenn der (seltene) Grenzfall des Wohlbefindens, also der Abwesenheit störender Empfindungen, vorliegt.

Entscheidungsgründe

Die Schwierigkeiten der juristischen Definition wird jeder Arzt vor allem an bestimmten Grenzfällen erkennen. Ist ein Schnupfen eine Krankheit? Eine Schwangerschaft? Ein noch symptomloses Karzinom? Eine charakterliche Absonderlichkeit? Eine Mißbildung? Mit Schnupfen kann man arbeiten, er bedarf aber einer gewissen Behandlung. Eine Schwangerschaft bedarf der Behandlung (Betreuung), ist aber nicht regelwidrig. Ein Karzinom bedingt keine Arbeitunsfähigkeit, eine Mißbildung kann, aber muß sie nicht bedingen.

Die faktische Entscheidung, ob der Zustand der Krankheit vorliegt, fällt primär beim Patienten. Er stellt fest, daß sein Zustand der (ärztlichen) Hilfe bedarf und sucht den Arzt auf. Ob und wann er das tut, wird von Umständen bestimmt, die von Patient zu Patient höchst verschieden sind. Soziale Konventionen spielen eine große Rolle. Sie legen nicht zuletzt fest, wie lange ein Mensch eine Störung als erträglich oder zumutbar empfindet.

Der Arzt ist zunächst auf die Angaben des Patienten angewiesen. Seine Beurteilung gründet sich in der Regel auf zwei Gruppen von Argumenten. Zunächst sucht er nach Befunden, die die gestörte Befindlichkeit des Patienten erklären könnten. Ob sie das wirklich tun, bleibt bekanntlich oft unentscheidbar. Je geringer der Befund, desto mehr ist der Arzt auf eine *Plausibilitätsbetrachtung* angewiesen, d.h. er schließt aus seiner Erfahrung, ob die Befindlichkeit glaubhaft gestört ist, ob sie auf bedrohliche Verläufe oder eher auf banale Störungen hinweist. Auch er folgt dabei weithin einem konventionellen Schema, das einer wissenschaftlichen Begründung kaum zugänglich ist.

In Grenzfällen – die keineswegs selten, aber eben auch nicht gerade die Regel sind – ist ein Befund die unbestreitbare Grundlage für eine klare Beurteilung. Doch sind auch Befunde nicht immer eindeutig. Auch körperlich schwer Behinderte können – wie Beispiele zeigen – normale Leistungen vollbringen; sie werden geradezu extem selten krankgeschrieben. Die *„Leistungsfähigkeit"* als Grundlage der Beurteilung der *„Arbeitsfähigkeit"* ist ein objektiv schwer meßbarer Zustand, der stark von der Motivation des Patienten abhängt. Das Problem der *„Simulation"* ist keineswegs immer lösbar.

Der Krankenstand

Das Ergebnis der Entscheidung aller Ärzte und ihrer Patienten schlägt sich, objektiv meßbar, im sog. Krankenstand nieder; es ist dies die *Prozentzahl der Arbeitstage von allen Arbeitstagen pro Jahr, an denen der Patient nicht gearbeitet hat („individueller Krankenstand")*. Üblicher ist eine Meßzahl, welche den Prozentsatz der jeweils kranken Menschen von allen Gesunden angibt *(„statistischer Krankenstand")*, doch muß dieser Prozentsatz über längere Zeiträume ermittelt werden und bezieht sich immer auf ein begrenztes Kollektiv, z. B. alle in einer Kasse Versicherten oder alle Mitarbeiter eines Betriebs.

Aus dem Vergleich verschiedener Kollektive läßt sich ziemlich sicher ableiten, daß ein Krankenstand von etwa 2% nicht unterboten werden kann, doch ist der augenblicklich gemessene Krankenstand von 6–7% sicher nicht rein krankheitsbedingt und zeigt an, daß die Menschen aus Gründen arbeitsunfähig sind, die sehr stark sozial oder seelisch oder durch beides bedingt sind.

Seelische Krankheit

Für den Arzt ist es meist schwierig und wohl immer zeitraubend, die Gründe zu ermitteln, welche zu hohen Krankenständen führen, v. a. wenn keine oder nur geringe „Befunde" vorliegen. Wenn man von solchen (vermutlich seltenen) Fällen absieht, wo der Patient die Möglichkeit ausnutzt, sich auf Kosten der Solidargemeinschaft zu schonen, spricht man bei Patienten mit hohem individuellem Krankenstand und geringfügigem Befund gerne von *„Problempatienten"*. Der Begriff besagt, daß auch diese Patienten Gründe für ihr Kranksein haben, wobei sich die Symptome, die sie bieten, nur aus dem Konzept einer psychosomatischen Medizin erklären lassen. Die Entscheidung, die der Arzt mit der Diagnose eines „Problempatienten" trifft, ist natürlich wegweisend für die Therapie, weil eine kausale Behandlung dann nur durch Behebung der individuellen Probleme dieses Patienten möglich ist.

Fälle der *„psychosomatischen" Medizin* gehen über in psychiatrische Erkrankungen, und zwar so, daß bei der rein seelischen Krankheit die körperlichen Symptome praktisch verschwinden und das Urteil über krank und gesund aus der geistigen Leistungsfähigkeit des Patienten entnommen werden muß. Solche Urteile hängen noch stärker von Konventionen ab als Urteile über somatische Erkrankungen (Müller-Suur 1950).

Die „bedingte Gesundheit"

Die Begrifflichkeiten des Sozialversicherungsrechts sind deutlich als Folge einer Krankheitssituation zu erkennen, wie sie vor 100 Jahren anzutreffen war: es herrschten akute Krankheiten vor, bei denen die Arbeitsfähigkeit des Patienten leicht zu beurteilen war. Mit der Zunahme der chronischen Krankheiten im Krankheitsspektrum änderte sich diese Urteilsbasis. Die chronische Krankheit ist in der Regel eine Behinderung, mit der der Patient leben und fertig werden muß. Seine Fähigkeit im Umgang mit seiner Behinderung, sein *„Coping"*, bestimmt, wie sehr und wie lange er „krank" ist, d. h. aus dem Zustand der „*Neutralitas*" in den Zustand der Hilfs- und Behandlungsbedürftigkeit überwechselt.

Der *chronisch Kranke* ist fast zum Normaltyp des Menschen unserer Zeit geworden. Er wird in der Regel wissen, wie er leben und arbeiten kann, er wird sich „bedingt" gesund fühlen (s. auch S. 165 ff.). Dieser Begriff der *„bedingten Gesundheit"* zeigt uns, wie unscharf die Begriffe gesund und krank sind, wie sehr also der Arzt von Erfahrung und Einfühlung - geleitet von herrschenden Konventionen - in seinem Urteil abhängig ist.

Weiterführende Literatur

Blohmke M, Keil U (Hrsg) (1977) Gesundheit - Krankheit - Arbeitsunfähigkeit. Selbstmedikation. Gentner, Stuttgart
Franke M (1970) Die medizinischen Probleme des Krankheitsbegriffs. Hüthig, Heidelberg
Hartmann F (1966) Krankheitsgeschichte und Krankengeschichte. Marburger Sitzungsberichte 87 (2): 17-32
Jores A (1961) Vom kranken Menschen. Thieme, Stuttgart
Jung E (1982) Das Recht auf Gesundheit. Beck, München
Müller-Suur H (1950) Das psychisch Abnorme. Springer, Berlin Göttingen Heidelberg
Rothschuh KE (Hrsg) (1975) Was ist Krankheit? Wissenschaftliche Verlagsgesellschaft, Darmstadt
Schaefer H (1976) Der Krankheitsbegriff. In: Blohmke M et al. (Hrsg) Handbuch der Sozialmedizin, Bd 3. Enke, Stuttgart, S 15-30
Schipperges H (1985) Homo patiens. Piper, München Zürich
Weizsäcker V von (1956) Pathosophie. Vandenhoeck & Ruprecht, Göttingen

1.3 Der kranke Mensch in Geschichte und Literatur

D. von Engelhardt

Kontinuität und Veränderung

Geburt und Tod, Gesundheit und Krankheit, Not und Hilfe gehören zu den Grundbedingungen der menschlichen Existenz. Ihr theoretisches Verständnis wird nie zu einem endgültigen Abschluß gelangen, auch die praktischen Bemühungen der Medizin und Politik müssen immer wieder überprüft und umgewandelt werden. *Geschichte und Kunst haben ein Spektrum des kranken Menschen, seiner Subjektivität und Lebenssituation entfaltet, aus dem auch die Gegenwart wesentliche Anregungen gewinnen kann.*

Geschichte ist Wandel und Dauer. Jede Zeit setzt Akzente, die nur ihr eigen sind oder allgemeine Gültigkeit beanspruchen können. Der Wechsel der Epochen läßt Vergangenheit immer wieder aufleben; im Pluralismus der Moderne hat ohnehin der Fortschritt seine vernichtende Kraft verloren. Zugleich ist die Einsicht in anthropologische Strukturen gewachsen, deren Überzeitlichkeit die Prägung durch die jeweiligen historischen Umstände nicht ausschließt.

Vor allem in *Werken der Kunst kann die faszinierende Verbindung von Kontinuität und Veränderung verfolgt werden* - die Abhängigkeit von der geschichtlichen Zeit und dem geschichtlichen Raum ebenso wie das Losgelöstsein von diesen Bedingungen, eine ahistorische Unmittelbarkeit, mit der uns heute Schöpfungen antiker Tragiker oder mittelalterlicher Autoren noch ebenso zu berühren vermögen wie die Werke von Shakespeare, Balzac, Dostojewski, James oder Musil. Kunst gibt Realität wieder und übersteigt diese zugleich mit ihren Typisierungen, Bildern und Symbolen. Auf diese Weise kann Kunst auch stets von neuem bereichern - den einzelnen Menschen, die Öffentlichkeit und auch die Wissenschaften.

Antike und Mittelalter

In der Frühzeit der Menschheitsgeschichte hat der Kranke sein physisches und psychisches Leiden in Beziehung zu überirdischen Mächten, zu Dämonen und Göttern erlebt und gedeutet. Erkrankung und Heilung besaßen einen magischen Charakter; Amulett und Beschwörung waren wesentliche Mittel. Vorstufe und Vorbild des Menschen war aber auch das Tier, das sich in seiner Erkrankung und Verletzung instinktiv zu helfen weiß und Zuwendung von anderen Tieren erfährt. Natur und Magie hingen zusammen. Das Fehlen literarischer Texte gibt allerdings allen Aussagen über jene Zeit und ihren Umgang mit der Krankheit einen hypothetischen Charakter. Auch aus ethnologischen Beobachtungen der Gegenwart können nur begrenzt Schlüsse gezogen werden.

Zahlreiche Zeugnisse sind aus der Antike überliefert, Zeugnisse der Realität wie der Kunst, Zeugnisse der grundlegenden Dimensionen der Not des Kranken und Hilfe des Arztes. Achill verbindet den verwundeten Freund Patrokles. Hiob wird in seinem Leiden von Gott geprüft. Die Armen Babylons werden bei Erkrankung auf den Marktplatz getragen, wo sie ohne Gebühren therapeutische Ratschläge von ihren Mitmenschen erhalten. Kranke der griechischen Welt suchen Tempel zur Linderung ihrer Leiden auf. Im Corpus Hippocraticum wird Epilepsie aber auch zu einer natürlichen Krankheit wie jede andere erklärt. Abweichend von dem Gebot des Hippokratischen Eides bieten Ärzte Cato und Seneca aktiven Beistand auf ihrem freiwillig gewählten Weg in den Tod. Vom Leiden und Sterben der Kinder berichten Grabinschriften.

Grundtypen des Kranken werden auch von den Philosophen entwickelt:

Der Umgang mit der Krankheit soll von den vier Tugenden der Weisheit, Tapferkeit, Gerechtigkeit und Bescheidenheit sich leiten lassen können. Nach Plato stehen dem Arzt für Freie und dem Sklavenarzt entsprechende Patienten gegenüber: *der Kranke, der mit seinem Arzt offen und gleichberechtigt über die Krankheit und ihre Heilungsmöglichkeiten berät - der Kranke, der sich von seinem Arzt kommandieren läßt und die eigene Verantwortung aufgibt.* Die Verantwortung für den eigenen Zustand übernimmt dagegen jener von Aristoteles beschriebene dritte Arzttyp: der Arzt als medizinisch gebildeter Laie. Diesen drei Arzttypen begegnet man auch heute.

Wie Krankheit erlebt wird, hängt von philosophischen und theologischen Strömungen ab. Der Stoa gilt Krankheit als ebenso relativ wie Gesundheit, Armut wie Reichtum, die sozial niedrige wie hohe Stellung. Die Freiheit des Geistes oder die Tugend und eine mit ihr übereinstimmende Lebensweise sind ausschlaggebend; sind diese durch physische oder psychische Krankheit etwa gefährdet, ist der Selbstmord legitim.

Die christliche Religion legt den Akzent auf das Jenseits, auf die Beziehung zu Gott. Suizid ist dem Gläubigen versagt; Geburt und Tod liegen nicht in der Hand des Menschen. Krankheit ist Ausdruck des Gefallenseins des Menschen, der persönlichen Schuld oder Prüfung, immer aber auch der Verheißung, der Hoffnung auf Vergebung und Auferstehung. In seinem Leiden nimmt der Patient Anteil an der Passio Christi wie der Arzt an der erlösenden Kraft des Heilands. Den Dienst an den Armen, Schwachen und Kranken erheben die Benediktiner zu ihrer obersten Aufgabe. Der barmherzige Samariter ist Vorbild aber für alle Menschen und nicht nur für die Geistlichen. Den vier antiken Tugenden Weisheit, Taperkeit, Gerechtigkeit und Bescheidenheit werden die drei christlichen Tugenden: Glaube, Liebe, Hoffnung übergeordnet; an ihnen soll sich die Haltung im Kranksein orientieren.

Wirklichkeit und Kunst zeigen die Abhängigkeit von der christlichen Perspektive. Katharina von Siena (1347-1380) sucht für ihr Leiden das Heilbad von Vignone bei Siena auf und läßt das kochende Schwefelwasser auf ihren bloßen Körper fallen – „glücklich, für ihre Sünden zu leiden und Gott bittend, diese Leiden als Fegefeuer gelten zu lassen". Das Leben der Äbtissin, Naturforscherin und Ärztin Hildegard von Bingen (1098-1179) mit seinen ständigen körperlichen und seelischen Belastungen wird den Zeitgenossen zum „Bild eines kostbaren Sterbens". Das späte Mittelalter entfaltet eine Stilistik des Sterbens *(ars moriendi)* als unmittelbar dem Leben oder der Lebenskunst *(ars vivendi)* zugehörig, während unsere Zeit in der Reaktion auf den Tod eher hilf- und sprachlos geworden ist.

Krankheit ist mehr als die physische Erscheinung. Die Flecken der Lepra des „Armen Heinrich" (Hartmann von Aue) symbolisieren eine befleckte, irdischen Neigungen und Leidenschaften hingegebene Seele. Erst mit dem Verzicht auf das Opfer eines jungen und unberührten Mädchens, das ihr Leben aus religiöser Begeisterung für ihn freiwillig hingeben will, erst mit dieser moralischen Reinigung wird auch die Krankheit Heinrichs überwunden: „Er tat sein altes Wesen ab und wurde ein neuer Mensch". Das Buch über den „Armen Heinrich" wurde später zur Tröstung gelesen, seine Lektüre sollte nach dem Willen des Autors „bedrückte Stunden leichter machen".

Neuzeit

Eine Wende nicht nur für die Entwicklung der Medizin, sondern auch für das Selbstverständnis und die Lebenssituation des Menschen, für seinen Umgang mit Gesundheit und Krankheit bedeutet die Renaissance, der Aufbruch aus der mittelalterlichen Welt in die Moderne, bei gleichzeitiger Rückbesinnung auf die Antike. *Diesseits und Individuum werden beherrschend;* damit erscheint Krankheit auch zunehmend als physische, psychische und soziale Störung und immer weniger als

Konflikt der Beziehung zu Gott. Morus und Bacon rechtfertigen die Euthanasie – Freiwilligkeit ist jedoch die notwendige Bedingung. Der Glaube bietet aber weiterhin Kraft im Leiden. Bis zu der Entdeckung der Anästhesie wird bei Operationen aus den Passionen vorgelesen oder werden Bilder des gekreuzigten Jesus gezeigt. Die Bibel bleibt ein therapeutischer Text, ein Grundwerk der Bibliotherapie bis in die Gegenwart.

Mit dem neuen Wert, der dem einzelnen Menschen zugesprochen wird, nimmt auch die Anzahl unmittelbarer Dokumente des Krankseins zu. In Tagebüchern, Briefen und Autobiographien werden die Gefühle, Vorstellungen und Erlebnisse von Krankheit und Sterben überliefert. Montaigne berichtet von seinem stoisch ertragenen Steinleiden, seinem von Skepsis geprägten Kontakt zu Ärzten, seinen Reisen in die Heilbäder Italiens. Madame de Sévigné legt ihre Beobachtungen über Geburt, Krankheit und Tod in zahlreichen Briefen an ihre Tochter nieder; *manifest wird die Abhängigkeit von der Epoche, von der Schicht, vom Geschlecht*. Die Literatur ist ebenfalls eine reiche Quelle realer Erfahrungen und fiktiver Überhöhung. Eine klassische Beschreibung der Pest – mehr Geschichte der Krankheit als Krankengeschichte – findet sich zu Beginn des Decamerone von Boccaccio, jener Sammlung von Erzählungen, die sich – auch eine Art von Bibliotherapie – einige Frauen und Männer der Aristokratie auf der Flucht vor der Krankheit auf dem Lande erzählen.

Das Bild des Wahnsinns aus enttäuschter Liebe zeichnet Ariost im „Orlando furioso". Im Narrenschiff des Sebastian Brant reist auch der „unfolgsame Kranke" mit: „Ein Narr ist, wer den Arzt befragt und nicht beachtet, was der sagt".

Dem Kranken werden als Richtschnur seines Verhaltens die nun verbundenen vier antiken und drei christlichen Tugenden vorgehalten. Ihre Tradition hält sich bis in das 18. Jahrhundert. Epochenspezifische Tugenden treten hinzu, im Zeitalter der Aufklärung Ordnung und Sauberkeit, verbindlich für den Arzt wie den Patienten. *Krankheit offenbart* nach Unzer *den Charakter des Menschen:* „Bei Noth und Elende, in Kummer und Krankheit wird sichs entscheiden, wer eine edle Seele besitze".

Das Zeitalter der Romantik vertieft die Sicht der Krankheit, die Klassik warnt vor ihrer Idealisierung. Herder erkennt in den philanthropischen Tendenzen der Zeit sogar einen gefährlichen Weg zu einem „künstlichen Lazarett und Hospital" mit den bedauerlichen Folgen der „Trägheit und Heuchelei, der Überlistung und einer kriechenden Bettelei". Auch Goethe fürchtet eine mögliche Zukunft, in der „einer des anderen humaner Krankenwärter wird". Die metaphysisch-religiöse Deutung der Idealisten und Romantiker kann Krankheit nicht nur für ein Negativum, eine Einschränkung des Lebens halten; berühmt ist das Wort des Novalis von den Krankheiten als Zeiten der „Lebenskunst und der Gemütsbildung". Das zugrundeliegende Welt- und Menschenbild unterscheidet sich fundamental von dem der WHO und ihrer Definition der Gesundheit als „physisches, psychisches und soziales Wohlbefinden" – und ist zugleich realistischer. Die romantischen Ärzte beeindrucken durch ihr praktisches Engagement für den Kranken. Justinus Kerner nimmt Patienten in die eigene Familie auf: die Seherin von Prevorst hat diese Zuwendung über längere Zeit erfahren können. Auch der Selbstmord erhält eine neue Würde; in dem gemeinsamen Freitod mit der Geliebten erreicht Heinrich von Kleist das Ende und zugleich den Höhepunkt seiner Existenz. Ganz anders fordert der Klassiker Hegel (in einem Brief an den Mediziner Windischmann vom 27.5. 1810) von dem erwachsenen Menschen *die Annahme der Realität, wozu auch körper-*

liche Schmerzen und psychisches Leid zählen: „Jeder Mensch hat wohl überhaupt einen solchen Wendungspunkt im Leben, den nächtlichen Punkt der Kontraktion seines Wesens, durch dessen Enge er hindurchgezwängt und zur Sicherheit seiner selbst befestigt und vergewissert wird".

Die irrationalen Tendenzen des ausgehenden 18. Jahrhunderts kommen dem seelisch Empfindlichen, dem psychisch Leidenden entgegen. Mesmer und der animalische Magnetismus werden zur Mode in ganz Europa. *Die Epoche gilt insgesamt als Zeit der nervösen Erkrankungen gegenüber anderen Epochen, in denen wie z. B. im Mittelalter die Lepra oder in der Renaissance die Syphilis typisch gewesen sind. Im 20. Jahrhundert werden zu Beginn die Lungenschwindsucht und später Krebs und Geisteskrankheiten einen epochentypischen Rang erhalten,* von dem auch das Erleben der Betroffenen nicht unbeeinflußt bleibt.

Die Literatur der Romantik legt ihrerseits besonderes Gewicht auf die metaphysische und subjektive Dimension der Krankheit; der Mesmerismus findet sich wiederholt in Erzählungen von E. Th. A. Hoffmann, Kleist, von Arnim. Besondere Faszination geht von der psychischen Krankheit aus. Transzendenz schließt Empirie aber nicht aus. Die Krankheit des „Tollen Invaliden auf dem Fort Ratonneau" (von Arnim) hat eine physische Ursache, entfaltet ihren wahren Sinn aber in der fundamentalen Frage nach der Beziehung zu Gott und zum anderen Menschen. Romantisch-realistisch wird auch die Krankheit des „Louis Lambert" (Balzac) begründet: Der Weg in den Wahnsinn hat seine konkreten Anlässe und verläuft über reale Stationen, zugleich führt diese Entwicklung in mystische Tiefen, in denen heilige Verstummung und seelische Verblödung nicht mehr zu unterscheiden sind. Dieser Roman ist auch ein bewegendes Dokument der verstehend-liebenden Anteilnahme einer Frau am Schicksal des Geisteskranken: „Da sie selber fast irrsinnig geworden war, war sie erhaben; aber dadurch, daß sie den Irrsinn erklärte und begriff, fügte sie der Schönheit eines großen Herzens eine Meisterleistung der Liebe hinzu".

Das positivistische 19. Jahrhundert löst sich von diesen philosophisch-theologischen Traditionen, wenngleich Patienten wie Ärzte damals wie heute die menschliche Existenz nicht nur diesseitig verstehen. Ab nun hat sich aber ein *Pluralismus der Standpunkte* etabliert, der auch für die Gegenwart gültig ist; die Öffentlichkeit, der Staat und der einzelne Mensch müssen diesen Pluralismus als Tatsache erkennen und Lösungen des Kompromisses finden, ohne die Prinzipien der Humanität aufzugeben.

Der *Zug zum Objektiven,* der für das naturwissenschaftliche 19. Jahrhundert bezeichnend ist, erfaßt auch den Kranken; er ist in seinem Erleben und Verhalten von den zeitgenössischen Strömungen nicht unabhängig. Zugleich findet sich in der Realität wie in der Literatur die Resonanz der Religion und Metaphysik. Dostojewskis Romane schildern die Gefahren des modernen Nihilismus; seine Darstellungen der Epilepsie – besonders eindrücklich im „Idioten" – enthalten eine phänomenologische und geistige Wahrheit, die Psychiater, Philosophen und Theologen bis in die Gegenwart immer wieder gefesselt hat. Dem naturwissenschaftlich-objektiven Zeitgeist ist Zola verpflichtet; die Mitglieder der Rougon-Macquart-Familie werden von Bluts- und Nervenkrankheiten heimgesucht, deren Beschreibung aus der zeitgenössischen wissenschaftlichen Literatur beeinflußt wurde. Gegen Ende des 19. Jahrhunderts wird in Literatur und Wissenschaft das Recht auf Euthanasie gefordert, Euthanasie als aktive Tötung des Kranken durch den Arzt.

Gegenwart und Ausblick

Gegenüber aller Objektivierung rückt die anthropologische Medizin zu Beginn des 20. Jahrhunderts *den Kranken als Individuum wieder in das Zentrum*. Krankheit soll nicht nur organisch individuell sein (Kritik der Konstitutionspathologie an der Bakteriologie), sondern auch und vor allem im Erleben und in der Lebenssituation gründen. Viktor von Weizsäcker prägt die Formel von der *Einführung des Subjektes in die Medizin*. Jaspers hebt *neben dem objektiven Erklären das subjektive Verstehen* hervor. V. E. von Gebsattel unterscheidet drei Stufen ärztlichen Handelns. Wesentliche Forderung wird die personale Beziehung zum Arzt, die existenzielle Kommunikation. *Therapie ist ein Verhältnis zwischen zwei Personen;* durch die Differenz von Not und Hilfe eine komplexe Verbindung allerdings von Symmetrie und Asymmetrie, von Autonomie und Heteronomie.

Die Dichter bieten weiterweisende und bestätigende literarische und biographische Texte: Rilkes Gedichte und persönliche Worte über seine Krankheit und sein Sterben; Thomas Manns Schilderung der Welt des „Zauberbergs", Beschreibung der eigenen Befindlichkeit in den Tagebüchern; Verhalten und Symbolik des geisteskranken Sittlichkeitsverbrechers Moosbrugger in Musils „Mann ohne Eigenschaften"; die Kranken in Solschenizyns „Krebsstation"; Virginia Woolfs Tagebuchaufzeichnungen ihrer Leiden; Geisteskrankheit immer wieder in Erzählungen von Thomas Bernhard. Die zunehmend erscheinenden Selbsterfahrungsberichte lassen Kunst und Wirklichkeit zusammentreten und halten der Medizin einen mahnenden Spiegel vor.

Das Spektrum des kranken Menschen in Geschichte und Literatur ist von zeitgebundener und zugleich paradigmatischer Vielfalt. In dieser knappen Studie konnten nur wenige Linien und Stationen vorgestellt werden. Geschichte und Literatur erinnern an die *Grunddimensionen des Krankseins: Krankheit ist eine physische, psychische, soziale und geistige Erscheinung; der Kranke ist eine Person, personal ist auch die Beziehung zum Arzt*. Der Unterschied der Epochen sowie die Differenz der Kunstrichtung haben ihre Auswirkung. Maßstäbe für die Beurteilung der Gegenwart und die Aufgaben der Zukunft werden gegeben – Staat, Öffentlichkeit und Medizin können sich anregen lassen.

Literatur

Artelt W, Rüegg W (Hrsg) (1967) Der Arzt und der Kranke in der Gesellschaft des 19. Jahrhunderts. Enke, Stuttgart

Birnbaum K (1920) Psychopathologische Dokumente. Selbstbekenntnisse und Fremdzeugnisse aus dem seelischen Grenzlande. Springer, Berlin

Brednow W (1961) Der Kranke und seine Krankheit. Nova Acta Leopoldina (NF) 24: 1–16

Diepgen P, Gruber GB, Schadewaldt H (1969) Der Krankheitsbegriff, seine Geschichte und Problematik. In: Büchner F et al. (Hrsg) Handbuch der allgemeinen Pathologie, Bd 1. Springer, Berlin Heidelberg New York, S 1–50

Dudley FA (ed) (1968) The relations of literature and science: A selected bibliography 1930–1967. University Microfilms, Ann Arbor

Engelhardt D von (1981) Arzt und Patient in der Literatur. Heidelberger Jahrbücher 25: 147–164

Engelhardt D von, Schipperges H (1980) Die inneren Verbindungen zwischen Philosophie und Medizin im 20. Jahrhundert. Wissenschaftliche Buchgesellschaft, Darmstadt
Gebsattel VE von (1953) Zur Sinnstruktur der ärztlichen Handlung. Studium Generale 6: 461–471
Hartmann F (1973) Ärztliche Anthropologie. Das Problem des Menschen in der Medizin der Neuzeit. Schünemann, Bremen
Hoffmann C (1969) Der Inhalt des Begriffes „Euthanasie" im 19. Jahrhundert und seine Wandlung in der Zeit bis 1920. Med Dissertation, Berlin-Ost
Jaspers K (1973) Allgemeine Psychopathologie, 9. Aufl. Springer, Berlin Heidelberg New York
Laín-Entralgo P (1969) Arzt und Patient. Zwischenmenschliche Beziehungen in der Geschichte der Medizin. Kindler, München
Pinner M, Miller BF (1953) Was Ärzte als Patienten erlebten. Kilpper, Stuttgart
Rudolf R (1957) Ars moriendi. Von der Kunst des heilsamen Lebens und Sterbens. Böhlau, Köln
Schipperges H (1981) Kosmos Anthropos. Entwürfe zu einer Philosophie des Leibes. Klett-Cotta, Stuttgart
Schipperges H, Seidler E, Unschuld P (Hrsg) (1978) Krankheit, Heilkunst, Heilung. Alber, Freiburg München
Seidler E (1980) Geschichte der Pflege des kranken Menschen, 5. Aufl. Kohlhammer, Stuttgart
Trautmann J, Pollard C (1982) Literature and medicine, 2nd edn. An Annotated Bibliography, University of Pittsburgh Press
Weizsäcker V von (1951) Der kranke Mensch. Eine Einführung in die medizinische Anthropologie. Koehler, Stuttgart

2 Das Menschenbild der Medizin

> Die Tatsache des Menschseins ist unendlich viel wichtiger als alle Besonderheiten, die Menschenwesen auszeichnen.
>
> Simone de Beauvoir

2.1 Der gläserne Mensch

E. Sturm

Die Medizin existiert nicht isoliert, sondern sie ist eingebunden in die geistigen Strömungen ihres Kulturkreises und ihrer Zeit, zu deren Wandel sie durch eigene Forschungen und Entwicklungen ihrerseits beiträgt. Dies gilt auch für das Bild vom Menschen; die Medizin entwickelt darüber zwar ihre eigenen Vorstellungen, aber sie bleiben nicht unbeeinflußt vom Zeitgeist. Ehe also das Menschenbild der Medizin betrachtet wird, sei gestattet einen Blick darauf zu richten, wie sich die Menschen der heutigen Zeit selbst sehen.

Das Menschenbild der Gegenwart und der Zukunft

Bis in unser Jahrhundert hinein wurde das Denken und Handeln in Mitteleuropa durch ein vom Christentum geprägtes und durch die griechische Antike beeinflußtes relativ einheitliches Menschenbild bestimmt. Die im 18. Jahrhundert verstärkt einsetzende Aufklärung hat dann ganz allmählich das Klima dafür geschaffen, daß dieses christlich-humanistische Menschenbild in den enormen sozialen und kulturellen Umwälzungen nach zwei Weltkriegen zunehmend verblaßte. Inzwischen hat es nur noch für Menschen der älteren Generation Gültigkeit, während die Jüngeren ihre eigenen Vorstellungen entwickelt haben, die erheblich davon abweichen. Diese neueren Anschauungen sind jedoch weder einheitlich noch ergeben sie ein vollständiges Bild, sondern es werden Teilaspekte hervorgehoben, die in der Vergangenheit zu kurz kamen.

Die heute gängigen Vorstellungen vom Menschen werden ganz entscheidend von den Medien geprägt, insbesondere vom Fernsehen und von der Regenbogenpresse: in Konkurrenz um den Sensationshunger und im Wettlauf um Einschaltquoten suggerieren sie ein sehr einseitiges, vordergründiges und meist negativ gefärbtes Bild vom Menschen: Fußballer, Hochleistungssportler, Showmaster, Bandleader und Popstars sind die neuen Idole.

In Krimis und Western können die Gewalttaten von Verbrechern ebenso bewundert werden wie der Schlagabtausch zwischen Boxern oder Spitzenpolitikern oder die Schaustellungen der wenigen verbliebenen Monarchen. Auflagenhöhe und Umfang vom „Guiness – Handbuch der Rekorde" wachsen ständig. Unmerklich manipuliert verlagert sich das Interesse vom *Normalen zu den Extremen*.

Literatur und bildende Kunst haben alle bis dahin gültigen Grenzen überschritten, und sie haben sich entscheidend daran beteiligt, *den Menschen zu zerstückeln und durch Zerrbilder zu ersetzen*. Die Wissenschaften vom Menschen lassen zwar mit sensationellen Forschungsergebnissen immer wieder aufhorchen, aber in der Regel handelt es sich um Einzelaspekte, die ein weiteres Detail des Menschseins neu beleuchten. Ein einheitliches neues Menschenbild haben in dieser säkularisierten Zeit weder Kunst noch Wissenschaft anzubieten.

Allerdings sind der Phantasie keine Grenzen gesetzt, und unter dem Eindruck der scheinbar unbegrenzten technischen Möglichkeiten wird als *Zukunftsbild* vom Menschen der *Raumfahrer* im Raumanzug unter einer Sauerstoffglocke suggeriert, der im Begriff ist, unseren angestammten Lebensraum, die Erdoberfläche zu verlassen und ins Weltall aufzubrechen.

Dieser Mensch des nächsten Jahrtausends kennt keine Gefühle, sein Handeln folgt festgelegten Programmen, die sein computerassistiertes Gehirn minuziös ausführt. Die Kommunikation mit anderen Menschen ist auf das Nötigste beschränkt, sie ist verschlüsselt und erfolgt über Funk. In Fernsehberichten und in der Sciencefiction-Literatur wird diese elektronisch gesteuerte Menschmaschine so dargestellt, als sei sie die *Verkörperung von Freiheit und Unabhängigkeit*. Daß der räumliche Freiheitsgewinn einzelner nur durch die perfektionierte moderne „Fronarbeit" Tausender von Mitarbeitern erkauft wird, und daß sich hier eine neue Form der Unterjochung vieler für den Freiheitsgewinn einzelner anbahnt, wird wohlweislich verschwiegen oder durch Enthusiasmus verdrängt.

Optisch durchschaubar!

Der Verfall eines einheitlichen Menschenbildes in Kultur und Religion blieb nicht ohne Auswirkungen auf die Medizin, die ja ihrerseits zum Abbau überholter Vorstellungen ganz wesentlich beigetragen hat. Während sich praktizierende Ärzte in Entscheidungsfragen nach wie vor an christlich-humanistischer Ethik orientieren, emanzipierte sich die wissenschaftliche Medizin aus der dienenden Rolle am Menschen; sie wurde autonom und immer selbstbewußter, nicht selten sogar in überzogener Form.

Nachdem sich die Medizin im vorigen Jahrhundert von mystischen und spekulativen Vorstellungen losgesagt und eine naturwissenschaftlich begründete Krankheitslehre entwickelt hatte, die den Sitz der Krankheiten in den Körper verlegte, konnte sie endlich reproduzierbare Behandlungserfolge aufweisen. Mit dem Siegeszug der Antibiotika fand die auf Virchows Organpathologie und Robert Kochs Infektionsmodell aufbauende naturwissenschaftlich ausgerichtete Medizin erst jetzt ihre späte Rechtfertigung.

Inzwischen dringt diese Medizin mit vielen wichtigen Erkenntnissen in das Bewußtsein der Menschen ein und veranlaßt sie zu hygienischer und gesundheitsbewußter Lebensführung. Es ist ihr unbestreitbares Verdienst zur *Verlängerung des Lebens* im Einzelfall und im Durchschnitt ganz entscheidend beigetragen zu haben: die durchschnittliche Lebenserwartung stieg in den Jahren von 1950-1985 von 66,5 Lebensjahren auf 73,8 Lebensjahre.

Wie aber sieht das Menschenbild aus, mit dem diese naturwissenschaftliche Medizin arbeitet und das sie vermittelt? Welche Vorstellungen vom Menschen bestimmen das Denken der Ärzte, die heute Kranke behandeln?

Leider ist auch heute noch der Virchow zugeschriebene Ausspruch: „Ich habe schon sehr viele Menschen seziert, aber niemals eine Seele gefunden!" kennzeichnend nicht nur für eine zynische Grundhaltung, sondern für ein Denken, das außer objektivierbaren Befunden nichts anderes gelten läßt und das seine Wissenschaftlichkeit um jeden Preis unter Beweis stellen will. Es geht in der von den Spezialdisziplinen vertretenen Medizin nicht mehr um einen individuellen Menschen und den Zusammenhang seiner Gesundheitsstörungen mit seinen speziellen Problemen und seiner Lebenssituation, sondern durch ein falsches Verständnis von Wissenschaftlichkeit ist es heute üblich, daß von allen zufälligen Variablen und Randbedingungen abgesehen wird. Nur noch das Krankhafte und die Krankheit in typischer Ausprägung wird „objektiv" erfaßt. Da sich nur Körperliches eindeutig messen und wiegen läßt, *reduziert diese Medizin den Menschen sehr weitgehend auf seinen Körper.* Dies führt schließlich so weit, daß man den Kranken nicht mehr bei seinem Namen nennt, sondern ihn mit der somatischen Diagnose seiner Krankheit bezeichnet: „Der Herzinfarkt von Zimmer 4".

Die Medizin sieht sich durch ihre unbestreitbaren Erfolge darin bestätigt, daß die Fixierung auf körperlich nachweisbare Befunde anscheinend richtig war. Sie hat aber vergessen, daß sie dabei von der außermedizinischen Forschung und von der technischen Entwicklung in anderen Disziplinen profitiert hat. Gleichzeitig verdrängt sie die Tatsache, daß sie in der ursächlichen Behandlung der typisch menschlichen, chronischen Krankheiten relativ geringe Fortschritte gemacht hat.

Könnte es daran liegen, daß sie sich nach wie vor zu einseitig auf die körperlichen Erscheinungen des Krankseins konzentriert und daß das ärztliche Denken noch immer vor allem von körperlichen Vorstellungen vom Menschen beherrscht wird? Denn nach wie vor überwiegen bei den Ärzten die von einem intensiven Unterricht in Anatomie und Pathologie geprägten sehr umfangreichen und detaillierten kenntnisse vom Bau und von der Struktur des Körpers. Demgegenüber ist das Wissen von den physiologischen Funktionen bereits sehr viel dürftiger, und es verdünnt sich immer stärker, wenn es sich um grundlegende psychologische und soziologische Aspekte des Menschseins handelt. *Eine spezifisch menschliche Dimension ist in der klassischen Humanmedizin bisher völlig unbekannt.* Die Spezifika und die essentiellen Grundtatsachen des Menschseins werden in der Medizin nirgends gelehrt. An keiner bundesdeutschen Medizinischen Fakultät gibt es bisher eine Lehr- und Forschungsabteilung für Medizinische Anthropologie.

Verschärft wird diese Fixierung der Medizin auf das Somatische durch einige faszinierende technische Entwicklungen:

1. Neue bildgebende Verfahren und endoskopische Methoden gestatten es, den Menschen nicht erst nach dem Tode bei der Sektion, sondern schon zu Lebzeiten in allen Richtungen zu schichten und zu durchleuchten. Damit wird der gegenwärtigen Generation ein Menschenbild suggeriert, das bis in den letzten Winkel durchschaubar erscheint, vergleichbar jenem gläsernen Menschen, den man im Dresdner Hygienemuseum bewundern kann.
2. Die technischen Möglichkeiten der Intensivmedizin gestatten es, durch Aufrechterhaltung der vitalen Körperfunktionen einen Sterbenden offenbar beliebig lan-

ge „am Leben" zu erhalten. Versagende Organe des Körpers, sogar das Herz, kann man inzwischen austauschen.

Diese faszinierenden technischen Möglichkeiten vermitteln dem Arzt ganz unbemerkt einen neuen Aberglauben, nämlich den einer omnipotenten Medizin, in der *ein kranker Mensch als völlig durchschaubares und manipulierbares Objekt betrachtet und behandelt wird.* Wem diese Formulierung überspitzt erscheint, der unterschätzt die von der Technik ausgehende Faszination und die Tatsache, daß die immer komplizierter werdende Bedienung dieser Technik andere Vorstellungen und Gedankengänge gar nicht aufkommen läßt bzw. zunehmend ausschließt.

Das dominierende Körperbild verstellt jedenfalls den Blick auf andere Aspekte des Menschen und *verhindert die Entwicklung realitätsgerechter Vorstellungen.*

Spezialisierung erfordert integrierende Gegengewichte

Das schwierigste Problem der Medizin ist bis heute ungelöst: nämlich die Tatsache, daß die enorm angewachsene Menge des Wissens über den kranken Menschen schon längst nicht mehr von einem Arzt überblickt, geschweige denn auch nur annähernd beherrscht werden kann. Dadurch wurde eine *Arbeitsteilung* in Forschung, Lehre und Praxis unvermeidbar. Diese hat jedoch mit einer Aufgliederung der Medizin in über 50 offiziell anerkannte Spezialgebiete längst jene Grenze überschritten, innerhalb deren der dabei dringend *notwendige interdisziplinäre Informationsaustausch zu sinnvoller Verständigung und entsprechenden therapeutischen Konsequenzen* führen kann. Inzwischen hat jedes Fachgebiet – entsprechend seiner unterschiedlichen Sichtweise und Methodik – eigene Vorstellungen vom Menschen und einen eigenen Jargon entwickelt. Von einem einheitlichen Menschenbild kann keine Rede sein; selbst *zu Teilaspekten wird eine Verständigung immer schwieriger.* Divergierende oder sogar widersprechende Meinungen verschiedener Spezialisten zum gleichen Problem sind an der Tagesordnung. Und es ist *kein Ende* abzusehen, im Gegenteil, der Spezialisierungsprozeß mit Subspezialisierung im Bereich der großen Fächer schreitet unaufhaltsam fort.

Jedem, der weiter denkt, drängen sich hier einige Fragen auf: Ist diese Entwicklung richtig? Wem nützt sie? Etwa nur den Ärzten? Oder handelt es sich um eine systemimmanente unabänderliche Differenzierung, mit der man sich abfinden muß? Soll man alles so weiterlaufen lassen? Entscheidend ist aber die Frage: *Nützt die Spezialisierung dem Patienten?*

Diese letzte Frage muß man zweifellos bejahen. Erfahrungsgemäß akzeptiert es der Patient, wenn er von mehreren Ärzten behandelt werden muß, sofern die interkollegiale Verständigung gut ist; für die langfristige Versorgung wünschen sich die meisten jedoch *eine ärztliche Bezugsperson als Gegengewicht gegen die Spezialisierung.*

Ebenso wie der Patient benötigt auch die Medizin wirksame Gegengewichte in Form von starken zentripetalen Kräften, die die zentrifugal atomisierend wirkende Spezialisierung wieder kompensieren und ihre Nachteile ausgleichen. Die Einsicht, daß dies dringend nötig ist, wächst, und es gibt hier und da bereits einige schüchterne Ansätze: so arbeiten einzelne interdisziplinäre Arbeitsgruppen am gleichen Teilproblem, wie z.B. die Transplantationsmedizin oder die Thrombo-Embolie- und Schmerz-Symposien.

Die wichtigsten Institutionen, die eine zentripetale Funktion entwickeln könnten, sind die Fakultäten. Indem sie sich einer einheitlichen Ausbildungsordnung unterwerfen, könnten sie die Grundlage schaffen für eine einheitliche Sprache und Verständigung. Leider wird gerade hier die Chance und die dringende Notwendigkeit (auch als Vorbildfunktion) weder erkannt noch werden die vorgeschriebenen integrierten Lehrveranstaltungen entsprechend genutzt. Zusammenarbeit gelingt allenfalls in der Patientenversorgung; in Forschung und Lehre findet sie kaum statt.

Dabei besitzt die Medizin die einmalige Chance, weil sie *einen gemeinsamen Mittelpunkt* besitzt, der eine sehr große zentripetale Kraft besitzt, da sich alles um ihn dreht: das ist *der kranke Mensch*. Bei jedem Denk- und Handlungsschritt kann und sollte jeder im Medizinbereich tätige Helfer bedenken, daß es stets um den *Dienst am kranken Menschen* geht! Wenn die Medizin den selbstmörderischen Prozeß der Subspezialisierung und Atomisierung in Einzelfächer aufhalten und ihm entgegenwirken will, dann muß sie den längst fälligen und sich überall bereits anbahnenden Paradigmawechsel bewußt vollziehen: sie muß das krankheitsorientierte Denken und Handeln ergänzen durch das Wissen und die Lehre vom kranken Menschen!

Die mit diesem Buch begonnene Sammlung von Expertenwissen über den kranken Menschen ist ein erster Schritt. Die nächsten wären der Aufbau einer *interdisziplinär organisierten medizinischen Anthropologie* und die Einrichtung einer studienbegleitenden Unterrichtsveranstaltung zum Thema (s. Kap. 10). In der arbeitsteiligen Patientenversorgung ist es vornehmlich die Aufgabe des Hausarztes, *die integrierende Funktion des Patienten* wirksam werden zu lassen, indem er die Informationen über seine Individualität und Lebenssituation einbringt. Als Voraussetzung für eine Verständigung und Zusammenarbeit zwischen Spezialisten und Hausärzten benötigen beide ein gemeinsames, einheitliches Menschenbild, das der Wirklichkeit entspricht.

Das Gesamtbild bestimmt die Bedeutung der Einzelheiten

Bekanntlich wird die Sichtweise des Arztes auf den kranken Menschen durch die verwendeten Methoden unvermeidlich deformiert und auf Ausschnitte begrenzt, die möglicherweise für die gegenwärtige Krankheitssituation keinerlei Relevanz besitzen. Es braucht nicht besonders betont zu werden, daß ein Arzt mit eingeschränktem Blickfeld ohne ein zutreffendes Bild vom ganzen Menschen zu Fehlurteilen gelangen kann, wenn er nur die Befunde seines Fachgebietes sieht und wenn er sie einseitig bewertet.

Vielleicht läßt sich das hier aufscheinende Problem an einem Beispiel auf einer niedrigeren Ebene darstellen, das verdeutlicht, was hier gemeint ist: Als man in den letzten zwei Jahrzehnten dazu überging, die Wirbelsäule auch schon bei banaleren Anlässen zu röntgen, waren viele Ärzte überrascht, daß sie einerseits schwerste Veränderungen im Röntgenbild fanden, ohne daß die Patienten entsprechende Beschwerden hatten; umgekehrt wurde oft über starke Beschwerden geklagt bei völlig normalem Röntgenbefund. Die Ärzte mußten sich erst wieder ins Gedächtnis zurückrufen, daß die röntgenologisch so gut darstellbaren Knochen und Gelenke und ihre so leicht objektivierbaren krankhaften Veränderungen nur einen begrenzten Teilaspekt der komplexen Funktionseinheit „Wirbelsäule" darstellen, während Nerven, Gefäße, Bänder und Muskeln unsichtbar bleiben.

Aber selbst wenn es gelänge, alle diese genannten und an der Funktion beteiligten Strukturen optisch sichtbar zu machen, wäre noch nicht alles gewonnen. Denn es kommt nicht nur auf jedes Einzelteil an, sondern vor allem auf ihr koordiniertes Zusammenspiel, deren Störung ein Kranker schmerzhaft wahrnimmt. Wir benötigen also Einblicke und Einsichten nicht nur in immer feinere Details, sondern vor allem in *komplexere Zusammenhänge*. Einblick in einen komplexeren Funktionszusammenhang gewinnt man jedoch noch nicht durch isolierte Analyse der beteiligten Strukturen, sondern durch Einstieg der Forschung *in einer höheren Ebene, in der das komplexe Zusammenspiel aufzuklären ist* und die optimale Funktion sowie die möglichen Störungen beschrieben werden müssen. Daß dazu die bisher geläufigen Methoden des objektivierenden Zählens, Messens und Wiegens und die optische Darstellung nicht ausreichen, leuchtet ein.

In unserem Beispiel ist aber folgende Feststellung wichtig: Um in der höheren Ebene richtige Vorstellungen von den Vorgängen des komplexen Zusammenspiels zu bekommen, ist nicht die Kenntnis jedes Details erforderlich; denn *nur ganz bestimmte Details haben Bedeutung. Diese Bedeutung wird ihnen von ihrer Funktion im Gesamtzusammenhang erteilt.* Dies ist der Grund, warum Forscher, Lehrer, Lernende und Praktizierende stets den Gesamtzusammenhang kennen müssen, wenn sie Störungen in Einzelbereichen und Details richtig erkennen und beurteilen wollen.

Dieses Beispiel der gesunden und gestörten Funktion der Wirbelsäule läßt sich sehr gut auf die gesamte Medizin übertragen: *Die Beurteilung von Teilaspekten des Menschen (körperlich, seelisch, geistig, sozial) ist immer nur aus der Sicht eines Gesamtbildes sinnvoll.* Vor allem deshalb, aber auch aus anderen Gründen *benötigt die Medizin ganz dringend ein einheitliches und für alle verbindliches und verbindendes Menschenbild.* Zur Zeit ist sie voll damit beschäftigt, im Dschungel der Einzelheiten die Übersicht und den Zusammenhang zu verlieren.

Es war vor 100 Jahren pragmatisch gesehen berechtigt, daß sich die Medizin erst einmal auf den leichter zu erforschenden Teilbereich „Körper" gestürzt hat. Es gab in diesem Bereich sehr viel zu tun. Aber schon längst wäre es Zeit gewesen, die Strategie des weiteren wissenschaftlichen Vorgehens zu überdenken.

Nachdem nun die darauf aufbauenden Erfolge seltener werden und sich für die ständig wachsende Zahl chronischer Krankheiten keine körperlichen Ursachen finden lassen, darf nicht länger gezögert werden, die Schwerpunkte der Forschung aus dem rein somatischen Bereich in komplexere Ebenen zu verlagern. Und da genügt es nicht, die bisher vernachlässigten Teilaspekte des Menschen, wie z. B. Seele, Geist, Familie und Umwelt etwas stärker in den Vordergrund zu rücken, sondern es muß endlich sowohl in der Diagnostik als auch in der Therapie die dem Menschen adäquate Ebene, *die menschliche Dimension der Humanmedizin* angestrebt und erreicht werden.

Die Medizin muß deshalb ihre Forschungsstrategien erweitern. Sie darf sich nicht mehr im Sinne der klassisch-naturwissenschaftlichen Forschung ausschließlich auf linear kausal-analytisches Vorgehen beschränken, was zu immer größerer Zersplitterung in Einzeldisziplinen führt, sondern sie muß ihr Vordringen in Einzelbereiche auf *relevante Schwerpunkte* begrenzen, um größere Ressourcen freizubekommen, mit denen sie sich – wie es die Physik bereits tut – der *Erforschung der komplexeren Strukturen und höheren Organisationsstufen insbesondere in der völlig vernachlässigten menschlichen Dimension* zuwenden kann. Sie benötigt dringend tiefere Einsichten in einer höheren und komplexeren Ebene, als sie der „gläserne Mensch" gestattet: *Die Humanmedizin muß sich (endlich) in den Dienst des ganzen Menschen mit seiner individuellen und komplexen Lebenssituation stellen!*

Der Leistungsbedarf der Patienten in der menschlichen Dimension

Wodurch wird die Entwicklung der Medizin eigentlich bestimmt? Folgt sie technischen Innovationen? Unterliegt sie ökonomischen Zwängen? Ist es das Leistungsangebot der Ärzte oder der Bedarf der Patienten, an denen sie sich orientiert? Unzweifelhaft unterliegt sie all diesen Einflüssen. Eigentlich sollte jedoch die Ausrichtung auf den Bedarf des Kranken an erster Stelle stehen!

Wer in dieser Hinsicht ein offenes Wahrnehmungsvermögen besitzt, muß erkennen, daß die Patienten einen zunehmenden Bedarf anmelden, vom Arzt als ganzer Mensch und individuelle Einzelpersönlichkeit betrachtet und behandelt zu werden. Weil auch sie den Zusammenhang zwischen der Gesundheit und den Problemen der menschlichen Dimension zu erkennen beginnen, kommen sie immer häufiger auch mit ihren zwischenmenschlichen Problemen zum Arzt, der ja außerdem zu den wenigen gehört, bei denen man sich einmal aussprechen kann, zumal man sich auf sein Schweigen verlassen kann. Sie erwarten ärztlichen Beistand auch in der menschlichen Dimension und sind überzeugt, daß ein „Humanmediziner" kompetente Fachkenntnisse in allen Dimensionen menschlichen Krankseins erworben haben müsse. Sie können sich nicht vorstellen, daß die Universitäten trotz ihres immensen Wissensschatzes junge Ärzte entlassen, die sich in der menschlichen Dimension inkompetent fühlen und dazu neigen, jeden Patienten mit Problemen zum Psychiater zu überweisen. Sie können nicht wissen, daß die jungen Hausärzte, die sich der Herausforderung ihrer Patienten stellen, nicht dafür ausgebildet wurden, sondern improvisierend, intuitiv und autodidaktisch handeln.

Wenn der dringende Bedarf der Patienten an Leistungen im menschlichen Bereich nicht durch die Medizin gedeckt wird, werden sie sich an andere wenden, möglicherweise an solche, die zwar den Anschein erwecken, aber noch weniger Kompetenz besitzen, z. B. Sektierer und Scharlatane. Es ist an der Zeit, daß die Wissenschaften die notwendigen Entscheidungs- und Handlungshilfen für den praktizierenden Arzt erarbeiten und zur Verfügung stellen, damit er seine Patienten auch in der menschlichen Dimension kompetent beraten kann.

Aber nicht nur Hausärzte brauchen gesundheitsrelevantes Wissen über den ganzen Menschen, über komplexe Zusammenhänge und über Problemlösung in der menschlichen Dimension, sondern *alle* Ärzte, gerade auch jene, die in Teilbereichen oder Spezialgebieten tätig sind. Denn nur ein zutreffendes Gesamtbild versetzt sie in die Lage, einen bedarfsentsprechenden Beitrag zur Genesung eines Kranken oder zur Gesunderhaltung eines Gesunden zu leisten. Nur wenn die Medizin ihr Menschenbild auch in dieser Hinsicht vervollständigt und ihre Weiterentwicklung auch an ihrem Gesundheitsbedarf in der menschlichen Dimension ausrichtet, wird sie aktuell bleiben und die Bezeichnung „Humanmedizin" zu Recht tragen.

Weiterführende Literatur

Koestler A (1978) Der Mensch - Irrläufer der Evolution. Scherz, Bern München
Lorenz K (1983) Der Abbau des Menschlichen. Piper, München Zürich
Schaefer H (1979) Plädoyer für eine neue Medizin. Piper, München Zürich
Weizsäcker V von (1948) Diesseits und jenseits der Medizin. Koehler, Stuttgart

2.2 Möglichkeiten und Grenzen der Naturwissenschaften in der Medizin[1]

H.-J. Bretschneider

Das Thema bewegt sich zwischen den beiden Polen *Naturwissenschaft und Medizin*. Einer vordergründigen Betrachtung der z.Z. gültigen Ausbildungspläne für angehende Mediziner könnte es erscheinen, als deckten sich diese beiden Begriffe; das ist jedoch nach einer jahrtausendealten und bewährten ärztlichen Tradition der Medizin wie auch nach der heutigen Wirklichkeit des Kranken nicht der Fall. Wie soll man *Medizin* also definieren? Ich möchte darunter verstanden wissen: *Das gesamte Rüstzeug - nicht allein das naturwissenschaftliche Werkzeug - dessen der Arzt bedarf, um einem konkreten Kranken zur Heilung zu verhelfen.* Da Gesund-Sein - oder besser Heil-Sein - eines Menschen nicht von seinem Person-Sein zu trennen ist, führt die Frage nach Grenzen der Naturwissenschaften in der Medizin auch auf die Frage nach dem Wesen des Menschen, auf das den Menschen vor allen anderen Lebewesen auszeichnende Wesentliche. Medizin im weiteren Sinne wäre damit alles, was die Beziehung des Arztes zum Kranken und zur Krankheit fruchtbar gestalten kann, auch das Wissen um die eigenen Grenzen und die Empfindung der Not des Kranken. Es folgt daraus, daß ein erheblicher Teil der so aufgefaßten ärztlichen Ausbildung sich sowohl der naturwissenschaftlichen wie auch einer allgemein-wissenschaftlichen Lehrbarkeit entzieht, daß ein Teil hiervon zwar über Erziehung, aber nicht über Lehre vermittelt werden kann, und daß ein dritter Teil der „Ausbildung zum Arzt" der Reifung der Persönlichkeit überlassen werden muß. Dies besagt nun aber keineswegs, daß eine gründliche naturwissenschaftliche Ausbildung zweitrangig wäre. Die Kombination eines undifferenzierten guten Willens mit handwerklicher Unfähigkeit kann für den Kranken - wie auch für andere Bereiche des Lebens - besonders fatale Folgen haben. Es kommt also darauf an, Naturwissenschaft und Technik in die Medizin adäquat einzuordnen und im Rahmen des ärztlichen Handelns angemessen anzuwenden. Nur wenn die Grenzen der naturwissenschaftlichen Technik - der Wahrheit des menschlichen Lebens entsprechend - richtig lokalisiert und illusionslos erkannt werden, können die großen Möglichkeiten der Naturwissenschaften für den Patienten sinnvoll genutzt werden.

Unter dem Begriff *Naturwissenschaften* sollen im folgenden vornehmlich die *ex-*

---

[1] Aus: Resch A (1984) Geheime Mächte - Der Innenraum des Menschen, Bd IX. Resch, Innsbruck.

akten quantitativen Wissenschaften Physik und *Chemie* und die daraus abgeleiteten Fächer *Physiologie, Pathophysiologie, Biochemie, Pathobiochemie, Pharmakologie* und *Immunologie* verstanden werden. Die *morphologisch* ausgerichteten Fächer *Anatomie, Pathologie* und *Mikrobiologie* sind zwar teilweise für die praktische Medizin noch wichtiger und sollen daher auch keineswegs ausgeklammert werden; sie behandeln jedoch zu einem wesentlichen Teil qualitative Merkmale - Formen, Strukturen und Entwicklungsstadien, also Qualitäten, die sich total-quantifizierbaren Gesetzmäßigkeiten entziehen, sie sind daher nicht vollständig unter die sog. exakten Naturwissenschaften zu subsumieren. Die *Genetik,* die wahrscheinlich für Prognose und Prophylaxe zunehmende Bedeutung erlangen wird, soll hier weniger berücksichtigt werden, da sie für den konkreten Kranken i. allg. keine Therapie eröffnet, ausgenommen die Fälle, in denen ein abweichendes Erbmuster einen spezifischen kausalen Ansatz bietet. Auf die extrauterine Befruchtung muß jedoch eingegangen werden.

Rückblick auf die physiologische Tradition

Prinzipielle Grenzen der Naturerkenntnis für das menschliche Dasein werden nicht von allen Forschern anerkannt. Doch ist bereits im vorigen Jahrhundert - als die Naturwissenschaften noch allgemein bewundert wurden und ebenso stürmische wie erfolgreiche Fortschritte machten - intensiv über die Problematik „exakte Naturwissenschaften und menschliches Dasein" nachgedacht worden. Der Physiologe E. du Bois-Reymond hat anläßlich seines Vortrages auf der 45. Versammlung der Deutschen Naturforscher und Ärzte im Jahre 1872 in Leipzig sein berühmtes „Ignorabimus" (Wir werden es nicht wissen) hinsichtlich der zentralen Geheimnisse des Lebens ausgesprochen. *Als prinzipielle Grenzen sind danach das Geheimnis der Empfindung - der Sinnempfindung wie der Gefühlsempfindung - und das Geheimnis des Bewußtseins anzuerkennen. Die Entstehung von Leben und die Entwicklung von Gedächtnis werden hingegen nicht als letzte Geheimnisse aufgefaßt.* Hervorzuheben ist nach meiner Auffassung dabei, daß Gedächtnis - als Speicher von Informationen - auch in der Natur keineswegs mit einem beseelten Innenleben einhergehen muß. Der genetische Code ist daher vielleicht einem Computer teilweise vergleichbar, unser Gehirn in dem entscheidenen Punkte aber nicht, da es - im gesunden Zustand - stets Gedächtnis mit Bewußtsein und Gewissen verbindet.

Die unerläßliche Bindung naturwissenschaftlicher Gesetze an definierte Methoden und Meßverfahren und ihre Beschränkung auf klar abgeschlossene Systeme bringt bei der Anwendung auf Organismen und besonders auf den Menschen auch Grenzen anderer Art mit sich, die darauf beruhen, daß die Teilaspekte verschiedener Fächer - z.B. der Anatomie, Physiologie und Biochemie - nicht einfach zu einer Deckung oder einer komplementären Ergänzung zu bringen sind und daß zur naturwissenschaftlichen Analyse Teil- bzw. Subsysteme niederer und höherer Ordnung gebildet werden müssen, die einerseits nicht scharf gegeneinander abgrenzbar sind und andererseits mit zahlreichen und variablen Wechselwirkungen erster, zweiter und höherer Ordnung untereinander verknüpft sind. Nach du Bois-Reymond beruht darauf nur eine faktische - im Laufe der Forschung weiter hinauszuschiebende - Grenze unseres Wissens. Ich sehe in dieser Hinsicht an manchen

Stellen, z. B. bei der Erforschung unseres Zentralnervensystems, auch prinzipielle Grenzen: Man stelle sich nur einen Computer aus Milliarden Subsystemen vor, die untereinander zwar auch durch bestimmte Gesetze verknüpft wurden, die aber darüber hinaus durch Wechselwirkungen n-ter Ordnung charakterisiert sind; d.h. die Verknüpfungsweise von a mit b wird durch c geändert, die Verknüpfungsweise von a, b und c wird durch d neu formiert und so fort; entfernt man von einem derartigen System ein einziges, zufällig aber bedeutsames von den Milliarden Subsystemen, um dessen Wirkung isoliert untersuchen zu können, so hat das verbleibende System – wie auch seine Komponenten – mit dem ursprünglichen Zusammenwirken kaum mehr etwas gemeinsam, jedenfalls nicht hinsichtlich der Gesamtwirkung; auch kann aus der Wegnahme des einzelnen Subsystems nicht auf dessen Bedeutung im einzelnen geschlossen werden, da die unbekannten Wechselwirkungen 1., 2., 3. und n-ter Ordnung auf alle verbliebenen Subsysteme nicht mehr zu entschlüsseln sind. Ein derartiges System könnte nur durch ein „Auffinden" des Gesamtplanes oder durch eine geniale Intuition, durch ein „Nachdenken" des Planes, verstanden werden.

Die philosophischen Einsichten unseres Jahrhunderts – ich denke dabei besonders an Husserl, Heidegger, Scheler, Plessner, Löwith, Buber, Jonas und Spaemann – wie auch die derzeitige modische Überschätzung isolierter Informationen gibt Veranlassung, die Grenzen der Naturwissenschaften in der Medizin aus verschiedenen Richtungen zu betrachten. Ich möchte diese folgendermaßen beschreiben:

- die pragmatisch von den begrenzten Ressourcen ausgehende Sicht,
- die naturwissenschaftlich-objektive Sicht der äußeren Welterfahrung,
- die anthropologisch-subjektive Sicht der inneren Welterfahrung.

Begrenzte Ressourcen

Naturwissenschaftliche Methoden

Die mit naturwissenschaftlichen Methoden arbeitende Medizin ist gegenüber früheren Jahrhunderten viel effektiver geworden. Anwendung naturwissenschaftlichen Wissens und Einsatz technischer Apparaturen sind zwar nicht gleichzusetzen, doch darf man sagen, daß sich Naturwissenschaften und Technik wechselseitig fördern, auch in der Medizin. Damit wurde die Medizin nicht nur leistungsfähiger, sondern auch komplizierter, gefährlicher und kostspieliger. Eine sehr zu wünschende Kombination der Qualitäten „besser, einfacher, ungefährlicher und billiger" ergibt sich nicht zwangsläufig aus den Fortschritten der Naturwissenschaften und Technik; es bedarf dazu einer sehr bewußten – und nicht durch übertriebenes Spezialistentum eingeengten – Auswahl aus der Fülle der technologischen, physikalisch-chemischen und biologischen „Neuigkeiten"; dabei wird die Natur häufiger Lehrmeister sein können als die Technik allein. Doch selbst wenn sich diese Einsicht in Zukunft vermehrt durchsetzt, werden die Kosten für viele naturwissenschaftlich-technische Methoden in der Medizin hoch bleiben und den Staat immer erneut vor die Frage des Realisierbaren und Vernünftigen und auch für die nächsten Generationen Tragbaren stellen.

Möglichkeiten und Grenzen der Naturwissenschaften in der Medizin

Personelle und geistige Ressourcen

Ebenso bedeutsam wie die Begrenztheit der materiellen Mittel sind Grenzen der *personellen* und *geistigen Ressourcen* für die medizinische Forschung, die spezialisierte Klinik und die ärztliche Praxis. *Es ist sehr merkwürdig, wie selbstverständlich einerseits die Einsicht gilt, daß Fußballspieler, Gewichtheber und Leichtathleten der Spitzenklasse nicht in unbeschränkter Zahl zur Verfügung stehen und sehr sorgfältig aus einer großen Population herausgefunden und trainiert werden müssen; wie wenig selbstverständlich auf der anderen Seite aber die Erkenntnis ist, daß die anlagebedingten Unterschiede im Zentralnervensystem des Menschen um Größenordnungen weiter differieren als die des Bewegungsapparates. Spitzenleistungen auf der Höhe des medizinischen Wissens und Könnens der Zeit sind daher nur wenigen vergönnt – und das auch nicht jeden Tag – mag es sich nun um eine chirurgische Disziplin, um die Innere Medizin im weiteren Sinne oder um die Psychiatrie handeln. Auch gute Durchschnittsleistungen setzen eine andere Auswahl als ein Losverfahren und eine andere Ausbildung als die durch eine Massenabfertigung realisierbare voraus. Jedoch ist eine bessere Ausbildung auch wiederum teurer. Wenige andere Faktoren werden allerdings im Gesundheitswesen so große Kosten verursachen wie ein Heer schlecht ausgebildeter und ihrer Berufung nicht verpflichteter Ärzte,* weder Medikamente noch technische Apparaturen. *Vom moralischen Aspekt ist der Gefährdung der Patienten noch größeres Gewicht beizumessen: Mit den wirksamen und heilsamen Methoden der Medizin unseres Jahrzehnts sind auch die Möglichkeiten zu schaden gewaltig gewachsen.* Der überlieferte Satz „Ärzte ohne Anatomie gleichen Maulwürfen: sie arbeiten im Dunkeln und ihrer Hände Tagewerk sind Erdhügel" (Sieglbauer 1940), muß heute auch auf die Physiologie, Pharmakologie und Biochemie bezogen werden. *Die Gesundheitspolitik ist daher aufgerufen, ein Optimum an gut ausgebildeten Ärzten anzusteuern und nicht ein Maximum schlecht ausgebildeter, damit der sarkastische Ausspruch „je mehr Ärzte desto mehr Krankheiten" nicht wahr werde.*

Spezialisierung

Eine weitere faktische Grenze hängt mit der für den naturwissenschaftlichen und technischen Fortschritt charakteristischen exponentiell wachsenden Stoffülle und dem daraus resultierenden Zwang zur *Spezialisierung* zusammen. Die naturwissenschaftliche Medizin müßte diesem Zwang – trotz gewichtiger Bedenken – in gewissem Umfang folgen. Die Nachteile einer immer weitergehenden Spezialisierung lassen sich in Technik und Naturwissenschaften durch Organisation und Kooperation leichter auffangen als in der Medizin: Der Arzt muß häufig unter Zeitdruck handeln, und er handelt nicht an einem Serienprodukt oder im Rahmen eines vorgeplanten Experimentes; vielmehr behandelt er eine nur statistisch definierte Erkrankung und einen einmaligen Patienten. Der Patient andererseits erwartet mit Recht, daß er nicht einem mehr oder weniger anonymen Team gegenübersteht, sondern einem persönlich ansprechbaren und so auch verantwortlichen Arzt, selbst wenn eine schwierige Behandlung nur in Zusammenarbeit mehrerer Ärzte durchführbar ist. *Eine theoretisch beliebig fortsetzbare Spezialisierung wird daher nicht allein durch die Kosten, sondern auch wegen einer durch Zeitdruck limitierten Kommu-*

nikationsmöglichkeit und wegen der starken Einengung des Blickfeldes eines Überspezialisierten an Grenzen stoßen.

Grenzen der äußeren Welterfahrung (naturwissenschaftlich-objektive Sicht)

Die folgenden Ausführungen beziehen ihre Argumente teilweise aus den exakten Wissenschaften selbst, teilweise aus einer vergleichenden Betrachtung und Anwendung morphologischer, physiologischer und biochemischer Methoden – wie sie für mein eigenes Arbeitsgebiet charakteristisch ist – und z. T. auch aus allgemeinen und anerkannten ärztlichen Erfahrungen. Auf dieser Basis lassen sich die folgenden Grenzen formulieren:

Begriffe, Methoden, Gesetze

Die *Begriffe, Methoden* und *Gesetze* der *medizinischen Grundlagenwissenschaften*, der *Anatomie*, d. h. der Morphologie im makroskopischen und im mikroskopischen Bereich mit Entwicklungsgeschichte, der *Physiologie* und der *Biochemie*, sind nicht einfach zur Deckung zu bringen und nicht streng ineinander übersetzbar. Sie zeigen uns verschiedene Seiten des lebenden oder ehemals lebenden Objektes, ohne daß damit sichergestellt werden kann, in welcher Weise sich diese Aspekte exakt ergänzen und in welchem Umfang das Gesamtbild damit vollständig ist. In gewissem Sinne trifft der Ausspruch Heideggers in seinem 1952 gehaltenen Vortrag „Was heißt Denken: Die Wissenschaft denkt nicht" jede Spezialwissenschaft und die Beziehungen der Spezialfächer untereinander. Bei Heidegger (1978) heißt es weiter: „Die Wissenschaft ist wie jedes Tun und Lassen des Menschen auf das Denken angewiesen" und weiterhin „Die Beziehung der Wissenschaften zu dem (von Heidegger gemeinten) Denken ist nur dann eine echte und fruchtbare, wenn die Kluft, die zwischen den Wissenschaften und dem Denken besteht, sichtbar geworden ist, und zwar als eine unüberbrückbare. Es gibt von den Wissenschaften her zum Denken keine Brücke (im wissenschaftlichen Sinne), sondern nur den Sprung". Die Kluft wird nach Heidegger durch die Methodenbindung der Wissenschaften, d. h. durch die primäre Ausklammerung aller nicht mit der Methode zu treffenden Aspekte, also durch einen primären, später oft nicht mehr bewußten einseitigen Reduktionismus, und durch die Festlegung auf die Meßbarkeit, Berechenbarkeit und Beherrschbarkeit der Natur erzeugt. Auf der Methodenbindung beruht andererseits anerkanntermaßen die Stärke wie auch die Differenzierung aller naturwissenschaftlichen Disziplinen. Eine vergleichbare Kluft ergibt sich für den Arzt bei der Umsetzung von Befunden der Spezialdisziplinen in eine Krankheitsdiagnose, und eine dritte Kluft gilt es zu bewältigen, wenn bei einer statistisch bekannten Erkrankung für den konkreten Patienten mit seiner einmaligen Lebensgeschichte eine adäquate Therapie gefunden werden muß.

Subsysteme des Organismus

Die *Subsysteme* des *Organismus,* wie Funktionskreise (z. B. das Kreislaufsystem), Organe, Gewebe, Zellen und subzelluläre Strukturen lassen sich nicht immer eindeutig voneinander abgrenzen und sind auch nicht voneinander unabhängig. Sie sind zusammen stets mehr als die Summe der künstlichen oder natürlichen Einheiten und weisen untereinander zahlreiche Wechselwirkungen verschiedenster Ordnung auf. Die naturwissenschaftliche Grundlagenforschung, die wegen der angestrebten Zuverlässigkeit ihrer Resultate verständlicherweise vornehmlich an *isolierten* Subsystemen mit klaren Randbedingungen arbeitet, erzeugt daher neben fundamentalen Resultaten auch nicht wenige Kunstprodukte, die zwar rein naturwissenschaftlich betrachtet interessant, medizinisch ärztlich gesehen aber irreführend sind. Die damit verbundenen Probleme sind nicht in allen Bereichen unseres Organismus gleich schwierig zu lösen; für das Gesamtverständnis des *Gehirns* sind jedoch z.Z. überhaupt keine Lösungsmöglichkeiten in Sicht. Seitdem man weiß, daß eine einzelne Großhirnzelle 10 000 Verknüpfungen aufweisen kann und diese offenbar noch variiert werden können, und daß ähnliches für Milliarden Zellen gilt, ist noch mehr Anlaß zum Staunen gegeben, daß mehr periphere zerebrale Funktionen doch lokalisierbar und auch therapeutisch beeinflußbar sind.

Der einzelne Kranke

Der *einzelne Kranke* ist ein *einmaliges Individuum* – auch aus biologischer Sicht – wie sich u.a. aus dem Immunsystem und den Abstoßungsreaktionen bei Organtransplantationen ergibt. Die statistisch fundierten Krankheitsbilder lassen sich daher häufig nicht vollständig mit dem einzelnen Kranken zur Deckung bringen; streng phänomenologisch kann man *nur von einem konkreten Kranken,* nicht aber von einer lückenlos definierten Erkrankung sprechen; an den Grenzen eines Krankheitssyndroms gibt es häufig Überlagerungen und Abweichungen durch Überschüsse oder durch fehlende Ausprägungen. Das Verhältnis „Kranker zu Krankheit" wird nicht allein durch variable krankmachende Schädigungen, z.B. durch unterschiedliche Massivität von Infektionen kompliziert, es können neben *Vererbung* und *Konstitution* auch *frühere oder gleichzeitige Erkrankungen* und *die gesamte Lebensgeschichte* mit Resistenzsteigerung oder -minderung von Einfluß sein. Zudem kann auch die *Stellung des betroffenen „Ich"* zur Krankheit entscheidende Bedeutung gewinnen, auf welchem Wege auch immer. So sieht sich der Arzt – gerade in bedrohlichen Situationen – nicht selten vor einen singulären Fall gestellt, der auch bei Einbringung umfassender Kenntnisse und langjährigen Erfahrungen eine Entscheidung ohne die Absicherung durch Vergleichbares fordert.

Grenzen

Wie dargelegt worden ist, bestehen eine Reihe faktischer *Grenzen* für eine vollständige naturwissenschaftliche Aufklärung und Beherrschung aller Erkrankungen. Auch prinzipielle Grenzen einer lückenlosen naturwissenschaftlichen Krankheitslehre lassen sich in mehrfacher Richtung aufweisen, wie teilweise schon ausgeführt ist. Es wurden genannt:

a) Die *grundsätzliche Problematik einer vollkommenen Konvergenz* morphologischer, biochemischer und funktioneller Methoden im Sinne einer lückenlosen und simultanen Erfassung sämtlicher Raum-Zeit-Koordinaten.
b) Die *Grenze der Analysierbarkeit* höchst komplexer Systeme aufgrund ihrer extremen Verletzlichkeit durch unverzichtbare Untersuchungsmethoden. Es handelt sich hierbei nicht etwa um eine quantenmechanische Unschärfenrelation, obwohl Analogien naheliegen.
c) Die *Grenze durch singuläre Fälle,* die auf der Einmaligkeit der Konstellation kompliziertester innerer und äußerer Bedingungen und Wirkungsnetze beruht. Aus bekannten Wirkungsgefügen lassen sich zwar seltene Fälle konstruieren; singuläre oder sehr seltene Fälle bieten aber keinen methodischen Ansatz zum Rückschluß auf ein unbekanntes Wirkungsgefüge.

Zu ergänzen ist noch eine vierte Begrenzung prinzipieller Art, die Beziehungen zur letztgenannten hat und von zentraler Bedeutung ist:

d) Die *Grenze aufgrund des Vorliegens eines nicht streng geschlossenen Systems.* Die physikalischen Grundgesetze basieren prinzipiell auf der Annahme abgeschlossener Systeme. Der Mensch ist aber in einem doppelte Sinne ein offenes System: einmal in äußerlicher Hinsicht durch seine Verflechtung mit Umwelt und Mitmenschen, zweitens in innerer Beziehung aufgrund seiner personhaften Freiheit – nicht nur des Denkens, sondern auch des Entscheidens und des Handelns bzw. Nicht-Handelns.

Freiheit und Verantwortung

An dieser Aussage werden sich allerdings die Geister scheiden. Doch kann man nicht auf der einen Seite *Verantwortlichkeit* und sittliche *Freiheit* bejahen und auf der anderen Seite behaupten, der Mensch sei ein bis ins Letzte determiniertes, als abgeschlossenes System zu behandelndes, physiko-chemisches Gebilde. Damit würde unsere ganze innere Welterfahrung, die uns ja auch Freiheit und Mut zur Naturwissenschaft gegeben hat, negiert werden. Man kann diese innere Erfahrung von *Freiheit, Entscheidungsfähigkeit, Gewissen* und *Verantwortung* auch nicht zu einem ohnmächtigen Epiphänomen (Jonas 1973) oder zu einem wirkungslosen psycho-physischen Parallelismus degradieren, ohne negativ auf die Offenheit und Freiheit zurückzuwirken. *Freiheit* und *Verantwortung* sind „Gaben", die immer wieder ergriffen sein wollen. Eine überzeugende Auseinandersetzung mit modernen Mißverständnissen findet sich in dem Buch von Hans Jonas „Macht oder Ohnmacht der Subjektivität" (1981).

Der lückenlose *Determinismus* der klassischen Physik scheint der Möglichkeit von Freiheit zu widersprechen. Demgegenüber ist aber dreierlei festzuhalten:

a) *Es gibt evidentes und sehr sicheres Wissen, aber auch extrapoliertes und höchst unsicheres Wissen.* Der Mensch erfährt sich primär als seelisch-körperliche Einheit mit Handlungsspielraum. Er hat als Person schon von Anbeginn an vor der Aufgabe gestanden, innere und äußere Welterfahrung zu vereinen. Die Physik ist lediglich Werkzeug für eine partielle Erweiterung der äußeren Welterfahrung und -beherrschung; zu weitgehende Extrapolationen auf einen höheren Organismus und den Menschen sind ideologische Grenzüberschreitungen.
b) *Die Physik kennt keinen Zugang für inneres seelisches und geistiges Leben;* es liegt hier eine prinzipielle methodengebundene Beschränkung auf den quantifizierbaren Teil der äußeren materiellen Welt vor.
c) *Die Physik der Elementarteilchen, die Quantenmechanik, gibt durch ihre Wahrscheinlichkeits- und Unschärfenrelationen Spielraum für eine gewisse Offenheit.* Doch könnte das Geheimnis des *Selbst-Bewußt-Werdens* des Lebens auch außerhalb der Quantenmechanik zu suchen sein. Naive Spekulationen – teils auch von neurophysiologischer Seite – über das mit der Weltentstehung zusammen größte Welträtsel können keine Wissenschaftlichkeit beanspruchen. Die angemessene Haltung ist die eines redlichen Bekenntnisses des Nicht-Wissens und des ehrfürchtigen Staunens.

Grenzen der inneren Welterfahrung (anthropologisch-subjektive Sicht)

Der *Kampf der Weltanschauungen* und *Religionen* geht sicher nicht allein um äußere Macht und Geltung, im Kern geht es um das dem Menschen angemessene Verständnis von Wirklichkeit, um die für die Menschen insgesamt und die für jede einzelne Person wesentliche Wirklichkeit. Es könnte sein, daß das wahre Verhältnis zur Wirklichkeit den wahren Menschen mitkonstituiert; in diesem Sinne sind wohl die Worte des Johanneischen Jesus zu verstehen: „Ich bin der Weg, die Wahrheit und das Leben" (Joh. 14,6). Nun gibt es zweifellos nicht nur differente Auffassungen von Wirklichkeit, sondern auch unterschiedliche Schichten oder Stufen von Wirklichkeit. Diese sind schon in der Genesis im 1. Buch Mose als Stadien der Schöpfungsgeschichte – als undifferenzierte Materie, als Erde und Wasser, als Pflanzen und Tiere und als Mensch – beschrieben, müssen also schon in ältesten Zeiten evident gewesen sein. Diese Stufen sind also die unbelebte Natur, das pflanzliche Leben, der animalische Organismus und das menschliche Dasein. Das Problem in unserem Zusammenhang ist nicht etwa das, ob die unbelebte Natur in das menschliche Dasein hineinreicht, das darf heute mit gutem Recht als selbstverständlich akzeptiert werden. Die zentrale Frage ist vielmehr, ob die höheren Stufen – „die Stufen des Organischen und der Mensch" (Plessner 1982) – aus den niederen Stufen mit dem gleichen Wirklichkeitsverständnis – mit den gleichen Begriffen und Gesetzlichkeiten – vollständig ableitbar sind, oder ob nicht gerade das Eigentliche und Wesenhafte einer höheren Stufe mit dem der niederen Stufe adäquaten Denken und Sprechen verfehlt wird. Die letztgenannte Auffassung entspricht dem biblischen Denken; sie wird auch von bedeutenden Phänomenologen und Anthropologen unseres Jahrhunderts, die sich mit den Beziehungen der Naturwissenschaften zum menschlichen Dasein befaßt haben, vertreten; in diesem Zusammenhang sind Max Scheler, Helmut Plessner, Hans Jonas, Kurt Löwith, Gerhard Krüger, Martin

Heidegger, Romano Guardini und Robert Spaemann hervorzuheben. Grenzüberschreitungen des einer realen Schicht adäquaten Denkens nach oben – oder auch nach unten – darf man allgemein als *Ideologisierung* bezeichnen. Auch die neuere Wissenschaftsgeschichte ist nicht frei davon, wie die treffenden Ausdrücke „Materialismus", „Biologismus" und „Psychologismus" zeigen. Durch derartige Grenzüberschreitungen der Wissenschaften können ganze Generationen um ein vernünftiges Wirklichkeitsverständnis betrogen und individuelle wie auch staatliche Lebensgemeinschaften zerstört werden.

Die Grenzen der Naturwissenschaften aus anthropologischer und phänomenologischer Sicht zusammenfassend läßt sich folgendes formulieren:

Phänomene der Wirklichkeit

Die gesamte *Phänomenologie der Wirklichkeit* kann nicht entfernt mit den *Begriffen* und *Gesetzen* der *naturwissenschaftlichen Grundlagenfächer* erfaßt und verstanden werden. *Physik* und *Chemie* und die daraus abgeleiteten Fächer der naturwissenschaftlichen Medizin verwenden – streng genommen – Begriffe und Größen, die primär der *unbelebten Natur* und der *Technik* adäquat sind. Auch Theorien der *Regeltechnik* und *Informationsverarbeitung* können nur beschränkte Teilaspekte durchsichtig machen.

Pflanze

Die *wesenhaften Äußerungen einer Pflanze,* die jedem Unbefangenen eine selbstverständliche Trennung von der unbelebten Natur ermöglichen, werden mit physikochemischen Kategorien nicht angesprochen, wenn diese auch „grundlegende" Abläufe des vegetativen Lebens zu erfassen und quantitativ zu beherrschen gestatten. In der Pflanze ist das Leben als eines eigentümlichen Verhältnisses von *Form* und *Stoff* – charakteristisch auch noch für alle höheren Stufen des animalischen Lebens – auf fundamentale Weise gegeben: der *Stoff* wird durch die *Form* „hindurchgelebt". *Energie* wird durch Aufnahme von Sonnenlicht entnommen, kann aber auch aus aufgebauten organischen Verbindungen mobilisiert werden. „Durch den kontinuierlichen Kontakt mit der Versorgungsquelle funktioniert die Organismus-Umwelt-Beziehung automatisch, und kein zusätzlicher Apparat für die Anpassung an kurzfristige Veränderungen ist erforderlich ... Da die Befriedigung mit der vitalen Tätigkeit gleichzeitig ist, gibt es keine Lücke, über die hinweg Bedürfnis für sich selbst fühlbar würde und Handlung unter dem Sporn der Begierde für sich selbst unternommen werden müßte ... Die Trennung zwischen unmittelbarer und mittelbarer Umweltbeziehung fällt mit der zwischen Pflanze und Tier zusammen ... Das große Geheimnis tierischen Lebens liegt genau in der Lücke, die es zwischen unmittelbarem Anliegen und mittelbarer Befriedigung offen zu halten vermag, d. h. in dem Verlust an Unmittelbarkeit (gegenüber der Pflanze), dem der Gewinn an Spielraum entspricht ... Abstand in all diesen Hinsichten involviert die Subjekt-Objekt-Spaltung. Diese liegt an der Wurzel des ganzen Phänomens der Animalität und ihrer Abzweigung von der vegetativen Lebensform ... Drei Merkmale unterscheiden also das tierische vom pflanzlichen Leben: Bewegungsfähigkeit, Wahrnehmung und Gefühl bzw. Gemütsbewegung" (Jonas 1973). „Ein *Tier* ist in seiner Abgehobenheit wesenhaft zum Handeln, zum Vollzug der entsprechenden Reaktion auf Reize der Umwelt gezwungen, während die Pflanze ihrer ganzen Struktur nach nicht handeln kann, weil sie unselbständig in ihren Lebenskreis einbezogen ist und als Teil in ihm aufgeht" (Plessner 1981).

Tier und Mensch

Die obere Schranke der *tierischen Organisation* liegt – nach Plessner – darin, daß dem Individuum sein „Selber-Sein" noch verborgen ist, weil es nicht in Beziehung zur positionalen Mitte steht, während Medium und eigener Körperleib ihm bereits gegeben ist. „Insoweit das Tier ein Selbst ist, geht es im Hier und Jetzt auf. Dies wird ihm nicht gegenständlich, es hebt sich nicht von ihm ab. Das Tier lebt aus seiner Mitte heraus und in seine Mitte hinein, aber es lebt nicht als Mitte; es bildet zwar ein auf es selber rückbezügliches System, ein Sich, aber es erlebt nicht Sich. Die volle Reflexivität ist dem lebenden Körper auf der tierischen Stufe verwehrt" (Plessner 1981). „Nur der Mensch kann ein Ich werden, das die volle Rückwendung des lebendigen Systems zu sich selbst ermöglicht. Der Mensch lebt und erlebt nicht nur, sondern er erlebt auch sein Erleben." Menschliches Dasein ist also durch ein Dreifaches charakterisiert: „Das Lebendige ist Körper, das Lebendige ist im Körper – als Innenleben oder Seele – und ist auch außer dem Körper, als Blickpunkt, von dem aus es beides ist. Ein Individuum, welches positional derart dreifach charakterisiert ist, heißt Person. Der Charakter des Außersichseins macht also das ‚Tier' zum Menschen" (Plessner 1981).

Aus dem *Ich-Bewußtsein* folgt das *Gewissen* und die Möglichkeit von *Freiheit und Verantwortung, Schuld und Vergebung, Hingabe und Liebe*. In diesen wahrhaft menschlichen Eigenschaften kann der Sprung vom Tier zum Mensch *gar nicht groß genug gesehen werden,* das Leben gewinnt damit gänzlich neue Qualitäten. Intelligenz, Lernfähigkeit und Kommunikationsvermögen sind gegenüber dem Tier nur quantitativ unterschieden. So groß die Differenzen im einzelnen auch sein mögen, es handelt sich hierbei nicht um neue, nur dem Menschen zukommende Qualitäten. Selbst die Sprache ist im tieferen Sinne nur menschlich, wenn sie von Person zu Person geht und damit mehr zum Ausdruck bringt als ein technisches oder tierisches Kommunikationsmittel vermag.

Weder ein *Materialismus,* der die gesamte Wirklichkeit allein durch die exakten Naturwissenschaften repräsentiert sieht, noch ein *Biologismus,* der menschliches Dasein allein mit Analogie und Extrapolationen aus der Pflanzen- und Tierwelt verstehen will, werden dem Menschen im eigentlichen und wahren Sinne gerecht. Es bleibt zwar richtig, daß die Stufen der unbelebten Natur, des vegetativen und des animalischen Lebens in das menschliche Leben hineinreichen und daß dieses sich auf jene Stufen gründet, doch wird die Existenz einer Person dadurch keineswegs konstituiert. Notwendige Voraussetzungen dürfen nicht mit hinreichenden Voraussetzungen verwechselt werden und Voraussetzungen insgesamt nicht mit der Verwirklichung von Möglichkeiten. Personsein versteht sich nicht von selbst; es verhält sich damit ganz wie mit der menschlichen Freiheit, sie ist nur im Ergreifen.

Arzt und Patient

Für den Arzt wie für den Patienten ergeben sich aus dem *personenhaften Dasein des Menschen* folgende Konsequenzen: Man kann nicht alles aus „dem Atom" ableiten und verrechnen, menschliches Schicksal läßt sich überhaupt nicht verrechnen. Die exakten, quantitativen reinen Naturwissenschaften und die daraus abgeleiteten biologischen Wissenschaften können bei adäquater Anwendung in der Medizin viel leisten und große Hilfe bringen; sie können menschliches Dasein aber weder zureichend erklären noch gründen oder gar tragen und sie können es auch nicht heilen, wenn der Mensch primär als Person betroffen ist. Läßt sich schon der angemessene Umgang mit Tieren nicht gänzlich verwissenschaftlichen, so ist der Umgang mit Personen – im angesprochenen Sinne – einer Verwissenschaftlichung – zum Glück – prinzipiell nicht zugänglich. Die Möglichkeit einer Lehrbarkeit der Medizin ist daher um so mehr gegeben, je näher man den Stufen der unbelebten Natur und den unteren Stufen des Organischen bleiben darf, sie wird andererseits um so mehr eingeengt, je näher das personale Sein selbst betroffen ist. Diese *Komplementarität* bedingt einerseits die Erfolge der *„lebensfernen und personneutralen"* streng naturwissenschaftlichen Medizin, begrenzt andererseits aber auch prinzipiell ihren Indikationsbereich. Da aber auch der überwiegend mechanisch, z. B. durch einen Knochenbruch, geschädigte Patient in seiner Person mitgetroffen ist, hat er auch stets Anspruch als Person, und nicht als zu reparierender Fall, behandelt zu werden. Man darf zwar den naturwissenschaftlichen Teil von der Gesamtmedizin getrennt betrachten, aber nicht das personenhafte ärztliche Handeln vom ärztlichen Handwerk isolieren. Insofern ist die Medizin insgesamt immer *psychosomatisch*.

Möglichkeiten und Grenzen der naturwissenschaftlichen Medizin

Überblick

Der weitere *naturwissenschaftliche und technische Fortschritt* läßt sich nicht einfach *extrapolieren*. Es kann sein, daß noch umwälzende Erkenntnisse bevorstehen, es ist aber auch denkbar, daß wir bereits den Bereich einer Sättigungskurve erreicht haben, weil entweder ein bisher überragendes Interesse zurückgeht oder aber die behandelten Grenzen stärker hervortreten. Für die Medizin ergibt sich grundsätzlich keinerlei Gefahr aus technisch-naturwissenschaftlichen Fortschritten, vielmehr werden damit i.allg. neue Möglichkeiten eröffnet, die der Prüfung wert sind. Man muß nur von der „instinktiven und gewissenlosen" Haltung Abstand nehmen, daß alles Machbare gut und daher automatenhaft zu realisieren sei. Man muß ganz bewußt der Versuchung des Rekords und der Sensation widerstehen. Wenn die Naturwissenschaften als „Handwerk" in den Dienst der Schmerzstillung, Heilung und Erhaltung des menschlichen Lebens – auch für die kommenden Generationen – genommen werden, besitzen sie keinen negativen Aspekt. Entscheidend für ihren Segen ist die richtige Indikation und das Ernstnehmen des Patienten als Person. Die biblische Aussage in Form der „Goldenen Regel", „Behandelt die Menschen so, wie ihr selbst von ihnen behandelt werden wollt – dies ist alles, was das Gesetz und die Propheten fordern" (Mt. 7,12), ist dafür der bleibende Maßstab.

Möglichkeiten und Grenzen der Naturwissenschaften in der Medizin

Die Naturwissenschaften sind in der Medizin der letzten 100 Jahre besonders erfolgreich auf den folgenden Gebieten gewesen:

1. *Prophylaxe und Therapie von seuchenartigen Infektionskrankheiten,* wie der Malaria, aber auch der Tuberkulose;
2. *Prophylaxe* von lebensgefährlichen *Infektionen* durch Impfung, wie beim Wundstarrkrampf und der Kinderlähmung;
3. *Therapie* lebensbedrohlicher *akuter Infektionen* durch Sulfonamide und Antibiotika, z. B. bei Lungenentzündungen;
4. *Therapie* akuter *Überempfindlichkeitsreaktionen* (Allergien) und Vergiftungen;
5. *Therapie von Hormonausfällen* durch Substitution, z. B. durch Insulin bei der Zuckerkrankheit;
6. *Pharmakotherpapie von Psychosen* und lokalisierbaren *zerebralen Störungen;*
7. *physikalische* und *chemische Behandlung von Steinleiden* ohne operative Eingriffe;
8. *chirurgische Behandlung schwerster Unfälle,* u. a. die Inkorporation abgetrennter Gliedmaßen und die Versorgung multipler Knochenbrüche;
9. *chirurgische Behandlung angeborener* – mit einer gesunden Entwicklung nicht vereinbarer – *Mißbildungen* des Herzens, der Verdauungsorgane, der Harnwege und der Lippen-Kiefer-Gaumen-Spalten;
10. *chirurgische Behandlung von bösartigen Tumoren* der verschiedensten Regionen und Typen in Verbindung mit exakt lokalisierter Strahlentherapie;
11. *Mikrochirurgie an Auge und Ohr* bei Verletzungen und bei alters- oder krankheitsbedingten Ausfällen;
12. *Verbesserung der Intensivpflege und der Langzeitbeatmung* – insbesondere durch Fortschritte des Faches Anästhesiologie – u. a. für die Therapie von Gehirnverletzungen;
13. *Verbesserung der Diagnose und Therapie in der Geburtshilfe* und in der Behandlung von *Frühgeburten* mit entsprechender Abnahme der Säuglingssterblichkeit;
14. *Ersatz von Teilfunktionen eines Organs,* z. B. künstliche Herzklappe, Herzschrittmacher, Herzkranzgefäße (Bypass-Operationen, Koronarchirurgie), aber auch von Teilen der Sinnesorgane Auge und Ohr.

Die besonders eindrucksvollen Erfolge der *Herzchirurgie* am sog. „offenen Herzen", d. h. am Herzen, dessen Pumpfunktion vorübergehend – für einige Stunden – von einer Herz-Lungen-Maschine wahrgenommen wird, führen zu der Frage, ob weiterentwickelte technische Ersatzsysteme noch eine wesentlich breitere Anwendung finden können. Rückblickend darf man sagen, daß *Erfolge* mit „*technischen Ersatzsystemen"* – bei vertretbarem Aufwand und zumutbarer Belastung des Patienten – vornehmlich bei folgenden Anwendungen eingetreten sind (Bretschneider 1982):

a) Ersatz *statischer Funktionen,* z. B. Knochenverstärkungen durch Metallnägel und -platten;
b) Ersatz rein *mechanischer Funktionen,* z. B. Extremitätenprothesen und Gelenkteile;
c) Ersatz von *Teilfunktionen* eines Organs, z. B. künstliche Herzklappen und Glaskörper des Auges;

d) Ersatz von *Geweben* und *Funktionseinheiten* mit geringer Stoffwechselintensität, wie größere Gefäße;
e) Ersatz von sog. *Triggerfunktionen,* d.h. Zündungsimpulsen, z.B. elektrischer Herzschrittmacher;
f) *mechanische Konstruktion* in Verbindung mit physiko-chemischen, biochemischen oder pharmakologischen Verfahren, z.B. künstliche Beatmung mit Narkose oder Unterkühlung, gesteuerte Applikation von Insulin in Abhängigkeit vom Bedarf des Zuckerkranken, Lungenembolieprophylaxe durch Filter und gerinnungshemmende Pharmaka;
g) *zeitlich limitierter Ersatz eines ganzen Organs*, z.B. des Herzens und der Lunge durch eine Herz-Lungen-Maschine, der Lunge allein durch eine sog. Membranlunge, der Niere durch eine künstliche Niere nach dem Prinzip der Hämofiltration.

Ersatz von Herz und Niere

Die zur Zeit intensiv diskutierte Frage, ob auch für einen dauerhaften Ersatz von *Herz* und *Niere,* den technischen Ersatzsystemen die Zukunft gehört, muß meines Erachtens klar verneint werden: Eine biologische Lösung - durch eine rekonstruktive Operation oder notfalls durch eine Organtransplantation - ist besser; sie ist vollständiger und billiger und zudem in absehbarer Zeit auch sicherer und dauerhafter. Ein derartiges Urteil kann allerdings nicht ohne weiteres auf alle Organe übertragen werden und bedarf einer detaillierten Begründung.

a) Nierensubstitution

Hinsichtlich der *Nierensubstitution* sind folgende Argumente zu erwägen:
Die *künstliche Niere* ist weitgehend gefahrlos, sie belastet den Patienten aber erheblich. Sie ermöglicht auch keine ganz normalen Blutwerte der zu eliminierenden Schlacken und ist außerstande, die hormonellen Funktionen der Niere hinsichtlich der Regulation des Mineralhaushaltes für das Knochensystem, der Regulation des Blutdruckes und der Neubildung roter Blutkörperchen zu übernehmen. Die künstliche Niere ist andererseits so ausgereift, daß prinzipielle Verbesserungen kaum mehr zu erwarten sind.

Das *Nierentransplantat* ist demgegenüber mit dem Risiko einer Operation und einer Abstoßungskrise verbunden. Ein intaktes Transplantat ermöglicht dem Patienten jedoch ein völlig normales Leben; nicht allein die Eliminationsfunktionen, sondern auch die hormonellen Funktionen der Niere werden wieder vollständig normal. Die Transplantationschirurgie wird zudem voraussichtlich noch Fortschritte machen können:

Die *immunologischen Kenntnisse* und die *pharmakologischen Möglichkeiten* zur Unterdrückung einer Abstoßungsreaktion haben sich in den letzten Jahren erfreulich erweitert. Die bislang noch nicht voll befriedigenden Konservierungsverfahren - eine Nierenkonservierung ist z.Z. in der klinischen Praxis nur für etwa 24 h möglich - sind prinzipiell noch erheblich verbesserungsfähig, so daß damit auch Aussicht besteht, eine bessere Sofortfunktion des Transplantates und einen längeren Zeitraum für die Durchführung ausführlicher Gewebsverträglichkeitstests zu erreichen. Dennoch wird die Erhaltung des Organs – wenn dies ohne Schaden für den Gesamtorganismus realisierbar ist – der bessere Weg bleiben. Denn voraussichtlich wird mit jeder auch noch so geschickten Unterdrückung der Abstoßungsreaktion eine Beeinträchtigung der „Immunantwort" gegenüber Infekten und entarteten körpereigenen Zellen in Kauf genommen werden müssen.

b) Kunstherz

Zur Klärung der Alternative *„Kunstherz oder Herztransplantat"* sind folgende Gesichtspunkte zu bedenken (Bretschneider 1982):

Die *Dauersubstituierbarkeit* des *Herzens* durch ein technisches Ersatzsystem ist in unserem Jahrzehnt nicht nüchtern genug gesehen worden. Die Entwicklung stagniert seit mehreren Jahren. Grundlegend neue Ideen, die eine Wende bringen könnten, sind nicht bekannt. Die entscheidenden Hindernisse lassen sich folgendermaßen zusammenfassen:

1. Die Membranen der *Pumpen* als die mechanisch am stärksten beanspruchten Teile des Gesamtsystems zeigen relativ rasch Alterungserscheinungen, Risse und Sprünge bis zum Bruch. Die Alterungserscheinungen werden durch kombinierte Einwirkung von Blutchemismus und mechanischer Ermüdungsbeanspruchung beschleunigt. Pumpenkonstruktionen, die von diesen Nachteilen grundsätzlich frei sind, werden zwar in der Technik verwendet, besitzen aber für die pulsatile Förderung von Blut unter den vorgegebenen Druck- und Flußbedingungen andere Nachteile. Das Problem einer zweifelsfreien geeigneten Pumpe ist somit – entgegen allem Zweckoptimismus – ungelöst.
2. Die großen Schwierigkeiten bei der Weiterentwicklung von körper- und blutfreundlichen *Biomaterialien* sind unübersehbar. Selbst für die künstlichen Herzklappen mit ihrer relativ kleinen Oberfläche ist die Gerinnungs-, Thrombose- und Embolieproblematik trotz mancherlei Verbesserungen noch nicht voll zufriedenstellend gelöst. Auch die Anschlüsse eines Kunstherzens an die großen Gefäße machen über längere Zeit erhebliche Schwierigkeiten, es kommt zu eingehenden fibrotischen Wucherungen, deren Genese im einzelnen unklar ist.
3. Eine implantierbare *Energieversorgung* ist nach wie vor nicht in Sicht. Die Apparaturen für eine externe Energieversorgung sind zwar im letzten Jahrzehnt bedeutend kleiner und zuverlässiger geworden, sie sind aber dennoch für einen Betroffenen über längere Zeit untragbar – im doppelten Sinne. Die bisher am weitesten entwickelte pneumatische Energieübertragung ist mit ihren rhythmischen Erschütterungen einer menschlichen Existenz kaum zumutbar. Die Erfahrung, daß Kälber damit mehr als 100 Tage überleben können, ist kein Gegenbeweis. In der Argumentation über die Sicherheit der verfügbaren Systeme wird z.T. verschleiert, daß die durchschnittliche Überlebenszeit im Tierversuch weit hinter den Rekorden zurückbleibt und bestenfalls einige Wochen beträgt.
4. Der dauerhafte *Totalersatz* des Herzens durch ein technisches System wird häufig zu einseitig unter dem Gesichtspunkt der Pumpfunktion des Herzens betrachtet. Wenn diese Funktion auch zweifellos die akut unentbehrlichste ist, so legen die zahlreichen vom Herzen zum Zentralnervensystem ziehenden (afferenten) Nerven doch weitere Funktionen im Rahmen von Regel- und Steuerprozessen nahe,

von denen ein Teil in den letzten Jahrzehnten aufgeklärt werden konnte. Der kontinuierlich hohe Energieumsatz des Herzmuskels ließ schon lange vermuten, daß Beziehungen zwischen dem Substratumsatz des Herzens und dem anderer Organe - speziell der Skelettmuskulatur, dem Fettgewebe und der Leber - bestehen. Es handelt sich hierbei vornehmlich um Milchsäure- und Fettsäureverbrennung, möglicherweise auch um Umwandlungen spezieller Fette (Lipide); auch eine Beteiligung am Hormonsystem wird diskutiert. Aus diesem vielseitigen Funktionsspektrum des Herzens ergibt sich, daß ein kompletter Ersatz durch ein rein technisches Ersatzsystem nicht vorstellbar ist.

5. Der *Aufwand zur Erhaltung der Versuchstiere* mit einem technischen Totalherzersatz ist in meßtechnischer und personeller Hinsicht so groß, daß von einer kontinuierlichen Intensivpflege über die gesamte Dauer der Überlebenszeit gesprochen werden darf. Es ist kaum vorstellbar, daß ein gewissenhafter Arzt seinem Patienten ein derartiges System, das bestenfalls einige Monate überbrückt, empfehlen wird, zumal eine Prognose über die Lebenserwartung ohne Ersatzsystem - selbst bei Schwerstkranken - immer unsicher bleibt. Anders ist die Situation zu beurteilen, wenn eine Überbrückung der Herzfunktion für einige Tage angezeigt ist. Doch stehen für eine derartige Indikation andere, schonendere Methoden für die Kreislaufunterstützung zur Verfügung. Für einen Dauerersatz erscheint es derzeit günstiger, eine *primäre Herztransplantation* anzustreben, da die Implantation eines Kunstherzens eine nachfolgende Transplantation erschweren kann.

Zugunsten einer *Herztransplantation* sind entsprechende Argumente anzuführen wie für den biologischen Ersatz der *Niere*. Es sind aber - anders als beim Nierentransplantat - auch eindeutig negative Punkte zu bedenken: Der Entwicklungsstand der künstlichen Niere bietet bei jeder Abstoßungskrise eine beruhigende zusätzliche Sicherheit, eine Art Auffangnetz. Etwas Vergleichbares steht bei einer Herztransplantation nicht zur Verfügung. Für eine Nierentransplantation bieten sich mehrere, maximal 4 Implantationsorte an; eine Nierentransplantation läßt sich auch aus diesem Grunde relativ leicht wiederholen. Der Erfolg einer Herztransplantation hängt mehr vom Zustand des *Transplantationsortes* und vor allem auch vom Zustand der *Lunge* ab. Schließlich wird die Herztransplantation immer mehr Ausnahme bleiben müssen als die Transplantation der Niere, weil das unpaarige Organ nur in sehr geringer Zahl zur Verfügung steht und auch schwieriger zu gewinnen ist.

Behandlung von Verletzungen und Erkrankungen des Gehirns und Intensivpflegeprobleme

Das *Gehirn* als das zentrale Organ des Menschen ist anatomisch, biochemisch und funktionell besonders gut abgesichert, es unterliegt aber den gleichen allgemeinen Gesetzmäßigkeiten der Energetik und des Stoffwechsels wie alle anderen Organe. Im einzelnen ist die ungeheure strukturelle Differenzierung des *Zentralnervensystems,* das eine Art Kosmos für sich darstellt, vermutlich mit entsprechenden metabolischen Differenzierungen verbunden; diese sind aber sehr schwierig präzise aufzuklären, da sie auf kleinsten Distanzen lokalisiert sind. Spezielle Transport-

und Sicherheitsschranken – die *Blut-Hirn-Schranke, die Blut-Liquor-Schranke* und die *Liquor-Hirn-Schranke* – erschweren die Applikation von Pharmaka. Trotzdem hat die *Pharmakotherapie* zentralnervöser Störungen – auch der Psychosen – in den letzten Jahren erhebliche Fortschritte gemacht.

Die *Intensität des Gehirnstoffwechsels,* auch in Schlaf und Narkose, und die mangelhafte Fähigkeit der hochspezialisierten Nervenzellen, bei Sauerstoffmangel Energie bereitstellen zu können, hat eine große Empfindlichkeit des Organs gegenüber einer Unterbrechung der Blut- und Sauerstoffzufuhr zur Folge. Die vollständige *Wiederbelebbarkeit* ist bei normaler Körpertemperatur schon nach wenigen Minuten in Frage gestellt. Die Wiederbelebungszeit kann bisher nur durch Temperatursenkung entscheidend verlängert werden. Doch erscheint es nicht aussichtslos, durch eine adäquate *pharmakologische Drosselung* des Energiebedarfs auch eine gewisse Protektion – zumindest vorübergehend – zu bewirken und damit einen u. U. entscheidenden Zeitgewinn bis zur Wiederherstellung normaler Durchblutungsverhältnisse zu erreichen. Derartige Überlegungen sind bei der Therapie des *Hirnödems* nach Unfällen und operativen Eingriffen von großer Bedeutung, denn der Schutz des Gehirns durch den Schädel bringt den Nachteil mit sich, daß sich das Organ bei Schwellungen kaum ausdehnen kann und daher rückwirkend die Blutgefäße komprimiert. Die Behandlung des traumatischen Hirnödems ist eine ebenso schwierige wie u. U. auch dankbare Problematik, mit der schlaglichtartig das Ineinandergreifen von simpler Mechanik, biologischer Energetik, Membranphysiologie und höchster struktureller und funktioneller Differenziertheit beleuchtet wird (Bretschneider 1983).

Für alle Organe höherer Warmblütler wie auch für das menschliche Gehirn gilt, daß ein durch *Sauerstoffmangel* bedingter Schaden bis zu einer gewissen Belastung reversibel ist; je kompletter der Sauerstoffmangel und je länger die Expositionszeit war, desto ausgedehnter wird die notwendige Erholungszeit, während der das Organ noch nicht wieder funktionsfähig ist. Die Grenzen der *Irreversibilität* eines Schadens – für das ganze Gehirn oder für Teile – sind nicht scharf zu ziehen, da schon eine kleine Restdurchblutung, welche diagnostisch schwer zu objektivieren ist, die Aussichten auf Erholung entscheidend verbessern kann. Daher ist es ganz unstritig, daß bei entsprechenden Kranken auf der Intensivstation künstliche Beatmung und Kreislaufunterstützung fortgesetzt werden müssen – u. U. über Wochen – bis ein Gehirntod ganz zweifelsfrei diagnostiziert werden kann. Jeder Erfahrene kennt Fälle, insbesondere von jungen Patienten, die nach einer anscheinend hoffnungslosen Situation wieder vollkommen genesen sind. Grenzfälle, die trotz allen Einsatzes von Schwestern, Pflegern und Ärzten weder gesunden noch sterben können, darf man der sog. *Apparatemedizin* nicht zum Vorwurf machen. Hinter der Apparatemedizin einer Intensivstation verbirgt sich oft mehr menschliches Engagement, als ein von der Technik Überforderter sehen kann. Allerdings sind auch in derartigen Situationen stets auf Neue die Indikationen der Maßnahmen, denkbare Alternativen und mögliche Auswirkungen auf den Patienten – nicht allein auf seinen biologischen Organismus, sondern auch vor allem auf sein personales Sein – zu bedenken.

Extrakorporale Befruchtung und Embryotransfer beim Menschen

Es handelt sich hierbei um Methoden, die keine besonders anspruchsvolle wissenschaftlich-ärztliche Leistung erfordern, da diese Verfahren in der Tierzucht bereits etabliert sind. Die menschliche *Eizelle* ist vielleicht gegenüber derartigen Manipulationen besonders empfindlich, daher ist der Aufwand höher und die Erfolgsquote geringer. Kürzlich wurden folgende Resultate einer Wiener Arbeitsgruppe veröffentlicht (Maas et al. 1983): Seit 1978 wurden bei 204 Patientinnen Follikelpunktionen im Rahmen eines anderen Eingriffes vorgenommen. Bei einer Befruchtungsrate der Eizellen von 77% konnten 119 Embryotransfers durchgeführt werden; daraus resultierten 20 Schwangerschaften, von denen 7 mit einem Abort oder mit einer Eileiterschwangerschaft endeten. 10 Kinder konnten – bisher gesund – entbunden werden; die sog. Erfolgsrate liegt also bei 5%, die Gefährdungsrate der Patientinnen bei 3,5%. Die Gefährdung ist also in Relation zu dem Eingriff, für den keine zwingende, vitale Indikation vorliegt, viel zu hoch. Aber dieser Umstand ist hier nicht das Kernproblem: Niemand kennt alle Gründe für Mißbildungen menschlicher Neugeborener; niemand weiß, ob die Übertragung sog. *4-Zell-Embryonen* auf lange Sicht ohne Schaden für die zukünftige Person ist; niemand kann und will die Verantwortung für ein auf diesem Wege entstandenes mißgebildetes und unglückliches Kind übernehmen, entsprechende Prozesse sind bereits bekannt. Es gehört schon ein hohes Maß an Einseitigkeit bei den beteiligten Ärzten dazu, diese Problematik mit dem Argument des Kinderwunsches der Eltern zu verdrängen, als vertrete der Arzt ein reines Dienstleistungsgewerbe. Wer einen Menschen in das Leben ruft, ist Zeit seines Lebens mit dafür verantwortlich. Da die Eltern bei dem zentralen Akt der Befruchtung die Entscheidung (welche Zellen) z.T. an den Arzt abtreten, kann dieser seine Mitverantwortung auch niemals leugnen. Menschliches Leben im wahrhaften Sinne ist auch im Ursprung mehr als mechanischer Zufall, die Erzeuger müssen sich dazu bekennen. Eine derartige Verantwortung kann der beteiligte Arzt aber gar nicht tragen.

Arzneimitteltherapie

Die Möglichkeiten der *Arzneimitteltherapie* scheinen auf den ersten Blick unerschöpflich; die Naturstoffe sind kaum übersehbar und noch lange nicht vollständig bekannt, und die Syntheseeinfälle tüchtiger Chemiker anscheinend nicht begrenzt. Und doch nehmen die Schwierigkeiten zu, effektive und nebenwirkungsarme neue Pharmaka für ein angestrebtes Wirkungsspektrum ausfindig zu machen. Unter mehreren tausend Synthesen entdeckt man im Durchschnitt eine einzige erwünschte Substanz, und der große Wurf gelingt noch weit seltener – als Glücksfall, durch eine geniale Intuition oder als Schlußstein einer unermüdlichen Lebensarbeit. Das mag damit zusammenhängen, daß die Natur in ihrer Milliarden Jahre langen Geschichte bereits viel mehr erprobt hat, als einige Generationen Chemiker, Biochemiker und Pharmakologen erarbeiten können. Möglicherweise sind die Wege, auf denen man gezielt, behutsam und vor allem dauerhaft-günstig eingreifen kann, sehr schmal, vergleichbar den Besteigungsrouten schwieriger Gipfel. Die Natur, insbesondere die *Pflanzenwelt,* hat uns eine Reihe vorbildlicher, schwer zu übertreffender

Arzneimittel geschenkt, u. a. die herzwirksamen *Digitalispräparate,* das malaria- und herzwirksame *Chinin* und *Chinidin* und das den parasympathischen Tonus dämpfende Gift der Tollkirsche, das *Atropin.* Es ist offenbar viel leichter, für akute Erkrankungen Pharmaka mit begrenzter Applikationsdauer zu entwickeln, als Stoffe, die für eine Behandlung chronischer Erkrankungen spezifisch wirksam und gleichzeitig unbedenklich sind. Das dürfte einerseits mit dem angesprochenen „schmalen Gratweg" zusammenhängen, andererseits auf prinzipiellere methodische Schwierigkeiten zurückzuführen sein: Die moderne Pharmakologie ist vorwiegend auf das akute Experiment ausgerichtet, für Langzeituntersuchungen ist der Tierversuch bislang i. allg. weniger geeignet. Es wird größerer Phantasie bedürfen – unter Einbeziehung einer speziesvergleichenden Physiologie, Biochemie und Pharmakologie – um auf diesem schwierigen Gebiet Fortschritte zu erzielen. Um so mehr muß man das pharmakologische Rüstzeug der *Narkose- und Beatmungstechnik* bewundern, das sich in den letzten drei Jahrzehnten spektakulär entwickelt hat und dem Patienten viel Schmerz und Leid erspart.

Die *Homoiotherapie,* die schwerste akute Erkrankungen ja weitgehend ausklammert, hat es nur scheinbar leichter, weil die vorgeschriebenen Minimaldosen keine Nebenwirkungen erzeugen. Hinsichtlich objektivierbarer Langzeitwirkungen steht sie vor den gleichen Problemen wie die sog. Schulmedizin. Der Grundsatz „similia similibus curantur" – Ähnliches wird durch Ähnliches geheilt – ist kein Naturgesetz, sondern ein Prinzip, das gelegentlich Erfolg hat, sich in anderen Fällen, konsequent angewendet, aber deletär erweist. Im weiteren Sinne kann man diesem Prinzip auch zweifelsfrei wissenschaftlich abgesicherte Verfahren zuordnen: die Arzneimitteltherapie mit Antagonisten für spezielle Rezeptoren, die den überschießend gebildeten körpereigenen Wirkstoffen – bis auf eine Wirkgruppe – äußerst strukturähnlich sind, wie die *β-Rezeptorenblocker,* weiterhin bestimmte Klassen von das Bakteriumwachstum hemmenden Stoffen und schließlich auch die aktive Immunisierung durch *Impfung.*

Suchtmittel und geistige Hygiene

Die jahrtausendealte Erfahrung, daß die Quantität erst das Gift zum Gift macht *(dosis facit venenum)* – von wenigen Ausnahmen abgesehen – gilt nicht allein für Arzneimittel, sondern auch für die aus der Natur stammenden Genußmittel, insbesondere für das *Nikotin* und den *Alkohol.* Vor einer hochdosierten und über Jahrzehnte fortgesetzten Vergiftung einer größeren Population durch *Nikotin* mit entsprechenden Auswirkungen am Herzkranzgefäßsystem, an den peripheren Gefäßen und an der Lunge muß selbst die leistungsfähigste Herzchirurgie, Gefäßchirurgie, Lungenchirurgie und Tumortherapie auf die Dauer kapitulieren. In ähnlich aussichtsloser Situation befinden sich die Fächer Innere Medizin und Neurologie bei chronischer Alkoholvergiftung und ihren Auswirkungen auf Leber und Gehirn. Nach Expertenangaben soll die Mißbildungsrate alkoholgeschädigter Neugeborener – die *Alkoholembryopathie* – bereits die spontane Mißbildungsfrequenz mongoloider Kinder überschritten haben.

Drogen- und Arzneimittelsucht ruinieren einen weiteren erheblichen Teil der Bevölkerung. Nimmt man als vierte Krankheitsquelle die *Überernährung,* bzw. ein

Mißverhältnis von Nahrungsaufnahme und körperlicher Arbeit, hinzu, summieren sich die aus den genannten Formen des menschlichen Fehlverhaltens resultierenden Kosten auf einen hohen Anteil der Gesamtkosten unseres Gesundheitssystems; das persönliche Elend der Endstufen ist kaum zu beschreiben. Es fällt schwer, einzugestehen, welche Rückschritte auf diesem Sektor während der letzten 20 Jahre in unserem Lande vor sich gegangen sind. Die Vermutung liegt nahe, daß die Auflösung der Zusammengehörigkeit von *Freiheit und Verantwortung,* von *Recht und Pflicht,* allein zugunsten einseitig isolierter Freiheiten und Rechte eine der Wurzeln dieses Unheils ist. Der Mensch ist nie allein Naturwesen, sondern stets auch *Kulturwesen*. Damit ist er der Überlieferung von Sprache, Kultur und Geschichte und der Erziehung zu Selbstdisziplin, Hilfsbereitschaft und moralischen Normen zutiefst bedürftig. Es hieße die Möglichkeit zur Umkehr eines normalen Menschen weit überschätzen, wenn man glauben würde, ein Entzug von Überlieferung und Erziehung – die mit Zuneigung und Liebe vor allem im ersten Lebensjahrzehnt vermittelt werden müssen – ließe sich später leicht wiedergutmachen. Der größte und akut gefährlichste Feind des Menschen steckt auch heute in ihm selbst – trotz aller ökologischen, energetischen und rüstungstechnischen Probleme, die allerdings damit auch zusammenhängen. Damit werden die Grenzen und Möglichkeiten der Naturwissenschaften und Technik in der Medizin, die im Person-Sein des Menschen und in seiner Verantwortung – auch für sich selbst – gründen, noch einmal evident.

Der dem großen Arzt der Antike, Hippokrates, zugesprochene Ausspruch: „Das Leben ist kurz, die Kunst ist lang, die Erfahrung ist trügerisch, die Entscheidung ist schwierig, *die Möglichkeiten sind begrenzt*", sollte uns mit seiner freundlichen Skepsis vor übertriebenen Erwartungen bewahren, aber nicht abhalten, das Notwendige zu tun, d. h. für die Verhütung von Krankheiten auch zur *geistigen Hygiene* beizutragen und für die Heilung von Krankheiten geduldig nach besseren Wegen zu forschen.

Der Kranke ist ein einmaliges Individuum

Ein *geschlossenes und widerspruchsfreies System der Krankheitslehre, das die gesamte Phänomenologie mit der Diagnostik und die gesamte Therapie mit den Indikationen umfaßt, ist weder auf rein naturwissenschaftlicher Basis noch auf der Basis ergänzender psychologischer und soziologischer Wissenschaften erreichbar.* Auch bei weiteren extrapolierbaren Fortschritten der naturwissenschaftlichen Medizin wird es nicht möglich sein, eine sicher reproduzierbare Therapie für jede Erkrankung zu entwickeln; schon logisch entzieht sich die Objektivierung einer generellen Reproduzierbarkeit durch den Einzelfall. Die Begründung dieser Auffassung erfolgte auf zwei Wegen: einmal unter Verwendung *objektiver,* äußerer naturwissenschaftlicher Begriffe und Größen, zum anderen auf der Grundlage *subjektiver,* innerer Erfahrungen und Einsichten, wie sie uns auch aus der religiösen und philosophischen Überlieferung geläufig sind.

Möglichkeiten und Grenzen der Naturwissenschaften in der Medizin

Objektive Grundlagen

1. Die *Kategorien, Begriffe, Methoden* und *Größen* der für die naturwissenschaftlichen Seite der Medizin grundlegenden Fachwissenschaften *Anatomie, Biochemie und Physiologie* sind nicht direkt ineinander überführbar und auch nicht einfach komplementär. Form und Struktur, Stoffwechsel und Energetik, Funktion und Reaktion sind zwar wohl die entscheidenden äußeren Äußerungen des organischen Lebens und charakterisieren das Leben aus rein naturwissenschaftlicher Sicht auch hinreichend; sie sind aber auf eine so eigentümliche – und nicht auf einen quantitativen Hauptnenner zu bringende – Weise aufeinander bezogen, daß darin ein Teil des Geheimnisses beschlossen ist, welches das Leben von der anorganischen Natur wie auch von allen technischen Kunstprodukten des Menschen abhebt.

2. Die *Subsysteme des Organismus* wie Funktionskreise, Organe, Gewebe, Zellen und subzelluläre Strukturen wirken nicht einfach additiv zusammen; sie sind stets mehr als die Summe der Einheiten und weisen untereinander zahlreiche Wechselwirkungen, auch höherer Ordnung auf. Ein komplexes System mit einer unübersehbaren Zahl von Wechselwirkungen verschiedenster Ordnung – auf den zahlreichen Ebenen der Subsysteme wie auch zwischen den Ebenen – kann im Prinzip durch Isolierung eines einzigen Subsystems gänzlich verändert werden, es entzieht sich also prinzipiell einer totalen Analyse durch äußere Eingriffe.

3. Der *einzelne Kranke* ist in der Regel – auch aus biologischer, nicht allein aus anthropologischer Sicht – *ein einmaliges Individuum;* das ergibt sich u.a. aus den Spezifizierungen der Immunsysteme, wie sie sich aus den Forschungen über Abstoßungsreaktionen bei Organtransplantationen ergeben haben. Aus singulären Ereignissen lassen sich keine allgemeingültigen Gesetzmäßigkeiten ableiten, so entscheidend sie auch für das Leben einer Person sein können. Schon eine Voraussage seltener Ereignisse ist aus methodisch-statistischen Gründen sehr begrenzt.

4. Die empirisch-statistisch von kranken Personen abstrahierten oder als *Abweichungen von der Norm* definierten Krankheitesbilder lassen sich häufig nicht vollständig mit dem konkreten Kranken zur Deckung bringen. Dafür lassen sich drei Gründe anführen:

Einmal kann die biologische Reaktion auf das Krankheitsgeschehen je nach allgemeiner Konstitution, Abwehrlage, Alter und Lebensgeschichte recht different sein.

Zweitens kann die fragliche Krankheit durch andere Erkrankungen überlagert werden.

Drittens kann die seelische Einstellung zur Krankheit, die längerfristig sicherlich nicht ohne Einfluß ist, sehr kontrovers sein: Die Erkrankung kann abgelehnt oder als Geschick angenommen werden, sie kann verflucht oder erlitten werden und sie kann mit Widerstand oder mit Kapitulation beantwortet werden. Diese Erfahrung leitet über zum zweiten Teil der Argumentation.

...ektive Grundlagen

...e gesamte *Phänomenologie der Wirklichkeit* kann nicht allein mit den Katego-
...n der naturwissenschaftlichen Grundlagenfächer erfaßt und einsichtig ge-
...acht werden. Physik und Chemie und die daraus abgeleiteten Fächer der natur-
...ssenschaftlichen Medizin verwenden - streng genommen - Begriffe und
...rößen, die der unbelebten Natur adäquat sind.

...e eigentlichen und wesenhaften Äußerungen des *pflanzlichen* und *tierischen*
...bens werden nicht mit den streng naturwissenschaftlichen Kategorien ange-
...rochen, wenn diese auch „grundlegende Abläufe" quantitativ zu beschreiben
...d zu beherrschen gestatten. Zum qualitativ sich von der unbelebten Natur evi-
...nt abhebenden pflanzlichen Leben kommt beim tierischen Leben zweifellos
...ch ein „subjektives Innenleben" hinzu, wenn sich dieses auch nicht seiner
...bst bewußt ist. Eine streng naturwissenschaftliche Sicht höheren tierischen Le-
...ns ist so lange gerechtfertigt, wie sie sich als Teilaspekt versteht. Mit dem An-
...ruch auf Verständnis des ganzen Lebens überschreiten die strengen Naturwis-
...schaften jedoch ihre Grenzen und müssen sich Ideologiekritik gefallen lassen.
...r „sog. *physikalische Reduktionismus*" ist in dreierlei Hinsicht blind:

Er übersieht die *neuen Qualitäten*, die mit dem Leben aufgetreten sind;
Er beharrt auf seinem Dogma, daß das *Ganze* nur durch Ableitung von *unten*,
von den elementarsten Gesetzmäßigkeiten, verstanden werden kann, während Leben - zumindest in seinem wesentlichen Teil - stets nur als Ganzes
von *oben* zu erfassen ist.
Er hat keine Möglichkeit, *Innenleben* zu erkennen, da dieses nicht meßbar ist.

...entsprechender Weise sind auch die das *menschliche Dasein* charakterisieren-
...n Phänomene nicht mit der für die vorgenannten Schichten adäquaten Termi-
...logie und Denkweise zu treffen. Das ein „menschliches Ich" konstituierende
...che *reflektierende Bewußtsein,* das Gewissen, das Wissen um Freiheit und Ver-
...twortung, die Erfahrung von Liebe und Leid, kurz die ganze innere Welterfah-
...ig, kann nur an einer umfassenden Ausdrucksfähigkeit der ganzen Gestalt,
...besondere des Gesichtes, und an der Sprache von Person zu Person erkannt
...rden. Für eine nur die äußeren Erscheinungen quantitativ messende Wissen-
...aft sind diese Phänomene nicht zugänglich, obwohl sie doch für einen jeden
...solut evident und sicher sind. Unsere Fähigkeit, das „Gegenüber eines anderen
...1" wahrzunehmen und zu beantworten, ist ein ebenso großes Wunder wie un-
...e eigene Existenz als Person. Diese Fähigkeit kann aber auch durch Ideologie,
...ankheit oder verfehlte Lebensführung dezimiert werden; damit wird zwangs-
...fig das eigene Person-Sein und die eigene Freiheit zur Verantwortung beein-
...chtigt.

Verwissenschaftlichung der Medizin und damit eine generelle Lehrbarkeit der
...nkungen und ihrer adäquaten Therapie wird daher um so aussichtsreicher, je
...r streng naturwissenschaftliche Phänomene vorliegen, und um so mehr einge-
...je näher der Kern des *personalen Seins* betroffen ist. Diese Art von Komple-
...arität bedingt einerseits die Erfolge der „lebens fernen und personneutralen",

rein naturwissenschaftlich-technischen Medizin, begrenzt andererseits aber auch prinzipiell ihren Indikationsbereich für den Menschen.

Wenn auch jeder Mensch in seinem personenhaften Leben „innere" und „äußere" Welterfahrung vereinen muß, so sind doch die meisten modernen Berufe von der Bewältigung und der Nutzung der äußeren Welterfahrung geprägt. Die wesentlichen Ausnahmen sind die Berufe des Priesters und Pfarrers, des Lehrers, des Richters und des Arztes. Der Arzt ist in diesem Kreis besonders exponiert, da er oft ganz akut weitreichende Entscheidungen treffen muß, ohne daß alle Randbedingungen übersehbar wären. In dem Beurteilungsprozeß müssen die Positionen des „Naturwissenschaftlers und Bioingenieurs", des „Psychologen und Soziologen" und des „für die Person des Kranken verantwortlichen Nächsten" vom Arzt vereint und gegeneinander abgewogen werden; darum wird die Entscheidung gerade in kritischen Fällen subjektiv und individuell sein dürfen, was nicht zu verwechseln ist mit willkürlich und irrational. Die objektiven Naturwissenschaften und die nach ihrem methodischen Konzept arbeitenden Teilgebiete der Psychologie und der Soziologie dürfen in diesem Zusammenhang stets nur als Mittel zum Zweck verwendet werden, als Selbstzweck würden sie die Medizin pervertieren. Die zentrale Bedeutung des Problems der „Indikation", des Angebrachtseins einer Maßnahme, kann daher gar nicht intensiv genug betont werden. Die zunehmende Mannigfaltigkeit des mit technischen, chirurgischen, hormonellen, pharmakologischen und genetischen Mitteln Machbaren darf nicht dazu verführen, alles im Prinzip Realisierbare auszuführen. Der Arzt ist für die Folgen seines Tuns verantwortlich; wenn diese unübersehbar sind, wie bei genetischen Manipulationen zur extrauterinen Befruchtung, sollte er seine Hilfe nicht anbieten. Eine hemmungslose Realisierung des prinzipiell Möglichen wird den humanen Charakter der Medizin zerstören. Nur eine kritische Auswahl wahrhaft *heilsamer* Maßnahmen kann auf die Dauer Naturwissenschaft und Technik für die Medizin fruchtbar machen und so auch unsere materielle Basis davor bewahren, einer Verteufelung oder einer Vergötzung anheimzufallen.

Literatur

Bretschneider HJ (1977) Haller als Physiologe und Anatom. In: Albrecht von Haller, Zum 200. Todestag. Vandenhoeck & Ruprecht, Göttingen, S 20–25

Bretschneider HJ (1979) Physiologie und Pathophysiologie. Grundlagenforschung und Therapieforschung. In: Göttinger Universitätsreden, Bd 64. Vandenhoeck & Ruprecht, Göttingen, S 5–12

Bretschneider HJ (1982) Gehört die Zukunft den technischen Herz-Ersatzsystemen oder der rekonstruktiven Herzchirurgie? In: De Vivie ER, Hellberg K, Ruschewski W (Hrsg) Herzchirurgie. TM-Verlag, Bad Oeynhausen, S 33–43

Bretschneider HJ (1983) Wege einer patientenorientierten Forschung in der Anaesthesiologie. Anaesth Intensivmed Notfallmed 24: 91–98

Buber M (1978) Urdistanz und Beziehung. Beiträge zu einer philosophischen Anthropologie, Bd I. Schneider, Heidelberg

Die Bibel (1952) Privilegierte Württembergische Bibelanstalt, Stuttgart

Du Bois-Reymond E (1873) Über die Grenzen des Naturerkennens. Veit, Leipzig

Gadamer H-G (1975) Wahrheit und Methode. Mohr, Tübingen

Guardini R (1981) Die Technik und der Mensch. Topos-Taschenbücher, Bd 108. Grünewald, Mainz
Heidegger M (1978) Vorträge und Aufsätze. Neske, Pfullingen
Heisenberg W (1969) Der Teil und das Ganze. Piper, München
Heisenberg W (1973) Schritte über Grenzen. Piper, München
Jonas H (1973) Organismus und Freiheit. Ansätze zu einer philosophischen Biologie. Vandenhoeck & Ruprecht, Göttingen
Jonas H (1980) Das Prinzip Verantwortung. Insel, Frankfurt
Jonas H (1981) Macht oder Ohnmacht der Subjektivität. Insel, Frankfurt
Krüger G (1965) Grundfragen der Philosophie. Klostermann, Frankfurt
Löwith K (1981) Mensch und Menschenwelt. Metzlerische Verlagsbuchhandlung, Stuttgart
Lorenz K (1983) Das Wirkungsgefüge der Natur und das Schicksal des Menschen. Piper, München
Maas DHA, Petersen P, Schneider J (1983) Embryotransfer beim Menschen. Problemdiskussion für Ärzte. Niedersächsisches Ärzteblatt 11: 371–377
Pascal B (1978) Pensées. Über die Religion und über einige andere Gegenstände. Schneider, Heidelberg
Plessner H (1980) Gesammelte Schriften, Bd III: Anthropologie der Sinne. Suhrkamp, Frankfurt
Plessner H (1981) Gesammelte Schriften, Bd IV: Die Stufen des Organischen und der Mensch. Suhrkamp, Frankfurt
Plessner H (1982) Gesammelte Schriften, Bd VII: Ausdruck und menschliche Natur. Suhrkamp, Frankfurt
Popper KR (1976) Logik der Forschung. Mohr, Heidelberg
Popper KR, Eccles JC (1982) Das Ich und sein Gehirn. Piper, München
Rosenfield LC (1941) From beast-machine to man-machine: Animal soul in french letters from Descartes to La Mattrie. New York
Rothschuh KE (1953) Geschichte der Physiologie. In: Trendelenburg W von, Schütz E (Hrsg) Lehrbuch der Physiologie. Springer, Berlin Göttingen Heidelberg, S 130–132
Schaefer H (1981) Plädoyer für eine neue Medizin. Piper, München
Schriefers H (1983) Glanz und Elend des Reduktionismus. Oder: Die Analyse einer Stoffpuppe. Med Welt 34 (1): 23–33
Sieglbauer F (1940) Lehrbuch der normalen Anatomie des Menschen. Urban & Schwarzenberg, Berlin Wien
Spaemann R, Löw R (1981) Die Frage „Wozu?" Geschichte und Wiederentdeckung des teleologischen Denkens. Piper, München
Weizsäcker CF von (1958) Zum Weltbild der Physik. Hirzel, Stuttgart
Weizsäcker CF von (1981) Die Einheit der Natur. Hansa, München
Wieland W (1982) Platon und die Formen des Wissens. Vandenhoeck & Ruprecht, Göttingen
Zöckler CE (Hrsg) (1980) Vertrauenskrise Krankenhaus. TM-Verlag, Bad Oeynhausen

2.3 Wege zu einem ganzheitlichen Verständnis des Kranken

H. Csef

Wunsch nach Ganzheit – Krise und Chance der Medizin

Ganzheit, Integration und „Ganzheitsmedizin" sind zu Zauberwörtern in der Medizin selbst und in der Diskussion medizinischer Themen in den Medien geworden. Die zunehmend häufige Verwendung dieser Wörter mag einen Wunsch nach Ganzheit ausdrücken, kann aber auch als Symbol für das stehen, was in den letzten Jahrzehnten in der Medizin verlorengegangen ist. Es sei an die Worte des Arztes und Dichters Gottfried Benn erinnert: „Wer Synthese sagt, ist schon gebrochen." So ist wahrscheinlich der Wunsch nach Ganzheit und die Notwendigkeit der Integration als ein Aufruf zu einer Wende zu deuten, der in einer erlebten Krise zu Neuorientierung, verändertem Bewußtsein und humaneren Handlungsweisen führen soll. Die Bemühungen um eine „Ganzheitsmedizin" sind äußerst heterogen, kommen von Vertretern unterschiedlichster Herkunft und werden entsprechend sehr kontrovers diskutiert. Unter dem Titel „Braucht die Medizin ein neues Bild vom Menschen?" wurde 1982 im *Deutschen Ärzteblatt* (Federlin et al. 1982) eine lebhafte Diskussion um ein ganzheitliches Menschenbild und eine humanere Medizin entfacht. Auf die mißglückten Versuche einer Ganzheitsmedizin wurde von Sturm (1983, S. 79) nachdrücklich hingewiesen. Inspiriert durch die philosophischen Ansätze der „Wendezeit" (Capra 1982) und des New-Age legte Milz (1985) einen Entwurf ganzheitlicher Medizin vor, der den von Kuhn (1967, 1977) wissenschaftstheoretisch beschriebenen „Paradigmenwandel" für die praktische Medizin vollziehen soll.

Die Bemühungen um ein ganzheitliches Menschenbild und eine entsprechend ausgeprägte Medizin sind nicht „neu" – sie haben vielmehr eine lange Tradition. Seit den großen Fortschritten und Erfolgen der Naturwissenschaften, die die diagnostischen und therapeutischen Möglichkeiten der Medizin entscheidend bereicherten, gibt es Einheitsbestrebungen mit dem Ziel, Technologie *und* Menschlichkeit in Theorie und Praxis zu „versöhnen". Naturwissenschaftlich entwickelte Technik und humanes Handeln sollen sich demnach nicht ausschließen oder eine leidvolle Kluft bilden. Beide sollen zum Wohle des kranken Menschen eingesetzt werden: „Arzttum ist eine Synthese aus beherrschter medizinischer Technik und Menschlichkeit" (zit. nach Gross 1984, S. 3660). Bock (1964) hat 1964 den „hiatus scientificus" als ein „Berufsleiden des praktischen Arztes beschrieben". Dieses Leiden des Arztes tritt ein, wenn die genannte Synthese nicht oder nicht ausreichend gelingt.

Aus den Reihen der *anthropologisch* orientierten Medizin haben sich in diesem Jahrhundert namhafte Internisten, Allgemeinmediziner, Psychiater und Psychotherapeuten um fruchtbare Ansätze im ärztlichen Denken und Handeln bemüht, die eine solche Synthese ermöglichen und fördern. Ein ganzheitliches Menschenbild und eine ihm gemäße Krankheitslehre sowie Handlungsrichtlinien zum klinischen Umgang mit dem kranken Menschen sind die Grundpfeiler anthropologisch geprägter Heilkunst. Einer der Hauptvertreter dieser Richtung, Viktor von Weizsäcker (1886–1957) sowie seine Vorgänger und Lehrer, seine Mitstreiter und seine Nachfolger sollen bei den folgenden Ausführungen im Mittelpunkt stehen (vgl. Csef, 1985, S. 238 ff.).

Drei Internisten als Wegbereiter anthropologischer Medizin

Um die historische Entwicklung anthropologisch orientierter Medizin verstehen zu können, muß auf die Pionierarbeit dreier großer Internisten hingewiesen werden, die vor und gemeinsam mit von Weizsäcker anthropologisches und psychosomatisches Denken und Handeln in die Innere Medizin einführten: es sind der Lehrer von Weizsäckers, L. Krehl, sowie G. von Bergmann und R. Siebeck. Im 1930 erschienenen 3bändigen Werk „Entstehung, Erkennung und Behandlung innerer Krankheiten", das eine Erweiterung der 13. Auflage der berühmten „Pathologischen Physiologie" darstellt, entwarf Krehl erstmals eine personenbezogene Krankheitslehre. Dort finden wir bereits die Sätze: *„Der Mensch vermag seine Krankheitsvorgänge zu gestalten durch seinen* körperlichen und seelischen, am besten gesagt *menschlichen Einfluß auf eben diese Vorgänge.* Und er ist nicht nur Objekt, sondern stets zugleich Subjekt: das ist es, was die nie sich erschöpfende Vielseitigkeit der krankhaften Vorgänge am Menschen erzeugt. Und weil der Kranke nicht nur Objekt ist, sondern stets auch Subjekt, besteht zugleich von seiner Seite eine Reaktion auf den Beobachter" (Krehl 1930, S. 8).

Die Einheit und Einmaligkeit der Person ist für Krehl „geistbetroffene leibseelische Einheit". Die Person ist integraler Faktor und bewirkt die Integration bei der Gestaltung sowohl von Gesundsein als auch Kranksein. Die neue Krankheitslehre mit dem Fundament der „Einheit der Person" führte auch zu dem berühmt gewordenen Satz von Krehls: *„Krankheiten als solche gibt es nicht, wir kennen nur kranke Menschen"* (Krehl 1930, I, S. 24).

Die fast zur gleichen Zeit durch G. von Bergmann (1932) veröffentlichte *„Funktionelle Pathologie"* stellt einen weiteren Versuch dar, integrierende und ganzheitliche Denkweisen in der Inneren Medizin zu entfalten. Für die Physiologie entwickelte von Bergmann eine ganzheitliche Neubestimmung von Begriffen wie *„Funktion"* oder etwa Regulation. Indem er für die Krankheitsentstehung *die große Bedeutung von Erlebnissen, subjektiven „Sinnsetzungen" und der „inneren Lebensgeschichte"* würdigte, begann von Bergmann bereits mit der „Einführung des Subjekts in die Medizin", die später durch von Weizsäcker insbesondere im „Gestaltkreis" endgültig vollzogen wurde. Der Nachfolger von Krehl - Richard Siebeck - hat sich besonders der *Biographie von Kranken* gewidmet und hat *Biographie, Lebensgeschichte und Lebensweg der Menschen als übergeordnete und integrierende Faktoren* in seiner Krankheitslehre betont. In seinem bekanntesten Werk „Medizin in Bewegung" (1953) können wir lesen:

„Gesundheit und Krankheit sind sinnvoll, haben eine Bedeutung für das Leben, für die Existenz, für Stellung und Leistung in der Gemeinschaft. Krankheit entwickelt sich als eine Epoche im Leben, wandelt sich, heilt oder schreitet fort und hinterläßt immer Spuren" (S. 23). - „Wie die Krankheit verläuft und was sie für das Schicksal des Kranken bedeutet, hängt nicht nur von ,der Krankheit', sondern wesentlich auch von dem Kranken, von seiner Haltung und seiner Situation im Leben ab. Jeder Kranke ,hat' nicht nur ,seine Krankheit' - *er selbst und sein Geschick ,machen'* sie. *Die Krankengeschichte ist immer zugleich eine Lebensgeschichte"* (S. 35).

Viktor von Weizsäcker als Begründer der Medizinischen Anthropologie

Die psychosomatischen Ansätze von L. Krehl, G. von Bergmann und R. Siebeck fanden im Werk V. von Weizsäckers einen überragenden Höhepunkt. Zu Recht gilt er als Begründer der Medizinischen Anthropologie und als entscheidender Wegbereiter der Psychosomatischen Medizin in Deutschland. Die Lehre vom *Gestaltkreis* darf als das „Herzstück" seines Lebenswerkes gelten, ebenso wie „*Einführung des Subjektes* in die Medizin" und das Aufzeigen des Antilogischen in allen Lebensvorgängen. Unter weitgehendem „Verzicht auf Systematik" (Zacher 1984) hat der „Problemdenker" von Weizsäcker Grundcharakteristika menschlichen Krankseins intuitiv erschaut und empirisch fundiert, die ein neues Verständnis eröffneten und heute noch völlige Gültigkeit haben: das Prinzip der „Stellvertretung", das besagt, daß *Leib und Seele einander vertreten können* und eine Überwindung des psychophysischen Parallelismus darstellt; das Äquivalenzprinzip und das Prinzip der „gegenseitigen Verborgenheit"; die große Bedeutung der „*Krise*" und der „*Wirksamkeit des ungelebten Lebens*" (vgl. Zacher 1984); die pathische Existenzweise des Subjekts und seine Abhängigkeit vom „Grund"; der Vorgang der Somatisierung und nicht zuletzt *die sinnvolle Einfügung der Krankheit in den Lebensentwurf*, die innere und äußere Lebensgeschichte.

Der ganzheitliche Grundzug anthropologischer Medizin im Sinne Viktor von Weizsäckers sei nun auf drei Ebenen dargestellt.

Der kranke Mensch und seine Krankheit

Von Weizsäcker vertrat die Auffassung, „daß die ganze Entstehung der Krankheit im Menschen *eine Weise seines Menschseins* ist, daß er seine *Krankheit* nicht nur hat, sondern auch *macht*, daß sie etwas mit seiner Wahrheit oder, um das Stichwort gleichzeitiger Philosophie zu gebrauchen, *etwas mit seiner Existenz zu tun hat*" (1950, S. 65). Es sei hier an den berühmt gewordenen Satz von Jores (1976, S. 15) erinnert, der lautet: „*Psychosomatische Krankheiten sind spezifisch menschlich*". Krank-Sein und Krank-Werden haben lebensgeschichtlich einen Sinn und sind auf dem Hintergrund des „Lebensganzen" zu verstehen. Von Weizsäcker hat zwei weitere Grundphänomene der Krankheit und des kranken Menschen betont, die insbesondere dadurch eine radikale Herausforderung bedeuteten, weil er sie für alle Krankheiten postulierte: gemeint sind die „Selbstgestaltung" der Krankheit und die Annahme, daß *Krankheiten Folgen zwischenmenschlicher Beziehungen sind*. Von Weizsäcker drückt diese wie folgt aus: „*Die Krankheit liegt zwischen den Menschen*, ist eine ihrer Verhältnisse und ihrer Begegnungsarten. Hier beginnt die anthropologische Medizin" (zit. nach von Rad 1983, S. 191).

Die überragende Bedeutung, die von Weizsäcker der *Intersubjektivität und den zwischenmenschlichen Beziehungen* bei der Entstehung von Krankheiten zuschrieb, war eine „Meisterleistung" für den Vertreter der „Allgemeinen klinischen Medizin". Er hat damit vor Jahrzehnten schon das „*Primat der Beziehung*" in das psychosomatische Denken eingeführt. Intuitiv und in umfassender phänomenologischer Wesensschau erfaßte er somit dieses anthropologische Grundphänomen für *alle* Krankheiten, insbesondere für die Innere Medizin. Er sah lange voraus, was in neuerer Zeit die psychoanalytische Psychosomatik in ihrer Zentrierung auf die „Objektbeziehungen" und die Familienpsychosomatik in der Analyse pathogener familiärer Beziehungen vollzogen. Der Schritt *vom Subjekt zur Intersubjektivität, vom Intrapsychischen zum Interpersonalen* und damit die besondere *Beachtung der zwischenmenschlichen Kommunikation* waren grundlegend für ein neues anthropologisch-integratives Krankheitsverständnis. Dieser Ansatz von Weizsäckers wurde durch seine Nachfolger entscheidend weiterentwickelt (in erster Linie durch D. Wyss, s. unten).

Die Arzt-Patient-Beziehung

„Umgang", „Gegenseitigkeit" und wechselseitiges Geben und Nehmen sind für von Weizsäcker die Grundkategoerien der Arzt-Patient-Beziehung. Der „Umgang" ist ein einheitlicher Akt wie der Gestaltkreis auf biologischer Ebene: „Jetzt sprechen wir vom therapeutischen Gestaltkreis: er umschließt den Arzt und den Patienten: er ist ein zweisamer Mensch, bipersoneller Mensch. Das ist die ‚Ganzheit' der ärztlichen Handlung, das steckt hinter der Phrase der Behandlung des ‚ganzen Menschen', daß ein therapeutischer Gestaltkreis zwischen Arzt und Patient gestaltet werde: nicht, daß der Patient Gegenstand werde, sondern daß der Patient durch Umfassung des Arztes *integriert* werde..." (von Weizsäcker u. Wyss 1957, S.110).

Eine grundlegend neue Bestimmung und gewissermaßen eine „revolutionäre Herausforderung" an jeden Arzt, bedeutet folgende neue Sicht der Arzt-Patient-Beziehung, die von Weizsäcker in der „Pathosophie" (1967, S.243) wie folgt formulierte: „In einem sehr umfassenden, im einzelnen auch sehr verschiedenen Sinne ist das Verhältnis von Arzt und Patient sozusagen ein Teil der Krankheit selbst und so auch der Lehre von den Krankheiten geworden. Im Lichte dieses Satzes ist auch ... die Begegnung in der Sprechstunde und bei der Visite nun ein Teil der Pathologie selbst." *Jede Begegnung von Arzt und Patient gestaltet die Krankheit,* die therapeutische Beziehung wird selbst zum wesentlichen Teil der Krankheit. Diese vor etwa 30 Jahren entwickelte neue Wesensbestimmung der Arzt-Patient-Beziehung hat für die Praxis der Psychosomatik entscheidende Bedeutung gewonnen und wird heute besonders in der an Balint orientierten Psychosomatik und in der in Balint-Gruppen geübten Beziehungsdiagnostik wirkungsvoll verwendet. Die Bedeutung des „Krankheitsangebotes", der Antwort des Arztes auf dasselbe sowie den großen Einfluß des Arztes auf die sog. unorganisierte Krankheit und die weitere Gestaltung des Krankheitsverlaufes haben Balint (1957), Wesiack (1974, 1980) und Knöpfel (1981) deutlich aufgezeigt.

Wissenschaftliche Forschung und das Methodenproblem

Dem ärztlichen Forscher legt von Weizsäcker folgende Einleitungssätze aus seinem Werk „Der Gestalt-Kreis" ans Herz: „Um Lebendes zu erforschen, muß man sich am Leben beteiligen. Man kann zwar den Versuch machen, Lebendes aus Nichtlebendem abzuleiten, aber dieses Unternehmen ist bisher mißlungen. Man kann auch anstreben, das eigene Leben in der Wissenschaft zu verleugnen, aber dabei läuft eine Selbsttäuschung unter" (1973, S.3).

Diese leidenschaftliche Forderung von Weizsäckers nach der Beteiligung des Forschers am Leben und der Einbeziehung des eigenen Lebens ist eine radikale Antithese zum Ideal der Objektivität der Naturwissenschaften. Für von Weizsäcker ist der Untersucher oder Beobachter selbst konstitutiver Teil jeden Experimentes. Die durch die Aufklärung und Descartes eingeführte *Trennung von Subjekt und Objekt muß überwunden werden.* Dies bedeutet ein hohes Maß an Integration. Im Gestaltkreis ist dies gelungen – es ist die „Anerkennung des Subjektes im Objekt". Der Mitarbeiter und Schüler von Weizsäckers P. Christian drückte dies in klaren Worten wie folgt aus: *„Der Arzt ist im Verhältnis zum Kranken nicht nur ein wissender und wissenwollender Partner, sondern zugleich der anteilnehmende und helfende Mitmensch. Was der wissende Forscher durch seine objektivierende, erkennende Bewußtseinshaltung notwendig in die Isolierung, Objektivierung und Abstraktion hineintreibt, muß derselbe Arzt als helfender und anteilnehmender Partner aus der Abstraktion wieder zurücknehmen"* (Christian 1952, S. 8). Das Wort „derselbe" ist im Originaltext hervorgehoben: es muß derselbe Arzt sein, der hier „objektiviert" und dort emotional-anteilnehmend das Subjekt voll zur Geltung kommen läßt.

Die im Gestaltkreis auf der Ebene der biologischen Akte, wie z. B. dem Tastakt, beschriebene Einheit von Wahrnehmen und Bewegen erscheint in der forschenden Arzt-Patient-Beziehung als „Umgang". Forschung auf dem Gebiet der psychosomatischen Medizin ist aus anthropologischer Sicht ohne persönliche Begegnung nicht möglich, sie erfordert „Umgang". Dieser ist ein dialektischer und antithetischer Kreisprozeß. Der psychosomatische Forscher bewegt sich zwischen naturwissenschaftlichem „Erklären" und lebensgeschichtlichem „Verstehen" des kranken Menschen und seiner Krankheit. Engelhardt (1975) hat diesen dialektischen Prozeß „Vergegenständlichen und Teilnehmen" genannt. Christian (1975) spricht von einer „komplementären Methodik", die aus zwei Erkenntnisreihen – einer somatischen und einer psychodynamisch-psychologischen – ein einheitliches Ergebnis integriert. Dieses habe den „psychophysischen Dualismus zu transzendieren". Der Weizsäcker-Mitarbeiter D. Wyss (s. unten) versteht den Weg des Forschers als „diagnostisch-therapeutischen Zirkel" (1982), eine Fortführung des Gestaltkreiskonzeptes. In der persönlichen Begegnung mit dem Kranken erscheinen die dialektisch aufeinander bezogenen und antilogisch entgegengesetzten Pole als Erkennen, Durchschauen und Objektivieren einerseits und emotionales Anteilnehmen, Zuwendung, Annehmen und Lieben andererseits. Wyss nennt diese lebendige Bewegung eine „Fluktuation zwischen Erkennen und Lieben". Diese integrierende Leistung ist vom Forscher selbst zu vollbringen. Sie läßt sich nicht an einen „Spezialisten" der jeweiligen Methode delegieren. In dem anthropologischen Verständnis von Forschung ist *Methodenintegration* weit mehr als *Methodenpluralismus.* Integration ist der dem Gestaltkreis vergleichbare Prozeß, der im Durchgang Einheit konstituiert.

Anthropologisch orientierte und ganzheitliche Medizin in den letzten Jahrzehnten

Aus der anthropologischen Psychiatrie und Psychotherapie kamen durch von Gebsattel (1954, 1962), Zutt (1963) und Buytendijk (1967) wichtige Beiträge zu einem ganzheitlichen Verständnis des kranken Menschen. Der Internist A. Jores untersuchte *das „spezifisch Menschliche" der Krankheiten* und ihre Bedingungen auf dem ganzheitlichen Hintergrund eines verfehlten Lebensstiles, eines „falsch" gelebten Lebens (vgl. „ungelebtes Leben" bei von Weizsäcker) oder einer gestörten Lebensentfaltung (Jores 1967) und mangelnder Selbstverwirklichung. Aus der sog. „Heidelberger Psychosomatischen Schule" gingen als ehemalige Mitarbeiter oder Nachfolger von Weizsäckers zahlreiche Ärzte hervor, die sein Erbe und eine „lebendige Medizinische Anthropologie" weiter getragen und entwickelt haben (z. B. W. Kütemeyer, W. Jacob, H. Plügge, P. Christian, D. Wyss). Ebenfalls aus der anthropologischen Tradition stammen W. Bräutigam, M. von Rad und P. Hahn, die sich in ihrer weiteren Entwicklung mehr der psychoanalytischen Psychosomatik zugewandt haben.

Eine konsequente Weiterentwicklung des Werkes von Weizsäckers und zugleich ein fruchtbarer Neuentwurf erfolgte durch dessen ehemaligen Mitarbeiter D. Wyss, der die Grundauffassungen von Weizsäckers, daß die *Krankheit zwischen den Menschen liegt und daß die Arzt-Patient-Beziehung selbst ein Teil der Krankheit* ist, als wesentliches Fundament anthropologischer Krankheitslehre beibehielt. Diese bedeutsamen intersubjektiven Aspekte vereinigte er mit seinen eigenen Untersuchungen zur menschlichen Kommunikation zu einem ganzheitlichen Konzept (Wyss 1976, 1979, 1982). Er stellt darin menschliches Kranksein als „Kommunikationsstörung" dar und faßt Krankheit als Dekompensation einseitiger oder eingeschränkter Kommunikation auf. Bei psychosomatischen Krankheiten findet z. B. nach Wyss die Dekompensation in der Struktur „Leib" statt - „der Leib leidet" - während bei Angst- und Zwangsneurosen Mißverhältnisse in den Kommunikationsstrukturen „Raum" (Lebensraum, Orientierung, Ordnung) und „Zeit" von großer Bedeutung sind. Das Verständnis jeder Krankheit eröffnet sich bei Wyss durch die Betrachtung der *heterogen und antilogisch strukturierten Ganzheit der Kommunikation,* sowohl in ihren Einschränkungen als auch in ihren Möglichkeiten.

Von Uexküll (1963, 1979, 1981) und Wesiack (1974, 1980) erarbeiteten eine ganzheitliche Krankheitslehre, die als *„Integrierte Psychosomatik"* grundlegende Gemeinsamkeiten mit der Medizin anthropologischer Prägung hat. Ihr Modell vom *„Funktionskreis"* und vom *„Situationskreis"* ist dem Gestaltkreis von Weizsäckers sehr verwandt.

Die „Daseinanalytische Medizin", die in erster Linie von Boss, Condrau, Hicklin und Blankenburg vertreten wird, verfügt ebenfalls über ein umfassendes und ganzheitliches Menschenbild. Hier werden grundsätzlich alle *Krankheiten als Einschränkung von Beziehungsmöglichkeiten, Freiheit und Offenheit* charakterisiert.

Ganzheitliche Orientierung des Hausarztes – eine Hoffnung der Patienten

Der Bemühung um eine ganzheitliche Medizin, die insbesondere den Hausarzt zum fachkundigen und hilfreichen „Partner" des kranken Menschen befähigt, fühlen sich alle Autoren verpflichtet, die an diesem Buch mitgewirkt haben. Sie sind Vertreter verschiedenster Fachdisziplinen und Richtungen, doch dieses gemeinsame Anliegen vereinigt sie. Das anthropologische Denken und Handeln wurde in seiner praktischen Anwendung für den Hausarzt insbesondere von Sturm (1983), Hartmann (1973, 1975, 1984), Engelhardt (1971) und Schäfer (1979) in ausführlichen Monographien dargelegt.

Bereits dieser kurze und unvollständige Überblick mag deutlich machen, wieviele Ärzte und Wissenschaftler es sich zur Aufgabe gemacht haben, eine ganzheitliche Medizin zu fördern. Ganzheitliches Denken und Handeln des Arztes bedeutet: die naturwissenschaftlichen und technischen Möglichkeiten der Medizin in den Dienst des kranken Menschen zu stellen, wobei der Arzt die Technik beherrscht und nicht umgekehrt die Technik Arzt und Patient; die Individualität und Subjektivität des Kranken anzuerkennen; den Patienten als Person in ihrer durchaus widersprüchlich und konflikthaft erscheinenden Ganzheit auf dem biographischen (lebensgeschichtlichen) Hintergrund zu verstehen. Dies impliziert, daß der Arzt menschlicher Partner des leidenden Kranken sein darf und soll.

Träger dieser „patientenzentrierten Medizin" (Balint 1957; Engelhardt 1971; Sturm 1983) ist in den meisten Fällen der Hausarzt. Gerade ihnen legte der Internist R. Gross bei einem Festvortrag ans Herz: „Dazu müssen wir uns den noch durchaus positivistischen Einstellungen widersetzen, die in den Ärzten die ‚neuen Magier' sehen, oder, wie McKeown es formulierte: ‚Die neue Priesterschaft kommt aus dem Laboratorium.' Die Mittel dagegen heißen Humanität, heißen zwischenmenschliche Beziehungen" (Gross 1984, S. 3662). Der Hausarzt vermag jene Bedürfnisse nach Zuwendung und ganzheitlichem Verständnis beim Patienten zu befriedigen, die diese „neue Priesterschaft" oft nicht zu erfüllen vermag. Hierin liegt die große Bedeutung des Praktikers, daß er sich um den „ganzen Menschen" kümmert und damit ein ergänzendes Gegengewicht zur durch Technologie und Apparate geprägten Medizin darstellt. In seiner integrierenden Funktion und seinem ganzheitlichen Wirken liegen die Hoffnungen der Patienten.

Literatur

Balint M (1957) Der Arzt, sein Patient und die Krankheit. Klett, Stuttgart
Bergmann G von (1932) Funktionelle Pathologie. Springer Berlin
Blankenburg W (1968) Psychosomatische und psychotherapeutische Strömungen in der Medizin unserer Zeit. Hippokrates, Stuttgart, S 10
Bock HE (1964) zit. nach Gross R (1984), S 3660
Boss M (1954) Einführung in die psychosomatische Medizin. Huber, Bern
Boss M (1956) Körperliches Kranksein als Folge seelischer Gleichgewichtsstörungen. Huber, Bern
Boss M (1971) Grundriß der Medizin. Huber, Bern
Boss M (1978) Praxis der Psychosomatik. Krankheit und Lebensschicksal. Benteli, Bern

Boss, Condrau G, Hicklin A (1977) Leiben und Leben. Beiträge zur Psychosomatik und Psychotherapie. Benteli, Bern

Bräutigam W (Hrsg) (1980) Medizinisch-psychologische Anthropologie. Wissenschaftliche Buchgesellschaft, Darmstadt

Bräutigam W, Christian P (1981) Psychosomatische Medizin, 3. Aufl. Thieme, Stuttgart New York

Buytendijk FJJ (1967) Prolegomena einer anthropologischen Physiologie. Otto Müller, Salzburg

Capra F (1982) Wendezeit. Bausteine für ein neues Weltbild. Scherz, Bern München Wien

Christian P (1962) Das Personenverständnis im modernen medizinischen Denken. Mohr, Tübingen

Christian P (1975) Grundlagen der Psychosomatik. Z Klin Psychol Psychother 23: 303–308

Condrau G (1979) Daseinsanalytische „Psychosomatik". In: Hahn P (Hrsg) Die Psychologie des 20. Jahrhunderts, Bd IX: Ergebnisse für die Medizin (1): Psychosomatik. Kindler, Zürich, S 199–210

Csef H (1985) Integrierte Psychosomatik bei Vertretern der Medizinischen Anthropologie. Nervenheilkunde 4: 238–242

Engelhardt K (1971) Der Patient in seiner Krankheit. Thieme, Stuttgart

Engelhardt K (1975) Vergegenständlichen und Teilnehmen. Z Klin Psychol Psychother 23: 294–302

Federlin K, Fleischer K, Lasch HG, Pia HW, Voßschulte D (1982) Braucht die Medizin ein neues Bild vom Menschen? Dtsch Ärztebl 79: 75–83

Gebsattel VE van (1954) Prolegomena einer medizinischen Anthropologie. Springer, Berlin Göttingen Heidelberg

Gebsattel VE van (1962) Die Bedeutung der Psychotherapie für das Selbstverständnis der modernen Medizin. Hippokrates, Stuttgart, S 33

Gross R (1984) Der Arzt zwischen Technologie und Ethik. Dtsch Ärztebl 81: 3660–3666

Hahn P (Hrsg) (1983) Psychosomatik Bd. 1 u. 2. In: Kindlers „Psychologie des 20. Jahrhunderts". Beltz, Weinheim Basel

Hartmann F (1973) Ärztliche Anthropologie. Das Problem des Menschen in der Medizin der Neuzeit. Schünemann, Bremen

Hartmann F (1975) Medizin in Bewegung. Arzt im Umgang. Vandenhoeck & Ruprecht, Göttingen

Hartmann F (1977) Ärztliche Antworten auf elementare menschliche Leidensverfassungen. Therapiewoche 27: 6919–6933

Hartmann F (1984) Patient, Arzt und Medizin. Beiträge zur ärztlichen Anthropologie. Vandenhoeck & Ruprecht, Göttingen

Hicklin A (1982) Begegnung und Beziehung. Ein Versuch zu umschreiben, was Frei-sein in Beziehungen sein könnte. Benteli, Bern

Jacob W (1978) Kranksein und Krankheit. Anthropologische Grundlagen einer Theorie der Medizin. Hüthig, Heidelberg

Jores A (1956) Der Mensch und seine Krankheit. Klett, Stuttgart

Jores A (1960) Fortschritte der Psychosomatischen Medizin. Karger, Basel München Paris New York

Jores A (1967) Gestörte Entfaltung als pathogenetisches Prinzip. Verh Dtsch Ges Inn Med 73: 10–16

Jores A (1969) Um eine Medizin von Morgen. Beiträge zur ärztlichen Besinnung auf den ganzen Menschen. Huber, Bern Stuttgart

Jores A (1976) Psychosomatische Krankheiten in anthropologischer Sicht. In: Jores A (Hrsg) Praktische Psychosomatik. Huber, Bern Stuttgart Wien, S 14–38

Knöpfel H-K (1981) Die unorganisierte Krankheit. Jahrb Psychoanal 13: 288–300

Krehl L (1930) Entstehung, Erkennung, Behandlung innerer Krankheiten, Bd 1. Vogel, Leipzig
Kütemeyer W (1977) Anthropologische Medizin. Oder: Die Entstehung einer neuen Wissenschaft. Med Diss, Heidelberg
Kuhn TS (1967) Die Struktur wissenschaftlicher Revolutionen. Suhrkamp, Frankfurt
Kuhn TS (1977) Die Entstehung des Neuen. Studien zur Struktur der Wissenschaftsgeschichte. Suhrkamp, Frankfurt
Milz H (1985) Ganzheitliche Medizin. Neue Wege zur Gesundheit. Mit einem Vorwort von Fritjof Capra. Athenäum, Königstein
Milz H, Gassmann A (1985) Suche nach einem zeitgemäßen Verständnis ganzheitlicher Medizin. Dtsch Ärztebl 82: 3587-3591
Plügge H (1962) Wohlbefinden und Mißbefinden. Niemeyer, Tübingen
Rad M von (1962) Krankheit als psychosomatisches Problem. In: Rad M von (Hrsg) Anthropologie als Thema von psychosomatischer Medizin und Theologie. Kohlhammer, Stuttgart Berlin Köln Mainz, S 9-45
Rad M von (1983) Gestaltkreis und Medizinische Anthropologie. Das Erbe Viktor von Weizsäckers. In: Hahn P (Hrsg) Kindlers „Psychologie des 20. Jahrhunderts". Psychosomatik Bd 1. Beltz, Weinheim Basel, S 186-194
Siebeck R (1953) Medizin in Bewegung. Klinische Erkenntnisse und ärztliche Aufgabe, 2. Aufl. Thieme, Stuttgart
Schäfer H (1979) Plädoyer für eine neue Medizin. Piper, München
Sturm E (1983) Renaissance des Hausarztes. Konzept für eine wissenschaftliche Grundlegung hausärztlicher Tätigkeit und für eine Wissenschaft vom Patienten. Springer, Berlin Heidelberg New York Tokyo
Uexküll T von (1963) Grundfragen der psychosomatischen Medizin. Rowohlt, Reinbek
Uexküll T von (Hrsg) (1979) Lehrbuch der psychosomatischen Medizin. Urban & Schwarzenberg, München Wien Baltimore
Uexküll T von (Hrsg) (1981) Integrierte Psychosomatik. Modelle in Praxis und Klinik. Schattauer, Stuttgart New York
Weizsäcker V von (1940) Der Gestaltkreis. Theorie der Einheit von Wahrnehmen und Bewegen. Thieme, Leipzig (zit. nach: stw 18 Frankfurt: Suhrkamp 1973)
Weizsäcker V von (1950) Diesseits und Jenseits der Medizin. Köhler, Stuttgart
Weizsäcker V von (1951) Der kranke Mensch. Eine Einführung in die Medizinische Anthropologie. Köhler, Stuttgart
Weizsäcker V von (1967) Pathosophie, 2. Aufl. Vandenhoeck & Ruprecht, Göttingen
Weizsäcker V von, Wyss D (1957) Zwischen Medizin und Philosophie. Vandenhoeck & Ruprecht, Göttingen
Wesiack W (1974) Grundzüge der psychosomatischen Medizin. C. H. Beck'sche Verlagsbuchhandlung, München
Wesiack W (1980) Psychoanalyse und praktische Medizin. Grundzüge der Neurosenlehre, Psychotherapie und Psychosomatischen Medizin. Klett-Cotta, Stuttgart
Wyss D (1960) Person und Begegnung in der Anthropologie Viktor von Weizsäckers. In: Sborowitz A (Hrsg) Der leidende Mensch. Personale Psychotherapie in anthropologischer Sicht. Diederichs, Düsseldorf Köln, S 238-258
Wyss D (1976) Mitteilung und Antwort. Untersuchungen zur Biologie, Psychologie und Psychopathologie von Kommunikation. Vandenhoeck & Ruprecht, Göttingen
Wyss D, Gerich L (1979) Die Konzeption psychosomatischer Erkrankungen in der Anthropologischen Medizin („Integrative Psychotherapie"). In: Hahn P (Hrsg) Die Psychologie des 20. Jahrhunderts, Bd IX. Kindler, Zürich, S 191-198
Wyss D et al. (1982) Der Kranke als Partner. Lehrbuch der anthropologisch-integrativen Psychotherapie, Bd I u. II. Vandenhoeck & Ruprecht, Göttingen

Zacher A (1978) Der Krankheitsbegriff bei Viktor von Weizsäcker. Anthropologie des kranken Menschen. Med Diss, Würzburg

Zacher A (1984) Anthropologische Medizin im Wandel. Von Viktor von Weizsäcker zu Dieter Wyss. Nervenarzt 55: 598–603

Zutt J (1963) Auf dem Wege zu einer anthropologischen Psychiatrie. Gesammelte Aufsätze. Springer, Berlin Göttingen Heidelberg

3 Leitlinien für eine allgemeine Lehre vom kranken Menschen

> Wir stehen ja an einem Ort, einer Strecke oder Biegung des Menschenweges, zu dessen Kennzeichen auch das gehört, daß wir über den Menschen nichts mehr wissen, weil wir uns zuviel mit ihm beschäftigt haben, weil zuviel Material über ihn vorliegt, weil eine Anthropologie, eine Kunde vom Menschen, einen Mut zur Vereinfachung voraussetzt, den wir nicht aufbringen. So wie die erfolgreichsten und modernsten theologischen Systeme dieser Zeit nichts so sehr betonen als die völlige Unmöglichkeit irgendeines Wissens über Gott, so hütet sich unsere Menschenkunde ängstlich, über das Wesen des Menschen irgend etwas wissen und aussagen zu wollen.
>
> Hermann Hesse

3.1 Im Kampf um das Menschenbild[1]
A. Portmann †

Jahrhundertelang hat sich der Okzident von einem Menschenbild leiten lassen, das trotz starker innerer Spannung und Kämpfe doch für eine gewaltige Majorität der abendländischen Menschen recht einheitlich war: Ich denke an das Menschenbild, das seit dem 12., 13. Jahrhundert aus altorientalischem, griechischem und christlichem Denken und Glauben zu einer relativen Harmonie geformt worden ist.

Der gewaltige Eindruck von anderen Ansichten über den Menschen, der indischen, der fernöstlichen, die seit der Wende des 17. zum 18. Jahrhundert vordringen – die außerordentliche Entzauberung der Welt durch die Naturforschung und nicht zuletzt die soziale Umschichtung der „Gebildeten" seit der Mitte des 19. Jahrhunderts – alles das hat die relative und stets prekäre Harmonie des okzidentalen Menschenbildes völlig erschüttert und an deren Stelle eine Vielzahl sich bekämpfender Bilder gesetzt: Auffassungen vom Menschen, von denen manche seither zu dogmatischer Macht aufgestiegen sind.

Doch nicht dieses Chaos will ich darstellen. Ich möchte von der Position berichten, welche die Lebensforschung des letzten Jahrzehntes im Kampf um die Auffassung vom Menschen bezogen hat.

Der biologische Beitrag zum Bilde des Menschen steigert in eigenartiger Weise die Spannung, in der wir unser humanes Wesen erleben müssen. Denn die Lebensforschung hebt auf der einen Seite in kaum erst geahntem Umfang die verborgene Übereinstimmung hervor, die unsere humane Daseinsform in allem Lebenden zur Einheit des Vitalen verbindet – auf der andern Seite aber weist dieselbe Biologie in unerwarteter Deutlichkeit hin auf die Eigenständigkeit der menschlichen Existenz.

---
[1] Nachdruck aus: Reclam Universal-Bibliothek Nr. 8893, S. 64–73.

Ordnungsfaktoren in den Lebensvorgängen

Der am meisten beachtete Beitrag des biologischen Forschers zum kommenden Bilde des Menschen ist der Nachweis der Ordnungsfaktoren in den bewußtlos ablaufenden Lebensvorgängen. Wer mit dem Naturgeschehen vertraut war, hat seit jeher diese Ordnung staunend erlebt. Es ist aber doch erst der Biologie unserer Zeit vorbehalten gewesen, bis in feinste Einzelheiten das Wirken der gleichen Stoffe bei Tier und Mensch zu zeigen, ja viele dieser Ordnungweisen für alle Lebensformen überhaupt am Werke zu erweisen. Ich denke etwa an die Wirkung von Fermenten, an die der Erbfaktoren im Zellkern, an die Sexualphänomene bei Pflanzen und Tieren.

Der Einblick in diese bewußtlos schaffenden Ordnungsweisen hat die Trennung von psychischem und physischem Geschehen als unzulängliche Sonderung erwiesen. Die Erforschung der Verhaltensweisen, die wir „instinktiv" nennen, zeigt uns, daß erbliche nervöse und hormonale Strukturen das Verhalten genauso regeln können, wie sie die Ausbildung der sichtbaren Organe des Leibes regeln. Diese psychischen Strukturen stehen in intensiver Wechselwirkung mit allen Organen einer ganzen Lebensform. Wenn heute so viel von psychosomatischer Medizin die Rede ist, so liegt darin die Anerkennung dieser Wechselwirkung. Die Entdeckung der Rolle des unbewußten und kaum bewußten Seelenlebens in menschlichem Handeln hat ganz besonders durch das Für und Wider um die Psychoanalyse die weitere Öffentlichkeit erregt.

Die einseitige Beachtung des unbewußten Schaffens birgt aber eine große Gefahr: sie fördert eine Entwertung des Bewußtseins und seiner Rolle im menschlichen Leben. Hat doch das Staunen vor der Größe unbewußter Ordnungen etwa im künstlerischen Schaffen zur Ansicht geführt, daß die unbewußten Vorgänge allein das Kunstwerk erzeugen. So sind uns alle möglichen Prozeduren des Stammelns, der Hypnose, der Automatie als Rezepte angepriesen worden. Ohne die methodischen Möglichkeiten solcher Technik unbewußter Arbeit verkennen zu wollen, ja gerade in der Anerkennung der unbewußten Ursprünge des schöpferischen Gestaltens, muß doch das ausschließliche Geltenlassen des bewußtlosen Formens abgelehnt werden. Solche Tendenzen sind wohl eine zwangsläufige Reaktion auf die krasse Überbewertung verstandesmäßiger Komponenten des künstlerischen Schaffens; doch ein Hinüberschwingen zur gegenteiligen Übertreibung führt nicht zu einem vollen menschlichen Schaffen, das dem Optimum unserer Möglichkeiten entspräche.

Es entspricht der Entwertung des bewußten Schaffens, daß die Kulturschöpfung, als ein Werk des Verstandes taxiert, oft genug nur noch als Maskierung, als die Tarnung von Trieben gesehen worden ist, wobei im Augenblick für uns gleichgültig ist, ob man dem Macht-, dem Nähr- oder dem Sexualtrieb die führende Rolle zuordnet. Diese Lehren haben mit der Auffassung aller geistigen Werte als des ideologischen Überbaues eines viel elementareren Trieblebens die wirksamsten Bündnisse geschlossen. Dieser Ideologieverdacht, der mit Hilfe des logischen Denkens und des bewußten Schaffens den Wert dieses selben Geistesschaffens zu entthronen sucht, ist ein seltsam selbstmörderisches Anliegen vieler Intellektueller der letzten Jahrzehnte gewesen. Solche Bestrebungen haben sich auch der biologischen Rechtfertigung in einem Maße bedient, daß es heute geradezu eine Aufgabe der Biologie geworden ist, die Irrtümer sichtbar zu machen und auf die Eigenart des Humanen von biologischer Seite aus hinzuweisen. Das führt uns zu der unerwarteten Leistung der Lebensforschung unserer Zeit: zum Nachweis der Eigenart des Humanen, der in jüngster Zeit durch Forscher sehr verschiedener Denkart und Arbeitsweise gleichermaßen gefördert worden ist!

Vor wenigen Jahrzehnten noch wäre eine solche Betonung der humanen Sonderart als eine Parteinahme im Streit um das Ursprungsproblem gewertet worden und hätte sogleich eine Stimmung des Kulturkampf unseligen Angedenkens heraufbeschworen. Heute liegen die Dinge anders. Wir wissen, daß gerade die Annahme der Evolutionslehre im Lichte der modernen Genetik einerseits die Notwendigkeit der Darwinschen Grundidee zeigt, andererseits aber auch das eigentliche Ursprungsgeschehen nach Art sowohl als nach Umfang als besonders geheimnisvoll, ja wissenschaftlich unfaßbar erweist. Es dringt heute in der wissenschaftlichen Biologie die Idee durch, daß die Ursprungsfrage den Rahmen der rein wissenschaftlichen Aussagen sprengt. Die verborgenen Wandlungen sind groß, und auf diesem Boden wächst ein neuer biologischer Beitrag zum Menschenbild, welches unsere humane Sonderart in ihrer Einzigkeit und Größe erkennen läßt.

Gesellschaft und Tradition garantieren die menschliche Existenz

Unter den Ergebnissen dieser neuen Auffassung stellen wir für diesmal die Tatsache voran, die besonders paradox erscheinen mag, daß nämlich die „natürliche" Wesensart des Menschen „historisch", geschichtlich ist. Wir sind primär sozial als Erben höherer Säugerart. Der ungesellige Mensch ist nicht lebensfähig; auch ein Robinson braucht zumindest einen Schiffbruch und das damit gelieferte Strandgut zum menschlichen Leben. Alle Robinsonaden liefern ihm dieses Existenzminimum, das die Gesellschaft und ihre Tradition repräsentiert.

Mit diesem primären Säugetiererbe des Soziallebens ist uns eine gewaltige Last natürlicher Triebe mitgegeben, die alle, im Gegensatz zu der festen Ordnung im höheren Tierleben, relativ verfügungsfrei, relativ ungeformt, zu vielseitigem Abfließen bereit in uns wirksam sind. Da sind die Bedürfnisse der Über- und Unterordnung, der innere Zwang zu Einordnung in Hierarchien, aber auch der zur Beherrschung anderer Artgenossen. Da ist die Macht des Sexualdranges, da ist vor allem auch die stark nachwirkende Macht der Mutter-Kind-Bindung. Die geringe instinktive Fixierung der meisten dieser Triebe ist ein humanes Kennzeichen – ein Merkmal, das die Zone der Konflikte bezeichnet, aber auch bereits auf das andere bedeutsame humane Merkmal, auf das Moment der Freiheit, hinweist. Alle diese Triebe sind „natürliche" Zustände, die wir in jedem höheren Tierleben, nur viel klarer fixiert und gebunden, am Werk sehen.

Künstliche Lebensformen

Wie anders ist das Bild, wenn wir nun die Formen ansehen, in denen dieses Triebleben beim Menschen seine Regelung erfährt! Die Formen, durch welche die menschlichen Gruppen die triebhaften Naturgegebenheiten ordnen, sind ohne jede Ausnahme „künstlich". Ich wähle dieses Wort, um die Naturferne zu betonen, und hoffe, daß ein Wort, in dem das große Wort Kunst enthalten ist, nicht als eine Abwertung im Vergleich mit dem „Natürlichen" aufgefaßt werden kann. Diese „natürliche Künstlichkeit" unserer Kulturformen kann nicht klar genug gesehen, die uns damit gestellte Aufgabe nicht hoch genug eingeschätzt werden. Weder der Bau einer Sprache noch die Struktur von Familie und Ehe, die Organisation der politischen Gruppen, die Ordnung des Geschlechtslebens –nicht eine einzige dieser sozialen Strukturen ist in ihrer Gestalt naturgegeben; keine, aber auch wirklich keine läßt sich durch Argumente aus ihrer animalen Sphäre in ihrer Form rechtfertigen und begründen. Es ist eine der folgenschwersten Einsichten der gegenwärtigen Anthropologie, daß alle Gestaltungen des sozialen Lebens, von der Sprache bis zur Staatsbildung, von der Ordnung des Geschlechtsverhältnisses bis zur Aufzucht des Nachwuchses, dem Bereich der Entscheidung angehören.

An diesen Einsichten haben die tierpsychologischen Arbeiten an höheren Tieren und die ethnologische Forschung zusammengewirkt. Die ethnologische Arbeit hat die verwirrende Fülle und die Künstlichkeit aller Formen des Soziallebens beim Menschen gezeigt; die Tierpsychologie hilft uns zu einer klaren Einsicht in die natürlichen Triebgrundlagen, die alle eine extrahumane Verbreitung haben.

Der Bereich der Entscheidung im Feld des Humanen – damit ist die Tatsache der Freiheit in ihrer Größe und Schwere vor uns! Freiheit begegnet uns hier in einem Zusammenhang, in dem man sich allzusehr gewöhnt hat, leichthin nur von naturgegebenen Bindungen zu sprechen und damit die merkwürdigsten Entscheidungen zu rechtfertigen.

Was hat biologische Arbeit mit solcher Feststellung von Freiheit zu tun? Die Lebensforschung hat vor allem gezeigt, daß eine bis ins einzelne gehende Entsprechung zwischen den biologisch faßbaren Eigenheiten der menschlichen Entwicklungsweise und den besonderen Kennzeichen der menschlichen Daseinsform besteht. Jeder Eigenart unserer humanen Daseinsform ordnen sich besondere Züge der Individualentwicklung zu, sowohl der vorgeburtlichen wie der in den ersten Lebensjahren ablaufenden Phasen.

Verschränkung von Naturtrieb und Domestikation

Bedenken wir nur das eine seltsame Faktum: daß drei so verschiedene Züge des Humanen wie das Stehen, Sprechen, Denken in der gleichen Entwicklungsperiode, im gleichen Zusammenspiel von Reifen und Lernen, im gleichen Kontakt mit der Sozialwelt erworben werden, im Gegensatz zu den erblichen Instinktweisen des Verhaltens bei allen höheren Tieren, die alle im Mutterkörper ohne Sozialkontakt, ohne Lernen heranreifen.

So ist es denn verständlich, daß der Erwerb einer Sprache ebensosehr ein Natur- wie ein Kulturvorgang ist und daß gerade in ihm die Bindung an natürliche Regeln der Lauterzeugung und die Freiheit im Erwerb der jeweiligen Sonderart einer besonderen historischen Sprache sichdrastisch zeigt. So wie die Übernahme des Traditionsgutes der Sprache in jeder Generation von einer neuen Ebene, eben dem besonderen Niveau der Umwelt aus erfolgt und damit historische Einmaligkeit in sich birgt, so ist auch die Formung der übrigen Sozialgestalten in jeder Generation neu, einmalig, echt historisch. So zeitlos uns auch die Naturtriebe gegeben sind, so zeitgebunden sind alle Formen, alle Sozialgestalten, mit denen wir die Bannung dieser Triebmächte, deren Domestikation, von einer Generation zur anderen neu versuchen.

Die Eigenart, die Einzigartigkeit dieser Verschränkung von Naturtrieb und geschichtlicher Domestikationsgestaltung kann nicht bedeutungsvoll genug angesehen werden. Daß die Ausdehnung unserer ganzen Entwicklung über etwa zwanzig Lebensjahre hin in eingem Zusammenhang mit der gewaltigen Fülle des aufzunehmenden Traditionsgutes steht und daß die Phasen der Entwicklung in ihren naturhaften Faktoren auf die Notwendigkeiten eines Daseins mit Kultur abgestimmt erscheinen, das alles wird von der Biologie wie von der Psychologie immer deutlicher gesehen. Es mag befremden, wenn hier von biologischer Seite eine Erscheinung wie die Familie als künstlich bezeichnet wird. Und doch ist das eine nicht genügend beachtete Konsequenz alles gesicherten Wissens. Das Tierleben zeigt uns keine Grundlage für unsere vielerlei humanen Familientypen – die Ethnologie dagegen demonstriert die Freiheit der Entscheidung von Gruppe zu Gruppe in Form von historisch entstehenden Konventionen.

Wir müssen es aufgeben, unseren Kampf um Erhaltung von Familiensinn, um das Prinzip der Einehe und andere Einrichtungen unserer Gesellschaft mit irgendeinem Anschein von Natürlichkeit zu motivieren. Der humanen Natur zugeordnet, für uns einzig natürlich ist die Notwendigkeit zur regelnden Entscheidung, zur konventionellen Satzung. *Human ist die Freiheit zur Wahl.* Mit dieser Freiheit zur Wahl gewinnt auch das Bewußtsein seinen Platz im menschlichen Verhalten, seine natürliche Position als das uns naturgegebene Instrument für Einsicht und Entscheidung.

Kampf um die Freiheit der Kulturform

Die Freiheit der Entscheidung für die Wahl, für die Bestimmung der Form, durch die wir unsere Triebmächte bändigen und zu führen trachten – diese Freiheit zur Findung sozialer Formen fordert aber zu ihrer Entfaltung freie Objektivität der Orientierung, ungehinderte Entfaltung des Wissens, der Information und der Meinungsbildung.

Jede unserer sozialen Lösungen ist historisch und zeitbedingt, daher grundsätzlich als überwindbar und fragwürdig zu bezeichnen – fragwürdig im ernstesten Sinne dieses großen zwiespältigen Ausdruckes! Jeder unserer Versuche ist prinzipiell der künftigen Findung einer besonderen Lösung oder der Einsicht in die Richtigkeit einer früheren Ansicht ausgesetzt. Aus diesem Grunde wird der Kampf um das Menschenbild stets im Zeichen der Freiheit geführt werden müssen; er kann nur in diesem Zeichen sinnvoll geführt werden. Wir werden jede Fixierung ablehnen müssen, wenn sie den absoluten Anspruch auf Richtigkeit erhebt und zum Dogma erstarrt. Diese Ablehnung gilt mit derselben Schärfe der dogmatischen Erstarrung, die von religiösen Glaubensformen gewissen sozialen Strukturen auferlegt wird - wie den ebenso dogmatischen Versuchen der Fixierung, die von politischen Glaubensformen heute erstrebt und verwirklicht werden.

In diesem Kampf um die Freiheit der Kulturform ist heute ein entscheidender Augenblick eingetreten, der allen geistig Schaffenden bewußt werden muß: Entweder lassen die geistig Schaffenden sich und ihre Sozialformen zu Werkzeugen erniedrigen, die nur noch der Bildung von Geistestechnikern im totalen Staatsbetrieb dienen, die nur noch Funktionsträger für intellektuelle Leistungen sind, für Aufgaben, deren Art und Umfang von der Planung des Totalstaates vorgezeichnet und je nach den Umständen modifiziert werden - oder aber die geistig Schaffenden bewahren in unablässiger Anstrengung und im Wissen um die dazu nötigen Opfer das unschätzbare Privileg der freien Geistesarbeit und bleiben so als Bewahrer der Geistesfreiheit das lebendige und weltweite Laboratorium des freien Gedankens und des freien geistigen Neuschaffens.

Unsere Verantwortung ist groß. Wenn die Lebensforschung es ablehnt, die Argumente zur Begründung irgendeiner humanen Sozialgestaltung aus den natürlichen Anlagen tierhafter Art zu holen, so betont die gleiche Biologie um so mehr, daß wir den Mut aufbringen müssen, unsere Regeln der sozialen Ordnung auf dem Wege der Einsicht zu gewinnen und dann zu diesen Regeln zu stehen, solange wir sie als recht befinden.

Die Lebensforschung arbeitet heute die beiden Seiten des Menschenbildes schärfer heraus: sie vertieft die Lichter und Schatten auf der Seite des Naturgegebenen, des schlechthin Vitalen, und sie zeichnet zugleich den Ernst und die Tiefe des Geschichtlichen mächtiger, als dieses bisher geschaut worden ist. Die biologische Arbeit mahnt damit an die besondere Verantwortung, die jeder von uns für die Formung, für das Gestaltwerden, für die Humanität unserer Natur trägt.

So sucht das biologische Schaffen mit seinen Mitteln, auf seinen Wegen die Aufgabe zu erfüllen, die dem Menschen gestellt ist - wieder geleitet von dem alten, zuweilen vergessenen Gedanken, daß, wer den Menschen zu deuten versucht, groß von ihm denken muß.

3.2 Orientierung an der Evolution

G. Vollmer

Wenn sich heute die Möglichkeit abzeichnet, verschiedene Aspekte der materiellen Welt in einem großen Zusammenhang zu sehen, vielleicht sogar zu einem einheitlichen Weltbild zurückzufinden, so ist dafür die Tatsache verantwortlich, daß sich bei allen Objekten sinnvoll nach ihrer Entstehung und nach ihrer (vergangenen oder zukünftigen) Entwicklung fragen läßt. Der zentrale Begriff einer solchen Zusammenschau ist also der Evolutionsbegriff. Dieser evolutionäre (oder auch dynamische oder diachronische) Aspekt war zunächst auf verschiedenen Gebieten isoliert fruchtbar geworden: Entstehung des Planetensystems (Kant, Laplace), Sprachwandel (Bopp, Grimm), Geologie als Erdgeschichte (Lyell), Abstammungslehre (Lamarck, Darwin), Sternentwicklung (Astrophysik), Kosmologie (Galaxienflucht, Urknall) u. a. Inzwischen hat sich diese Betrachtungsweise zu einer nahezu lückenlosen Kette kosmischer Evolutionsschritte schließen lassen (Bresch 1977; von Ditfurth 1972; Jantsch 1979; Riedl 1976; Siewing 1978; Unsöld 1981).

Chancen einer evolutionären Anthropologie

Insbesondere der Evolutionsgedanke ist für die Biologie zu einem wahrhaft integrativen Faktor geworden. Es gibt keinen Bereich biologischer Forschung, für den nicht auch Evolutionsprobleme bedeutsam wären und der nicht seinerseits die Evolutionsforschung bereicherte. *Alle Biologie ist Evolutionsbiologie.* Neben dieser integrativen Funktion hat die Evolutionstheorie ein weiteres unschätzbares Verdienst: Wie in vielen anderen Disziplinen hat sie die Biologie herausgeführt aus einer statischen Betrachtungsweise (in der nur gesammelt und geordnet wird, „was es alles gibt") oder allenfalls aus einem kinematischen Stadium (in dem Wandel als solcher – also Evolution im *deskriptiven* Sinne – zwar gesehen und anerkannt, aber nicht erklärt wird) in ein dynamisches Stadium (in dem solche Wandlungsprozesse durch Kräfte oder Evolutionsfaktoren *erklärt* werden). Lamarck und Darwin haben zwar auch die Evolution der Organismen behauptet und belegt, ihre Leistung war es aber vor allem, Ansätze zu ihrer Erklärung gegeben zu haben. Trotz dieser seiner überragenden Rolle scheint der Evolutionsgedanke, scheint auch die biologische Evolutionstheorie weder in die Medizin noch in die Anthropologie nachhaltig Eingang gefunden zu haben. Das ist um so bedauerlicher, als die Einsicht, daß auch der Mensch ein Ergebnis der biologischen Evolution ist, nicht nur unser Welt- und *Menschenbild* formen und korrigieren kann, sondern dem Mediziner in Praxis, Lehre und Forschung wertvolle *Information* und didaktische Hilfestellung bietet. Man könnte hier durchaus an eine *evolutionäre Anthropologie* denken. Der vorliegende Beitrag kann nur wenige Beispiele für diese heuristisch fruchtbare Rolle vorstellen. Aber vielleicht regt er dazu an, dem evolutiven Gesichtspunkt in Weltorientierung und praktischem Handeln mehr Aufmerksamkeit zu widmen.

Es ist möglich und überaus lehrreich, sich die Evolution der Organismen als eine Folge immer neuer *Probleme und Problemlösungen* vorzustellen. Man kann sich z. B. überlegen, welche Probleme gelöst werden müssen, wenn Tiere vom Wasser- zum Landleben übergehen (Schwerkraft, Wassermangel, Temperaturschwankungen). Man kann sich klarmachen, welche Vorteile ein Linsenauge gegenüber Grubenauge oder Lochkamera hat. (Es vereinigt Lichtstärke mit Bildschärfe.) Man kann sich fragen, wozu manche (aber eben nicht alle) Organismen Schlaf brauchen. (Das ist noch ungeklärt.)

Aus einer solchen Betrachtungsweise kann man in mehrfacher Hinsicht lernen. Zunächst gewinnt man ganz allgemein ein besseres Verständnis für den Verlauf und die Faktoren der biologischen Evolution, insbesondere der Evolution des Menschen. Auch macht man sich dabei klar, daß es zu einem Problem meistens mehrere Lösungen gibt und daß es sich lohnt, nach Alternativen zu suchen. Man kann zeigen, daß die Strategie der Evolution eine besonders *erfolgreiche Strategie* ist und daß es ratsam ist, diese Strategie auch bei anderen Problemen einzusetzen (S. 72).

Man kann sich fragen, unter welchen Umständen eine solche Strategie langfristig erfolgreich, also *evolutionär stabil* ist (S. 73). Schließlich lernt man, organismische Merkmale auf ihre Funktion, auf ihre individuen- oder arterhaltende Rolle, auf ihre *Teleonomie* hin zu befragen und zu beurteilen (S. 74). Und natürlich ist es sinnvoll, auf die *Grenzen* dieser Betrachtungsweise zu achten (S. 76).

Erfolg durch Evolutionsstrategie

Kennt man zu einem Problem die optimale Lösung nicht und hat auch nicht die Möglichkeit, diese Lösung theoretisch zu ermitteln (z. B. zu berechnen), so bleibt gar kein anderer Weg, als mit „Versuch und Irrtum" als heuristischer Methode zu arbeiten. Man kann dabei seine Versuche völlig wahllos anstellen (erwürfeln), wird dann allerdings nur zufällig auf die Lösung stoßen. Man kann die Suche aber auch systematisieren, z. B. die Einzelschritte *bewerten* und sie, wenn sie Verschlechterungen bringen, wieder rückgängig machen, wenn sie dagegen zu Verbesserungen führen, beibehalten. Mit dieser Optimierungsstrategie wird man, wenn eine eindeutige Lösung existiert, sicher zum Ziel kommen; allerdings kann auch das noch ziemlich lange dauern.

Die Fortschrittsgeschwindigkeit hängt von der Schrittweite der einzelnen Änderungen ab. Man kann nun diese Schrittweite auf einen bestimmten, willkürlich gewählten Wert festlegen; man kann sie aber auch variieren und ebenfalls zu optimieren versuchen. Sind die Versuchsschritte nämlich *klein,* so kommt man auch nur langsam vorwärts; sind sie dagegen zu *groß,* so geht in den Versuchen zuviel von der bereits gewonnenen Information verloren. Dazwischen muß eine *optimale Schrittweite* liegen, die eine maximale Fortschrittsgeschwindigkeit liefert. Auch diese optimale Schrittweite wird noch davon abhängen, wie nahe man sich beim Optimum befindet: In größerer Entfernung ist sie groß, in seiner Nähe klein. Es gibt also nicht nur eine optimale Problem*lösung,* sondern auch einen optimalen Lösungs*weg.* Diese optimale Stratgie kann auch dann bekannt sein, wenn die Lösung selbst nicht bekannt ist; sie kann aber auch unbekannt sein und muß dann ihrerseits über ein Verfahren der Meta-Optimierung ausfindig gemacht werden.

Das hier skizzierte Verfahren, ein Problem über Versuch und Irrtumsbeseitigung zu lösen und zugleich die Änderungsgeschwindigkeit zu optimieren, wird auch von der biologischen Evolution verwendet. Den Faktoren Versuch und Irrtumsbeseitigung entsprechen dabei die Evolutionsfaktoren Mutation und Selektion. Rechenberg (1973) hat das Verfahren deshalb *Evolutionsstrategie* genannt. Mit Hilfe der Evolutionsstrategie lassen sich technische und andere praktische Probleme *überraschend schnell* lösen, auch und vor allem dann, wenn die optimale Lösung noch unbekannt ist.

Auf mögliche Mißverständnisse sei dabei hingewiesen. Erstens sind die Vorgänge der biologischen Evolution durch das Schlagwort „Versuch und Irrtumsbeseitigung" noch nicht ausreichend charakterisiert (nicht einmal durch Mutation und Selektion allein). Die Evolutionsstrategie erfaßt zwar einen wesentlichen Zug der biologischen Evolution, nicht aber alle ihre Merkmale. (So fehlen Kooperation und Konkurrenz, Isolation, ökologische Nischen und Populationsschwankungen als weitere Evolutionsfaktoren.)

Zweitens geht die Analogie nicht so weit, daß die biologische Evolution ihrerseits eines

Planers, eines ziel- oder zwecksetzenden Wesens, eines Strategen bedürfte. Auch das personifizierende Reden davon, wie „die" Evolution Probleme löst, wie „die" Selektion Organismen bewertet oder wie „die" Natur sich hilft, ist natürlich nur im übertragenen Sinne gemeint, also abkürzend für eine durchaus mögliche, aber äußerst langatmige *kausale* Erklärung.

Evolutionär stabile Strategien

Die Menschheit vermehrt sich bekanntlich nicht nur linear (Zuwachsrate konstant), ja nicht einmal exponentiell (Verdopplungszeit konstant), sondern sogar hyperbolisch (Verdopplungszeit abnehmend).

Die Art und Weise, wie wir uns vermehren, haben wir mit allen anderen Organismen gemeinsam. Die Strategie der Überproduktion ist offenbar erfolgreich, solange äußere Faktoren die Population einigermaßen konstant (statisch) oder in einem stabilen Zyklus (stationär) halten. Die Weltbevölkerung ist aber weder stabil noch wird sie bei 4 oder gar 8 Milliarden stationär sein, weil wir beim Verbrauch von Wasser, Rohstoffen und Energie, beim Erzeugen von Abfall und Schadstoffen *irreversible* Veränderungen großen Ausmaßes bewirken.

Eine Strategie kann also durchaus *zeitweise* erfolgreich und doch *auf lange Sicht* verheerend und sogar selbstzerstörerisch sein. Was wir brauchen, sind Strategien, die auch langfristig beibehalten werden können und zu einem *stabilen* Zustand führen. Die Evolutionstheoretiker haben dafür den Begriff der „evolutionär stabilen Strategie" (ESS) geprägt. Er spielt vor allem in der Soziobiologie eine wichtige Rolle, wenn es darum geht, ob eine soziale Verhaltensweise nicht nur möglich oder nützlich, sondern überhaupt erreichbar und eben auch langfristig durchsetzbar ist (Wickler u. Seibt 1977). So dachte man lange Zeit, daß altruistisches Verhalten von Mitgliedern einer Gruppe zwar für die Gruppe als ganzes nützlich sei, auf lange Sicht aber nicht gegen egoistische Mutanten oder Einwanderer stabil sein könne. Erst die Soziobiologie hat zeigen können, warum unter den genetischen Bedingungen bei Bienen und anderen Hautflüglern und unter den sozialen Bedingungen bei Termiten Altruismus eine evolutionär *stabile* Strategie ist. Welche Bedeutung der Begriff der ESS auch für die Medizin hat, sei hier nur an zwei Beispielen aufgezeigt:

Gegen Pocken kann man sich durch Impfung schützen. Da z. Z. keine Pockenkranken zu existieren scheinen, kann man sich auch nicht mehr anstecken, und niemand läßt sich mehr impfen. Nach einer Generation wird also niemand mehr gegen Pocken geschützt sein, und *ein* überlebender oder neu auftretender Pockenerreger könnte leicht wieder eine Pockenepidemie auslösen. Ob die Nichtimpfung eine ESS ist, hängt also wesentlich davon ab, ob es den Pockenerreger noch gibt. Daß er gänzlich von der Erde verschwunden ist, ist eher unwahrscheinlich. Allerdings wird man auch in dieser Frage Aufwand und zu erwartenden Erfolg gegeneinander verrechnen. Eine Fortsetzung der Impfpraxis wäre sicher ein zu großer Aufwand. Sollten aber wieder Pocken auftreten, so wird man sehr schnell und sehr massiv reagieren müssen. In dieser Frage ist also dauerhafte Wachsamkeit und Reaktionsbereitschaft erforderlich.

Ähnliches gilt für alle ansteckenden Krankheiten, in besonderem Maße für die Probleme der Kinderlähmung oder für die letztlich aus Afrika bzw. den USA eingeschleppte Krankheit AIDS.

Grundsätzliche Fragen nach der Stabilität einer Strategie stellen sich auch bei der Anwendung von Antibiotika, und zwar sowohl für den einzelnen als auch langfristig für ganze Populationen. Viele Krankheitsfälle würden auch ohne Penicillin oder Sulfonamide harmlos verlaufen. Im Gegensatz zum Laien kennt der Arzt aber auch die *Gefahren,* die mit einer „sanften" Behandlung verbunden sind. Er weiß z. B., daß die scheinbar harmlosen Masern auch Lungen- und Mittelohrentzündung nach sich ziehen können, daß Röteln und Windpocken zu Hirnentzündung, Mumps und Mittelohrentzündung zu Hirnhautentzündung und damit zu bleibenden und tragischen Folgen führen *können*. Um sich nicht dem Vorwurf oder auch nur dem Verdacht auszusetzen, er habe den Patienten wider besseres Wissen gefährdet oder gar geschädigt, wird er deshalb grundsätzlich die stärkere und risikolose Waffe einsetzen. Dies führt jedoch dazu, daß erstens der *einzelne* Patient bei jeder einschlägigen Infektion andere oder stärkere Antibiotika braucht und daß zweitens auch die *durchschnittlichen* Erreger in der Bevölkerung immer resistenter werden und ebenfalls stärkere Gegenmittel erfordern. Kann man sich beim Einzelpatienten noch damit trösten, daß diese Eskalation aufgrund seiner endlichen Lebensdauer zu einem Ende kommen wird, so gibt es bei der Gesamtbevölkerung einen solchen Trost *nicht*. Beim Einsatz immer stärkerer Antibiotika handelt es sich also nicht um eine evolutionär stabile Strategie.

Aus diesem Teufelskreis gibt es nur einen einzigen Ausweg: Der Patient muß in freier *Selbst*verantwortung entscheiden, ob er das Risiko einer sanften Behandlung tragen will. Das setzt nicht nur intensive Aufklärung und Beratung seitens des behandelnden Arztes voraus, sondern auch großes Vertrauen seitens des Patienten und die Gewißheit auf beiden Seiten, daß schon erste Anzeichen einer Verschlimmerung entdeckt und behandelt werden. Solche Voraussetzungen sind i. allg. nur beim erfahrenen Hausarzt gegeben, der sich umgekehrt auch auf die gewissenhafte Mitarbeit seines Patienten verlassen kann. Dies ist nur *ein* Beispiel dafür, wie ganz allgemeine Erwägungen wie die der evolutionär stabilen Strategie unmittelbar in die konkrete Entscheidung des praktizierenden Arztes hineinwirken können.

Der Mensch als Ergebnis der Evolution

Noch vor 10 Jahren war es in den USA und (wohl deshalb) auch in Deutschland nicht üblich, daß Mütter ihre neugeborenen Kinder für längere Zeit stillten. Stillen galt als lästig, als nachteilig für die Brust, vielleicht auch als irgendwie primitiv oder gar animalisch.

Inzwischen gibt es eine umgekehrte Tendenz. Bei der Entbindung wird den Müttern das Stillen empfohlen; man schreibt und liest mehr über die einmalige Zusammensetzung der Muttermilch, über ihre z. T. noch ungeklärte immunisierende und heilende Wirkung, über die Vorteile des Stillens für die Mutter. Tatsächlich wird jetzt wieder mehr und länger gestillt als früher, und Mütter haben gelernt, daß eine Brust, die oft geleert wird, auch mehr produziert.

Unter evolutionärem Aspekt hätte es dieser medizinischen Aufklärung über die Qualität der Muttermilch nicht bedurft! Daß Muttermilch für das Baby ungefähr das Beste ist, was man ihm überhaupt bieten kann, folgt schon aus der Tatsache, daß Babys seit Millionen von Jahren damit ernährt werden und ihnen diese Nahrung offenbar gut bekommen ist. Auch daß Kleinkinder den Körperkontakt zur Mutter genießen, sich durch die Herztöne der Mutter beruhigen lassen und soziale Ansprache brauchen, war durchaus zu erwarten.

So dürfte es eine gute Strategie sein, in Zweifelsfällen zunächst einmal den *natürlichen* Weg zu gehen, an dem die Evolution seit Jahrtausenden oder gar Jahrmillionen festgehalten hat. Nicht daß dieser Weg notwendig und *immer* der beste sein müßte; es kann durchaus noch bessere Problemlösungen geben, die der Evolution verschlossen waren oder nicht „eingefallen" sind. (Sie hat ja auch das Rad nicht erfunden.) Aber als heuristische Maxime ist der Ruf „Zurück zur Natur!" immer bedenkenswert.

Sicher kann auch der Arzt seinem Patienten gegenüber vieles verständlicher machen, indem er auf evolutive und damit auf funktionelle (teleonomische) Zusammenhänge verweist. Teleonomie ist arterhaltende Zweckmäßigkeit aufgrund eines genetischen Programms (und nicht aufgrund eines planenden, zwecksetzenden Wesens). Warum ist Alkohol in bescheidenen Maßen unschädlich? (Alkohol als Gärungsprodukt war durchaus ein Evolutionsfaktor, ist aber natürlich nur in geringen Mengen unschädlich.) Warum bekommen wir Fieber? (In vielen Fällen ist Fieber eine Abwehrmaßnahme, deren Unterdrückung noch nicht unbedingt die Krankheit heilt.) Wozu sind Schmerzen gut? (In der Regel sind sie Warnsignale, die zum Zurückweichen, zur Schonung oder zu Gegenmaßnahmen auffordern.) Warum müssen wir sterben? (Der Tod ist der Preis für die Höherentwicklung in der Evolution [Erben 1981]. Das ist zwar kein Trost für den einzelnen, aber doch eine wichtige Einsicht und für unser Menschenbild von größter Bedeutung.)

Ein anderer interessanter Aspekt ist die genetische und gesundheitliche Zukunft des Menschen. Genetische Veränderungen benötigen ja i. allg. viele Generationen, um sich in einer Population auszubreiten. Deshalb besteht auch kaum die Gefahr, daß die Medizin durch ihre Fähigkeit, genetische Defekte durch Medikamente, Operation oder Diät auszugleichen (nicht zu beseitigen!), den genetischen Bestand unserer Bevölkerung einschneidend beeinflußt. Daß wir in wenigen Generationen ein Volk von Diabetikern werden könnten, ist nicht zu befürchten.

Es gibt aber genetische Defekte, die sich sehr schnell ausbreiten, und zwar zunächst nicht durch Vererbung, sondern durch mangelnde Selektion. Das gilt vor allem für Schwächen des *Immunsystems*. Hier ist seit Beginn unseres Jahrhunderts eine erschreckend schnelle Verschlechterung zu beobachten. Sie rührt vor allem daher, daß Menschen, die früher wegen ihrer genetisch bedingten Immunschwäche bei der Geburt, als Säuglinge oder als Kinder mit Sicherheit gestorben wären, dank medizinischer Hilfe überleben und ihre Schwäche auch an eigene Nachkommen weitergeben. In einer Runde von zehn erwachsenen Personen kann man getrost behaupten, daß neun von ihnen vor hundert Jahren ihr jetziges Alter gar nicht erst erreicht hätten, daß also überhaupt nur einer da sitzen könnte. Offenbar ist das Immunsystem so kompliziert und so labil, daß es nur unter strengsten Selektionsbedingungen aufrechterhalten werden konnte. Diese Selektionsbedingungen sind weggefallen, und ein schneller Verfall ist die Folge. Man wird überlegen müssen, ob hier etwas unternommen werden kann oder soll.

Schließlich sei darauf hingewiesen, daß die Einheit von „Leib" und „Seele" in evolutionärer Perspektive nahezu selbstverständlich ist. Wie aus unbelebten Systemen (Makromolekülen) aufgrund physikalischer und chemischer Gesetze (und Zufälle) lebende Systeme entstanden sind, so sind auch die seelischen und geistigen Funktionen evolutiv als Funktionen des Gehirns entstanden. Für eine naturalistisch und evolutionistisch orientierte Auffassung sind psychische Zustände und Prozesse letztlich identisch mit neuralen Zuständen und Prozessen. Psychosomatische Zusammenhänge sind unter diesem Gesichtspunkt nicht nur denkbar, sondern *zu erwarten*. Psychische Erscheinungen, die nicht zugleich Erscheinungen des Gehirns wären, kann es danach gar nicht geben. Geisteskrankheiten sind immer zugleich Krankheiten des Gehirns. Der Arzt steht schon immer dem *ganzen* Menschen gegenüber. Eine evolutionäre Anthropologie wird also die unglückselige Trennung von Leib und Seele aufgeben. Die Einheit der Natur sollte sich nicht nur in einer einheitlichen theoretischen Wissenschaft, sondern auch in einer integrierten Medizin widerspiegeln.

Der Mensch als Schöpfer der Evolution

Wir haben hier vor allem Gesichtspunkte der *biologischen* Evolution herausgestellt. Der Evolutionsbegriff spielt jedoch eine wesentlich umfassendere Rolle. Schließlich unterliegen – wie schon oben betont wurde – alle realen Systeme einer Entwicklung. So universell nun freilich der Evolutionsgedanke ist, so problematisch wäre der Versuch, dabei auch gleichzeitig die *Gesetze* der biologischen Evolution, also z. B. der Darwinschen Selektionstheorie, für *alle* evolutiven Prozesse verantwortlich machen zu wollen. Mit zunehmender Komplexität der realen Systeme treten nämlich immer wieder neue (emergente) Eigenschaften und deshalb auch neue Gesetzmäßigkeiten auf. Zwar werden dabei die Gesetze einer unteren Ebene – insbesondere die der biologischen Evolution – auch auf höherer Ebene nicht außer Kraft gesetzt; sie werden dort aber in charakteristischer Weise ergänzt und bereichert.

So ist die *kulturelle* Evolution dadurch gekennzeichnet, daß der Informationstransfer von Generation zu Generation erheblich beschleunigt wird. Einmal nämlich kann das Individuum seine Lebenserfahrung auf nichtgenetischem Wege seinen Nachkommen weitergeben. Sprache, Lernfähigkeit, Vorbild und Nachahmung, Belehrung und Tradition ermöglichen offenbar etwas, was genetisch völlig ausgeschlossen war: eine „Vererbung" erworbener Eigenschaften. Zum anderen kann diese Information nicht nur den eigenen Nachkommen, sondern auch anderen Mitgliedern der Familie, der Horde, der Population, der Art, also letztlich der gesamten Menschheit vermittelt werden. Diese Möglichkeit führt zu einer so gewaltigen Beschleunigung des kulturellen Informationstransfers, daß man durchaus von einem *qualitativen Sprung* sprechen darf.

Mit dieser Fähigkeit freilich wird der Mensch vom passiven Evolutionsprodukt zum aktiven Gestalter, vom Opfer zum Schöpfer der Evolution. Und mehr Können führt unweigerlich zu mehr Verantwortung. Dieser Zusammenhang war nie deutlicher erkennbar als heute. Er macht eine Ethik der Wissenschaften, eine Ethik der Biotechnik, eine medizinische Ethik dringender denn je (Schaefer 1983). Auch hierzu könnte eine medizinisch-evolutionäre Anthropologie Wesentliches beitragen.

Fragt man, wo die Grenzen eines solchen evolutionären Ansatzes liegen, so wird zunächst ein Hinweis angebracht sein, wo sie *nicht* liegen. Zu leicht wird der Evolutionstheorie, der Biologie, der Naturwissenschaft, der Wissenschaft der Vorwurf gemacht, daß sie die Individualität verfehle, daß sie zwar allgemeine Gesetze suche und finde, darüber aber den Einzelfall, das Einmalige, das Individuum vergesse. Schon Aristoteles hat behauptet, Wissenschaft könne es nur vom Wiederholbaren geben. *Diese Behauptung ist falsch.* Daß auch Seltenes oder Einmaliges Gegenstand der Erfahrungswissenschaft sein kann, zeigen Erdbebenforschung, Vulkankunde, Geographie, Sonnenphysik, Theorien über die Entstehung des Planetensystems und über den Ursprung des Lebens. Den besten Beleg aber liefert die Kosmologie, deren Objekt, der Kosmos, sogar *per definitionem* nur einmal vorhanden ist. Alle diese Gebiete sind ernsthafte und erfolgreiche wissenschaftliche Disziplinen.

Was eine evolutionäre Anthropologie allerdings *nicht* leistet und niemals leisten wird, das ist der Aufweis eines *Sinnes* in der Evolution oder im menschlichen Leben. Wohl kann sie Orientierung geben, kann sie unser Weltbild prägen, kann sie aufklären über Herkunft und Zukunft des Menschen. *Sinnstiftend* ist sie jedoch nicht. Sie besitzt auch keine religiöse Dimension, wie sie für manchen Arzt und für manchen Patienten zweifellos von Bedeutung ist. Und sie ist außerstande, Normen zu setzen oder zu rechtfertigen, also Gebote, Verbote oder Erlaubnisse auszusprechen. Wer glaubt, aus den Tatsachen der Evolution Normen und Werte *ableiten* zu können, der begeht einen Fehlschluß: aus dem Sein folgt kein Sollen.

Natürlich können Fakten für die Durchführbarkeit von Geboten relevant sein, können sie die Anwendbarkeit von Normen ausschließen, können sich Vorschriften als sinnlos, als „unrealistisch" erweisen. Faktenwissen ist deshalb unerläßlich für normative Probleme, für eine vernünftige Ethik, gerade im medizinischen Bereich. Eine medizinische Ethik muß sich jedoch aus mehr Quellen speisen als aus dem Wissen über den Verlauf und über die Kräfte der biologischen Evolution. *Ohne* dieses Wissen wird sie aber ebenfalls nichts erreichen. Wie ethische Fragen in einer medizinischen Anthropologie nicht nur Platz finden, sondern auch beantwortet werden können, das ist allerdings nicht mehr Thema dieses Beitrages.

Weiterführende Literatur

Bresch C (1977) Zwischenstufe Leben. Piper, München
Ditfurth H von (1972) Im Anfang war der Wasserstoff. Hoffmann & Campe, Hamburg
Erben HK (1981) Leben heißt Sterben. Der Tod des einzelnen und das Aussterben der Arten. Hoffmann & Campe, Hamburg
Jantsch E (1979) Die Selbstorganisation des Universums. Hanser, München
Rechenberg I (1973) Evolutionsstrategie. Frommann-Holzboog, Stuttgart
Riedl R (1976) Die Strategie der Genesis. Piper, München
Schaefer H (1983) Medizinische Ethik. Verlag für Medizin, Heidelberg
Siewing R (Hrsg., 1978) Evolution. Fischer, Stuttgart
Unsöld A (1981) Evolution kosmischer, biologischer und geistiger Strukturen. Wissenschaftliche Verlagsgesellschaft, Stuttgart
Wickler W, Seibt U (1977) Das Prinzip Eigennutz. Hoffmann & Campe, Hamburg

3.3 Integrierende Konzepte

W. Wesiack

Die Frage nach dem Zusammenhang zwischen dem Teil und dem Ganzen ist eine philosophische Urfrage, die die nachdenklichsten Köpfe der Menschheit von Platon und Aristoteles bis zu Heisenberg und die Wissenschaftstheoretiker der Gegenwart beschäftigt hat. Dem anthropologischen Teilaspekt dieser Frage konnte und kann sich natürlich auch die Heilkunde nicht entziehen.

Die Frage, ist Krankheit ein lokalisierbares Geschehen oder befällt sie den ganzen Menschen, taucht bereits am Beginn der abendländischen wissenschaftlichen Medizin im Streit der antiken Ärzteschulen von Kos und Kuidos auf und ist bis zum heutigen Tag nicht zur Ruhe gekommen.

Ärztliche Alltagserfahrung lehrt uns, daß wir immer dann überzeugend und schnell helfen können, wenn es uns gelingt, am akuten Krankheitsbeginn die *Störquelle* bzw. *Noxe* eindeutig zu identifizieren. Wir können sie dann im Idealfall eliminieren, wie z. B. die eingedrungenen Krankheitserreger oder die akut entzündete Appendix, bzw. den Schaden reparieren, wie bei der Wundversorgung in der Traumatologie, und können dann den Heilungsvorgang der „Natur", d.h. den *Selbstheilungskräften* des Organismus überlassen. Dabei benötigen wir aber bereits den ganzen Organismus, also den ganzen Menschen, um wirklich Heilung zu erzielen.

Alles ist machbar!?

Von der Lokalisierbarkeit und Eliminierbarkeit mancher Krankheitsnoxen geht solche *Faszinationskraft* aus, daß viele Ärzte und Theoretiker der Medizin glaubten – der Höhepunkt dieses Glaubens dürfte um die Jahrhundertwende bzw. in den ersten Jahrzehnten unseres Jahrhunderts zu suchen sein – daß es nur eine Frage der Zeit und der richtig eingesetzten Forschungsbemühungen sei, bis alle physikalisch-chemischen Vorgänge des gesunden und kranken Organismus bekannt und damit auch alle Krankheitsnoxen eindeutig identifiziert seien. Den theoretischen Hintergrund dieser medizinischen Ideologie bildet ein *Organismusmodell,* das nach dem Vorbild einer wenn auch hochkomplexen Maschine konstruiert ist. Wenn diese Maschine in ihrer Struktur und Funktion gestört ist, dann spricht man in diesem Bezugssystem von Krankheit. Die unübersehbare Tatsache des Lebens, Erlebens und Leidens von Menschen ist in dieses theoretische Bezugssystem nicht integrierbar. Subjektives Erleben wird deshalb als Epiphänomen organischer Prozesse aufgefaßt.

Diese im Grunde materialistische und fortschrittsgläubige *Homo-faber-Ideologie* in der Medizin, die meinte, daß alles machbar und manipulierbar sei und daß das, was wir heute noch nicht wissen und können, wir eben morgen oder spätestens übermorgen werden durchschauen und verändern können, hat uns zweifellos imponierende Fortschritte gebracht. Sie blieb jedoch nie ganz unwidersprochen. Der Widerspruch nährt sich vor allem aus *drei Quellen.*

Dreifacher Widerspruch

Da wäre zunächst das Entstehen einer psychologischen Medizin und wissenschaftlichen Psychotherapie zu erwähnen. Zwar war auch Freud als Kind des 19. Jahrhunderts zunächst von der Homo-faber-Ideologie fasziniert und wollte als junger Forscher ein Newton der Psychologie werden, indem er zunächst nach dem Beispiel der Physik mit der von ihm entwickelten psychoanalytischen Technik unbewußte Konflikte und Komplexe, also psychische Noxen, zu identifizieren und zu eliminieren trachtete. Bald jedoch entdeckte er Phänomene, etwa die der *Übertragung und Gegenübertragung,* die nicht mehr mit physikalischen Begriffen adäquat beschrieben werden konnten. Er öffnete damit der Medizin den Zugang zu *neuen Kontinenten* der Pathologie und Therapie, nämlich zur Psychodynamik und zu den psychosozialen Beziehungen unserer Patienten und machte damit die Einseitigkeit und Beschränktheit der nur auf den physikalisch-chemischen Aspekt des Menschen reduzierten naturwissenschaftlichen Medizin zunächst allerdings vorwiegend antithetisch deutlich. Hier drängt sich gewissermaßen ein Vergleich zwischen Freud und Kolumbus auf, der ja auch nur einen neuen Seeweg nach Indien suchte und dabei Amerika entdeckte. Die Erforschung dieser neu- bzw. wiederentdeckten medizinischen Kontinente des Psychodynamischen und Psychosozialen ist inzwischen in vollem Gange.

Die zweite, wohl mächtigste Quelle des Widerspruches gegen die Homo-faber-Ideologie in der Medizin kommt aus der *ärztlichen Praxis*. Erfahrene Praktiker haben immer schon gewußt und es täglich in ihrer Praxis erfahren, daß der Mensch mehr ist als die Summe seiner Teile, mehr als ein wenn auch hochkomplexes Konglomerat aus Zellen, Blutgefäßen, Nervensträngen, Enzymen und Hormonen. In der ärztlichen Praxis war trotz Reduktion der wissenschaftlichen medizinischen Lehre fast ausschließlich auf den physikalisch-chemischen Aspekt des Menschen hippokratisches Gedankengut nicht ganz untergegangen. Die Idee der psychophysischen *Totalität des Menschen,* der „Physis" im hippokratischen Sinne, die ja viel umfassender ist als unser moderner vom mechanistischen Denken beeinflußter Organismusbegriff, war hier nicht nur lebendig geblieben, sondern bekam auch durch jede Begegnung mit kranken Menschen neues Leben. *Schwer oder gar unmöglich* war es nur, dieses lebendige Streben nach einem ganzheitlichen Erfassen des kranken Menschen mit der medizinischen Theorie und der konkreten Ausübung der Heilkunde zu verbinden. Jeder von uns hatte wohl die mehr oder weniger große *Spannung und Spaltung* in uns selbst zwischen Arzt und Mediziner, zwischen dem mitfühlenden Menschen und dem Naturforscher und Techniker zu überwinden.

Die *Überwindung* dieser Spannung und Spaltung wurde uns durch Balint und seine Mitarbeiter erleichtert. Balint zeigte uns – und in gut geführten Balint-Gruppen wird dies immer wieder reproduziert – daß es durchaus möglich ist, den Organbefund und die Psychodynamik des Patienten in der Arzt-Patient-Beziehung, die wiederum im wesentlichen Die Beziehungspathologie des Patienten widerspiegelt, zu integrieren. Dadurch wird erstmals eine ganzheitliche Medizin nicht nur zum Postulat erhoben, sondern auch im ärztlichen Alltag praktizierbar.

Die dritte Quelle des Widerspruchs gegen eine einseitige materialistische und auf den lokalisierbaren Krankheitsprozeß begrenzte Homo-faber-Ideologie erwächst aus *theoretischen Überlegungen*. Wenn man – ein Wort Albert Einsteins aufgreifend

– sich klar macht, daß es von unseren Theorien, also unseren vorbewußten Anschauungen und Modellvorstellungen abhängt, was wir sehen und beschreiben, dann bekommen unsere Theorien natürlich ein besonderes Gewicht. Gehen wir z. B. vom am *Maschinenmodell* entwickelten Organismusmodell der objektivierenden Naturwissenschaft aus, dann können wir mit diesem Modell bis ins einzelne Strukturveränderungen und Stoffwechselvorgänge beschreiben. Der Bereich des subjektiven Erlebens aber bleibt ausgeklammert, ist also mit diesem theoretischen Modell nicht zu erfassen.

Umgekehrt können wir etwa mit dem theoretischen Modell der *Psychoanalyse* bis in subtile Details hinein subjektive Erlebnisse, Affekte, Konflikte und psychosoziale Beziehungen beschreiben, Strukturveränderungen und Stoffwechselveränderungen aber bleiben zwangsläufig ausgeklammert. Beide Theoriensysteme beschreiben einen bestimmten Aspekt des Menschen umfassend, konsistent und detailliert, schalten aber aller anderen Aspekte zwangsläufig aus.

Wir können noch so sehr vom Impetus beseelt sein, den ganzen Menschen beschreiben und behandeln zu wollen, solange wir nur über reduktionistische Theorien verfügen, werden wir nicht umhin können, den kranken Menschen eben reduktionistisch zu betrachten und zu behandeln.

Integrierende Modellvorstellungen

Ich möchte deshalb auf einige moderne wissenschaftstheoretische Entwicklungen hinweisen, die es uns ermöglichen reduktionistische Theorien, seien sie organischer, psychologischer oder soziologischer Provenienz, zu überwinden, d.h. zu transzendieren und als Teilwahrheiten zu integrieren. Hier wären in erster Linie die *Informationstheorie* und die *Kybernetik,* vor allem aber die *Semiotik,* also zu deutsch die Zeichentheorie, und die *Systemtheorie* zu erwähnen. Diese Theorien sind sämtlich außerhalb und weitgehend unabhängig von der Heilkunde entstanden.

Betrachten wir den Menschen unter *systemtheoretischen* Gesichtspunkten, dann können wir ihn als ein offenes, handelndes System beschreiben, das aus Subsystemen, nämlich den Zellen, Organen und Organsystemen besteht und selbst Teil größerer Suprasysteme, nämlich der Familien, verschiedener Gruppen, der Gesellschaft und der jeweiligen Kulturkreise ist. Er ist, wie alle offenen Systeme, essentiell auf Informationen angewiesen und sehr störanfällig, wobei die im Idealfall lokalisierbaren gestörten Teile jeweils in mehr oder weniger starkem Ausmaß das ganze System in Mitleidenschaft ziehen.

Von den umfassenden und integrierenden Modellvorstellungen, die vor allem innerhalb der Medizin entwickelt wurden, möchte ich insbesondere Selyes Streßkonzept und Thure von Uexkülls Situationskreiskonzept herausheben. Selyes Streßkonzept mit den Stadien „Alarmreaktion" und „Adaptation", die im günstigen Falle in Heilung und im ungünstigen Falle in Krankheit und Tod mündet, ist zwar bereits ein ganzheitliches Konzept, das die Reaktion des *psychophysischen* Organismus sowohl auf organische als auch auf psychische Noxen beschreibt, bleibt aber weitgehend auf den Einzelorganismus begrenzt und erfaßt die *soziale Dimension nicht ausreichend.*

Demgegenüber ist Thure von Uexkülls Situationskreiskonzept weiter und bezieht neben der organischen und der psychodynamischen auch die soziale Dimension mit ein. Thure von Uexküll ging dabei von der Funktionskreis- bzw. Umweltlehre Jakob von Uexkülls aus, der nachgewiesen hat, daß jeder Organismus durch seine *„Merk"- und „Wirk"-Organe* mit seiner Umgebung – die er dadurch zu seiner spezifischen Umwelt macht – eine Einheit, nämlich einen *„Funktionskreis"*, bildet. Ähnlich wie das Tier bildet auch der Mensch durch seine „Merk"-(= Sinnes-) und „Wirk"- (= motorischen, auch sprachmotorischen) Organe einen Situationskreis mit seiner Umgebung, die so zu seiner spezifischen und individuellen Umwelt bzw. Wirklichkeit wird. Die *individuelle Wirklichkeit* umgibt demnach jeden Menschen wie eine *unsichtbare Hülle,* deren Verletzung Störungen des psychophysischen Organismus zur Folge hat. Sie bewirkt zugleich einen Schutz und eine Horizontbegrenzung sowohl für einzelne als auch für Gruppen, die sich eine gemeinsame „Wirklichkeit" geschaffen haben.

Im Gegensatz zum Tier, bei dem „Bedeutungserteilung" (z. B. etwas als Nahrung erkennen) und „Bedeutungsverwertung" (z. B. die Nahrung verschlingen) fast ausschließlich nach angeborenen sensomotorischen Programmen ablaufen, sind die gespeicherten sensomotorischen Programme des Menschen nur z. T. angeboren, im überwiegenden Maße aber durch *Lernprozesse* und *Erfahrungen* (zunächst in der Interaktion mit der Mutter, dann mit den anderen Beziehungspersonen) erworben, haben also eine jeweils spezifische Geschichte. Darüber hinaus hat der Mensch die Fähigkeit, in seiner Phantasie in einer Art *Probehandeln* das für die jeweilige Situation geeigneste Programm auszuwählen oder neue Programme zu schaffen. Gelingt ihm dies, dann vermag er die jeweilige Situation ohne besondere Schwierigkeiten zu meistern. Gelingt ihm das nicht, dann entsteht auch für den menschlichen Organismus eine „Alarmreaktion", die nach der Streßlehre von Selye nach einiger Zeit entweder in den Zustand der Adaption (d. h. der Organismus hat neue Programme zur Bewältigung der Situation geschaffen) oder aber in den der Erschöpfung (d. h. Krankheit, evtl. auch Tod) übergeht.

Ein umfassendes Konzept

Die *Theorie des Situationskreises,* verbunden mit dem Streßkonzept, hat den großen Vorteil, ein umfassendes und damit ein *psychosomatisches Konzept* zu sein, denn es erfaßt sowohl die körperlichen als auch die seelischen Dimensionen und eignet sich daher sowohl für die Beschreibung der Auseinandersetzung eines Organismus mit einem Krankheitserreger als auch für die Beschreibung einer psychosozialen Situation. Auf einen Krankheitserreger antwortet der Organismus mit angeborenen (Konstitution) oder erworbenen (immunologische Disposition) Programmen; eine psychosoziale Situation wird entweder aufgrund der Vorerfahrungen und erlernter Verhaltensweisen (= Programme) gemeistert oder der Patient scheitert daran, weil ihm die zur Verfügung stehenden Programme in der gegenwärtigen Situation unbrauchbar sind oder einander widersprechen. Stets sind jedoch im Situationskreis *„Psychisches" und Physisches",* d. h. „Bedeutungserteilung" und „Bedeutungsverwertung", wenn auch auf verschiedenen Organisations- und Integrationsstufen, untrennbar miteinander verbunden.

Der interaktionelle Prozeß

Nachdem wir in skizzenhafter Verkürzung die Bedeutung des Situationskreiskonzeptes für eine Meta-Theorie der Medizin dargestellt haben, müssen wir uns noch fragen, ob dieses theoretische Konzept auch dem praktizierenden Arzt am Krankenbett oder in der Sprechstunde nützlich sein kann. Dabei sei an einen Ausspruch Viktor von Weizsäckers erinnert, der einmal gesagt hat, es gäbe *nichts praktischeres als eine gute Theorie*. Erst in der praktischen Anwendung bewähren sich oder aber scheitern unsere Theorien.

Arbeitet der Arzt, wie er es gelernt hat, mit dem am Maschinenmodell entwickelten Organismusmodell, dann kann er damit weder die so wichtigen psychodynamischen und die psychosozialen Prozesse erfassen. Umgekehrt verliert der Psycho- und Soziotherapeut die Organveränderungen aus dem Blick.

Geht der Arzt jedoch vom Situationskreiskonzept aus, dann läuft er nicht mehr so sehr Gefahr, ganze Lebensbereiche auszuklammern und sieht sich auch nicht gezwungen, ständig von einem theoretischen Bezugssystem ins andere und wieder zurück springen zu müssen, was große Verunsicherung bei Arzt und Patient verursacht. Er kann jetzt den *„diagnostisch-therapeutischen Zirkel"*, also jenen zwischen Arzt und Patient stattfindenden und stets interaktionell weiterlaufenden Prozeß der Bedeutungserteilung und der Bedeutungsverwertung auf der personalen Ebene beginnen, um ihn dann, evtl. unter Zuziehung entsprechender Spezialisten und je nach Krankheitsgeschehen bis in Details des Organischen, des Psychodynamischen oder des Psychosozialen fortzusetzen, um dann wieder auf der personalen Ebene im diagnostisch-therapeutischen ärztlichen Gespräch die Ergebnisse dieses Interaktionsprozesses zu bearbeiten und zusammenzufassen. Dadurch wird erst unter Berücksichtigung und Ausschöpfung sowohl aller technischen als auch psychotherapeutischen Möglichkeiten eine umfassende Medizin des ganzen Menschen möglich.

Weiterführende Literatur

Uexküll T von (1979) Lehrbuch der Psychosomatischen Medizin. Urban & Schwarzenberg, München Wien
Wesiack W (1980) Psychoanalyse und praktische Medizin. Klett-Cotta, Stuttgart
Wesiack W (1984) Psychosomatische Medizin in der ärztlichen Praxis. Urban & Schwarzenberg, München Wien

3.4 Wie bewältigt der Mensch die Probleme der individuellen und soziokulturellen Entwicklung

H. Zeier

Die *persönliche Lebenssituation des einzelnen* ist nicht nur das Ergebnis seiner Absichten und seines bisherigen Handelns, sondern *der momentane Zustand eines komplexen Entwicklungsprozesses,* der ständig weiterschreitet, irreversibel und einmalig ist. An diesem Entwicklungsprozeß beteiligen sich sowohl angeborene wie erworbene Eigenschaften. Anlage und Umwelt interagieren dabei auf mannigfaltige Weise, so daß ein evolutives Systemgefüge mit schöpferischer Eigendynamik entsteht, das sich nicht durch einfache Ursache-Wirkungs-Beziehungen erklären läßt. Dieser ontogenetische Entwicklungsprozeß weist gewisse Gemeinsamkeiten mit dem phylogenetischen Evolutionsprozeß auf. Im folgenden werden deshalb Eigenschaften evolutiver Systeme aufgezeigt, die auch das menschliche Verhalten prägen. Diese evolutionsbedingten Systemeigenschaften des Lebendigen sind zu beachten, wenn man beispielsweise Verhaltensänderungen bewirken möchte (Zeier 1984). *Insbesondere müssen auch Krankheitsbehandlung und Gesundheitserziehung immer mit und nicht gegen die Natur erfolgen.*

Selektion als innere und äußere Notwendigkeit

Die treibenden Kräfte der biologischen Evolution sieht man meist in den beiden Phänomenen Mutation und Selektion. Durch zufällig auftretende genetische Mutationen entstehen verschiedene Varianten, aus denen die Umwelt die lebenstüchtigsten ausliest. Diese Auslese, von Darwin natürliche Selektion genannt, wird als das Ergebnis eines alle Lebewesen kennzeichnenden Kampfes ums Dasein betrachtet. Die von den Lebewesen geforderte Anpassung an die Umwelt stellt aber nur eine Komponente des Evolutionsprozesses dar. Lebewesen sind nicht nur reaktiv, sie verfügen auch über eine gewisse Eigenaktivität. Diese Eigenaktivität ist eine wesentliche Eigenschaft des Systems Leben. Gewisse Autoren sehen darin sogar eine übernatürliche Kraft, wie beispielsweise der französische Philosoph Henri Bergson, der diese Eigenschaft des Lebendigen als „élan vital", oder zu deutsch, Lebensimpuls, bezeichnete.

Reaktivität und Eigenaktivität äußern sich im Verhalten des Organismus, das mit höherer Evolutionsstufe zunehmend undeterminierter und offener ist. Durch ihr Verhalten passen sich die Lebewesen nicht nur an die Umwelt an. Lebewesen können auch die Umwelt verändern und sie ihren Bedürfnissen anpassen. Das im Verlauf der Evolution zunehmend komplexer werdende Gehirn der Wirbeltiere, von Lorenz treffend als Weltbildapparat bezeichnet (Lorenz 1973), vermag ein zunehmend differenziertes Abbild der Umwelt zu erstellen und dadurch, ähnlich wie die Umwelt, Selektion vorzunehmen. Lebewesen verfügen also über eine innere Selektion, die ihr Verhalten steuert. Der Lebenserfolg hängt nicht nur von der äußeren Selektion ab, auch die innere Selektion – also die Informationsverarbeitung und das dadurch hervorgebrachte Verhalten – ist von Bedeutung. Sie kann der äußeren Selektion entgegenwirken und sie sogar ausschalten, wie dies besonders beim Menschen der Fall ist.

Selektion kann um so besser vollzogen werden, je größer die vorhandene Auswahl ist. Das Angebot an ökologischen Nischen und Verhaltensmöglichkeiten bestimmt die potentiellen Entwicklungsmöglichkeiten. Bereits auf der Stufe der biologischen Evolution ist *Selektion nicht nur ein negativer und zerstörerischer, sondern auch ein positiver und kreativer Prozeß.* Selektion verhindert nicht Entwicklung, sondern lenkt sie in gewisse Bahnen, ähnlich wie von einem Berg hinunterfließendes Wasser durch Hindernisse nicht aufgehalten, sondern umgeleitet wird. Biologisch erfolgreich sind jene Lebewesen, die irgendeinen Dreh finden, mehr lebenstüchtige Nachkommen zu erzeugen als der Durchschnitt ihrer Artgenossen. Um biologisch Erfolg zu haben, braucht es nicht unbedingt den Mißerfolg der anderen. Zudem stellt der durch die Anzahl lebenstüchtiger Nachkommen bestimmte biologische Erfolg nur einen Aspekt des Lebens dar. Die Fruchtbarkeit ist nicht Voraussetzung, um als Individuum erfolgreich zu überleben. Lebenschancen und Lebensqualität können u. U. sogar größer sein, wenn man sich nicht um Nachkommen kümmern muß.

Herausforderung durch kulturellen und gesellschaftlichen Wandel

Der *Menschheit* ist es gelungen, aus der biologischen Evolution heauszutreten; trotzdem entwickelt sie sich ständig weiter, und zwar mit einem viel rascheren Tempo, als es auf biologischer Stufe überhaupt möglich wäre. Diesen Entwicklungsprozeß umschreibt man häufig mit dem Begriff *kulturelle Evolution,* da er nicht nur eigenen Gesetzmäßigkeiten folgt, sondern auch gewisse Ähnlichkeiten mit der biologischen Evolution aufweist. Beispielsweise kann Selektion auch die kulturelle Evolution positiv und kreativ beeinflussen. Um diese Möglichkeiten zu nutzen, sollten wir die positiven Aspekte der Grenzen beachten, die durch die menschliche Natur und seine Umwelt gegeben sind (Zeier 1982). Kritik an Mißständen ist sicher richtig und notwendig, denn der Mensch kann auch aus Fehlern lernen. Statt durch Verbote zu definieren, was alles nicht getan werden darf, sollten wir aber vermehrt dafür sorgen, daß unsere Gesellschaft dem einzelnen genügend Betätigungs- und Entwicklungsmöglichkeiten bietet. Es müssen die positiven menschlichen Verhaltensmöglichkeiten und Werte aufgezeigt und vorgelebt werden. Ein Gastronomieführer zählt auch nicht einfach auf, wo man für teures Geld möglichst schlecht essen kann, sondern versucht, die Rosinen aus dem großen Angebot an Verpflegungsstätten herauszupicken. *Menschliches Verhalten läßt sich gezielter lenken, wenn man vorhandene Ansätze anerkennt und darauf aufbaut,* statt nur darlegt, was man nicht tun sollte. Der Grundsatz, mehr zu loben als zu tadeln, ist auch für den Arzt wichtig, wenn es darum geht, das Gesundheitsverhalten seiner Patienten positiv zu beeinflussen.

Variabilität ist für die komplexere kulturelle Evolution *noch viel bedeutungsvoller* als für die biologische. Gleichschaltung und Ausmerzen der Variabilität – wie das heute leider in vielen gesellschaftlichen Bereichen angestrebt wird – gefährden nicht nur die geistige Entwicklung, sondern schließlich auch die Existenz des Menschen. *Variabilität erhöht nämlich die Fähigkeit einer Gesellschaft, mit neuen Situationen fertig zu werden.* In einer Zeit mit starkem Wandel besitzen somit pluralistische Gesellschaften die besten Überlebens- und Entwicklungschancen. Eine Vielfalt an

Werten, denen nachgelebt wird, vermag überdies den innerhalb der betreffenden Gesellschaft stattfindenden Verteilungskampf zu entschärfen. Kanppe Ressourcen führen unweigerlich zu harten Auseinandersetzungen. Diese Auseinandersetzungen lassen sich durch ein erhöhtes Angebot reduzieren. Es ist somit vorteilhaft, wenn die einzelnen Mitglieder einer Gesellschaft nicht alle das gleiche Ziel, sondern individuelle Ziele anstreben, vorausgesetzt, daß daraus keine allzu großen gegenseitigen Behinderungen resultieren und die Integrationsfähigkeit des Systems nicht überlastet wird. Dieses braucht ein Optimum an Pluralität, nicht aber ein Maximum.

Das vielfältige Wechselspiel zwischen äußerer und innerer Selektion, also zwischen Umweltanforderung und Umweltgestaltung, bildet die eigentliche treibende Kraft der Evolution. Die Systembedingungen erzeugen eine Art zielgerichteten Verlauf, ähnlich wie in einem Schachspiel, bei dem zwar kein vorgegebener Weg einzuhalten ist, dafür aber strenge Spielregeln vorgeschrieben sind. Jeder einzelne Entwicklungsschritt stellt Weichen für weitere Entwicklungsmöglichkeiten; jede Entwicklungsstufe verfügt über neue Eigenschaften, die durch ihre Vorstufen mitgeprägt sind.

Ausbau des Bestehenden

Die biologische Evolution arbeitet stets mit den jeweils vorhandenen Gegebenheiten, die sie ohne konkrete Zielvorgabe zu verändern sucht. Das Aufbauen auf dem Bestehenden und die Präjudizierung der Weiterentwicklung durch die Vorgeschichte prägen jegliche Form von Evolution, also auch die ständig weiterschreitende Persönlichkeitsentwicklung und -entfaltung. Im Verlaufe seines individuellen Entwicklungsprozesses entwickelt jeder Mensch sein persönliches Lebensprogramm, nach dem er lebt, auch wenn es ihm nicht bewußt ist. Dieses Programm entfaltet enorme Triebkräfte und drängt auf Verwirklichung (Sturm 1983). Da sich früher Erlebtes nie ungeschehen machen läßt, sind wir stark durch unsere Vergangenheit geprägt und können nicht einfach nach Belieben ein neues Leben beginnen. Dies erklärt, weshalb uns Umstellungen mitunter so schwer fallen. Eingefahrene Verhaltensgewohnheiten lassen sich am ehesten verändern, wenn es gelingt, vorhandene Kräfte durch geringfügige Steuerungsimpulse in einem evolutiven Sinne selbstregulierend zu nutzen. Diesen Grundsatz gilt es in der Gesundheitserziehung zu berücksichtigen.

Analoges trifft auch für das gesellschaftliche Geschehen zu, das wir nicht bewußt planen und gestalten können. Der einzelne kann zwar in bewußter Absicht versuchen, bestimmte Ziele zu erreichen. Sein Handeln interferiert aber mit dem Handeln und den Absichten anderer. Die tatsächlich erzielten Ergebnisse entsprechen dann in der Regel nicht mehr genau dem, was jeder einzelne wollte, ja es können sogar Zustände oder Dinge geschaffen werden, die niemand wirklich wollte. Dies illustrieren gerade auch Entwicklungen im Gesundheitssektor – beispielsweise die Kostenexplosionen –, die uns lawinenartig zu überrollen drohen. Wenn man die Eigenschaften evolutiver Systeme erkennt und sich vor Augen hält, daß monokausale Zusammenhänge weder im biologischen noch im kulturellen Bereich vorkommen, verfällt man nicht dem primitiven Fehler, dunkle Mächte für das gesellschaftliche Geschehen verantwortlich zu machen oder den anderen immer eine böse Absicht zu unterstellen.

Die evolutive Verhaltensstrategie

Mit zunehmender Geschwindigkeit des kulturellen Wandels wird es für den einzelnen immer schwieriger, seine Absichten und Pläne in ihrer jeweils ursprünglichen Form zu realisieren. Schnellerer kultureller Wandel führt unweigerlich zu mehr Frustrationen. Diese Frustrationen lassen sich durch eine flexible, evolutive Verhaltensstrategie verringern. Die evolutive Verhaltensstrategie ist offen für Veränderungen und versucht aus den jeweiligen Gegebenheiten stets das Beste zu machen. Starre Lebensprogramme lassen sich heute wohl kaum mehr verwirklichen. Vereitelte Selbstverwirklichung aber hat nicht nur psychische, sondern auch physische Auswirkungen und trägt entscheidend zur Entstehung von Krankheiten bei. *Ein individuelles Lebensprogramm sollte deshalb* nicht einen streng einzuhaltenden Weg festlegen, sondern *verschiedene Wege und Möglichkeiten offenhalten.* Welche Verzweigung man jeweils wählt, wird erst dann entschieden, wenn man die betreffende Weggabelung auch tatsächlich erreicht hat.

Auch ein *flexibles Lebensprogramm* ist selbstverständlich nicht gegen Mißerfolge gefeit. Mißerfolge lassen sich aber besser verkraften, wenn man realisiert, daß Selektion immer auch einen gewissen Lotteriecharakter aufweist. Beispielsweise ist es meist ein Ding der Unmöglichkeit, wirklich den besten Kandidaten auszuwählen, wenn es einen wichtigen Posten zu besetzen gibt, denn Menschen kann man nur facettenartig erfassen und beurteilen. Trotzdem ist Selektion notwendig, um gesteckte Ziele erreichen zu können. Im erwähnten Stellenbesetzungsbeispiel gewährleistet seriös durchgeführte Selektion eine geeignete Wahl, diskriminiert aber gleichzeitig andere, vielleicht ebenso geeignete Bewerber. Diese Ungerechtigkeit kann sehr hart sein für jene, die übergangen werden. Als Systemeigenschaft wirkt sie sich aber bereits auf der biologischen Ebene aus, denn die beste genetische Ausstattung bringt keinen biologischen Erfolg, wenn das betreffende Individuum eines gewaltsamen Todes stirbt, bevor es seine Gene weitergeben kann, was im Tierreich zur Tagesordnung gehört und der Mensch etwa durch Schwangerschaftsunterbrechung praktiziert. Demgegenüber bietet das gesellschaftlich-kulturelle Geschehen immerhin den Vorteil, daß Mißerfolge nicht endgültig sind, sondern es immer wieder neue Chancen gibt, die es wahrzunehmen gilt.

Ungleichgewichte als Antriebskräfte und Entwicklungschancen

Eine weitere Systemeigenschaft des Lebendigen bilden schließlich Ungleichgewichte verschiedenster Art. Damit überhaupt etwas passiert, braucht es Spannung in Form von Ungleichgewichten. Wir sind zwar geneigt, den Gleichgewichtszustand, in dem sich Wirkungen und Gegenwirkungen aufheben, als erstrebenswerten Zustand zu betrachten. Gleichgewichtszustände kommen aber in der Natur nur in relativ geschlossenen ökologischen Nischen vor. Über längere Zeiträume errechnete Durchschnitte erscheinen fälschlich als Gleichgewichtszustand. *Das Leben ist kein geschlossenes, statisches, sondern ein offenes, dynamisches System, das sich ständig weiterentwickelt.* Deshalb kommt es innerhalb des Gesamtsystems zu vielen zeitlichen und räumlichen Ungleichgewichten. Gemäß der von Ilya Prigogine entwickelten Theorie dissipativer Strukturen (Prigogine 1976) lassen sich offene, dynamische Systeme durch Ungleichgewichte besser stabilisieren als durch Gleichgewichtszustände, die in der Regel auf von außen kommende Einflüsse äußerst störungsanfällig sind.

Damit Entwicklungsprozesse zum Laufen kommen, braucht es Ungleichgewichte. Wird eine zufällig auftretende Veränderung nicht unterdrückt, sondern durch positives Feedback verstärkt, entsteht genügend Schwung, um Neues zu schaffen. Hat beispielsweise jemand eine zündende Idee oder macht jemand eine hervorragende Erfindung, so wird zwar häufig versucht, diese Neuerung zu unterdrücken, um ein vermeintliches Gleichgewicht zu wahren. Ist die betreffende Idee oder Erfindung aber wirklich gut, so zündet der Funke und die Idee oder Erfindung breitet sich bei günstigen Umweltbedingungen lawinenartig aus.

Positives Feedback bringt aber auch gewisse Gefahren mit sich. Die Selbstverstärkung kann sich nämlich derart aufschaukeln, daß der Vorgang außer Kontrolle gerät. Das Gesamtsystem darf also nicht überfordert werden. Es muß die Verstärkungsprozesse integrieren und als Entwicklungschancen nutzen können. Auf Verstärkungsmechanismen zu verzichten, kann sich aber weder ein biologisches noch ein kulturelles System leisten. Da sich die Umweltbedingungen dauernd ändern, braucht es Flexibilität und Auseinandersetzung mit der Umwelt. Erst diese ständige Auseinandersetzung und Weiterentwicklung gibt den lebendigen Systemen die notwendige Stabilität. Die Strategie dagegen, sämtliche Veränderungen unterdrücken zu wollen, würde sowohl im biologischen wie im kulturellen Bereich früher oder später zur Katastrophe führen.

Ungleichgewichte verschiedenster Art liefern auch die motivierenden Kräfte für das Individualverhalten. Motivation ist i. allg. durch irgendwelche Mängel gekennzeichnet, die uns mehr oder weniger bewußt werden. Diese Mängel versuchen wir mit unserem Verhalten zu beseitigen. Motivation entsteht also durch Ungleichgewichte zwischen unseren Wünschen oder Bedürfnissen und dem, wie wir unsere gegenwärtige Situation empfinden. Was man in einer gegebenen Situation tut, hängt selten von einem einzigen Ungleichgewicht ab, sondern von der Integration sämtlicher Ungleichgewichte in die Gesamtpersönlichkeit. Wesentlich ist, wie wir die Ungleichgewichte mit unseren Erfahrungen und Grundüberzeugungen in Beziehung setzen.

Damit das Leben genügend spannend ist, braucht es Ungleichgewichte. Die vollständige Befriedigung aller Bedürfnisse dagegen ergäbe gähnende Langeweile. Ähnlich wie die biologische Evolution Ungleichgewichte und positive Feedbackmechanismen zu einem Systemgeschehen integriert und als Entwicklungschancen nutzt, muß der Mensch lernen, mit den Ungleichgewichten zwischen seinen Wünschen oder Bedürfnissen und seiner subjektiven Einschätzung des Istzustandes fertig zu werden. Vor allem müssen wir auch lernen, die Befriedigung von Bedürfnissen aufschieben zu können. Wie beim Evolutionsprozeß dürfen die Ungleichgewichte aber auf keiner Bedürfnisstufe zu groß sein, sonst entstehen körperliche oder psychische Schäden. Gefährlich sind sowohl zu große wie zu kleine Ungleichgewichte, wir brauchen optimale Ungleichgewichte, die wir bewältigen können.

Vom Umgang mit Ungleichgewichten

Die Auseinandersetzung mit Ungleichgewichten will erlernt sein. Diesen Lernprozeß zu fördern, stellt eine wichtige Aufgabe der Erziehung dar. *Erziehungshilfen sollten darin bestehen, Betätigungsfelder für die angeborene Eigenaktivität zu öffnen und anzuleiten, wie man Schwierigkeiten überwindet.* Ein Erzieher muß fordern, aber die Herausforderungen sollten in erster Linie zu Erfolgserlebnissen führen. Mißerfolge zu verkraften, muß selbstverständlich auch erlernt werden, denn das Leben besteht nicht nur aus Erfolgen. Wer in seiner Jugendzeit nicht lernt, mit Hindernissen umzugehen, wird es als Erwachsener um so schwieriger haben.

Eine häufige Ursache für Frustrationen sind zu große Erwartungen und übertriebene Wünsche, die wir entweder selber haben oder die andere an uns stellen. Es ist geradezu eine Krankheit unserer Zeit, zu große und vor allem auch falsche Erwartungen zu wecken. Dadurch entsteht ein zu großes Ungleichgewicht zwischen dem, was man erreichen möchte oder sollte und dem, was man erreichen kann. Dies hemmt die Eigenaktivität, statt sie sinnvoll einzusetzen. Zu falschen Erwartungen und passivem Konsumieren verführen häufig auch die Massenmedien, insbesondere das Fernsehen. Wenn man sich durch übermäßigen Fernsehkonsum mit passiven Erlebnissen vollstopfen läßt, ohne die biologisch notwendige Eigenaktivität zum Zuge kommen zu lassen, wird man unfähig, Ungleichgewichte zu bewältigen. Diese Inaktivitätsatrophie im weitesten Sinne ist eine Krankheit, die in Zukunft immer häufiger auftreten wird und der vorzubeugen sehr schwer sein wird.

Eine Möglichkeit, Frustrationen abzubauen oder gar nicht entstehen zu lassen, besteht für den Erzieher – und somit auch für den Arzt – darin, aufzuzeigen oder vorzuleben, wie man seine Aktivität primär auf Tätigkeiten ausrichtet, für die die Voraussetzungen bezüglich Fähigkeiten und Möglichkeiten optimal sind. Von einer gesicherten Basis aus können dann weitere Entfaltungsmöglichkeiten besser genutzt werden. *Bloßes Informieren, Aufklären und Ermahnen bringt meist herzlich wenig; vielmehr muß man den Kranken zu eigener Tätigkeit anleiten und motivieren.* Wenn eigene Tätigkeit zu Erfolgserlebnissen führt, wird sie verstärkt und aufrecht erhalten. Motivierend wirken beispielsweise eine genaue Buchführung über die Ausführung der verordneten Tätigkeit (inklusive Besprechung dieser Aufzeichnungen mit dem behandelnden Arzt). Ebenso wirkt die Abstützung auf institutionalisierte Einrichtungen, etwa auf einen Fitnessparcour oder auf Angebote eines Vereins. Wie Erfahrungen mit Programmen zur Alkohol- und Raucherentwöhnung oder zur Gewichtsreduzierung zeigen, kann man das Durchhaltevermögen und somit die Erfolgsaussichten beträchtlich steigern, wenn die anzustrebende Verhaltensaktivität in einem Gruppenverband durchgeführt wird.

Die jeweils unterschiedliche Begabung und Entwicklung der Individuen hat zur Folge, daß die gesellschaftlichen Bedingungen nicht für alle gleich günstig sein können. Es wird immer Bevorzugte und Benachteiligte geben. Eine Veränderung der Gesellschaftsstruktur könnte auch daran nichts ändern, lediglich würden andere in bevorzugten Positionen stehen und neue Machthaber an die Stelle der alten treten. Verbesserungen in einem Gesellschaftssystem aber sind möglich, wenn neue Verhaltensmöglichkeiten und Betätigungsfelder mit alternativen Zielen geschaffen werden. *Kritik an Mißständen reicht dazu nicht aus, es muß auch etwas Kreatives geleistet werden, das sich durchsetzt, wenn es genügend attraktiv ist.* Beispielsweise entstand die Glühbirne nicht durch Inszenieren von lautstarken Protesten gegen die damals übliche Gas- und Petrolbeleuchtung. Eine Reihe erfinderischer Köpfe bemühte sich, die Situation von sich aus zu verbessern, und es wurden einige Teilerfolge erzielt. Schließlich gelang Thomas Alva Edison der entscheidende Durchbruch.

Die Mitbeteiligung der stammesgeschichtlich alten Hirnstrukturen bei der Steuerung unseres Verhaltens und Erlebens wird häufig als Nachteil oder Anachronismus betrachtet, da es einen ständigen Kampf zwischen unseren Einsichten und unseren Antrieben mit sich bringe (Koestler 1978). *Die heutige Krise der Menschheit ist aber in erster Linie eine geistige Krise.* Wir werden nicht durch unsere Triebhaftigkeit bedroht, sondern durch Entwicklungen und Ereignisse, denen Entscheidungen des berechnenden menschlichen Verstandes zugrunde liegen. Was uns Schwierigkeiten macht, ist die Koppelung und Integration von Kopf und Herz, vom Rationalen mit dem Emotionalen. Menschenwürdig wird unser Dasein erst durch die Auseinandersetzung mit dem Archaischen. Diese Auseinandersetzung mit dem Archaischen gibt unserem Erleben die notwendige emotionale Tönung und Spannung sowie den Dingen ihre komplexe Gestalt und individuelle Bedeutung. Sie wirkt leistungsanspornend und garantiert genügend Verhaltensvariabilität. *Ein Wesen, das sich ausschließlich rational verhält, hätte wie ein Computer einen sehr begrenzten Handlungsspielraum und könnte deshalb auf die Dauer wohl kaum überleben.*

Bessere Nutzung biologischer Systemeigenschaften

Die Eigenschaften der biologischen Evolution beeinflussen und begrenzen auch das Verhalten des Menschen und seine gesamte kulturelle Evolution. Variabilität, äußere Selektion durch Umweltfaktoren und innere Selektion als Grundlage für Eigenaktivität, Aufbauen auf dem Bestehenden und Ungleichgewichte spielen auch bei kulturellen Vorgängen eine wichtige Rolle. Der Sprung von der biologischen zur kulturellen Evolution brachte zwar neue Systemeigenschaften, die die im biologischen System vorhandenen Entwicklungsmöglichkeiten überlagern und ganz gewaltig erweitern. *Die Erweiterung besteht aber – ganz gemäß dem Evolutionsprinzip, jeweils das Bestehende auszubauen – in einer besseren Nutzung und nicht in der Aufgabe der bereits auf der biologischen Stufe vorhandenen Systemeigenschaften.* Die bessere Nutzung führte in erster Linie dazu, daß kulturelle Entwicklungen viel schneller erfolgen als biologische. Wirkketten mit positivem Feedback spielen bei der kulturellen Evolution eine noch viel bedeutendere Rolle als bei der biologischen. Beispielsweise kann die Erfindung eines einzelnen sich schlagartig ausbreiten und die Umwelt aller verändern.

Wenn kulturelle Prozesse eine Eigendynamik entwickeln, können sie außer Kontrolle geraten und für die Menschheit äußerst gefährlich werden. Um die durch das heutige Entwicklungstempo sich ergebenden Probleme bewältigen zu können, müssen wir lernen, mit evolutiven Prozessen umzugehen. Dazu braucht es einen weiten Zeithorizont und ein möglichst flexibles Vorgehen. Unser Verhalten wird die zukünftige Entwicklung des Menschen und seiner Umwelt bestimmen. Entwicklungsmöglichkeiten für menschengerechtes Leben stehen genügend zur Verfügung. Es gilt, sie in Einklang mit der Natur und den Systemeigenschaften evolutiver Prozesse zu nutzen. *Auf die Dauer können wir nicht gegen die Natur, sondern nur mit der Natur überleben.*

Literatur

Koestler A (1978) Der Mensch - Irrläufer der Evolution. Scherz, Bern München
Lorenz K (1973) Die Rückseite des Spiegels. Piper, München
Prigogine I (1976) Order through fluctuation: Self-organization and social system. In: Jantsch E, Waddington CH (eds) Evolution and consciousness: Human systems in transition. Addison-Wesley, Reading/Mass, pp 93-126
Sturm E (1983) Renaissance des Hausarztes. Springer, Berlin Heidelberg New York London Paris Tokyo
Zeier H (1982) Biologische Rahmenbedingungen der menschlichen Existenz. In: Wendt H, Loacker N (Hrsg) Der Mensch: Die Entfaltung der Menschheit, Bd II. Kindler, Zürich, S 664-677
Zeier H (Hrsg) (1974) Lernen und Verhalten, Bd 2: Verhaltensmodifikation. Beltz, Weinheim Basel

Weiterführende Literatur

Eccles JC, Zeier H (1984) Gehirn und Geist. Biologische Erkenntnisse über Vorgeschichte, Wesen und Zukunft des Menschen. Fischer, Frankfurt
Gierer A (1985) Physik, das Leben und die Seele. Piper, München
Sperry R (1985) Naturwissenschaft und Wertentscheidung. Piper, München

3.5 Das patientorientierte Denken als Leitlinie

E. Sturm

Das Faktenwissen über den Menschen ist so umfangreich, daß es der einzelne überhaupt nicht mehr überschauen kann und deshalb eine Auswahl treffen muß. Dabei besteht natürlich die Gefahr, daß wesentliche Tatsachen beiseitegelassen und übersehen werden, so daß dann schließlich doch kein vollständiges Menschenbild resultiert. Andererseits ist es aus rein pragmatischen Gründen notwendig, an irgendeiner Stelle anzufangen und in den Dschungel der Wissenschaft vom Menschen vorzudringen in der Hoffnung, möglichst bald einen Hügel oder einen hohen Baum zu erklimmen, der es gestattet, Übersicht zu gewinnen und zu behalten.

Wie kann eine einseitig krankheitsorientierte Sicht vermieden werden?

Da es hier darum geht, im Sinne einer medizinischen Anthropologie Grundlagenwissen für den Hausarzt zu sammeln, ist die Gefahr besonders groß, den Menschen wieder nur durch die ärztliche Brille zu sehen. Um dieser Einbahnstraße zu entgehen, wurden Experten aus allen Humanwissenschaften zur Mitarbeit an diesem „Reader" gebeten. Aufbau und Gliederung wurden mitbestimmt durch die Orientierung an einer allgemeinen integralen Anthropologie, die versuchen muß:

- das Wesentliche der menschlichen Existenz, den Kern seines Daseins, das „Menschliche im Menschen" zu erfassen,
- einen Zugang zum ganzen Menschen zu finden, zur integrierten Funktion der Gesamtpersönlichkeit,
- der Individualität des Menschen gerecht zu werden,
- die tiefere Bedeutung von Gesundheit und Krankheit für den Menschen zu erkennen.

Die Bedeutung und die Problematik dieser Einstiegswege in eine allgemeine Anthropologie wurden an anderer Stelle bereits diskutiert (Sturm 1983, S.215f.), und der Inhalt einer neuen medizinischen Anthropologie wurde folgendermaßen definiert: „Diese neue Disziplin umfaßt das Grundlagenwissen über körperliche, seelische und geistige Strukturen und Funktionen des Menschen im Hinblick auf Gesundheit. Dazu gehören alle Beziehungen des Menschen zu Partnern, Familie, gesellschaftlicher und sonstiger Umwelt, einschließlich seiner kulturellen Entwicklung sowie das Erfahrungswissen über Störungen der normalen Funktionen und Beziehungen innerhalb und außerhalb des menschlichen Körpers.

Die neue Wissenschaft muß sich außerdem mit den Möglichkeiten des Menschen befassen, sich gesund zu erhalten, äußeren und inneren Störungen vorzubeugen, sich gegen schädliche Einflüsse zu schützen, Noxen abzuwehren, Toxine zu neutralisieren, ein gestörtes Gleichgewicht wiederherzustellen, Krankheit zu bewältigen und dabei sich selbst und anderen zu helfen" (Sturm 1983, S.222).

Nachdem allen bisherigen Versuchen, eine medizinische Anthropologie zu entwickeln, ein durchschlagender Erfolg versagt blieb, muß bei einem neuerlichen Ansatz von vornherein ein anderer Weg eingeschlagen werden. Man darf dabei nicht von der Krankheitslehre ausgehen, auch nicht typisch ärztliche Sichtweisen zum Ausgangspunkt nehmen, sondern jeder neuerliche Versuch muß den eingeengten professionellen Blick und die damit unvermeidlich verbundenen Abblendungen erweitern und sich *an der Sicht- und Verhaltensweise kranker Menschen* orientieren.

In der klassischen Medizin wurde den Studenten als Richtschnur für ihre Einstellung zum Patienten vermittelt, wie ihre Hochschullehrer und Chefärzte über kranke Menschen dachten. Daran, wie diese Vorbilder im Umgang mit Kranken Mitgefühl mit dem Leiden und Respekt vor der Persönlichkeit des Patienten zum Ausdruck brachten, konnte ein junger Kollege seine Haltung ausrichten. Nachdem Vorbilder inzwischen weitgehend demontiert wurden, wozu sowohl die Leitbilder selbst als auch die, die sich an ihnen ausrichten sollten, wesentlich beigetragen haben, ist der Umweg über Vorbilder nur noch gelegentlich gangbar. Jedem Studenten und zukünftigen Arzt muß daher empfohlen werden, sich auch in dieser Hinsicht direkt am Patienten zu orientieren. Als Leitlinie kann dabei das patientorientierte Konzept dienen. Die Allgemeinmedizin ist im Begriff, dieses Konzept weltweit zu ihrer geistigen Grundlage zu entwickeln und wissenschaftlich so zu untermauern, daß es einsichtig und lehrbar wird.

Jeder Arzt arbeitet patientenorientiert, wo liegt der Unterschied zum Hausarzt?

Was heißt eigentlich „patientorientiertes" Denken und Handeln? Arbeitet nicht jeder Arzt patientorientiert? Ist es nicht selbstverständlich, daß er seine Entscheidungen und Maßnahmen sowohl an der Krankheitsvorgeschichte als auch an den krankhaften Befunden des Patienten ausrichtet und daß er auf dessen Beschwerden und Symptome soweit wie möglich eingeht? Dies trifft selbstverständlich zu.

Im Zusammenhang mit den Begriffen „Hausarzt" und „Allgemeinmedizin" ist jedoch mit „Patientorientierung" nicht eine besondere Hinwendung und Einstellung auf die Krankheit des Patienten, sondern ein ganz spezifisches Denken und Handeln gemeint, das nachfolgend erläutert werden soll:

Sowohl Spezialisten als auch Hausärzte behandeln kranke Menschen; beide jedoch mit einer unterschiedlichen Sichtweise und mit einem anderen Schwerpunkt, die sich gegenseitig ergänzen:

Spezialisten sehen bei *verschiedenen Patienten* die *gleichen Krankheitserscheinungen*.

Hausärzte sehen immer wieder die *gleichen Patienten* mit ganz *verschiedenen Krankheitserscheinungen*.

Deshalb haben sich die Fachärzte darauf spezialisiert, die *gleichartigen Krankheitsbilder gleichartig* zu beschreiben und zu behandeln, während die Hausärzte dabei sind, sich darauf zu spezialisieren mit *dem gleichen Patienten gleichartig* umzugehen, auch wenn er unterschiedliche Krankheitsepisoden durchmacht. Die spezifische Aufgabe des Hausarztes ist es, neben den pathologischen Befunden auch die krankheitsunabhängigen Persönlichkeitsdaten, die Reaktionsweise und das Verhalten des Patienten nicht nur im Krankheitsfalle, sondern auch in gesunden Tagen zu erfassen und auch darauf therapeutisch einzuwirken. Dabei machen Hausärzte die Beobachtung, daß der gleiche Patient in verschiedenen Krankheitssituationen ähnlich reagiert. Und wenn sie feststellen, daß er Krankheitszustände nicht optimal bewältigt, betrachten sie es als ihre Aufgabe, ihn zu einem adäquateren Krankheitsverhalten und zu selbständigerem Umgang mit der Gesundheit anzuleiten.

Spezialisten gelangen also durch Vergleiche der krankhaften Befunde zu *verallgemeinerten Krankheitsbildern* ihres Fachgebietes, für deren Behandlung sie allgemeingültige Regeln erarbeitet haben. Dagegen steht für die Hausärzte *der kranke Mensch* als individuelle Persönlichkeit mit seinem besonderen Verhalten im Krankheitsfalle im Vordergrund. Hausärzte sehen den Patienten in einer doppelten Vernetzung:

- sie kennen ihn oft schon viele Jahre, sogar Jahrzehnte und haben dabei seine Biographie und Krankheitsgeschichte miterlebt *(longitudinal)*,
- vor allem berücksichtigen sie jedoch seine gegenwärtige Lebenssituation in Familie, Beruf und Umwelt *horizontal)*.

Insofern ist die Patientorientierung des Hausarztes nicht nur eine Frage der Einstellung und Grundhaltung, sondern sie umfaßt die konkrete Diagnostik und Therapie des Patienten im Hinblick auf seine Fähigkeit zur Bewältigung von Gesundheit und Krankheit. Die auf S. 167f. abgedruckte Liste krankheitsunabhängiger Informationen soll dieses Anliegen verdeutlichen, und sie erläutert, wie sich ein Hausarzt über einen Kranken ein Gesamtbild der Persönlichkeit und seiner Lebenssituation verschaffen kann, um daraus entsprechende therapeutische Konsequenzen zu ziehen.

Das Ergebnis der Persönlichkeits- und Familiendiagnostik des Hausarztes ist natürlich auch für alle mitbehandelnden Spezialärzte von Bedeutung. Ebenso wie es heute eine Selbstverständlichkeit ist, daß der Hausarzt die Ergebnisse der Krankheitsdiagnostik und -therapie vom Spezialisten übernimmt und weiterführt, werden die Spezialisten die vom Hausarzt erarbeiteten individuellen Persönlichkeits- und Familiendiagnosen und Behandlungsempfehlungen übernehmen und sowohl bei ambulanten als auch bei stationären Spezialbehandlungen verwerten.

Schematismus versus Individualtherapie

Nachdem die Wissenschaft von den Krankheiten einen relativ hohen Abstraktionsgrad erreicht hat und nachdem sie den Entscheidungs- und Handlungsspielraum des Arztes durch Objektivierung sehr weitgehend festgelegt und eingeschränkt hat, leistet sie der Möglichkeit und Gefahr zu schematischem Handeln in gewissem Sinne Vorschub. Allzu leicht werden nämlich erlerntes Wissen und regelhafte Handlungsanweisungen schematisch auf die therapeutische Praxis übertragen in der Annahme, daß man damit wissenschaftlichen Erkenntnissen und Forderungen am besten entspreche. Schematismus ist in der Therapie stets bedenklich; im harmlosesten Fall führt er zu Wirkungslosigkeit und Noncompliance, gelegentlich zu vermeidbaren Nebenwirkungen und Nachteilen, in seltenen Fällen können daraus sogar Gefahren für den Kranken erwachsen. Dafür gibt es bei allen Therapieformen zahlreiche Beispiele (s. auch Sturm 1983, S. 103 f.). Es ist deshalb unumgänglich, daß vor jeder Krankenbehandlung die individuellen Bedingungen geprüft werden und daß die von der Schulmedizin erarbeiteten verallgemeinerten Regeln und Handlungsanweisungen in jedem Einzelfall entsprechend abgewandelt werden. Hierin liegt der eigentliche Grund für die Forderung, die Individualität des Patienten sowie seine spezielle, familiäre und soziale Lebenssituation diagnostisch zu erfassen. Die Informationen dafür sind nämlich kein bangloses Abfallprodukt einer langjährigen Hausarzt-Patient-Beziehung, sie sollen auch nicht irgend einem Selbstzweck dienen, sondern sie sind *die unabdingbare Voraussetzung für jede therapeutische Handlung eines Arztes.*

Selbstverständlich ist es weder möglich noch notwendig, diese Diagnostik jeder ärztlichen Entscheidung oder Handlung in aller Ausführlichkeit systematisch voranzuschicken. Alle für das Problem relevanten Fragen müssen jedoch aufgeklärt werden. Deshalb ist es ja so wichtig (und zugleich ökonomisch), daß sie jederzeit beim dafür zuständigen Hausarzt abgerufen werden können. Denn – wie jeder erfahrene Arzt weiß – ist nur die Therapie effektiv, die in jeder Hinsicht (qualitativ und quantitativ) sehr genau auf die Individualität des Patienten und auf seinen augenblicklichen Bedarf abgestellt ist.

Da aber nicht jeder Arzt den gleichen guten Zugang zu den diagnostischen Informationen über einen Patienten besitzt wie der Hausarzt, ist es in einer arbeitsteilig gegliederten Versorgung Aufgabe und Pflicht des Hausarztes, den mitbehandelnden Spezialisten im Krankenhaus und in der Ambulanz alle relevanten Informationen über einen Patienten mitzuteilen; denn nur in dieser engen Kooperation zwischen dem Spezialisten, der sein Krankheitswissen einbringt, und dem Hausarzt, der die Informationen über den Patienten beiträgt, werden erfolgversprechende Entscheidungen getroffen.

Während für die wissenschaftliche Erforschung und den Unterricht der *Krankheitsbilder* in den letzten Jahrzehnten sehr viel aufgewendet wurden, hat man die Forschung und Lehre vom *kranken Menschen* vernachlässigt. Mit der in diesem Buch begonnenen Sammlung von allgemeinem Weissen über den kranken Menschen soll ein Anfang gemacht werden, dieses große Gebiet wissenschaftlich zu bearbeiten, mit dem Ziel, die Erfolgschancen der Individualtherapie nicht mehr dem Zufall zu überlassen, sondern sie lehrbar zu machen. Die Innere Medizin hat mit der Lehrbarkeit der Individualtherapie bereits einen Anfang gemacht; dies beweist das Beispiel des Diabetes, bei dem es auf die Berücksichtigung aller relevanten Individualfaktoren ankommt (Katsch 1958). Die Allgemeinmedizin will diese Bemühungen für andere Krankheitsbilder fortsetzen. Dabei besteht der spezifische Beitrag der Hausärzte darin, daß sie vor allem Befunde aus der menschlichen Dimension beisteuern, die die Gesamtpersönlichkeit betreffen, da sie hierzu den besten Zugang besitzen.

Problemlösungsverhalten im Alltag

Ein Hausarzt, der seine Patienten genau beobachtet, macht die Erfahrung, daß sich ein Kranker bei der Lösung gesundheitlicher Probleme in der Regel genauso verhält wie bei der Lösung anderer Alltagsprobleme:

1. Stufe: Bei Beschwerden wartet ein Patient zunächst einmal ab, ob sie durch Eigenregulation von selbst vorübergehen.
2. Stufe: Geschieht dies nicht, dann versucht er, seine Beschwerden durch Selbsthilfemaßnahmen zu lindern.
3. Stufe: Hat dies keinen Erfolg, werden Familienangehörige oder Nachbarn gefragt.
4. Stufe: Erst wenn dies alles nichts genützt hat, zieht er den Fachmann - in diesem Falle den Arzt - zu Rate.

Dieses stufenweise Vorgehen entspricht dem Verhalten, das sich dem Menschen bei der Lösung alltäglicher Probleme als sinnvoll und ökonomisch erwiesen hat.
Dafür das folgende Beispiel: Wenn das elektrische Licht ausgeht, käme niemand auf den Gedanken, sofort die technische Nothilfe zu holen, sondern

- jedermann wartet zunächst einmal ab, ob das Licht „von selbst" (d.h. durch Regelung der regionalen Stromversorgung) wiederkommt *(Eigenregulation)*,
- wenn nicht, schaut er nach, ob er den Defekt selbst beheben kann *(Selbsthilfe)*,
- schafft er dies nicht, dann fragt er ein Familienmitglied oder Nachbarn *(Familien- oder Nachbarschaftshilfe)*,
- und erst wenn alles erfolglos bleibt, entschließt er sich schließlich, den Fachmann zu holen, der dann lakonisch meint: „Warum haben Sie mich nicht gleich geholt?" *(professionelle Hilfe)*.

Hausärzte haben dieses Vorgehen ihrer Patienten schon immer akzeptiert und sogar weitgehend unterstützt, denn sie wissen längst, daß anders als im Krankenhaus bei der ambulanten Behandlung Eigenengagement und Selbsthilfe des Patienten die wichtigsten Voraussetzungen für eine erfolgversprechende Therapie sind und daß ohne die Mithilfe von Familie und Nachbarn die große Zahl der gesundheitlichen Probleme überhaupt nicht bewältigt werden könnte. Hausärzte haben dieses schrittweise Vorgehen in diagnostischen und therapeutischen Stufen sogar von ihren Patienten übernommen, weil sie erkannt haben, daß diese Methode den Bedürfnissen der Patienten am besten entspricht. Dagegen werden Patienten durch den im Krankenhaus üblichen Maximaleinsatz professioneller Hilfe allzu leicht in eine unerwünschte passive Haltung, d.h. in eine „Patientenrolle", gedrängt. Für die Mehrzahl der ambulanten Kranken wäre professionelle Maximalbehandlung gar nicht angezeigt, sondern würde weit über das Ziel hinausschießen und außerdem das Gesundheitswesen im Endeffekt unbezahlbar machen.

Das patientorientierte Konzept der Allgemeinmedizin

Dieses Denken und Handeln der Patienten und Hausärzte, das sich am alltäglichen Problemlösungsverhalten der Menschen orientiert, hat die Allgemeinmedizin zum sog. „patientorientierten Konzept" entwickelt. Es besagt, daß zunächst auf der Seite des Kranken und seiner Familie ein Maximum an Reservekräften freigesetzt wird, bevor medizinische oder soziale Hilfe vermittelt werden. Dabei ist am wichtigsten der Lernprozeß, der beim Patienten in Gang gesetzt wird, in dessen Verlauf er immer besser mit seinen gesundheitlichen Problemen umzugehen lernt.

In Anknüpfung an das Problemlösungsverhalten umfaßt das patientorientierte Konzept der Allgemeinmedizin folgende Bereiche (Einzelheiten dazu in Kap. 9):

1. Eigenregulation. Die Fähigkeit des Menschen, gesundheitliche Störungen, Traumen und Noxen durch unbewußt ablaufende Kompensations- und Regulationsvorgänge wieder zu normalisieren, muß vom Hausarzt unterstützt und gefördert werden. Dazu braucht er ein sehr umfangreiches Grundlagenwissen über die Fähigkeiten des Menschen zur unbewußten Eigenregulation und zur Kompensation sowie über die einschlägige Diagnostik und Therapie (s. S. 269 ff.).

2. Selbsthilfe. Die Kenntnisse der Patienten über erwünschte und sinnvolle Selbsthilfemaßnahmen im Krankheitsfalle und zur selbständigen Krankheitsvorbeugung sind erschreckend gering im Vergleich zu den umfangreichen Möglichkeiten. Hier müssen geeignete Lehr- und Lernprogramme entwickelt werden. Der Hausarzt muß selbst fundierte Kenntnisse erwerben, wie er seine Patienten zu immer besserer Selbsthilfe anleiten kann (s. S. 326 ff.).

3. Familien- und Nachbarschaftshilfe. Dasselbe gilt für die Hilfe durch Familienangehörige und Nachbarn; um sie zu verbesserter Krankenhilfe zu motivieren und anzuleiten, benötigt der Hausarzt entsprechende Kenntnisse und Methoden.

4. Professionelle Hilfe. Während Studenten und Assistenten an der Universitätsklinik und in Krankenhäusern fast ausschließlich diagnostischen und therapeutischen Maximaleinsatz kennenlernen, erfolgt professionelle Hilfe in der Primärversorgung durch den Hausarzt stets nur in dem Umfang, der dem individuellen Bedarf entspricht. Damit Eigenregulation, Selbsthilfe und Familienhilfe nicht unterdrückt werden, setzt der Hausarzt seine therapeutischen Maßnahmen sehr gezielt und dosiert ein. Dabei ist er bemüht, sehr genau nur jenen individuellen Bedarf an gesundheitlichen Leistungen abzudecken, der durch Eigenleistung oder familiäre Hilfe nicht zufriedenstellend gedeckt werden kann. Voraussetzung dafür ist, daß der Hausarzt bei jedem Kranken in jeder Situation diesen Bedarf sehr genau ermittelt.

5. Umfassende Krankheitsdiagnostik. Voraussetzung für die Feststellung des individuellen Bedarfs an medizinischen und sozialen Leistungen ist eine Krankheitsdiagnostik, die sich nicht nur auf die Feststellung somatischer Befunde beschränkt, sondern alle Dimensionen des Krankseins einbezieht, also auch die Befunderhebung im psychischen, sozialen und vor allem im menschlichen Bereich.

6. Individual- und Persönlichkeitsdiagnostik. Im Rahmen einer systematischen Diagnostik muß der Hausarzt auch alle krankheitsunabhängigen Informationen über die Individualität eines kranken Menschen zu erfassen versuchen, soweit sie für seine Gesundheitsgefährdung und Krankheitsbewältigung Bedeutung besitzen (Curtius 1959). Hier interessieren vor allem die Fähigkeiten zur Eigenregulation und Selbsthilfe, aber auch die vorhandenen Reservekräfte und Kompensationsmöglichkeiten, denn nur aufgrund dieser Informationen kann der Hausarzt den Bedarf an professionellen Leistungen einigermaßen zutreffend feststellen (Einzelheiten s. S. 165).

7. Familien- und Umweltdiagnostik. Aufgrund einer differenzierten Familiendiagnostik kann der Hausarzt abschätzen, welche Unterstützung der Kranke von seiten der Familie erwarten kann und inwieweit familiäre Interaktionen und intrafamiliäre Spannungen, Dauerstreß erzeugen und krankheitsfördernd wirken (Einzelheiten s. S. 160).

8. Medizinische und soziale Versorgung. Da der Hausarzt nur einen begrenzten Anteil des individuellen Bedarfs seiner Patienten mit den Mitteln seiner Praxis kompetent decken kann, muß er dafür sorgen, daß die darüber hinaus notwendigen gesundheitlichen Leistungen durch andere Personen oder Institutionen des Versorgungssystems erbracht werden. Dazu benötigt der Hausarzt einerseits umfassende Kenntnisse über die Leistungsspektren der in der Region vorhandenen medizinischen und sozialen Dienste. Mit ihnen muß er andererseits gut kooperieren und ihnen die von ihm erhobenen Informationen über Individualität, Lebenssituation und Krankheitsproblematik jedes überwiesenen Patienten übermitteln.

Dieses Konzept hat in mehrfacher Hinsicht Bedeutung:
- es gibt Hausärzten lehrbare Anleitung, wie sie ihren Patienten zu sinnvoller Problemlösung verhelfen können,
- es ist eine Leitlinie beim Aufbau des Lehrfaches Allgemeinmedizin,
- bei der Auswahl des für den Hausarzt relevanten Grundlagenwissens der Anthropologie kann das patientorientierte Konzept hilfreich sein, weil es Hinweise gibt, welche speziellen Fakten und Zusammenhänge aus dem kaum übersehbaren Wissensschatz der Humanwissenschaften und Anthropologie für Problemlösungen und Entscheidungen im gesundheitlichen Bereich für die Patienten, die Ärzte und die vielen anderen Helfer von Bedeutung sind.

Literatur

Curtius F (1959) Individuum und Krankheit. Grundzüge einer Individualpathologie. Springer, Berlin Göttingen Heidelberg
Katsch G (1958) Der therapeutische Imperativ des Arztes. Lehmann, München
Sturm E (1983) Renaissance des Hausarztes. Springer, Berlin Heidelberg New York Tokyo

Weiterführende Literatur

Engelhardt K (1978) Patienten-zentrierte Medizin. Enke, Stuttgart
Grol RPTM et al. (1985) Die Prävention somatischer Fixierung, eine Aufgabe für den Hausarzt. Springer, Berlin Heidelberg New York Tokyo

4 Der Mensch und seine Gesundheitsgefährdung

> Der Mensch ist ein Seil, geknüpft zwischen Tier und Übermensch – ein Seil über einem Abgrunde. Ein gefährliches Hinüber, ein gefährliches Auf-dem-Wege, ein gefährliches Zurückblicken, ein gefährliches Schaudern und Stehenbleiben.
>
> Friedrich Nietzsche

4.1 Die Natur des Menschen aus der Sicht der Verhaltensbiologie[1]

B. von Hassenstein

Der Mensch ist kein reines Geisteswesen. Mit seinem Körper gehört er dem Reich der lebenden Natur an. Auch sein Verhalten ist biologisch mitbedingt, besonders deutlich im Bereich von Angst, Wut, Hunger, Durst und Sexualität. Diese Feststellung steht im Einklang mit den Aussagen aller anthropologischen Wissenschaften und mit den Selbsterfahrungen jedes einzelnen Menschen.

Trotzdem gehört es unabdingbar zum Selbstverständnis des Menschen, *prinzipiell* willensfrei und verantwortlich handeln zu können, in entscheidenden Augenblicken also keinem naturbedingten Antriebsdiktat zu unterliegen. Wären wir in allem, was wir tun, durch die Umstände und durch Naturgesetze gezwungen – es gäbe keine Schuld und kein Verdienst, keine Selbstbestimmung und keine Mündigkeit. Nur wenn ich frei etwas will und es durchführe, kann ich als Mensch dafür einstehen; nur dann geht es auf mein Konto und nicht auf das der mich zwingenden Umstände.

Aber das Handeln nach freiem Entschluß fällt uns bisweilen nicht in den Schoß; man hat es manchmal nicht nur gegen äußere, sondern auch gegen eigene innere Widerstände – Antriebe und Bedürfnisse – durchzusetzen. Ein Autofahrer sitzt am Steuer seines Wagens und kämpft, um wachzubleiben, gegen die biologische Gewalt der Schläfrigkeit. Ein Schuljunge hat es sich in den Kopf gesetzt, zum erstenmal vom Fünfmeterbrett ins Wasser zu springen, aber es gelingt ihm nicht; die Angst bleibt stärker. Freier Entschluß und biologisch bedingte Verhaltenstendenzen können beim Menschen um die Führung des Verhaltens ringen.

Je stärker nun irgendwelche biologisch bedingten verhaltensbestimmenden Tendenzen sind, desto eher setzen sie sich beim Einzelmenschen durch, und desto weitergehend bestimmen sie auch, wenn sie viele Menschen erfassen, die Verhaltensrichtungen des Kollektivs. Dies ist ein Grundgesetz der menschlichen Verhaltenssteuerung. Es gilt für gesunde biologische Tendenzen (Hunger, Durst, Schläfrigkeit,

---

[1] In diesen Aufsatz wurden – mit freundlicher Genehmigung des Thieme-Verlages (Stuttgart) – Abschnitte aus folgendem Artikel übernommen: „Das spezifisch Menschliche nach Resultaten der Verhaltensforschung". In: Gadamer H-G, Vogler P (Hrsg) Neue Anthropologie, Bd II. Thieme, Stuttgart 1972.

Furcht vor realer Gefahr) genauso wie für krankhafte (Sucht, grundlose Ängste). Wohlverstanden: Das Gesetz sagt nicht, der Mensch sei den biologisch bedingten Verhaltenstendenzen widerstandslos unterworfen; sondern: Die biologisch bedingten Verhaltenstendenzen *setzen sich um so eher durch,* je stärker sie sind. Niemand streitet das im Ernst ab. Allein Heilige und Märtyrer könnten die volle und immerwährende Meisterschaft über ihre Natur erringen oder erringen wollen.

Das eben formulierte Grundgesetz kennzeichnet den Menschen, ohne ihn zu verklären oder zu unterschätzen. Der Mensch ist z.T. Naturwesen; er *kann* aber auch entscheidungsfrei und verantwortlich handeln. Dieser zweifachen Bedingtheit des menschlichen Verhaltens (Natur und Entscheidungsfreiheit) ist in der Geistesgeschichte tausendfältig Ausdruck verliehen worden: „Alles Tierliche steckt im Menschen, aber nicht alles Menschliche steckt im Tier", sagt ein chinesisches Sprichwort. - Der Mensch sei „ni ange ni bête", also weder Engel noch Tier, so drückte es der Philosoph Blaise Pascal (1623-1662) aus. Und von nichts anderem spricht Shakespeare in „Viel Lärm um nichts", wenn er sagt:

„Denn noch bis jetzt gab's keinen Philosophen,
der mit Geduld das Zahnweh konnt' ertragen,
ob er der Götter Sprache auch geredet
und Schmerz und Zufall als ein Nichts geachtet."

Der Mensch kann seine biologisch bedingten Verhaltenstendenzen kontrollieren und damit seine Entscheidungsfreiheit ins Spiel bringen. Die Verhaltensbiologie kann die biologisch bedingten Verhaltenstendenzen beurteilen; die Inhalte und Ziele der freien Entscheidungen des Menschen sind Gegenstand anderer Wissenschaftsrichtungen, etwa der Ethik. Die Verhaltensbiologie befaßt sich also - wenn man das oben formulierte Grundgesetz der menschlichen Verhaltenssteuerung ins Auge faßt - mit Verhaltens*tendenzen,* die sich im Handeln des Menschen durchsetzen können, aber nicht müssen, und die sich um so eher durchsetzen, je stärker sie sind. Die Verhaltensbiologie befaßt sich bei den Tieren mit *allem* Verhalten, beim Menschen nur mit *einem Teil seiner Verhaltenstendenzen,* dem biologisch bedingten Teil.

Nicht nur die *Verhaltenstendenzen* des Menschen, auch sein *Verhalten* kann biologisch bedingt sein, nämlich wenn er den biologischen Tendenzen mit seinem Verhalten *folgt.* Das geschieht z.B., wenn er von ihnen überwältigt wird wie in panischer Angst. Es geschieht auch, wenn er „sich gehen läßt", weil er aus Bequemlichkeit der Stimme der freien Entscheidung nicht gehorcht. Man kann aber in vielen Lebenslagen auch nach bewußter freier Entscheidung dasselbe wollen wie „die Stimme der Natur". Dann ist man hinsichtlich dieser Tendenzen „mit sich selbst im Einklang".

Aus all dem folgt, daß man den Menschen nur z.T. versteht, wenn man die Verhaltensbiologie vernachlässigt; denn diese beschäftigt sich mit biologischen menschlichen Verhaltenstendenzen, die tatsächlich einen Teil des menschlichen Individual- und Sozialverhaltens steuern. Soziologische und politologische Wissenschaftsrichtungen, die davon keine Notiz nehmen, behalten weiße Flecken auf ihrer Landkarte.

Als Ursache für die biologisch bedingten Verhaltenstendenzen des Menschen kommen funktionelle Zusammenhänge in Frage, die auch bei anderen Lebewesen vorkommen. Wenn es gilt, diese Verhaltenstendenzen aufzudecken, muß man über das bloße Nebeneinanderstellen (Analogsetzen) ähnlicher Verhaltenselemente bei Tieren und Menschen hinauskommen. Denn wenn man bereits aus Ähnlichkeiten Schlüsse ziehen will, so bleiben diese unter dem Gesichtspunkt „Der Mensch ist kein Tier" immer bestreitbar. Statt dessen ist es geboten, zunächst die bei Tieren beobachteten Zusammenhänge in einer allgemeinen neutralen Sprache zu formulieren, d.h. mit Hilfe von Begriffen, die weder für den Bereich des Tieres noch für den des Menschen *exklusiv* gelten. Das Ideal einer solchen allgemeinen abstrakten Darstellung ist die mathematische Formel bzw. das ihr entsprechende Funktionsschaltbild. Ist in dieser allgemeinen Sprache ein Wirkungszusammenhang formuliert worden, so kann man in einem zweiten, unabhängigen Schritt untersuchen, ob er etwas zum Verständnis der menschlichen Verhaltenssteuerung beitragen könnte. – Diese Arbeitsweise hat das Ziel, das Gemeinsame im Verhalten von Menschen und anderen Lebewesen abstrakt zu formulieren. Hierdurch vermeidet man den kurzschlüssigen Tier-Mensch-Vergleich und bleibt von theorienbelasteten Begriffen bestimmter einzelner Fachrichtungen unabhängig.

Es sollte deutlich geworden sein, daß die Verhaltensbiologie durch ihren wissenschaftlichen Ansatz den Menschen nicht herabwürdigt. Das Menschenbild der Verhaltensbiologie entspricht dem aller Philosophen und Anthropologen: Der Mensch ist Natur- und Kulturwesen. Die Verhaltensbiologie beschäftigt sich mit dem ersten der beiden Anteile.

Dadurch trägt sie nicht nur zur Erkenntnis, sondern auch zur Humanität bei. Sie sieht den Menschen als Ganzes, blendet keinen Teil von ihm aus. Sie wird dem Menschen dadurch gerechter als Denkrichtungen, die ihn als unbegrenzt durch geistige Kräfte formbar ansehen und seine Verwurzelung im Natürlichen ignorieren. Politische Programme, die blind für die menschliche *Natur* sind, können den Menschen fortwährend überfordern und dadurch sehr unmenschlich werden. Wer die Menschen nur als Geisteswesen oder politisch bedingte Individuen sieht, ist in der Gefahr, sie bald – weil sie diesen Idealbildern so gar nicht entsprechen – zu verachten.

Wie entstehen menschliche Bindungen?

Kind-Eltern-Bindung

Das *Lächeln* des Säuglings beginnt im 1. bis 2. Lebensmonat (Koehler 1954). Zunächst sind es beliebige menschliche Gesichter, deren Erscheinung und deren Bewegung vom Säugling mit einem Lächeln beantwortet werden. Aber im Laufe der folgenden Wochen und Monate engt sich dieser Kreis ein: Das Kind lernt zu unterscheiden und lächelt dann bevorzugt solche Menschen an, die es zuvor *kennengelernt* hat – vor allem Mutter, Vater und Geschwister. Unbekannte Menschen werden meist abgelehnt und lösen die umgekehrte Reaktion aus; Abwendung statt Zuwendung, Angst anstelle des Dranges, sich anzuschmiegen. Diese Entwicklung kann etwa im 8. Lebensmonat ihren Höhepunkt erreichen; man spricht von der „Achtmonatsangst" des Kindes, und man sagt von ihm: „Es fremdelt."

Man könnte nun meinen, das Unterscheidenlernen zwischen bekannten und fremden Gesichtern sei zwar ein sehr frühes Lernen (im 1. Lebensjahr!), gleiche aber sonst dem Sicheinprägen von Gesichtern und sonstigen Eindrücken im späteren Leben. Daß dem nicht so ist, ergibt sich aus mehreren Tatbeständen:

1. Ein Kleinkind kann sich im 2. bis 4. Vierteljahr seines Lebens zwar mehrere Gesichter (Mutter, Vater, Geschwister) nebeneinander einprägen und all diese Menschen durch sein Lächeln als „bekannt" im Vergleich zu unbekannten Menschen kennzeichnen; ein Kind ist aber nicht dazu fähig, sich beim Wechsel von Betreuungspersonen beliebig viele neue Gesichter nacheinander einzuprägen und diese dann als „bekannt" zu akzeptieren. Verlegt man beispielsweise in Säuglingsheimen die Kinder alle 3 Monate in eine andere Abteilung zu neuen Schwestern, so können sie sich meist nicht umstellen und knüpfen zu den neuen Betreuerinnen keine „Lächelbeziehung" mehr an: Darin offenbart sich - im Vergleich zu sonstigen Lernvorgängen - eine verringerte Fähigkeit zum Umlernen bzw. zur Wiederholung der Lernvorgänge (Spitz 1960).

2. Das Lächeln des älteren Säuglings signalisiert, an welche Menschen er mit seinem partnerschaftlichen Verhalten *gebunden* ist: Allein die „Mitmenschen mit bekanntem Gesicht" können das erschreckte Kind beruhigen, allein von ihnen nimmt es Nahrung an. Ohne sie ist es voll Angst, schläft schlechter, ja es ist in vielen seiner körperlichen Funktionen gestört. Geradezu tragisch mutet es an, daß sich Kinder oft als gebunden auch an solche Mütter erweisen, die zu Kindesmißhandlungen neigen, von denen also das Kind Schreckliches erfahren hat. Der erlernte Eindruck des vertrauten Antlitzes ist für das Kleinkind viel mehr, als das was Erwachsene beim Wiedererkennen eines guten Bekannten empfinden; die Wahrnehmung des bekannten Gesichtes ist für den Säugling die auslösende Sinnesqualität für die Gesamtsituation „Geborgenheit im Kontakt mit dem allein schutzbringenden Partner".

Für den Erwachsenen ist die Bedeutung einer solchen Wahrnehmung allenfalls beim Vergleich mit dem überströmenden Erleben beim Anblick eines geliebten Menschen oder - für Frauen - beim Anblick ihres eigenen Kleinkindes nachzuempfinden. Doch ist dieser Vergleich vielleicht nur eine vage Andeutung, weil uns ja das innere Erleben des Kleinkindes im 1. und 2. Lebensjahr nicht zugänglich ist. Die wissenschaftliche Aussage bezieht sich auf dasjenige, was sich im Verhalten offenbart:

Durch Erfahrung eingeprägte Gesichter, vor allem der mütterlichen Betreuerin und sonstiger häufig gesehener Personen, sind für das Kind die alleinigen Schlüssel zum Gebundensein an Personen, bei denen es Schutz zu suchen und Geborgenheit zu finden vermag.

Kinder, denen in der Zeit vom 3. Lebensmonat an mehrmals ein Wechsel aller Bezugspersonen zugemutet wird, können schwere Persönlichkeitsstörungen im Sinne des *Hospitalismus* entwickeln (Spitz 1969; Dührssen 1967). Wie bei mutterlos aufgezogenen Tieren scheint die grundlegende Ursache für die meisten Erscheinungen in einer Zunahme von allgemeiner Angst zu bestehen.

Sexuelle Bindungen

„Psychogene" sexuelle Störungen Erwachsener lassen sich, wie die Psychoanalyse lehrt, vielfach auf lange Zeit zurückliegende Milieueinflüsse oder Ereignisse zurückführen, denen das Kind im Alter zwischen 4 und 7 Jahren ausgesetzt war. Einzelne Menschen werden ihr Leben lang irreversibel durch ganz spezielle äußere Situationen sexuell erregt, die für die meisten anderen keinerlei derartige Wirkung haben; und diese Menschen können bisweilen eine einzelne Situation – meist aus der Pubertätszeit – angeben, in der sie dem entsprechenden Eindruck zufällig während einer heftigen sexuellen Erregung ausgesetzt waren (Leonhard 1964).

Nach unseren heutigen Kenntnissen scheint folgende Hypothese von Meves (1967, 1971) den Tatsachen am besten zu entsprechen: Lange vor der Pubertät, also lange vor dem Funktionsbeginn der Keimdrüsen, empfangen die 4- bis 7jährigen Kinder die Eindrücke, die für ihr späteres Erwachsenenleben vorbestimmen, welche Wahrnehmungen und Empfindungen für sie im partnerschaftlichen Bereich anziehend sein werden. Dabei handelt es sich noch um allgemeine, nicht um individuelle Züge des künftigen (Sexual-)Partners. Diese *allgemeine* Prägung vollzieht sich in Situationen, die *nicht* erotisch getönt zu sein brauchen.

Eine zweite, ganz andersartige Form von sexueller Prägung ist die Fixierung an einen individuellen Partner oder an spezielle Objekte oder Situationen. Diese Prägung ist nicht an ein bestimmtes Lebensalter gebunden, sondern sie erfolgt im *Zustand sexueller Erregung*.

Nach dieser Vorstellung ist es also nicht die Regel, sondern die Ausnahme, wenn Kinder sich vor der Pubertät von dem gegengeschlechtlichen *Elternteil erotisch* angezogen fühlen. *Möglich* ist es, weil sich die sexuelle *Ansprechbarkeit* bereits vor der Reifung der Keimdrüsen entwickelt. Der kleine Junge kann dann den Vater als Rivalen um die Liebe der Mutter empfinden. Diese als „Ödipuskomplex" bekannte Erscheinung dürfte jedoch weniger das Normalgeschehen darstellen, sondern eher ein Grund für zu frühe spezielle Fehlfixierungen sein, von denen sich der Jugendliche und der Heranwachsende dann später oft nur mit größter Mühe wieder befreien können. Als biologischer Regelfall hat es demgegenüber zu gelten, daß die Bindung des 4- bis 7jährigen Kindes an die Eltern *nicht erotischer* Natur ist; trotzdem bereitet diese Beziehung dann als „allgemeine sexuelle" Prägung die Bindung an den späteren Liebespartner vor (womöglich handelt es sich bei der *allgemeinen* sexuellen Prägung des 4- bis 7jährigen Kindes jedoch noch gar nicht um eine eigentliche „sexuelle", sondern eher um eine „Sozialrollenprägung").

Nach den vorgenannten Überlegungen muß auch die Frage nach der *Erblichkeit der Homosexualität* neu gestellt werden. Weitgehende Irreversibilität und familienmäßige Häufung sind kein zwingender Hinweis mehr für Erblichkeit. Im Gegenteil: Im Lichte der derzeitigen Kenntnisse spricht vieles dafür, daß es sich dabei um ein besonders augenfälliges Beispiel für sexuelle Prägung beim Menschen handelt. Die speziellen Ursachen für diese wie für andere Abweichungen von der (biologisch gesehen normalen) heterosexuellen Veranlagung beruhen nach Dührssen (1974) vorwiegend auf Milieueinflüssen auf das 4- bis 7jährige Kind: Feindliches oder abstoßendes Verhalten eines Elternteiles verhindern die Ausbildung des allgemeinen Prägungsbildes vom späteren Liebespartner oder die innere Übereinstimmung (Identifizierung) mit der eigenen zukünftigen Rolle gegenüber dem Liebespartner.

Die Natur des Menschen aus der Sicht der Verhaltensbiologie 103

In dem so gebildeten Vakuum erzeugen dann irgendwelche Erlebnisse bei sexueller Erregung, die bei anderen Menschen wirkungslos bleiben würden, feste Fixierungen an bestimmte, oft sehr spezielle Situationen.

Erkunden, Spielen, Nachahmen

Die in der Überschrift aufgeführten Begriffe kennzeichnen das Verhalten von Kindern vom 2. Lebensjahr an. Erkunden, Spielen und Nachahmen sind vermutlich Ausdruck einer gemeinsamen naturgegebenen Triebfeder (Meyer-Holzapfel 1956).

Ein Kind in Spiellaune zeigt je nach der äußeren Situation ganz unterschiedliche Verhaltensweisen: Es *erkundet* unbekannte Bereiche und schaut in alle Winkel. Von allem *Neuen* wird es magisch angezogen. Es klettert auf Leitern und Bäume, rennt herum und probiert alle Bewegungen, die ihm körperlich nur möglich sind. Im *Spiel* erscheint antriebsgesteuertes Verhalten wie Flüchten, Angreifen, spielerisches Essenbereiten und Schlafen – aber ohne daß die zugehörigen Antriebe dabei tatsächlich aktiviert wären: Das im Spiel flüchtende Kind hat nicht „wirklich" Angst; wenn es aus feuchtem Sand Kuchen backt, tut es das nicht aus Hunger. Mit Gegenständen, die in seinen Gesichtskreis gelangen, stellt das Kind an, was ihm seine Phantasie nur eingibt. Besonders anziehend ist alles, was auf die Aktivität des Kindes *reagiert* – und sei es nur, daß es einen besonderen Anblick bietet: Handlungen, die einen äußeren Effekt haben, werden dann vom Kind sofort leidenschaftlich – oft mit hellem Jauchzen – wiederholt. Schließlich ahmen Kinder alles nach, was irgend nachahmbar ist: Geräusche, Tiere, Fahrzeuge, Menschen. Wenn möglich schlüpfen sie spielend in die Rollen anderer Wesen und geben sich als Auto, als Krokodil, als Mutter oder als Vater aus – nicht ohne entsprechende akustische und mimische Begleitaktivität.

Betrachtet man diese spielerischen Verhaltensweisen auf ihre körperliche Grundlage und ihr Zustandekommen hin, so erweisen sie sich als ganz verschiedenartig: Sinneseindrücke wirken anregend, *entweder* weil sie neu sind, d. h. noch nicht im Gedächtnis gespeichert waren, *oder* weil sie auf eine Eigenaktivität folgen; das Verhalten neigt zum sprunghaften Abwechseln *oder* zur Wiederholung; das Spiel enthält Tätigkeiten, die in anderem Zusammenhang angenehm (Essen) *oder* unangenehm (Flüchten) sind; das Verhalten ist ganz von inneren Triebfedern gespeist (Herumrennen), *oder* es schließt – beim Nachahmen – eine überaus komplizierte Übersetzung von Wahrgenommenem in Motorik ein: vom zweidimensionalen Netzhautbild in ein Bewegungsprogramm für Hunderte von Einzelmuskeln.

Betrachtet man aber diese so verschiedenartig zustandekommenden Verhaltensweisen unter dem gemeinsamen Gesichtspunkt ihrer Bedeutung für das Kind, so ergibt sich: Sie bilden ein in sich geschlossenes Aktionsprogramm zum Kennenlernen der Umwelt, zum Entwickeln und Erhalten der motorischen Geschicklichkeit und zum Aneignen von Fähigkeiten der Älteren. Besonders eindringlich läßt sich das an zwei Beispielen deutlich machen: 1. Welchen Sinn hat der innere Drang zum *Wiederholen* von Handlungen, die irgendeine Reaktion der Umwelt ausgelöst haben? Für jedes Lebewesen ist in der Umwelt all das von besonderer Bedeutung, was in irgendeiner Form auf sein eigenes Verhalten freundlich oder feindlich *reagiert;* aber nur wenn ein solches Geschehen sich wiederholt, ergibt sich, welche Reaktionen der Umwelt gesetzmäßig und welche zufällig sind. Hier ist also im Kinde das Verfahren des Wiederholens von Natur aus angelegt, dem der Naturwissenschaftler in seiner Forschung folgen muß: Er wiederholt jede Beobachtung, weil nur so das Gesetzmäßige vom Zufälligen zu unterscheiden ist. 2. Der Drang zum *Nachahmen* ist ein einzigartiges Mittel, um der Vererbung der genetischen Information eine Weitergabe der im Leben *erworbenen* Fähigkeiten der Erwachsenen auf die Nachkommen an die Seite zu stellen. Hier liegt also eine naturgegebene Veranlagung zum Bilden von (kultureller) Tradition vor. Allein sie ermöglicht kulturelle Entfaltung und *Weiterentwicklung*.

Wenn im Verhaltensbereich „Erkunden, Spielen und Nachahmen" ein naturgegebenes Aktionsprogramm zum Kennenlernen der Umwelt, zur Entwicklung eigener Fähigkeiten und zur Übernahme des Verhaltens der Erwachsenen angelegt ist, so ist das nur sinnvoll, wenn die gewonnenen Erfahrungen auch *gespeichert* werden. Das ist in der Tat der Fall: Die Lernfähigkeit des Kindes im Rahmen des Spielbereiches ist gar nicht zu übertreffen. Dem trägt die Alltagssprache Rechnung, wenn sie müheloses Lernen als „spielendes Lernen" bezeichnet.

Der Drang zum Erkunden und die Wißbegierde entfalten sich nicht nur – wie bei den Jungen der Säugetiere – im Herumstreifen im fremden Gelände und im Untersuchen von unbekannten Gegenständen, sondern beim Menschenkind auch auf der Ebene der *begrifflichen Sprache:* Werden Kinder nicht von Erwachsenen gehemmt, so ist ihr Drang zum Fragen (=sprachliches Erkunden) unersättlich. Dabei dient die Sprache als Mittel der Information: Das Kind erwartet *sachlich zutreffende* Antworten; das erkennt man an der tiefen Enttäuschung von Kindern, wenn sie merken, daß ein Erwachsener ihnen etwas Falsches mitgeteilt hat. Kinder sind auch *neugierig* auf die Namen, die unbekannte Dinge tragen. Sie *spielen* mit Worten, indem sie sie ohne äußeren Anlaß spielerisch abwandeln und auf neue Situationen übertragen. Und sie *ahmen* die Sprache der Erwachsenen – und auch der Spielgefährten – *nach* und wollen so sprechen wie die anderen. Auch im Sprachbereich offenbart sich damit die sinnvolle Kombination von Erkunden, Spielen und Nachahmen. Den besten Sprachlehrer hat der Mensch damit in sich selbst – nämlich zur Zeit des Sprechenlernens als Kind von 2–6 Jahren.

Im Spielalter entfaltet sich auch eine andere spezifisch menschliche Fähigkeit: Das Darstellen von etwas Gesehenem durch Zeichnen oder Modellieren. Auch hier handelt es sich – wie beim Nachahmen – formal um das Übertragen von Wahrgenommenem (Gesehenem) in gesteuertes Verhalten; während aber das Nachahmen durch eigenes *Verhalten* schon im Tierreich, z. B. bei Menschenaffen, entwickelt ist, dürfte das „Ab-Bilden" in formerhaltendem Material eine rein menschliche Errungenschaft sein. Die hierfür notwendigen neuralen Schaltungen des Gehirns scheinen sämtlichen Tieren zu fehlen. In dieser Fähigkeit aber liegt die Voraussetzung für die Verwendung zeichnerischer Symbole, für die Entwicklung einer Schrift und für alle Kulturleistungen, die auf schriftliche Dokumente angewiesen sind, wie Rechtswesen, Wissenschaft usw. Allgemein gesprochen ermöglicht das „Ab-Bilden" die Übermittlung von Information von einem Menschen auf einen anderen, ohne daß beide zugleich anwesend sein müssen. Das Ab-Bilden ist für das Kind – ähnlich wie das Sprechen – ein weiterer Bereich des Erkundens, des Spielens und der Nachahmung. Die Veranlagungen des Spielbereichs bilden auch hier die *natürlichen* Triebfedern zum Entfalten eines spezifisch menschlichen *kulturellen Bereichs*.

Man kann voraussagen: Ein Kind, bei dem die genannten kennzeichnenden Tätigkeiten des Spielalters *ausfallen,* muß in seiner Persönlichkeitsentwicklung schwer benachteiligt sein. Leider kommt das infolge von unsachgemäßer Betreuung während der *davor* liegenden Lebensphase vor. Erkunden, Spielen und Nachahmen vollziehen sich allein „in entspanntem Feld". Durch Unsicherheit und durch Angst werden sie sofort gehemmt. So kommt es, daß Kinder, die keine Bindung an eine bleibende mütterliche Betreuerin knüpfen konnten, später in den genannten Aktivitäten beeinträchtigt sind: Die Entwicklung der Sprache, der Motorik und des Spielens kann bei Heimkindern und bei Familienkindern mit mehrfachem totalem Betreuungswechsel innerhalb des 2. bis 24. Lebensmonats um Jahre zurückbleiben. Obwohl das Erkunden eine *zentrifugale,* von der mütterlichen Betreuung *abgewendete* Aktivität ist, wird sie *unterdrückt,* wenn kein *Partner für die Zuwendung* existiert; und das ist nur durch *personell gleichbleibende* Betreuung vom 2. Lebensmonat an zu gewährleisten. Sonst fehlt den Kindern ein „emotionaler Hort der vollen Geborgenheit und Angstfreiheit".

In einem vordergründigen Sinn kann man daher sagen: Erziehung zur *unabhängigen* Persönlichkeit ist nicht durch *erzwungene Unabhängigkeit* im Säuglingsalter zu erreichen; denn dadurch wird von Natur aus ein bleibendes Übermaß an Angst erzeugt, und der Mensch wird als Erwachsener gerade hierdurch *abhängig.* Einem Menschen wird die Entwicklung zum unabhängigen, eigenständigen Charakter am wenigsten versperrt, wenn ihm in der hilflosen Säuglingszeit die Verlassenheitsangst erspart bleibt und wenn später seinen den Grund zur Selbständigkeit legenden Aktivitäten des Erkundens, der Neugierde, des Spielens und des Nachahmens soweit als möglich Gelegenheit und Raum gegeben und Ermutigung gewährt wird.

Verhaltenssteuerung

Drei von der Verhaltensforschung erarbeitete Prinzipien sind von Bedeutung für die Frage, wodurch das Handeln des Menschen bestimmt werden kann: das Prinzip der doppelten Quantifizierung des Verhaltens durch äußere und innere Bedingungen, das Prinzip der gegenseitigen Hemmung zwischen den verschiedenen Verhaltenstendenzen und das Prinzip der Verminderung der Bereitschaften durch das ihnen zugehörige Verhalten. So einfach, ja beinahe selbstverständlich diese drei Prinzipien sind, so klärend sind sie hinsichtlich der wichtigen anthropologischen Frage nach dem Grad der biologischen Bedingtheit des menschlichen Verhaltens. Doch seien die drei Prinzipien zunächst am Beispiel von *Tieren* erklärt:

Prinzip der doppelten Quantifizierung

Das Zustandekommen und die Intensität vieler Verhaltensweisen hängt von zwei Variablen ab: von Umweltbedingungen, beispielsweise Sinnesreizen, und von inneren Bedingungen, beispielsweise dem Hormonspiegel oder der Versorgung mit bestimmten lebenswichtigen Substanzen. Im Falle der Ernährung bestehen die äußeren Bedingungen im Geschmack einer Speise und ihrem appetitlichen Aussehen, die inneren in der Stärke des Hungers. Wichtig ist nun, daß sich die beiden Kategorien von Bedingungen gegenseitig weitgehend kompensieren können: Ist ein Hund hungrig (hohe innere Motivation), so frißt er auch Dinge, die er gewöhnlich verschmäht (geringe Auslösequalität); ist er aber satt (geringe innere Motivation), so nimmt er nur die Wurst vom Brot (hohe Auslösequalität). Auch für den Menschen gilt: „Hunger ist der beste Koch" und: „Die leckerste Speise serviert man als Nachtisch" (weil sie auch den Gesättigten noch zum Essen animiert). Ein Beispiel aus einem anderen Bereich: Bei hoher Reizbarkeit (innere Bedingungen) lösen schon geringe äußere Anlässe aggressive Verhaltenstendenzen aus („ihn ärgert die Fliege an der Wand"). - Das Prinzip der doppelten Quantifizierung von Verhaltensweisen durch äußere und innere Bedingungen wurde 1940 von Seitz aus der Beobachtung des Verhaltens von Fischen hergeleitet und formuliert. Man könnte es auch als das Prinzip der „höheren Empfindlichkeit bei erhöhter Bereitschaft" bezeichnen.

Gegenseitige Hemmung verschiedener Verhaltenstendenzen („Höchstwertdurchlaß")

Man muß nun folgende Möglichkeiten voraussetzen: Es könnten zugleich die inneren Bedingungen für mehrere Verhaltensweisen aktiviert sein: Ein sexuell gestimmtes Tier kann zugleich hungrig und möglicherweise müde sein (Tendenz zum Schlafen), und in dieser Situation kann noch ein Schreck durch einen Feind hinzukommen. Welche der verschiedenen Verhaltenstendenzen setzt sich durch: Balzen, Nahrungssuche, Schlaf oder Flucht?

Die Antwort lautet, daß dies wiederum von den äußeren und inneren Bedingungen für jede der einzelnen konkurrierenden Verhaltenstendenzen abhängt: Beispielsweise fliegt eine Amsel bei der Annäherung eines Menschen bald fort und flüchtet; sitzt sie aber auf den Eiern und brütet, so überwiegt der Drang zum Brüten, und erst viel stärkere Reize veranlassen sie zur Flucht.

Man kann daher sagen: Bei jeder Stärke der äußeren und inneren Bedingungen hat jede *Verhaltenstendenz* eine bestimmte *Durchsetzungsfähigkeit* gegenüber den anderen Verhaltenstendenzen; ist sie stark genug, so kann sie die übrigen Verhaltenstendenzen unterdrücken und das Verhalten in ihrem Sinne steuern. Die verschiedenen Verhaltenstendenzen stehen also zueinander im Verhältnis *gegenseitiger Hemmung!* Die jeweils dominante Verhaltenstendenz unterdrückt in der Regel alle anderen Tendenzen *vollständig.* Das hier verantwortliche Teilsystem der Verhaltenssteuerung trägt den anschaulichen Namen „Höchstwertdurchlaß".

Verminderung der Bereitschaft durch das zugehörige Verhalten

Wie aber kommt es dann, daß ein Tier nicht fortwährend ein und derselben, nämlich der stärksten Verhaltenstendenz folgt, sondern *abwechselnd* Nahrung sucht, ruht, flüchtet, balzt oder Brutpflege betreibt? Das liegt daran, daß durch die *Ausführung* eines Verhaltens die *Bereitschaft* zu diesem Verhalten absinkt, entweder durch den Ausgleich des Mangels, der die Bereitschaft hervorrief (durch Nahrungsaufnahme und durch Trinken) oder durch eine unmittelbare Erschöpfung der betreffenden Verhaltenstendenz selbst (z.B. ist nach einer Paarung die sexuelle Bereitschaft meist zunächst stark abgesunken und nimmt erst allmählich wieder zu). Ist eine Bereitschaft durch die Ausführung des zugehörigen Verhaltens abgesunken, so ist meist eine andere Verhaltenstendenz stärker und kann die Führung übernehmen – solange, bis auch sie wieder durch den Ablauf des zugehörigen Verhaltens abgenommen hat.

Auf diese Weise gewährleistet das Prinzip der gegenseitigen Hemmung der Verhaltenstendenzen (Höchstwertdurchlaß) im Zusammenhang mit der Abschwächung der inneren Bereitschaften durch die Ausführung des Verhaltens folgendes: Das Verhalten der Tiere wird gewöhnlich jeweils nur von einer Tendenz beherrscht, nicht von mehreren gleichzeitig; das *gleichzeitige* Aktiviertsein verschiedener Antriebe wird durch die gegenseitige Hemmung der Verhaltenstendenzen zu einem *Nacheinander* der zugehörigen Verhaltensweisen abgewandelt. So kommt es, daß ein Tier i. allg. dasjenige tut, was in der gegenwärtigen Lebenssituation am dringendsten ist: Nahrungsaufnahme, Flucht, Ruhe, Balz oder auch Blasenentleerung, Kotabgabe, Sich-Putzen, und dies alles nacheinander, nicht gleichzeitig.

Geringe Hemmwirkung der Spieltendenz

Eine Verhaltenstendenz verfügt jedoch nur über geringe Hemmwirkungen, um sich gegen die übrigen durchzusetzen: die Tendenz zum Spielen, spielerischen Erkunden und Nachahmen. Daher wird sie sofort unterdrückt, wenn eine der „Ernst-Verhaltenstendenzen" auch nur ein wenig aktiviert ist. Man sagt deshalb: Das Spielen erfolgt nur „im entspannten Feld".

Wegen der Wichtigkeit des Erkundens, Spielens und Nachahmens für die Verhaltensentwicklung erscheint dies zunächst überraschend. Doch wird der biologische Sinn dieser leichten Hemmbarkeit deutlich, wenn man folgendes bedenkt: Die Verhaltensweisen des Spielbereichs verschaffen dem aufwachsenden Lebewesen Erfahrung, sie sind damit auf *mögliche zukünftige Nutzen* zugeschnitten; ihr biologischer Wert liegt nicht im gegenwärtigen Augenblick. Hiernach ist es sinnvoll, wenn im Ernstfall alle sonstigen biologischen Triebbefriedigungen Vorrang haben, was in der nur schwachen Hemmwirkung der Verhaltenstendenzen des Spielbereichs gegenüber allen anderen Verhaltenstendenzen zum Ausdruck kommt. Zukunftsbezogenes Verhalten füllt – in der Regel – sinnvollerweise nur die Pausen zwischen den Handlungen aus, die der aktuellen Lebensbewältigung dienen.

Doch gerade dies verkehrt sich unglücklicherweise beim Menschenkind zu einer besonderen Gefahrenquelle: Es führt nämlich dazu, daß *frühkindliche* Betreuungs- und Bindungsmängel die *spätere* geistige Entwicklung und den Gewinn von Lern-, Konzentrationsfähigkeit, Selbständigkeit und sozialer Selbstsicherheit schwer beeinträchtigen können. Das verhängnisvolle Bindeglied ist die Angst. Die Ursache-Wirkungs-Kette ist die folgende:

In der Säuglingszeit bestimmt die langsam entstehende Bindung, in wessen körperlicher Nähe sich das Kind völlig sicher fühlt. Wurde es dem Säugling und dem Kleinkind durch mehrfachen Verlust von Bezugspersonen oder durch fortdauernde Wechselbetreuung verwehrt, eine feste Vertrauensbindung aufzubauen, so nistet sich allgemeine Unsicherheit und Ängstlichkeit ein. Diese Angst dämpft oder unterdrückt dann das Lernen durch aktiven Erfahrungserwerb und den Gewinn von

Selbständigkeit und angstfreiem sozialen Verhalten. – Hierdurch wird die Bedeutsamkeit tragfähiger Eltern-Kind-Bindungen erneut unterstrichen.

Der Wille als Gegenspieler von biologisch bedingten Verhaltenstendenzen

Die genannten biologischen Prinzipien sind auch für den Menschen gültig. Sie lenken sein Verhalten, soweit es durch biologische Gegebenheiten wie Hunger, Durst, Schläfrigkeit usw. bestimmt wird. Auch intellektuell bedingte oder sonstige der *Kulturseite* des Menschen zugehörende Verhaltensmotive müssen sich gegebenenfalls gegen eine gerade aktivierte biologisch bedingte Tendenz durchsetzen. Die Instanz für dieses Durchsetzen erleben wir als „Willenskraft". Ein Beispiel ist der Hungerstreik: Um politischer Ziele willen unterdrückt der Streikende willentlich die biologische Verhaltenstendenz zur Nahrungsaufnahme. Ein anderes Beispiel ist der Kampf zwischen dem Willen, wach zu bleiben, und der biologischen Tendenz, einzuschlafen; hier zeigt die Erfahrung, daß der Wille um so eher unterliegt, je intensiver die biologisch bedingte Verhaltenstendenz ist. Die Tendenz, dem eigenen Willen zu folgen, steht also gegebenenfalls im gleichen Verhältnis zu den biologisch bedingten Tendenzen wie diese untereinander: im Verhältnis der gegenseitigen Hemmung.

Lernanreize und Lernfähigkeit

Die alltägliche Erfahrung kennt eine bunte Vielfalt von Mitteln, um Lernen zu fördern: Die Belohnung („wenn du die Vokabeln kannst, darfst du zum Spielen gehen"), die Strafe, das Wiederholen des Lernstoffes („repetitio est mater studiorum"), das Verknüpfen mit schon Bekanntem (hierher gehören die Gedächtnisstützen bzw. „Eselsbrücken"), das Systematisieren, das Veranschaulichen, das Erarbeiten des Lernstoffes in einem Prozeß des Fragens und Problemlösens („learning by discovery"). Die biologische Anthropologie kann versuchen, ein System in dieser Vielfalt aufzuzeigen. Ein zusammenhängender Lernprozeß, z.B. das Auswendiglernen eines Gedichtes, kann Elemente verschiedener Art enthalten. Die naturwissenschaftliche Analyse versucht, solche Elemente zu erkennen; sie verwendet dafür besonders einfache Situationen aus dem erfahrungsabhängigen Verhalten von Tieren oder von Menschen.

Lernen auf Grund von Zusammenhängen (Kontiguität)

Es gibt ein gleichsam „passives" Sicheinprägen von Gedächtnisinhalten auf Grund von gegenseitigen Beziehungen zwischen ihnen. Das gilt für Wahrnehmungen wie für Handlungen – je untereinander oder wechselweise. Beispielsweise kommen jemandem, in dessen Heimat Kiefern häufig waren, beim Anblick von Kiefern regelmäßig Gedanken an die Heimat (Assoziation zwischen Eindrücken, die vielfach im Zusammenhang erlebt wurden). Im Zusammenhang miteinander stehende Bewegungen im Sport, beim Spielen eines Musikinstrumentes, beim Bedienen von Maschinen oder von Fahrzeugen verknüpfen sich in Form ihrer zentralnervösen Repräsentationen miteinander. Sie verlaufen nach diesem Lernprozeß „wie im Schlaf". Die *Wiederholung* der Situationen, in denen die Wahrnehmungen oder die Eigenbewegungen oder beides miteinander im Zusammenhang auftreten, fördert das Einprägen ins Gedächtnis.

Solche als „mechanisch" empfundene Lernprozesse folgen besonderen Gesetzen. Eines von ihnen besagt: Bisweilen haften Gedächtnisinhalte aus *vielen* verknüpften Elementen leichter und schneller als solche aus *weniger* Elementen. Eine scherzhafte Veranschaulichung hierfür lautet: „Wenn man ein Gedicht lernen will, so soll man ein Butterbrot dazu essen. Warum? Dann macht man einen Fettfleck aufs Papier, und auf Grund dieses Anblickes prägt sich die ganze Seite besser ein..."

Erfahrungsbedingte Aversion

Ein Feuerwerk hatte ein knapp 1jähriges kleines Mädchen durch ohrenbetäubendes langdauerndes Knallen um 22 Uhr aus dem Schlaf gerissen und schrecklich geängstigt. Tags darauf wurde deutlich, daß sich dieses Erlebnis für das Kind mit dem Im-Bett-Liegen verknüpft hatte; denn es wehrte sich - was zuvor nie geschehen war - sowohl mittags als auch abends angstvoll dagegen, ins Bett gelegt zu werden, und behielt diese Abwehrreaktion einige Tage lang bei. Dies ist ein Beispiel für eine „erfahrungsbedingte Aversion".

Erfahrungsbedingte Aversionen können sich ohne Absicht durch gutgemeinte Erziehungsmaßnahmen bilden: Manche Eltern trauen sich die Fähigkeit zu, die notwendige Nahrungsmenge sicherer bestimmen zu können, als es der Hunger des Kindes, also die vom Stoffwechselbedürfnis abhängige Antriebsstärke vermag. Falls sie vom Kind fordern, bei fehlendem Hunger oder sogar trotz einer durch Übersättigung entstandenen Abneigung weiter zu essen, und wenn dann sogar Strafen angedroht oder verhängt werden, so ist aufgrund der hier wirksamen Gesetzmäßigkeiten folgendes zu erwarten: Die Situation der Mahlzeit verknüpft sich bei dem Kind mit den unangenehmen Eindrücken von Drohung und Strafe sowie mit Angst oder Aggressivität (Trotz) oder beidem. Je stärker die entstehende Aversion ist, desto eher wird sie den während des Essens ohnehin abnehmenden Hunger unterdrücken, desto eher wird also das Kind von sich aus mit dem Essen aufhören wollen. Dies kann die Bemühungen der Eltern ansteigen lassen, das Kind zum Essen zu zwingen, was zur weiteren Verringerung der Eßlust führen muß usw. Einmal in Gang gekommen, hat somit dieses Geschehen in sich die Tendenz zur fortlaufenden gegenseitigen Steigerung: stärkere elterliche Bemühungen → größerer Trotz des Kindes → geringerer Hunger → noch stärkere elterliche Bemühungen → ... usw.

Strafen und deren Wirksamkeit

Wer ein Kind für ein unerwünschtes Verhalten bestraft, beabsichtigt dadurch bei ihm eine Assoziation zwischen dem Verhalten und der Strafe, um für die Zukunft eine innere Hemmung gegen die Wiederholung des Verhaltens zu erzeugen.

Zum Schutze eines Kleinkindes kann die Strafe als Erziehungsmittel unumgänglich sein (z.B. um es davor zu bewahren, daß es auf eine autobefahrene Straße läuft), sofern noch keine Einsicht und keine Willenskräfte zu mobilisieren sind. Auch in der Rechtspflege wendet man Strafen in Form von Geld- oder Freiheitsstrafen bei Jugendlichen und Erwachsenen an. Aus diesem Grunde sollte folgendes biologische Gesetz über den Zusammenhang zwischen einer Strafe und ihrer Wirkung allgemein bekannt sein:

Eine Strafe bewirkt nur dann eine Hemmung der handlungsbestimmenden Elemente, wenn sie dem Vergehen *sofort folgt*. Nur dann bildet sich – bei Tieren, bei Kindern und bei Erwachsenen – ein *erlebnismäßiger* Zusammenhang zwischen der Tat und der Strafe (und in der Folge eine Hemmung). Spätere, noch so schwere Strafen wirken, wenn überhaupt, unvergleichlich viel weniger als sofortige Strafen; diese jedoch brauchen nur geringfügig zu sein, um zu wirken. Zu späten Strafen fehlt aber nicht nur die gewünschte Wirkung – sie wirken andersartig, und zwar höchst unerwünscht: Sie werden als *isoliertes negatives Geschehen* erlebt; sie lockern das Band zum Erzieher bzw. zum Staat; und sie führen zur *Verhärtung* des Bestraften.

Das Lernen wird durch die Furcht vor Gefahren oder Strafen bei Tieren und Menschen nur so lange gefördert, als die Furcht nicht zu stark ist. Übersteigt sie eine bestimmte Schwelle, so beeinträchtigt sie die Lernfähigkeit aufs schwerste – bis zur psychischen Krise vor dem Examen.

Lernen im Rahmen von Erkunden/Spielen/Nachahmen

Verglichen mit den Ergebnissen des Lernens auf Grund von Kontiguität (= räumlich-zeitliche Zusammenhänge), von Belohnungen und von Strafen sind die Lernleistungen des Kindes aus eigenem Antrieb in den Spieljahren unvergleichlich viel größer. Allein beim Erwerben der Sprache wird eine unfaßbar große Menge an Information gespeichert. Besondere Belohnungen und Strafen sind hierfür nicht notwendig, ja sie stören sogar, indem sie die für das spielerische Lernen notwendige Atmosphäre des „entspannten Feldes", d.h. des Nichteinwirkens von Antrieben des Ernstbereichs, beeinträchtigen. Das Lernen im Rahmen des Spielbereichs ist „autotelisch", d.h. es hat für das Tier und den Menschen das Ziel und – wenn man so sagen will – die Belohnung in sich, sie liegt im Lernen selbst und vor allem im späteren *Können*. Ein Kind *will* Handhabungen, die es gelernt hat, *selbst* tun und wehrt sogar die Erwachsenen ab, die ihm helfen wollen.

Im Lichte dieser Aussagen sollte es in der Didaktik als das wichtigste aller Ziele gelten, eine Atmosphäre zu erhalten oder herbeizuführen, die das *Lernen aus eigenem Antrieb* fördert. Zur Zeit ist man fast überall noch weit entfernt davon. Als Lernhilfen gelten bei der Bevölkerung zumindest in unserem Kulturbereich meist nur Belohnungen (z.B. für gute Zensuren), Strafen (Konsequenzen beim Nichtbestehen von Prüfungen) und das Wiederholen (z. B. bei der Vorbereitung auf Prüfungen). Immerhin erkennt eine steigende Anzahl von Erziehungswissenschaftlern die Notwendigkeit an, eine Atmosphäre des Fragens, des Problemlösens, des selbständigen Entdeckens und des spielerischen Erkundens zur Förderung von Lernprozessen herbeizuführen.

Soll man, um die Basis für bessere Lernfähigkeit aller Kinder zu legen, den Kindergarten vom 3. bis 5. Lebensjahr oder die Vorverlegung des Schulbeginns vorziehen? In der Sicht der biologischen Anthropologie ist auf jeden Fall das *spielerische* Lernen zu gewährleisten und darum keine schulähnliche, sondern eine kindergartenähnliche Form zu wählen; denn die Schulklasse muß die *Eigeninitiative* der Kinder allein der Ordnung und Disziplin wegen zu sehr *einschränken;* damit beeinträchtigt sie aber die wichtigste Vorbedingung für das *spielerische* Lernen. Die im 5. Lebensjahr beginnende Schule führt viel zu früh die anderen, *nicht kindadäquaten* Lernmotivationen ein und könnte dadurch nur Schaden stiften.

Aggressivität

Das kämpferische Angreifen sowie die zugehörige Bereitschaft, die Aggressivität, kommen bei Tieren in mindestens neun Zusammenhängen vor: im Dienste der Ernährung beim Angriff von Raubtieren auf Beutetiere; im Dienste der Fortpflanzung beim Kampf gegen Rivalen; im Dienste der Selbsterhaltung beim Gegenangriff gegen einen überlegenen Feind, falls die Flucht unmöglich ist („kritische Reaktion", Hediger 1954); im Rahmen des Gruppenverhaltens beim Erkämpfen und Verteidigen von Positionen in der Rangordnung; beim Erwerb und Verteidigen eines Reviers für die Brut und die Jungenaufzucht; beim Angriff auf Gruppenfeinde im Rahmen der von Individuum zu Individuum ansteckenden kollektiven Verteidigungsreaktion; beim Angriff auf gruppenfremde Artgenossen sowie auf Gruppenangehörige, die durch irgendwelche Eigenschaften (z. B. Krankheit) von der Norm abweichen; im Rahmen des Spielens beim spielerischen Angreifen; als Reaktion der „Frustration" bei der Behinderung im Erreichen irgendwelcher Antriebsziele. Diese Vielfalt läßt zunächst eine wichtige Folgerung zu: Eine von all diesen biologischen Beziehungen freie, von sich aus zum Kampf drängende Aggressivität, die einer periodischen Befriedigung bedarf, kann man beim heutigen Stand der Forschung *nicht* postulieren, weder für Tiere noch für den Menschen. Sie wäre auch außerordentlich schwer nachzuweisen, weil man dafür im Einzelfall die Abwesenheit aller anderen Motivationen aufzeigen müßte. Zunächst sollte man daher davon ausgehen, daß wir Aggression *nur* im Dienste *anderer* biologischer Funktionen sicher kennen.

Töten von Artgenossen

Die Formen der Aggression sind in den verschiedenen Zusammenhängen unterschiedlich: Der Kampf gegen artfremde Tiere, z. B. Beutetiere, hat meist das Ziel, den Gegner zu töten. Beim Kampf gegen *Artgenossen* kommen sowohl Schonung als auch Vernichtung des Gegners vor, ersteres meist bei sexuellen Rivalenkämpfen, bei Auseinandersetzungen um Reviere und bei Rangordnungskämpfen, letzteres dagegen beim Kampf gegen Angehörige einer anderen Gruppe. Beispielsweise töten Löwen rudelfremde Eindringlinge in ihrem Revier, falls diese nicht rechtzeitig flüchten können (Schenkel 1966 u. 1968; Schaller 1969); das gleiche gilt von Wanderratten (Steiniger 1950). Kein Naturgesetz besagt, daß bei wehrhaften Tierarten die Artgenossen einander nicht töten; im Gegenteil scheint eher eine Regel zu gelten, die lautet: „Sozial lebende wehrhafte Tiere verwenden in der Regel keine Demutsgebärden und besitzen keine Tötungshemmung gegenüber Artgenossen, die nicht dem eigenen Sozialverband angehören." Diese Regel gilt vermutlich um so eher, je weniger Raubfeinde eine Tierart hat; das Töten der Artgenossen ist dann ein naturgegebenes Mittel, um eine Übervölkerung zu vermeiden.

Auch der Mensch ist seinem Ursprung nach ein wehrhaftes Lebewesen, das Beutetiere jagt und tötet. Daher ist es im Lichte der vergleichenden Verhaltensforschung zwar zu vermuten, daß er eine biologische Tötungshemmung gegenüber individuell bekannten Mitgliedern des eigenen Sozialverbandes besitzt, es ist aber als völlig unentschieden zu betrachten, ob das gleiche gegenüber Gruppenfremden der Fall ist. Aber wie dem auch sei – weil jede soziale Veranlagung des Menschen durch Traditionen und andere Lerneinflüsse zu verändern ist, gehört die Entscheidung über das Töten von Mitmenschen ohnehin in den *Kulturbereich* des Menschen; seine Naturanlage liefert hier keine Richtschnur.

Aggression gegen den Gruppenfeind

So unsicher die Verhaltensforschung hinsichtlich der biologischen Grundlage einer Tötungshemmung beim Menschen ist, so sicher sind wir hinsichtlich der naturhaften Wurzeln der kollektiven ansteckenden Gruppenaggression. Zum Teil *kultur*bedingt ist es hierbei, daß ein aggressiver Redner mit Hilfe der *Sprache* eine Menschenmasse fanatisieren kann und daß sich deren Solidarisierung mit ihm auf traditionelle Weise, z. B. durch Händeklatschen und gerufene Worte, ausdrückt; *natur*bedingt ist es, daß der Redner unbewußt oder gezielt durch aggressive Inhalte und durch ein ganz bestimmtes Heben der Stimme frenetischen Beifall auslösen kann und daß hierdurch die in der Masse reagierenden Menschen nicht nur emotional in die gewünschte Polarisierung getrieben werden, sondern auch spezifische körperliche Reaktionen zeigen: z. B. eine Art Gänsehaut auf Grund der Kontraktion winziger Muskeln der Haut, die auch bei Menschenaffen und anderen Säugern vorhanden sind und dort in entsprechenden Situationen die Körperhaare senkrecht stellen und so den Körperumriß vergrößern (Lorenz). Der Einfluß dieser bewußt übertragbaren und ansteckenden Aggressionsart auf den Bereich des Denkens wird im nächsten Abschnitt beschrieben.

Aggression aus Angst bei verhinderter Flucht

Eine andere Form der menschlichen Aggressivität, an deren biologischer Grundlage wir nicht zweifeln, ist die „kritische Reaktion", d. h. das Umschlagen von Angst in Aggression im Fall der Ausweglosigkeit. Auch die Alltagssprache kennt den „Mut der Verzweiflung". An sich ist es eigentümlich, daß die Angst, eigentlich das Gegenteil von Mut, gerade dann in ihr Gegenteil (Angriff) umschlagen kann, wenn sie am allergrößten ist; aber diese Reaktionsweise ist auch vielen Tieren eigen und muß wohl auch dort durch eine bestimmte Verknüpfung von Nervenbahnen im Gehirn vorgebildet sein. Nach Helga Fischer (1965) ist bei der Graugans keine Angriffshandlung so intensiv wie die, welche aus der Flucht und Angst in auswegloser Situation hervorbricht. Bei Wölfen und Hunden sind die „Angstbeißer" bekannt: ängstliche Tiere, die viel eher auf einen kleinen Schreck hin zum Beißen neigen als höherrangige, „selbstsichere" Tiere.

Auch der Mensch wird vornehmlich gerade dann aggressiv, wenn er in die Enge getrieben ist. Auch bei ihm stehen Angst und Aggressivität auf demselben Blatt. Hierdurch erklärt es sich auch, warum manche Kinder, die in den ersten Lebensjahren eine gleichbleibende mütterliche Betreuung entbehren mußten, später zu unkontrollierbarer Aggressivität neigen: Ihnen fehlte der für Kleinkinder erforderliche Hort der Sicherheit, das *bekannte* Gesicht der schützenden bleibenden Bezugsperson. Dadurch ist für ihr ganzes späteres Leben die Angst permanent gesteigert. Sie äußert sich jedem Menschen und jeder sozialen Bindung gegenüber als Mißtrauen, und sie schlägt immer wieder in Aggressivität um. Dabei spielt es eine Rolle, daß der Übergang von der Angst zur Aggressivität subjektiv mit einem befreienden Gefühl verknüpft ist, vor allem, wenn es sich um gemeinsame Aktionen mehrerer ähnlich veranlagter Menschen handelt.

Aggression als Antwort auf Frustration

Eine dritte Form der Aggressivität mit biologischer Grundlage ist die „Frustration" durch Nichterfüllung von Bedürfnissen. In einer Bevölkerung kann der „Pegel der Aggressivität" und damit die Bereitschaft zur Sozialrevolution verschieden hoch sein, je nach der Häufigkeit, mit der bestimmte entscheidende Bedürfnisse der Einzelmenschen, z. B. nach Sicherheit, unerfüllt bleiben oder gar verletzend zurückgewiesen werden. Die Wahrscheinlichkeit für extreme Reaktionen erhöht sich dann noch in dem Maße, wie Menschen vorhanden sind, die „nichts zu verlieren haben" und aus ihrer Verzweiflung heraus aktiv werden, aber auch in dem Maße, in dem die Bevölkerung auf Grund der Gesetzgebung in Gruppen zerrissen ist, die sich anderen Gruppen gegenüber als Feind fühlen können und dann zur kollektiven Gruppenaggression neigen.

Aggressive soziale Exploration

Eine weitere Aggressionsform, die *aggressive soziale Exploration,* ist bis heute als wissenschaftliches Konzept fast unbekannt, als Erscheinung aber wohl den meisten vertraut. Gemeint ist der Tatbestand, daß Kinder und Jugendliche auch ohne objektive Frustration, ohne hinreichenden äußeren Grund immer wieder aus innerem Drang heraus ihre Sozialpartner, seien es Eltern, Geschwister, Lehrer, angreifen oder sich ihnen widersetzen. Jede gut beobachtende Mutter kennt ein solches Verhalten ihrer Kinder und kennzeichnet es ganz richtig: „Die Kinder wollen sehen, wie weit sie gehen können". Typisch für diese „Auflehnung um ihrer selbst willen" sind die Trotzphase und die Flegeljahre: Nicht jedes Kind zeigt sie, doch kommen sie so häufig vor, daß sie eigene Namen in unserer Umgangssprache erhalten haben. Der tiefere biologische Sinn für aggressive soziale Exploration besteht für das Kind und den Jugendlichen darin, durch Attacken gegen die Sozialpartner den Spielraum der eigenen Verhaltensmöglichkeiten auszuloten und womöglich auszuweiten. Diese Art der Aggressivität verschwindet daher nicht, auch wenn alle Bedürfnisse befriedigt sind; sondern sobald ein Ziel erreicht ist, wird – anstatt daß nun Ruhe und Frieden einkehren – in weiteren Anläufen versucht, den Handlungsspielraum noch mehr zu erweitern. Nur das Setzen einer Grenze läßt die aggressive soziale Exploration abebben.

Daher führt eine auf das Befriedigen aller vorgebrachten Wünsche und auf das Vermeiden von Frustration ausgerichtete Erziehung keineswegs zur Verminderung aller Aggressivität von Kindern und Jugendlichen, im Gegenteil: Eine junge Mutter, die ihrem Sohn, um ihn nur ja nicht zu frustrieren, nicht einmal die Nachbarn zu grüßen beibrachte, drückte das Ausbleiben des erwarteten kooperativen Verhaltens ihres Sohnes so aus: „Je mehr *ich* es vermied, zu dem Jungen nein zu sagen, desto häufiger sagte *er* nein". Wird einem Kind die Auseinandersetzung zwischen seinem Willen und den Erziehungsprinzipien der Erwachsenen durch deren Ausweichen und durch dauernde Verwöhnung verweigert, so sucht das Kind die Auseinandersetzung erst recht.

Der sozialpsychologische Sinn der aggressiven sozialen Exploration besteht demnach nicht im Inhalt von jeweils vorgebrachten Forderungen, sondern im Erkunden des eigenen Verhaltensspielraums und damit auch in der wirklichen Austragung der angestrebten Auseinandersetzung. Sinnvollerweise ist dabei die mögliche, ja wahrscheinliche Niederlage in derartigen Auseinandersetzungen gleichsam vorgesehen: Eine Niederlage in einer seitens des Kindes oder Jugendlichen durch aggressive soziale Exploration vom Zaune gebrochenen Auseinandersetzung schädigt das Kind und den Jugendlichen daher nicht,

- sofern die Forderungen der Erwachsenen überlegt und berechtigt, also keine bloßen Willkürmaßnahmen sind,
- sofern die Erwachsenen bei der Durchsetzung ihrer Maßstäbe das Kind nicht demütigen oder seine Würde verletzen,
- sofern die Erwachsenen den Kindern weiterhin die Erfahrungs- und Freiräume gewähren, die ihren Kräften und ihrem Reifestadium angemessen sind.

Es ist sogar eine Erziehungsaufgabe für die Erwachsenen, den aggressiv aufbegehrenden Kleinkindern, Kindern und Jugendlichen jeweils die für sie wohltätigen

Grenzen zu setzen; denn die innere Beruhigung des aggressiven Kindes und Jugendlichen wird erst erreicht, wenn das angestrebte Kräftemessen stattgefunden hat und die nicht zu überwindenden Grenzen festgestellt und als sinnvoll anerkannt sind. Werden aber den Kindern und Jugendlichen alle Forderungen erfüllt, so liegt es in ihrer Natur, so lange immer neue Forderungen zu stellen, bis sie an eine Grenze stoßen. Hier ist seitens des Kindes und Jugendlichen keine Selbstbegrenzung zu erwarten, und diesbezügliche Appelle an die Vernunft und Einsicht überfordern die jungen Menschen, vor allem wenn sie in Gruppen sind.

Hierher gehören auch die Forderungen vieler Jugendlicher, in immer jüngerem Alter rauchen und Alkohol trinken zu dürfen. Ein primäres Bedürfnis ist weder für das Rauchen noch für das Alkoholtrinken vorauszusetzen. Rauchen und Alkoholtrinken sind jedoch besonders verständliche Ziele im Rahmen einer aggressiven sozialen Exploration; denn beide wirken auf Kinder als Symbole des Erwachsenenstatus, wenn es auch noch so traurige sind. Daher sind sie lohnende Ziele für jeden, der mit diesen Symbolen den Rang des Erwachsenen anstrebt.

Warum ist nun unsere Gesellschaft z. Z. augenscheinlich so gut wie gelähmt, dem Trend zu immer früherem Rauchen und Alkoholtrinken von Kindern Einhalt zu gebieten, obwohl jedermann beides für die Volksgesundheit, für unzählige Einzelschicksale und wegen präzise ausgerechneter, fast unträgbarer finanzieller Folgekosten für unsere wirtschaftliche Zukunft für unverantwortbar hält? Mehreres spielt hier zusammen. Eines davon ist die derzeit noch die Erziehungswissenschaften und die öffentliche Meinung beherrschende Frustrations-Aggressions-Theorie, gegen deren Lehren noch keine wissenschaftlich begründete und gestützte Gegenposition Fuß gefaßt hat. Die antiautoritäre Erziehungsauffassung gestattet es einem Erwachsenen nur bei schlechtem Gewissen, einem Kind irgend etwas zu verbieten, weil man fürchtet, damit der Persönlichkeitsentwicklung des Kindes zu schaden. Daher muß der *Vielursächlichkeit der Aggression* und dabei insbesondere der Existenz und der Rolle der *aggressiven sozialen Exploration* möglichst bald in den Erziehungswissenschaften, der Kinderpsychiatrie und der Psychoanalyse Anerkennung und Eingang verschafft werden. – Mit der antiautoritären Erziehungslehre dürfte eine, vielleicht die entscheidende, die Erziehungssicherheit des heutigen Menschen untergrabende, verwirrende anthropologische Irrlehre namhaft gemacht sein. Damit ist zugleich angedeutet, wo ein Hebel zur Änderung angesetzt werden kann.

Antworten auf Aggressivität von Kindern und Jugendlichen

Will man aggressivem Verhalten von Kindern und Jugendlichen sinnvoll begegnen, so muß man verschieden handeln, je nachdem, was für eine Art der Aggressivität oder welche Mischung man vor sich hat. Die immer wieder auftauchenden begnadeten Erzieher, die mit den schwierigsten Kindern und Jugendlichen alsbald umgehen können und sie zu kooperativen, lebensvollen Persönlichkeiten werden lassen, machen die Unterscheidung zwischen den verschiedenen Aggressionsarten intuitiv richtig; sie haben vielfältige Erfahrung schöpferisch verarbeitet. Die Wissenschaft folgt ihnen erst allmählich nach.
Jeder Einzelfall eines aggressiven Kindes liegt anders, ebenso die Problematik jeder etwa besonders aggressiven Schulklasse. Trotzdem läßt sich in wenigen Sätzen an-

deuten, wie man auf die drei wichtigsten Formen der Aggressivität von Kindern und Jugendlichen antworten muß:

– *Zur frustrationsbedingten Aggressivität,* vor allem beim eingeengten und überbehüteten Kind, gewinnt man am ehesten Zugang, wenn man sie als *Notruf* versteht. In harter Form, vielleicht mit Strafen, durchzugreifen, muß gegen frustrationsbedingte Aggressivität völlig fruchtlos sein und das in Wirklichkeit hilfebedürftige und notleidende Kind noch weiter in seine Notaggressivität treiben. Statt dessen muß man, wo immer man es vermag, die etwa in elterlicher Überbehütung oder Einengung liegenden Ursachen beseitigen und dem Kind oder Jugendlichen die Gelegenheit und den Ansporn zu produktivem und selbständigem Tun geben und ihm zu gefestigtem Selbstvertrauen verhelfen. Hatte sich durch einengende Erziehung eine regelrechte *Aggressionshemmung* ausgebildet, die sich dann in Jähzornausbrüchen oder Störertum in der Schule äußert, so bedürfen solche Kinder womöglich sogar zunächst einer vom Fachmann durchgeführten Therapie.

– Bei aggressivem Verhalten vom Charakter der *aggressiven sozialen Exploration muß* dagegen der Erwachsene die Herausforderung annehmen, dem Kind und Jugendlichen überall dort, wo es durch sein Handeln anderen oder sich selbst schadet oder Gefahr bringt, mit Entschiedenheit seine Grenzen aufzeigen. Er kann dabei sicher sein, daß er für das Kind und den Jugendlichen *nichts zerstört,* wenn er standhaft die Gerechtigkeit und die entscheidenden Werte des menschlichen Zusammenlebens zur Geltung bringt und notfalls kraftvoll verteidigt und durchsetzt. Hierzu gehört beispielsweise das *Durchsetzen* von höflichem und hilfreichem Verhalten gegenüber Alten und Kranken, das *Verbieten* des Rauchens und Alkoholtrinkens und das *kompromißlose Ablehnen* der Lüge und des Diebstahls, auch wenn etwa die politische Doppelzüngigkeit als „Doppelstrategie" oder der Ladendiebstahl als „alternativer Einkaufsbummel" verharmlost und verschleiert werden. Hier ist besonders auf Sprache und Wortwahl zu achten. Bei alledem muß das Kind jedoch weiterhin spüren, daß es geliebt und geachtet wird, es muß einen guten Handlungsspielraum haben und darf nicht durch zu enge Grenzen in seiner lebensvollen Aktivität eingeschränkt werden.

– Wieder anders hat die Antwort auf solche Anteile von Aggressivität zu sein, die auf *Angst* beruhen, beispielsweise auf innerer Unsicherheit, auf Mangel an Selbstvertrauen oder auf fehlender oder zu schwacher innerer Bindung an die Menschen und an sonstige Gegebenheiten der Umwelt. Selbstvertrauen und Bindungen zu verstärken, ist daher ein allgemeines, sozialpsychologisches Mittel gegen blinde Aggressivität. Hatte beispielsweise ein Junge Gelegenheit, Tiere lieben zu lernen, so wird er als Heranwachsender weniger wahrscheinlich nachts in ein Tiergehege einbrechen und dort mutwillig die Tiere umbringen, die bis dahin eine Freude aller Kinder waren. – Entscheidend bei angstbedingter Aggressivität ist also die Stärkung des Selbstvertrauens und der Bindungen an die personale, soziale und dingliche Umwelt. Zu diesem Thema gibt es eine sorgfältig ausgearbeitete Empfehlung der Kommission „Anwalt des Kindes" Baden-Württemberg.

Menschliche Entscheidungsfreiheit

Ein Mensch kann von einem übermächtigen Drang wie panischer Angst, Jähzorn, unüberwindlicher Müdigkeit, zu einem biologisch bestimmten Verhalten gezwungen werden. Solange das aber nicht der Fall ist, vermag er nachzudenken und verschiedene Möglichkeiten zu erwägen; schließlich wird sein Handeln vom Ergebnis seiner Überlegungen bestimmt. Den Zustand, in dem das möglich ist, erleben wir als den der *Entscheidungsfreiheit.* Da unser Handeln dann von den Ergebnissen unseres Nachdenkens bestimmt wird, ist dieses Handeln so *frei wie unser Nachdenken.*

Daß es noch freier werden könnte, ist schwerlich vorstellbar; denn das hieße ja, daß das Handeln wieder von zusätzlichen *außerbewußten* Einflüssen mitbestimmt würde. Dafür könnte der blinde Zufall, das Unbewußte im Sinne der Psychoanalyse oder auch göttliche Einwirkung in Betracht gezogen werden; all das wäre aber vom bewußten Erleben her gesehen wieder eine Fremdbestimmung des Handelns, also eine *Reduktion* der Entscheidungsfreiheit.

Wir fühlen uns nun zwar selbst völlig entscheidungsfrei, wenn wir nach den Ergebnissen unseres Nachdenkens handeln. Bei anderen aber erkennen wir nicht nur in den von Leidenschaften, sondern auch in den von Überlegungen gelenkten Entscheidungen viel Unfreiheit, und wir müssen fragen: Wie frei ist eigentlich das Nachdenken? Ist auch dieses z. T. von der Naturseite des menschlichen Wesens beeinflußt?

Starke Emotion beeinträchtigen problemlösendes Denken

Stark aktivierte Bereitschaften wie Hunger, Durst, Schlafbedürfnis, Aggressivität, Angst oder Liebe behindern oder unterdrücken auch das *problemlösende Denken.* Viele Menschen haben es am eigenen Leibe erlebt, wie sehr Prüfungsangst das Nachdenken blockieren kann. Bildlich gesprochen ist für das Problemlösen eine gewisse Lockerheit, ein spielerisches Assoziieren und die freie Zugänglichkeit des Wissensmaterials notwendig. Im Lichte der biologischen Anthropologie heißt das zweierlei:

1. Das problemlösende Nachdenken steht zu den biologisch bedingten Verhaltenstendenzen – wie diese untereinander – im Verhältnis der gegenseitigen Hemmung.
2. Das problemlösende Denken hat wie das Spielen und das spielerische Erkunden und Nachahmen ein „entspanntes Feld" zur Voraussetzung; denn seine eigenen Hemmwirkungen gegenüber den übrigen Verhaltenstendenzen sind gering.

Möglicherweise ist das problemlösende bzw. das schöpferische Denken (heute „Kreativität" genannt) überhaupt Ausdruck derselben Bereitschaft, von der das Spiel und seine verwandten Verhaltensweisen getragen werden. Wäre diese Hypothese richtig, so entspräche die *Willenskraft* (die das Nachdenken gegen drängende Antriebe durchzusetzen hat) der Hemmwirkung der Spieltendenz gegenüber anderen Verhaltenstendenzen.

Emotionen beeinflussen Werturteile

Je heftiger eine Leidenschaft ist, desto extremer fallen die Werturteile aus, die mit ihr in Beziehung stehen. An einem verehrten oder geliebten Menschen erträgt man keinen Makel; an einem verhaßten Rivalen aber lassen die Menschen kein gutes Haar. Die Neigung zu extremen Urteilen im emotional „gespannten Feld" wird besonders deutlich, wenn sich eine Beurteilung *ändert:* Fühlt man sich von einem Menschen betrogen, so ist man um so tiefer verletzt, je rückhaltloser man ihm zuvor vertraute. Die beschriebene Erscheinung – je stärker die Emotionen, desto krasser die Wertungsunterschiede und desto seltener ausgewogene Urteile – hat Lorenz (1943) als *intolerantes Werturteil* beschrieben.

Besonders eindrucksvoll wirkt sich das intolerante Werturteil bei zunehmender *Aggressivität* von Menschen aus, also im Zustand der „Empfindlichkeit", der Gereiztheit, des Ressentiments. Für den von Lebensangst, Mißtrauen und Haß Geleiteten teilt sich die Welt in Freund und Feind. Worte oder Gesten, die dem unbeteiligten Beobachter wertneutral erscheinen, werden von ihm als Zeichen der Parteinahme für oder gegen sich gewertet. Das Verhalten der eigenen Partei wird nur mit anerkennenden, das der Gegenpartei nur mit herabsetzenden Worten beschrieben, auch wenn es sich der Sache nach um gleichartige Handlungsweisen handelt. Wohl jeder ist schon Menschen begegnet, in deren „Schablonendenken" alle Andersdenkenden kurzerhand als Kommunisten, Faschisten, als autoritär oder reaktionär klassifiziert wurden.

Kausalbedürfnis und antikausales Werten

Zur Kausalität stehen viele Menschen in einem zwiespältigen Verhältnis: Einerseits suchen sie in vielen Bereichen ihres Lebens nach ursächlichen Zusammenhängen und Erklärungen. Für ihr eigenes Handeln aber postulieren sie die Freiheit des Willens und lehnen die ursächliche Bestimmtheit ab: Im religiösen Bereich wird die Unerforschlichkeit sogar als Attribut des Höchsten empfunden. Goethes Satz: „Das höchste Glück des denkenden Menschen ist es, das Erforschliche erforscht zu haben und das Unerforschliche ruhig zu verehren" findet eine ganz ungewöhnliche emotionale Resonanz gerade auch bei naturwissenschaftlich interessierten Zuhörern. Und durch das Wort „Freiheit" im letzten Satz eines wissenschaftlichen Vortrags verlängert und verstärkt sich der Schlußbeifall erheblich.

Für die Untersuchung der anthropologischen Konsequenzen aus den Ergebnissen der Verhaltensforschung sind die prokausalen und antikausalen Emotionen des Menschen in dreifacher Hinsicht von Bedeutung: Erstens ist wissenschaftlich die Frage zu stellen, ob diese wertenden Einstellungen in der Naturseite des Menschen wurzeln und eine biologische Grundlage haben können. Zweitens ist zu untersuchen, ob sie der Selbstbeurteilung des Menschen und damit vielleicht auch der anthropologischen Theorienbildung eine bestimmte Tendenz verleihen. Drittens muß man die antikausalen Reaktionen kennen, um unnötige affektive Widerstände zu vermeiden, wenn man Eltern und Erzieher über die Gefahren seelischer Schäden bei Kindern aufklären möchte und dabei Ergebnisse der Naturwissenschaften, speziell der Verhaltensforschung, heranzieht.

Die Frage nach etwaigen *biologischen Grundlagen* für wertende Einstellungen zugunsten oder gegen die kausale Forschung läßt sich noch nicht abschließend beantworten. Folgendes spricht dafür, daß die Frage zu bejahen ist:

Zur Spielbereitschaft im weiteren Sinne gehört, wie zuvor beschrieben, die Tendenz zur Wiederholung aller Verhaltensweisen, die irgendeinen wahrnehmbaren Effekt haben. Die Tendenz bleibt über viele Wiederholungen erhalten oder verstärkt sich sogar noch, wenn sich der Effekt *gesetzmäßig* einstellt. Subjektiv entspricht dem eine große Befriedigung. Hier könnte eine emotionale Wurzel der experimentellen Kausalforschung stecken: Befriedigung beim Finden und Bestätigen von Gesetzen.

Ferner ist der Übergang vom desorientierten in den orientierten Zustand, das berühmte „Aha-Erlebnis", dermaßen gefühlsbetont, daß man auch hierin den Ausdruck einer angeborenen Veranlagung zum „Gewinnen von Orientiertheit" vermuten kann. Bekanntes in neuen Zusammenhängen wiederzufinden, kann bei Kindern im Spielalter jauchzende Begeisterung auslösen, z. B. wenn sie nach dem Kennenlernen der ersten Buchstaben diese in Ladeninschriften oder auf Plakaten wiederentdecken.

Die *Abneigung,* kausale Wirkungszusammenhänge anzuerkennen, bezieht sich vornehmlich auf die Ursachen des *menschlichen Handelns*. Dem liegen zunächst bestimmte Erfahrungen zugrunde, deren Erlebnisgehalt tatsächlich eindeutig *gegen* eine kausale Bindung des Willens spricht. 1. In der physikalischen Außenwelt *beobachtet* man kausale Ursache-Wirkungs-Beziehungen, und man kann sie auch gedanklich reproduzieren. 2. Mit Hilfe der Phantasie kann man sich aber auch kausal Unmögliches vorstellen; die Phantasie ist also *inhaltlich* nicht kausal gebunden. 3. Ergebnisse des Nachdenkens, gleich ob sie (inhaltlich) dem Kausalgesetz gehorchen oder nicht, können zu Entschlüssen führen und so das Handeln lenken. Die Sätze 1 bis 3 zusammengenommen zeigen anschaulich und unwiderleglich: Der Kausalität nicht Entsprechendes kann Verhalten determinieren.

Man kann jedoch auch zu einem Verhalten *gezwungen* werden, z. B. durch einen unüberwindlichen Drang, so daß man „keine Wahl hat". Hier besteht für das Erleben eine Ursache-Wirkungs-Beziehung.

Hiermit hängt folgendes Werturteil zusammen: Was ein Mensch *gezwungen* tut, gilt weder als sein Verdienst noch als seine Schuld; es geht auf das Konto der ihn zwingenden Umstände. Nur was wir aus freiem Willen vollbringen, wird uns von der Mitwelt angerechnet. Ein Mensch tut viel Gutes; dies ist sofort entwertet, wenn es heißt: „Gar mancher glaubt, ein gutes Herz zu haben, und hat nur schwache Nerven."

Wären nun auch die aus freiem Entschluß geborenen Handlungen kausal determiniert, so wären auch sie erzwungene Handlungen; der Mensch wäre nicht für sie verantwortlich, und sie würden ihren Wert einbüßen. Folgerichtig wird das Handeln gerade des am höchsten Geschätzten zugleich als am wenigsten determiniert empfunden – und damit zugleich als unerforschlich.

Hiernach ist auch der gefühlsmäßige Widerstand gegen die *Erforschung* gerade wertvoller Handlungsweisen zu verstehen: Beispielsweise die mütterliche Fürsorge und Aufopferung für ihr Baby aus Instinkten zu erklären, würde zugleich bedeuten, sie als ganz oder teilweise erzwungen anzusehen, und das hieße, sie abzuwerten. Allgemein gilt für das menschliche Handeln der Satz: „Erklären entwertet" (Christian Morgenstern). Den Tieren wird in unserem Kulturkreis nicht die Fähigkeit zugeschrieben, nachdenken und frei entscheiden zu können; sie gelten als instinktgebunden, also als unfrei. Hieraus erklärt sich die Abneigung, Ergebnisse der zoologischen Verhaltensforschung auf den Menschen zu übertragen: Dies würde zumindest für einen Teil des menschlichen Verhaltens bedeuten, daß ihm der Wert des freien und verantwortlichen Handelns abgesprochen wird. Für die Ägypter mit anderen Vorstellungen vom Wesen der Tiere und der Menschen war das anders; sie verehrten sogar Götter in Tiergestalt.

Kausal ungebundene Programme auf kausaler Grundlage

Ein Computer besteht aus einer begrenzten Anzahl von Bausteinen, deren Funktion physikalischen Gesetzen folgt. Einen Computer kann man bekanntlich so programmieren, daß er Schach spielen kann; d. h., seine Schaltung ist so flexibel, daß man alle Regeln des Schachspiels in ihr abbilden kann, desgleichen die Konzepte König, Dame, Turm, Springer, Läufer und Bauer nebst deren Anzahlen, nebst dem Schachbrett, der Aufstellung usw. Im Ergebnis verhält sich der Apparat dann wie ein Schachspieler; er hält sich genau an die Regeln. Dies ist die „Meta-Ebene", in der die einprogrammierten Gesetze gelten. Nun leiten sich die Regeln des Schachspiels nicht aus den Kausalgesetzen her; sie sind durch *Konvention* festgelegt. Die Bausteine des Computers aber sind selbstverständlich in ihrer Funktion *kausal* determiniert. Trotzdem limitiert oder lenkt das Kausalprinzip den Apparat nirgends bei der Befolgung der Regeln des Schachspiels. Das gilt auch dort, wo die Regeln der physikalischen Kausalität grob verletzt werden: Wo sich beispielsweise eine Figur auf den Platz einer anderen setzt, verschwindet diese – formal ein Verstoß gegen die Prinzipien der Erhaltung der Masse und der Energie. Aber der Computer sträubt sich weder, so etwas zu programmieren, noch ein solches Programm durchzuführen. Die Funktionsprinzipien der Bauelemente erzwingen nichts auf der „Meta-Ebene", es sei denn, man würde so etwas durch die Schaltstruktur absichtlich hineinprogrammieren.

Ein entsprechendes Verhältnis könnte auch zwischen Nervensystem und Bewußtsein bestehen, sofern man voraussetzt, daß die Bewußtseinsvorgänge die Repräsentanten lückenlos kausal determinierter zentralnervöser Vorgänge sind. Dann entsprächen die Nervenelemente der Bausteineebene, die Bewußtseinsvorgänge repräsentierten eine Meta-Ebene. Falls diese Annahme zutrifft, bestehen keinerlei grundsätzliche Einschränkungen hinsichtlich der Programmierbarkeit irgendwelcher Verknüpfungsregeln durch entsprechende Verkoppelung von Nervenelementen. Also können logische oder nichtlogische, kausale oder nichtkausale Abläufe programmiert werden. Ein Effekt der Art, daß die kausale Bedingtheit der Verknüpfungen auf der Bausteineebene es verhindern müßte, daß nichtkausale Verknüpfungsregeln in der Meta-Ebene programmiert werden, ist nicht denkbar.

Menschliche Willensfreiheit

Damit ist die Frage, ob der Mensch willensfrei ist oder nicht, keine Frage der Physiologie der Nervenelemente, sondern eine Sache derjenigen „Meta-Ebene" des Nervensystems, die sich im Bewußtsein widerspiegelt. Die Willensfreiheit ist, soweit vorhanden, keine Funktion der Bausteine, sondern Sache der Programmierung – und diese spiegelt die Elementarfunktionen der Bausteine nicht wider (bzw. nur dann, wenn das besonders programmiert wird). Die Aussage: „Der Mensch ist willensfrei" bedeutet somit: Sein Denken ist *inhaltlich* nicht an die Kausalgesetze gebunden (so wenig wie die Regeln des Schachspiels), und dieses Denken und die Phantasie können durch ihre inhaltlichen Ergebnisse das Verhalten lenken. Das Verhalten kann gleichsam die Vorstellungen nachahmen, also verwirklichen. Diese Aussage widerspricht also dem Kausalprinzip auch dann *nicht*, wenn restlos kausal determinierte Nervenelemente als Bausteine des programmierbaren Systems vorausgesetzt werden; denn die Funktionsgesetze einer Meta-Ebene brauchen die Funktionsgesetze der Bausteine nicht widerzuspiegeln, ja können ihnen sogar widersprechen.

Wichtig ist noch zu betonen, daß das *Programm* eines Computers, z.B. um Schach zu spielen, nicht bloßer Schein ist, es ist ebenso real wie die Funktionsgesetze der Bausteine. Aus diesem Grunde ist nach der hier vorgetragenen Vorstellung – Willensfreiheit als einprogrammiertes Funktionsprinzip in der „Meta-Ebene" des Nervensystems – die Willensfreiheit keine Selbsttäuschung, sondern Wirklichkeit.

Literatur

Dührssen A (1982) Psychogene Erkrankungen bei Kindern und Jugendlichen, 13. Aufl. Vandenhoeck & Ruprecht, Göttingen
Fischer H (1965) Das Triumphgeschrei der Graugans. Z Tierpsychol 22: 247–304
Koehler O (1954) Das Lächeln als angeborene Ausdrucksbewegung. Z Menschl Vererb Konstitutionslehre 32: 390–398
Leonhard K (1964) Instinkte und Urinstinkte in der menschlichen Sexualität. Enke, Stuttgart
Lorenz K (1943) Die angeborenen Formen möglicher Erfahrung. Z Tierpsychol 5: 235–409
Lorenz K (1969) Innate bases of learning. In: Przibram KH (ed) On the biology of learning. Harcourt, Brace & World, New York
Meves C (1967) Vergleichbare Strukturen von Verhaltensstörungen bei Kindern und Tieren. Prax Kinderpsychol 16: 237–281
Meves C (1971) Seelisch bedingte Verhaltensstörungen bei Kindern, ihre Ursachen und ihre Therapie. In: Behler W (Hrsg) Das Kind – eine Anthropologie der Kindheit. Herder, Freiburg
Meyer-Holzapfel M (1956) Über die Bereitschaft zu Instinkt- und Spielhandlungen. Z Tierpsychol 13: 442–462
Seitz A (1940) Die Paarbildung bei einigen Cichliden I. Z Tierpsychol 4: 40–84
Spitz R (1969) Vom Säugling zum Kleinkind, 2. Aufl. Klett, Stuttgart

Weiterführende Literatur

Eibl-Eibesfeldt I (1984) Die Biologie des menschlichen Verhaltens. Piper, München
Gadamer H-G, Vogler P (Hrsg) Neue Anthropologie. Thieme, Stuttgart
Hassenstein B (1986) Verhaltensbiologie des Kindes, 4. Aufl. Piper, München
Hassenstein B (1979) (Hrsg) Freiburger Vorlesungen zur Biologie des Menschen. Quelle & Meyer, Heidelberg
Hellbrügge T (Hrsg) (1982) Die Entwicklung der kindlichen Sexualität. Urban & Schwarzenberg, München
Hilke R, Kempf W (Hrsg) (1982) Aggression. Naturwissenschaftliche und kulturwissenschaftliche Perspektiven der Aggressionsforschung. Huber, Bern Stuttgart Wien
Knussmann R (1980) Vergleichende Biologie des Menschen. Fischer, Stuttgart
Lorenz K (1965) Über tierisches und menschliches Verhalten, Bd I und II. Piper, München
Schaller GB (1969) Life with the king of beasts. Nat Geogr Mag 135: 494-519
Schenkel R (1966) Play, exploration and territoriality in the wild lion. Symp Zool Soc Lond 18: 11-22
Schenkel R (1968) Töten Löwen ihre Artgenossen? Umschau 68: 172-174
Steiniger F (1950) Zur Soziologie und sonstigen Biologie der Wanderratte. Z Tierpsychol 7: 356-379

4.2 Gefährdung durch innere und äußere Faktoren

H. Schaefer

Die möglichen Gruppen der Krankheitsursachen

Die Entstehung von Krankheiten kann nur auf zwei Gruppen von Erstursachen bezogen werden: auf Einflüsse aus der Umwelt und auf genetisch determinierte Eigenschaften des Erkrankten. In der Regel wirken Faktoren beider Gruppen derart miteinander, daß die konkrete Krankheit die genetisch determinierte Antwort des Organismus auf einen Einfluß der Umwelt ist. Dieses sehr schematische Bild der Krankheitsentstehung ist von Jores (1956) die *Ätiologie* der Krankheit genannt worden. Ätiologien lösen freilich eine Kette von sich wechselseitig bedingenden Entwicklungen aus, die erst in der Katastrophe oder in der endgültigen Heilung endet. Jores hat diese Kette die *Pathogenese* des augenblicklichen pathischen Zustandes genannt. In die Details dieses pathischen Zustandes sind also alle jene biologischen Kräfte lebender Zellen, Zellverbände und in kybernetischen Wechselwirkungen sich selbst bestimmender Regelkreise eingeflossen, die der lebende Organismus in so reichem Ausmaß besitzt.

Man kann zu diesem Schema mehrere Aussagen machen, welche für die Einstellung der Ärzte zur Krankheit von hoher Bedeutung sind. Man wird erstens sagen können, daß wir zwar die soeben dargestellten Prinzipien kennen, die in ihrer Einfachheit und Unbezweifelbarkeit für die Beurteilung des einzelnen Falles wenig herzugeben scheinen. Das Detail kennen wir in der Regel nur in Bruchstücken.

Wenn z. B. die Entstehung eines Infarkts oder eines Magengeschwürs in allen ätiologischen Faktoren oder pathogenetischen Schritten verstanden werden soll, so kennen wir bestimmte Umwelteinflüsse wie Ernährungsfehler oder Streß und Risikofaktoren wie Cholesterin, Hyperazidität der Raucher, ohne jedoch alle Details in ihrer zeitlichen Folge zu kennen.

Wir wissen zweitens, daß bei den meisten Krankheiten mehrere Faktoren ätiologisch zusammenwirken, die in zahlreichen pathogenetischen Schritten den derzeit beobachtbaren Zustand herbeiführten *(Prinzip der multifaktoriellen Genese)*. Drittens: Trotz dieser Unvollständigkeit des Details unserer theoretischen Kenntnisse über Krankheitsentstehung ist oft schon die Frage nach den möglichen Erstursachen (Ätiologien) der Krankheiten von hoher praktischer Bedeutung und therapeutischer (präventiver) Relevanz. Wir müssen viertens zugeben, daß der Streit um den Anteil genetischer Faktoren einerseits, von Umweltfaktoren andererseits in der Regel müßig ist. Es kann grundsätzlich keine Krankheit geben, deren Erscheinungsbild *(Phänotyp)* nicht maßgebend vom genetischen Code des erkrankten Individuums mitbestimmt wurde. Die Individualität der Krankheit beruht nicht zuletzt hierauf (vgl. S. 143). In der Geschichte der Krankheitsforschung (der *Nosologie*) sind in dieser Hinsicht oft erbitterte Fehden (z. B. über den genetischen Anteil der Hypertonie) ausgetragen worden, und das Pendel schwankte zwischen einer Überschätzung der genetischen oder der umweltbedingten Faktoren hin und her. Nur in der Zwillingsforschung läßt sich an den Unterschieden der Variabilität der Krankheiten bei eineiigen und zweieiigen Zwillingen quantitativ bestimmen, wie groß die relativen Anteile von genetischen und Umweltfaktoren sind.

Die Umwelt wirkt teils in mehr akuten, teils in mehr chronischen Vorgängen auf den Körper ein. Wir sprechen im ersten Fall von *Traumen,* im zweiten von *Noxen.* Unfallfolgen sind z. B. traumatisch bedingt, die Arteriosklerose ist die Folge meist jahrelang wirksamer Noxen. Die Erstursachen der Krankheiten, die umweltbedingt sind, entstammen selten der physikochemisch wirksamen Umwelt (wie Überschwemmungen, Erdbeben, Strahlen); meist sind sie vielmehr Folgen biologischer Einwirkungen (z. B. durch Infektionserreger, Parasiten etc.), und hinsichtlich der heute vorherrschenden Krankheiten stehen sogar die sozialen Ursachen im Vordergrund. Es gibt vier Gruppen solcher sozialer Einflüsse, die also vom Menschen durch gesellschaftliche Tätigkeit bewirkt werden:

- die technischen Umweltveränderungen;
- die in einer Gesellschaft herrschenden Sitten und psychosozialen Determinanten des *Verhaltens;*
- die psychosozialen (vorwiegend emotionalen) Reaktionen der Individuen auf ihre soziale Umwelt;
- die durch die Gesellschaft bewirkten Einflüsse auf die Persönlichkeit, z. B. durch Erziehung.

Risiken

Die moderne Nosologie ist vorwiegend unter dem Einfluß *epidemiologischer Krankheitsforschung* entstanden, indem man also an größeren Kollektiven von Menschen mit statistischen Methoden feststellte, welche Umwelteinflüsse zu welchen leiblichen oder seelischen Änderungen des Menschen führen. In dieser epidemiologischen Nosologie ist der Begriff des *Risikofaktors* geprägt worden. Darunter versteht man alle definierbaren und zugleich meßbaren Umwelteinflüsse, deren quantitative Verschiedenheiten in der Umwelt eines Menschen zu deutlichen, mit ihnen statistisch korrelierten Veränderungen der Krankheitshäufigkeit führen. Menschen mit hohem Blutdruck haben eine erheblich höhere Wahrscheinlichkeit, einen Herzinfarkt oder eine Apoplexie zu erleiden. Man ist dazu gekommen, den Begriff „Risikofaktor" im sprachlichen Sinn exakt zu verwenden, also nur für solche Risiken zu gebrauchen, die unmittelbar Krankheiten bewirken oder auslösen (facere = machen). Es gibt aber Meßwerte, die – wie das EKG – ein erhöhtes Risiko für Krankheit zwar anzeigen, ohne selbst kausal in den pathogenetischen Prozeß einzugreifen. Wir nennen sie *Risikoindikatoren*. Faktoren und Indikatoren sind nicht immer sauber voneinander zu trennen und vertauschen sogar gelegentlich die Plätze, wie das Übergewicht, das erst ein Risikofaktor des Infarktes, dann sein Risikoindikator sein sollte, sich aber neuerdings für den Infarkt als ziemlich unschädlich erwies.

Risiko und Auslöser

Die Umgangssprache versteht unter Risiken eine Gefahr, deren Größe nur die *Wahrscheinlichkeit* der Auslösung von Krankheiten bestimmt. Es bedarf immer eines *Auslösers*, der den Eintritt einer akuten Gefährdung bestimmt, die in „Krankheit" in versicherungsrechtlichem Sinn oder gar im Tod endet. Leider wird diese Tatsache in der heutigen Krankheitsbetrachtung selten hinreichend beachtet. Eine Arteriosklerose macht eben keinen Infarkt, sondern bestimmt in ihrem quantitativen Ausmaß und ihrer räumlichen Verteilung die Wahrscheinlichkeit eines Infarktereignisses. Das Ereignis selbst wird durch einen akuten Anlaß ausgelöst (Curtius 1959). Das wesentliche Kriterium solcher akuten Auslöser ist darin zu sehen, daß ein oft belanglos erscheinender Eingriff von außen in einem positiven *Rückkopplungsprozeß* (oft auch *Circulus vitiosus* genannt) pathogene Abläufe rasch bis zu einer Katastrophe verstärkt. Beim Infarkt kennen wir die Abläufe sogar: gesteigerter Sauerstoffbedarf, z. B. als Auslöser, Hypoxie im Gewebe, Versteifung der Erythrozyten, Zerfall von Lysosomen usw.

Das Wechselspiel von Risiken in ihrer vielgestaltigen Entstehung mit Auslösern ist in der älteren Literatur sehr wohl bekannt. Die Risiken scheinen z. T. unter den Begriffen „Disposition" (im Sinne der Risikofaktoren) oder „Konstitution", die vorwiegend genetisch bedingt ist, aber auch die Gesamtheit aller chronischen Veränderungen, die im Wechselspiel von Genen und Umwelt entstanden sind, mit umfaßt.

Jene Risikofaktoren, welche eine somatische Katastrophe (wie den Infarkt oder den zerebrovaskulären Insult) in letzter Instanz ermöglichen und denen sich ein

Gefährdung durch innere und äußere Faktoren 125

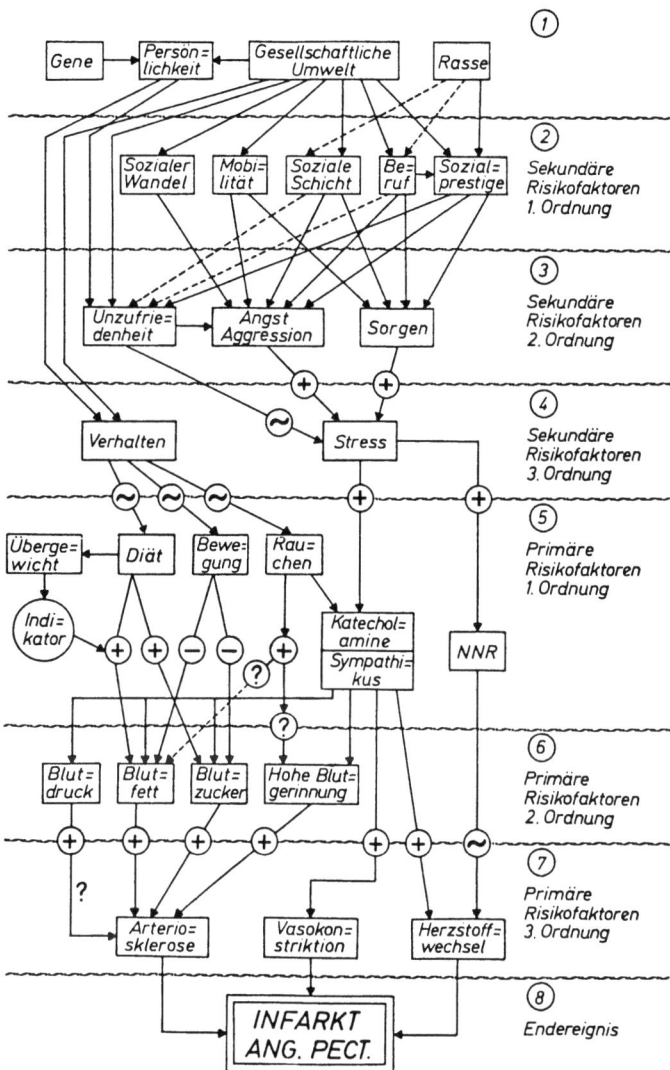

Abb. 1. Schema der Aufeinanderfolge von „Risikofaktoren", deren Entstehung in einer Kausalkette bis zu allgemeinen gesellschaftlichen Determinanten zurückgeführt wird („Hierarchie der Risikofaktoren"). Das Schema ist weder vollständig noch im Detail überall abgesichert, wenn auch fast alle dargestellten Abhängigkeiten epidemiologisch erhärtet und alle zudem modellmäßig interpretierbar sind. (Aus H. Schaefer 1976)

Auslöser zugesellt, sind z. B. die schon „klassisch" gewordenen Risikofaktoren, wie Blutlipide, Blutdruck, Konzentrationen einiger Stoffe im Plasma, Gewohnheiten, wie Rauchen, Trinken oder Drogenkonsum. Diese Risikofaktoren aber bedürfen alle einer Erklärung, wie sie entstanden sind. Am besten durchgearbeitet ist diese Theorie der Risikofaktorentstehung für den Infarkt im Schema der Hierarchie der Risikofaktoren (Abb. 1). Dieses Schema ist ein nosologischer Versuch, der im Detail ergänzbar oder korrigierbar sein wird. Ohne ein solches Schema bleibt der Prozeß der Pathogenese unverständlich. Weder die klassische Medizin noch die erste Phase der Epidemiologie hat die Frage nach der Herkunft der Risikofaktoren gestellt. Erst Jenkins (1976) hat den Begriff der *„Vorläufer" der Risikofaktoren („precursors")* geschaffen.

Auslösemechanismen

Auslösemechanismen werden in der Regel von außen einwirkende Umweltereignisse sein, die entweder als Traumen (Verletzungen oder akute Schäden, z. B. durch Sonnenstrahlen) oder als nervöse Übertragung der Umwelt einwirken. Es stellt sich in der experimentellen Pathophysiologie immer klarer heraus, daß der wesentlichste nervöse Auslösefaktor im *Sympathikus* zu sehen ist, wobei die Rolle des Vagus nicht bestritten werden soll. Der Sympathikus geht aber an alle Zellen des Körpers und wirkt daher überall *(ubiquitär)*. Er steigert z. B. den Stoffwechsel aller Zellen, also auch der Myokardzellen, erhöht die Gerinnbarkeit des Blutes und die Konzentration der Blutlipide, löst Spasmen und – wie jetzt sicher bekannt ist – auch Spasmen der Koronararterien aus, die dann als „Auslöser" wirken. Der Sympathikus aktiviert ferner auch die Hormondrüsen. Er ist endlich neben dem Vagus verantwortlich für alle psychosozialen Einflüsse, welche das weite Gebiet der psychosomatischen Krankheiten dominieren. Er ist das Bindeglied zwischen sozialer Umwelt und krankhaften Prozessen.

Die nosologischen Konzepte der Schulmedizin

In der von naturwissenschaftlichen Konzepten stark bestimmten wissenschaftlichen Medizin der Gegenwart wird der Nachdruck vorwiegend auf die pathophysiologischen Mechanismen der somatischen Endereignisse gelegt, wodurch ein „ganzheitliches" Konzept der Medizin und insbesondere des kranken Menschen unerörtert bleibt. Insbesondere bleibt der Einfluß psychosozialer und individueller psychischer Faktoren wenig beachtet. Es muß zugegeben werden, daß die „Reichweite" des Seelischen nicht exakt bekannt ist. Es ist jedoch aus den Phänomenen sog. „Wunderheilungen", doch auch schon aus so simplen Beobachtungen, wie den Placeboeffekten, mit Sicherheit zu sagen, daß wir derzeit die Stärke seelischer Einflüsse zu unterschätzen pflegen (Schaefer 1984). Die moderne experimentelle Pathophysiologie, also ebenfalls eine naturwissenschaftliche Disziplin, beweist, daß durch seelische Faktoren, die mittels der Suggestion und Hypnose experimentell untersucht werden können, fast alle Organfunktionen und Regelkreise mehr oder weniger stark beeinflußbar sind. Gründliche epidemiologische Untersuchungen haben z. B. gezeigt, daß sich bei Menschen, die vor kurzer Zeit schwere emotionale Belastungen erfuhren, die Krankheitshäufigkeit für viele Krankheiten erhöht. Man hat (nach Rahe 1972) diese seelischen Belastungen mit dem Terminus der *„recent life experience"* bezeichnet (vgl. S. 155).

Diese seelischen Faktoren spielen sogar neben anderen vornehmlich durch das Zentralnervensystem gesteuerten Eigenschaften eine Rolle bei der *Unfallentstehung*

(Hoyos 1980). Man nennt diese Unfallursachen *"menschliche Faktoren"*. Sie korrelieren deutlich mit den Krankenständen. Krankheit und Unfall haben in den zentralnervösen Bedingungen eine gemeinsame Komponente.

Literatur

Curtius F (1959) Individuum und Krankheit. Springer, Berlin Göttingen Heidelberg
Hoyos C, Graf (1980) Psychologische Unfall- und Sicherheitsforschung. Kohlhammer, Stuttgart Berlin
Jenkins CD (1976) Recent evidence supporting psychologic and social risk factors for coronary disease. N Engl J Med 294: 987, 1033
Jores A (1956) Der Mensch und seine Krankheit. Klett, Stuttgart
Rahe RH (1972) Subject's recent life changes and their nearfuture illness suceptibility. Adv Psychosom Med 8: 2
Schaefer H (1976) Mensch, Medizin, Gesellschaft, Bd I, Heft 3, Herder, Freiburg, S 143
Schaefer H (1984) Dein Glaube hat dich gesund gemacht. Herder, Freiburg

Weiterführende Literatur

Carrel A: Der Mensch, das unbekannte Wesen. Deutsche Verlagsanstalt, Stuttgart
Gadamer HG, Vogler P (Hrsg) (1972–1975) Neue Anthropologie, 7 Bde. Thieme, Stuttgart
Jaspers K (1976) Allgemeine Psychopathologie. Springer, Berlin Heidelberg

4.3 Ziele, Werte, Transzendenz und Gesundheit
H. Schaefer

Gesundheit besteht nicht etwa, wie es die Definition der Weltgesundheitsorganisation vermuten ließe, aus einem extremen, nämlich „vollkommenen" Zustand körperlichen, seelischen und sozialen Wohlbefindens, sondern aus dem Zustand eines Gleichgewichtes zwischen antagonistischen Kräften. Dieser Begriff des *Gleichgewichtes* (der *Homöostase,* wie es Cannon (1939) genannt hat) läßt sich am besten analysieren, wenn man menschliche Existenz in extremen Zuständen („Grenzsituationen") betrachtet. Der Naturforscher gewinnt stets die tiefsten Einsichten in das Wesen der Dinge, indem er sie in Grenzzustände versetzt, beispielsweise extrem abkühlt oder erhitzt, was beides z.B. unsere Kenntnisse von der Natur der Materie entscheidend geprägt hat.

Grenzzustände

Zwei wesentliche extreme Zustände, in welche der Mensch ganz oder in Teilfunktionen geraten kann, lassen sich als *Hypertonie* einerseits, *Hypotonie* bis zur *Atonie* andererseits kennzeichnen. Der *generalisierte Hypertonus* – der Krampf des Nervensystems, die extreme Tätigkeit des Sympathikus im Streß, die vita maxima bei extremer körperlicher Belastung mögen drei Beispiele für ihn sein – dieser Hypertonus drückt sich als Krankheitsursache in der erhöhten Tätigkeit der vegetativen Nerven und der Hormondrüsen aus, wobei deren wechselseitige Aktivierungen und Hemmungen eine große Vielfalt möglicher Krankheitsbilder ergeben, zu denen die Thyreotoxikose ebenso gehört wie Gastritis, Diarrhö oder Obstipation, jeweils bestimmt durch zu starke Aktivität eines bestimmten Systems, der Schilddrüse, der Magensekretion, des Vagus oder des Symphatikus. *Hypertonie* und *Hypotonie* bedeuten also zunächst, daß die hier analysierten Funktionen sich aus dem Zustand des Gleichgewichtes entfernt haben und „überwertig" oder „unterwertig" geworden sind. Diese Begriffe veränderter pathogener „Wertigkeit" sind in der klassischen Medizin durchaus gebräuchlich. Sie haben ihren Niederschlag in solchen Termini wie *Vagotonie, Sympathikotonie, Dystonie* (insbesondere der sog. „vegetativen Dystonie") gefunden. Der arterielle Hochdruck ist eine typische Krankheit allgemeiner, sympathischer Hypertonie, und der sog. „A-Typ der Infarktpersönlichkeit" nach Friedman u. Rosenman ist vermutlich vorwiegend ein in Streßsituationen hyperton reagierender Typ.

An den angeführten Beispielen wird zunächst die Hypertonie von Systemen faßbar. Ihr Gegenstück, die generalisierte Hypotonie, wird im extremen Zustand als Krankheitsbild bei den hypotonen Formen der vegetativen Dystonie, auch bei schweren Depressionen, beobachtet und scheint in ihrer ausgeprägtesten Form nach allem, was man dazu hat beobachten können, dem Voodoo-Tod als Mechanismus zugrunde zu liegen, also dem psychogenen Tod, wie er als Folge von Tabuverletzungen in primitiven Kulturen bezeugt ist (Stumpfe 1973). Hierbei ist eine extreme Hypotonie des Sympathikus aller Wahrscheinlichkeit nach das beherrschende Symptom.

Der normale Zustand wird durch ein Gleichgewicht aller tonischen Tätigkeiten von Nerven und Hormondrüsen eingestellt. Aus diesem Gleichgewichtszustand kann das Individuum bereits durch verhältnismäßig schwache zentralnervöse Gleichgewichtsverschiebungen herausgeführt werden. Man hat sich viele Gedanken gemacht, die wesentlichen Kräfte zu identifizieren, die das Gleichgewicht aufrechterhalten. Von seiten einer meßtechnisch verfahrenden Physiologie hat sich der Begriff des *zentralen Erregungszustandes,* den *Sherrington* (1906) geprägt hat, als hilfreich erwiesen: er kennzeichnet die (hypothetische) Summe aller Erregungsvorgänge des Zentralnervensystems. Dieser Zustand ist beim Menschen nicht direkt meßbar.

Seelische Grundstimmungen

Es gibt aber indirekte Indikationen für diesen Erregungszustand, der sich teils als Wachheit erfassen und sogar im Elektroenzephalogramm (EEG) darstellen läßt. Teils wird ein solcher Zustand subjektiv in den *Stimmungen* erlebbar, welche das emotionale Gleichgewicht des Individuums festlegen. Eine physiologisch exakte Theorie dieser Stimmungen gibt es noch nicht. Überall herrscht eine beschreibende Darstellung vor, so z. B. wenn im Existentialismus die *Angst* als die den Menschen beherrschende Grundstimmung erscheint, z. B. bei Heidegger (1979).

Man kann mit Bollnow (1956) weit besser von zwei Klassen von Stimmungen sprechen, den gehobenen und den gedrückten, die vermutlich teilweise den hypertonen und hypotonen Zuständen zuzuordnen sind. In ihrer allgemeinen Form entsprechen sie den mit den Begriffen *Hoffnung* und *Resignation* gekennzeichneten seelischen Zuständen. Das seelische Gleichgewicht besteht im wesentlichen aus einer Balance von Hoffnung und Resignation. Es handelt sich bei beiden um *Grundstimmungen,* also elementare, nicht weiter analysierbare subjektive Phänomene als „tragender Grund der Seele". Diesen beiden Grundstimmungen steht ein Paar gegensätzlicher Emotionen gegenüber: *Aggression* und *Angst*. Diese beiden sind zwar auch elementare seelische Zustände, aber immer reaktiv. Sie lassen sich z. B. durch elektrische Reizung verschiedener Teile des Mandelkernes beim Tier experimentell auslösen und erweisen sich allein dadurch als eine Antwort auf äußere Reize.

Die seelischen Grundstimmungen, die wir mit Hoffnung und Resignation bezeichnet haben, sind nun im Gegensatz zum aggressiven Verhalten oder zur Angst offenbar nicht eindeutig meßbar, jedenfalls nicht durch die Hormonspiegel der Katecholamine Adrenalin und Noradrenalin. Ein Versuch in dieser Richtung ist offenbar niemals erfolgreich durchgeführt worden. Wir müssen uns vielmehr auf klinische Beobachtungen und Erfahrungen verlassen. Diese Erfahrungen werden freilich durch zahlreiche epidemiologische Befunde gestützt, wonach *Lebenssituationen ohne Hoffnung offenbar pathogen wirken*. Schon die Einflüsse der „Lebenserfahrungen" deuten in diese Richtung, und die Abhängigkeit des Infarktes von psychosozialen Faktoren des Streß ist so klar bewiesen wie wenige Theorien der Medizin sonst.

Hoffnung und Erwartung

Die *Erzeugung von Hoffnung hat sich als starke Heilkraft erwiesen,* und auch die Erfolge der *Psychopharmakologie* sprechen für sich. Sobald sich Hoffnung in der (freudigen) Erwartung gesundheitlicher Phänomene ausdrückt, ist eine gute Chance zu deren Realisierung gegeben. Für den Menschen kennzeichnend ist es, daß alle seine Emotionen anders als beim Tier durch sein Selbst-Bewußtsein, durch die intelligente Einsicht in die Gründe seines Verhaltens ebenso wie durch die intelligente Einsicht in die Möglichkeiten und Chancen des Verhaltens und Handelns modifiziert werden. Diese Interferenz elementarer Emotionen mit intelligenten Einsichten macht es so gut wie unmöglich, ein System menschlicher Emotionalität aufzustellen. Für unsere Zwecke bleibt nur der Hinweis darauf, daß Hoffnung und Resignation starke Wirkungen dort entfalten, wo Erwartungen durch Suggestion oder Lebenserfahrung geweckt werden. Die Wirkungen des *Placebos* beruhen auf solchen Erwartungen, die von Hoffnung unterstützt sind, wobei das Wesen der Erwartung selbst bereits ein Teilstück jeder Hoffnung ist.

Wir wollen in den nachfolgenden Betrachtungen diese aus der Erfahrung abgeleiteten Hypothesen auf mögliche Konsequenzen durchdenken. Die Darstellung mag dem, dem diese Überlegungen fremd sind, sehr spekulativ erscheinen. Doch ist ihr physiologischer Gehalt exakter als es in dieser kurzen Darstellung überzeugend dargelegt werden kann.

Die Erwartung der Menschen, die für den Arzt besonders wichtig ist, richtet sich auf ihre Gesundheit bzw. ihre Heilung, also darauf, daß subjektiv zwar bekannte Effekte wie Mißbefinden oder Schmerz verschwinden und Wohlbefinden mit dem Begleitgefühl des Glücks entsteht. Die menschlichen Erwartungsvorstellungen richten sich stark nach seinen *Wertvorstellungen.* Je höher der Wert einer Zielvorgabe eingeschätzt wird, desto intensiver sind Emotionen auf die Verwirklichung dieser Werte gerichtet. Es ist für unsere Generation kennzeichnend, daß unsere Gesundheit in der Regel als oberster Wert empfunden wird, wodurch gesundheitliche Effekte so leicht durch die Erzeugung von hoffnungsvoller Erwartung realisierbar sind. Ohne diesen Mechanismus wären die Heilerfolge weder von Placebos noch von vielen Außenseitern – insbesondere auch der Kurpfuscher – verständlich. Leider hat man diese Erfolge immer als psychogene Täuschungen abqualifiziert, ohne ihre allgemeine in jeder Therapie – auch der Schulmedizin – wirksame, leiblich-seelische Wirkung zu erkennen und zu respektieren.

Nun ist für die Erhaltung des körperlichen und seelischen Gleichgewichtes eine ständige Balancierung notwendig, die nur durch einen unablässig wirksamen „Tonus" aller vegetativen und hormonalen Prozesse ermöglicht wird. *Die treibende Kraft einer solchen ständigen Tonisierung dürfte in der subjektiven Welt des Menschen am ehesten mit seiner Hoffnung identisch sein. Hoffnung* besteht primär auch ohne Objekt als ein universaler *Antrieb,* der sich dann nach Möglichkeit eines Zieles annimmt, dessen Erreichung Befriedigung und damit eine „gehobene" Stimmung hervorruft. Hoffnung und Antrieb müssen aber selbst erzeugt werden. Es scheint einen „spontanen" Zustand des Antriebs zu geben, der vermutlich einer genetisch bestimmten Eigenart unseres Nervensystems entspringt. Es gibt also eine „natürliche" und spontane, in sonst nichts begründete Hoffnung. In der langen Dauer eines Menschenlebens beginnen die Hoffnung und der Antrieb dennoch von einsehbaren Möglichkeiten einer Ziel-Erreichung modifiziert zu werden.

Anti-Risikofaktor: Transzendenz

Wo faßbare Ziele nicht erreicht werden, können *transzendente Ziele* und Hoffnungen, die sich auf Dinge „jenseits" der Erfahrbarkeit richten, an ihre Stelle treten. Wir nennen die Summe aller als angenehm empfundenen Antriebe *„Eustreß".* Dieser wohltuende Streß aktiviert den Sympathikus dahin, daß ein Gleichgewicht aller vegetativen Prozesse zustandekommt. Mit diesem Gleichgewicht werden die „normale" Leistungsfähigkeit und das „normale" Wohlbefinden zugleich eingestellt. Das Ergebnis dieser Einstellung hängt dann natürlich von der Summe aller Ziele und Chancen ab. Sie bestimmt über die vegetative und hormonale Tonisierung dann auch die Chancen der Gesunderhaltung. Der Verlust der Homöostase, also des vegetativen Gleichgewichts, ist ein Risikofaktor, der die Auslösung von Gesundheitsschäden durch andere Noxen begünstigt, wie uns die Psychosomatik und insbesondere die Epidemiologie der „Lebensereignisse" lehren (s. S. 155).

Jede in der *Transzendenz,* also durch „Glauben" begründete Hoffnung ist ein Anti-Risikofaktor, eine *Chance der Kompensierung von Defekten der Lebenssituation.*

Es ist nicht möglich, eine konkrete Darstellung davon zu geben, wie sich Hoffnung, Transzendenz und daraus folgende Erwartungen im einzelnen verwirklichen, wo sie heilend wirken oder wie sie durch ihre Defizienz Krankheitsursache werden können. Man wird Berichten, wonach sogar die Krebseinnistung vielleicht durch ein Versagen der Immunabwehr seelisch bedingt sein kann, nicht ablehnend gegenüberstehen können, auch wenn ein schlüssiger Beweis noch aussteht (Bahnson u. Kissen 1966). Die epidemiologischen Hinweise sind zahlreich und eindrucksvoll. Solange freilich eine geschlossene Theorie emotionaler Wirkungen auf vegetative Prozesse noch nicht vorliegt, wird es schwer sein, Skeptiker zu überzeugen. Für die Beeinträchtigung der Immunabwehr durch emotionalen Streß gibt es freilich gute experimentelle Beweise. Selbst am Tier lassen sich durch soziale Streßfaktoren Infekte und Tumoren auslösen (Henry u. Stephens 1977 und Henry 1982).

Sinn des Lebens

Hoffnung und Homöostase unserer vegetativen Prozesse sind keineswegs nur religiös begründbar. Für den Menschen ist zunächst seine Einsicht in die *Sinnhaftigkeit* seiner eigenen Existenz der Aktivator schlechthin allen Antriebs. Die Überzeugung von der Sinnlosigkeit des eigenen Lebens ist deletär. Am ehesten stellt sich *Sinnhaftigkeit in der Erteilung sozialer Aufgaben* her und wird dann durch *soziale Geltung* und Anerkennung bestätigt. Für den Menschen ist seine Stellung in der Gesellschaft fundamental wichtig. Er ist auf Übernahme sozialer Rollen genetisch programmiert. Schon Aristoteles hat ihn deswegen ein „zoon politikon", ein Gesellschaftswesen, genannt. *Zufriedenheit,* die der stärkste epidemiologische Indikator für Gesundheit ist, ist offenbar auch der Indikator für die Existenz einer befriedigenden sozialen Geltung.

Die therapeutischen Konsequenzen liegen auf der Hand und sind fundamental. Starke Heilkräfte müssen der Erzeugung von Hoffnung, der Erweckung des Glaubens an die Sinnhaftigkeit und dem sozialen Wert der eigenen Existenz entströmen. *Der Arzt sollte insbesondere das Selbstwert-Bewußtsein seiner Patienten prüfen und,* wo es nötig scheint, *stärken.* Am ehesten stellt sich Gesundheit in der *Zuweisung von sozialen Rollen und sozialer Verantwortung* her. Wo diese fehlen, ist stets ein erhebliches Risiko gegeben.

Diese Theorien zeigen übrigens, daß zwischen Medizin und Theologie innige sachliche Beziehungen bestehen. Sie werden schon von vielen Seiten bearbeitet, und es hat sich ein eigenes Fachgebiet, die medizinische Theologie, herauskristallisiert.

Literatur

Bahnson CB, Kissen DM (Hrsg) (1966) Psychosomatic aspects of cancer. Ann NY Acad Sci 125 Art 3
Bollnow OF (1956) Das Wesen der Stimmungen. Klostermann, Frankfurt
Cannon WB (1939) The wisdom of the body. Routledge & Kegan, London
Friedman M, Rosenman RH (1975) Der A-Typ und der B-Typ. Rowohlt, Reinbek
Heidegger M (1979) Sein und Zeit. Niemeyer, Tübingen
Henry JP (1982) The relation of social to biological processes in disease. Soc Sci Med 16: 369-380
Henry JP, Stephens PM (1977) Stress, health and the social environment. Springer, Berlin Heidelberg New York
Sherrington GS (1906) The integrative action of the nervous system. Yale Univ Press, New Haven London
Stumpfe KD (1973) Der psychogene Tod. Hippokrates, Stuttgart

4.4 Alter - Krankheit - Tod; demographische Merkmale des Menschen[1]

F.-W. Schwartz

Begrenzung des menschlichen Lebens

Daß die Lebensspanne der Tiere biologisch determiniert und damit scharf begrenzt ist, akzeptieren wir als Selbstverständlichkeit. Dagegen ist die mögliche Lebenserwartung des Menschen seit jeher Gegenstand von Vermutungen und Spekulationen. Aufgrund von Zellteilungszyklen an isoliertem menschlichen Zellmaterial wurde angenommen, diese Spanne könne 150 Jahre betragen. Diese Annahme ist inzwischen mehrfach, auch von den Autoren des Experiments selbst, grundlegend kritisiert worden (Martin 1981). Es scheint nahezuliegen, sich unmittelbar mit menschlichen Überlebensdaten unter den verschiedensten Bedingungen zu befassen. Betrachten wir unter diesem Gesichtspunkt verschiedene historische „Überlebenskurven" (Abb. 1).

Bei diesen Überlebenskurven werden die Sterbedaten für z. B. 100000 zu einem bestimmten Zeitpunkt Geborene auf einer Zeitachse derart aufgetragen, daß jeder Kurvenpunkt den Prozentanteil der noch Überlebenden darstellt. Mit dem Tode des letzten Überlebenden ist die maximale Lebensspanne dieser „Geburtskohorte" festgelegt.

Wir sehen als auffälligstes Phänomen, daß alle diese Kurven, gleichgültig in welcher Zeit oder in welcher geographischen Region sie ermittelt wurden, nahezu in einem gemeinsamen Fußpunkt enden. Dieser repräsentiert offensichtlich die maximale Lebensspanne dieser unterschiedlichen menschlichen Populationen.

Die Veränderung der Lebenserwartung der Menschen unter verschiedenen zeitlichen und gesellschaftlichen Bedingungen findet im Bild dieser Kurven lediglich in

---

[1] Erschienen in Münch Med Wschr 128 (1986) Nr 5, S 68-72.

Alter – Krankheit – Tod; demographische Merkmale des Menschen   133

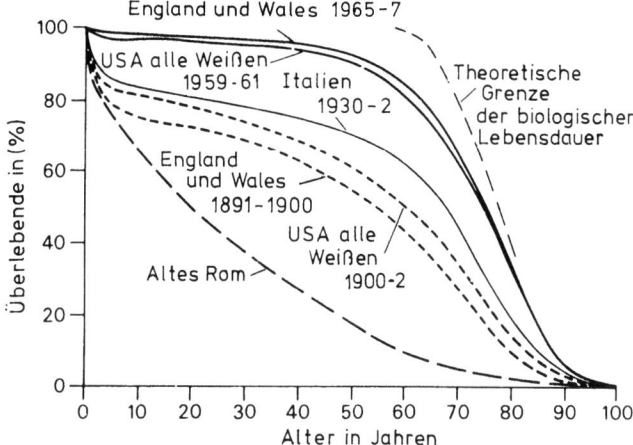

Abb. 1. Überlebenskurven der menschlichen Bevölkerung vom alten Rom bis zum modernen Europa und den USA. (Nach Walford 1981)

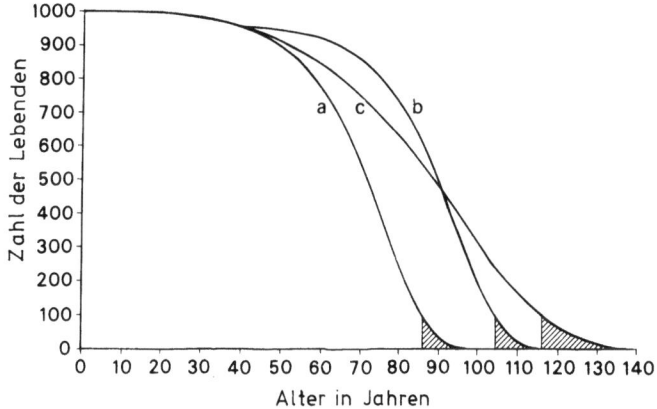

Abb. 2. Absterbeordnung bei alternativen Mortalitätsmodellen. Kurve a) zeigt die gegebenen Mortalitätsverhältnisse, Kurve b) Veränderungen (Modellrechnung) aufgrund von verminderter „Vulnerabilität" (Vermeidung vermeidbarer Unfälle und Krankheiten mit vorzeitiger Mortalität), Kurve c) aufgrund von veränderter Altersrate; letztere hat progressiven Effekt mit wachsendem Alter, während „Vulnerabilitäts"-Senkung zur „Rektangularisierung" der Kurve c) führt. Die schraffierten Flächen repräsentieren die Zahl der Personenjahre „at risk" für die jeweils letzten Perzentile. (Nach Havighurst u. Sacher 1977)

Form einer „Rektangularisierungsbewegung" nach rechts oben statt, nicht aber in einer Verschiebung der maximalen Lebensspanne. Praktisch bedeutet dies, daß immer mehr Menschen in den modernen Industriegesellschaften sehr nahe an diesen maximalen Lebenszeitpunkt herankommen. Als hypothetische Möglichkeit ergibt sich eine fast rechtwinklige Überlebenskurve, bei der nahezu alle das maximale Alter erreichen, um dann innerhalb eines relativ schmalen Zeitsegments zu sterben.

Abb. 2 unterstützt unsere Annahmen zur maximalen Lebensspanne. Sie zeigt ungefähr, welcher Kurvenverlauf zu erwarten ist, wenn den historischen Überlebenskurven eine Veränderung des biologischen Alterungsprozesses zugrunde läge. Der Fußpunkt der Kurve wäre deutlich nach rechts hinausgewandert, die Rektangularisierungsbewegung schwächer gewesen.

Ursachen dieser demographischen „shift" waren vor allem verbesserte Hygiene, erleichterte Existenzbedingungen in bezug auf Nahrung, Wohnung und Bekleidung und auf medizinische Hilfeleistungen bei potentiell lebensbedrohlichen Krankheitszuständen (Imhof 1981, 1984; Schwartz 1984).

Analysieren wir anhand genügend fein gegliederter Sterbetafeln die „Fußpunkte" dieser Kurven etwas näher, so finden wir als obere Streuungsgrenze für die Lebenserwartung etwa 110 Jahre mit einem realisierbaren Maximum zwischen 90 Jahren und diesem Wert. Diese Streubreite entspricht der genetischen Heterogenität des Sterberisikos (Keyfitz u. Littmann 1979, Manton et al. 1981).

„Kompression" von Mortalität

Unter „Kompression" von Mortalität ist zu verstehen, daß sich die Sterbeereignisse in historisch jüngeren Überlebenskurven in einem schmaler werdenden Kurvensegment häufen, während sie in früheren historischen Überlebensmustern breit über alle Lebensalter verteilt sind. Wir können also anschaulich von einer „Kompression" der Mortalität sprechen. Diese Erscheinung läßt sich auch für Daten der deutschen Bevölkerung zeigen (Abb. 3 a u. b). Während das Sterben noch im Deutschen Reich der Gründerzeit ein Ereignis *jeden* Lebensalters war, ist es heute wesentlich ein Phänomen des höheren bis hohen Alters geworden. Daß dies bedeutende Änderungen für das Erleben der Menschen und ihre Haltung zu Sterben und Tod und die Aufgaben und das Handeln der Ärzte hat, liegt auf der Hand.

Außer der „Kompression" der Mortalität fällt auf, daß die Überlebenskurven der Frauen günstiger verlaufen als die der Männer. Diese Unterschiede haben im Laufe der Zeit deutlich zugenommen. Abb. 4 zeigt dies anhand noch weiter zurückgreifender historischer Daten aus Neuengland. Die Lebenserwartung hat sich bis in die Jetztzeit wenig verändert, wenn einmal das 60. Lebensjahr erreicht wurde. Zu beachten ist natürlich, daß die Zahl derjenigen, die diese Altersstufe erreichen, im Laufe der Jahre ungleich größer geworden ist.

Erst seit den 40er Jahren hat die Lebenserwartung der über 60jährigen deutlich zugenommen, und zwar insbesondere für die Frauen. Führt man anhand der jüngeren deutschen Sterbedaten sog. Kohortenanalysen durch, so läßt sich zeigen, daß der Abstand zwischen Männern und Frauen zunimmt. Diese Übersterblichkeit der Männer beginnt bereits mit der Geburt, sie nimmt erst in den höchsten Altersstufen ab. Vom Schulalter an ist die Übersterblichkeit der Männer durch Unfälle und Selbstmorde geprägt.

Frauen zeigen auch sonst ein günstigeres gesundheitliches Risikoverhalten als Männer (Rauchen, Krankheitsverhalten). Darüber hinaus müssen biologische Differenzen diskutiert werden.

Ausgangspunkt unserer Überlegungen war die „Kompression" der Mortalität,

Alter – Krankheit – Tod; demographische Merkmale des Menschen   135

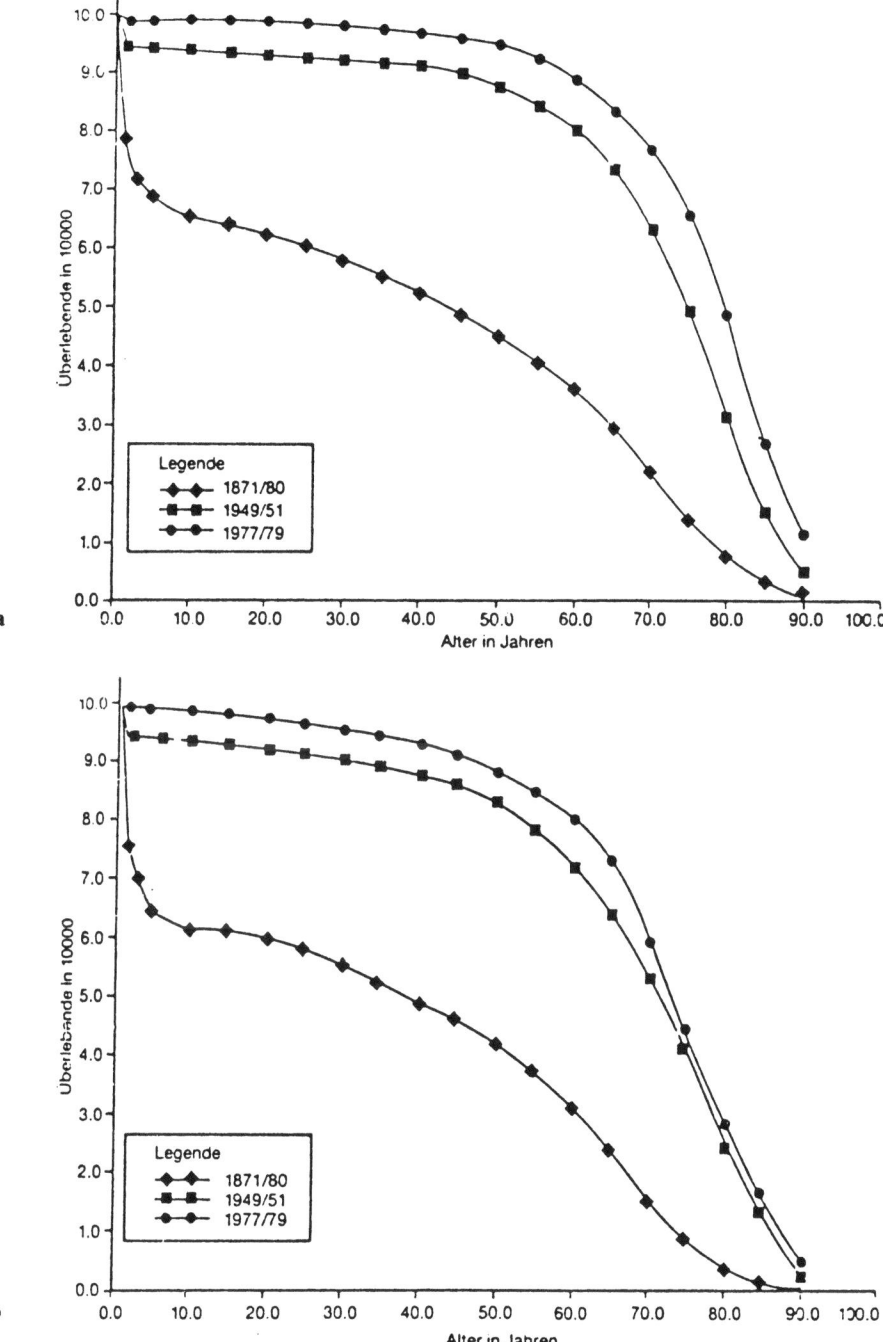

Abb. 3. *a* Überlebende von 100 000 Frauen bei Alter X – Deutsches Reich 1871/80, Bundesgebiet 1949/51), Bundesrepublik Deutschland 1977/79. *b* Überlebende von 100 000 Männern bei Alter X – Deutsches Reich 1871/80, Bundesgebiet 1949/51, Bundesrepublik Deutschland 1977/79. (Nach Schach 1983)

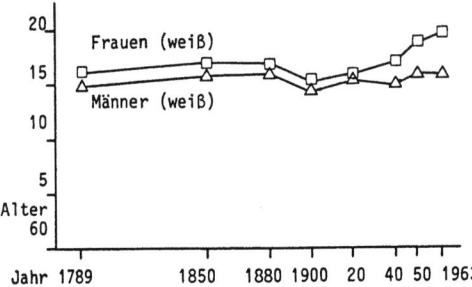

Abb. 4. Verbleibende Lebenserwartung bei Erreichen des 60. Lebensjahres, 1789–1963. (Nach Walford 1981)

die wir in den Abb. 3a und b für beide Geschlechter feststellen konnten. Aus dieser Beobachtung ergeben sich für Ärzte und medizinische Versorgung wichtige Konsequenzen:

Je näher wir mit den durchschnittlichen Sterbeereignissen an die maximal mögliche Lebensspanne des Menschen heranrücken, um so geringere „Verbesserungen" in der Sterblichkeit können wir aufgrund weiterer medizinischer Maßnahmen erwarten. Wir werden also neben der weiteren Reduktion von Sterbefällen in jüngeren Altersgruppen unser Hauptaugenmerk auf die Verbesserung der *Lebensqualität* in allen Altersstufen richten müssen.

Eine weitere Konsequenz aus dieser Überlegung ist, daß vermutlich die medizinischen Dienstleistungen und die Ausgaben dafür bei alten Menschen zunehmen werden, da sowohl deren Zahl als auch die Dauer ihres Altseins steigen. Da wir zudem wissen, daß die meisten Krankheitsausgaben im Leben eines Menschen kurz vor seinem Tode stattfinden, bedeutet „Kompression" der Mortalität auch *Kompression der Kosten und Dienstleistungen* auf höhere und höchste Altersstufen. Fast ein Drittel der Gesamtausgaben der Medicare-Versicherung in den Vereinigten Staaten fällt in das letzte Lebensjahr der Versicherten; für Schweizer Krankenversicherte wurde ermittelt, daß 50% aller Ausgaben in die letzten 2 Jahre fallen (Lubitz u. Frihoda 1983; Zweifel 1984).

Dies stellt möglicherweise auch den Sinn mancher präterminaler medizinischer Maßnahmen in Frage, soweit diese nicht ausdrücklich der Verbesserung des persönlichen Befindens (Lebensqualität), sondern vorgeblich der Lebensverlängerung dienen.

„Kompression" von Morbidität

Es ist spekuliert worden, daß die Kompression der Mortalität auch generell eine solche des Krankheitsvorkommens (Morbidität) bewirken müßte (Fries 1980). Soweit das die kurz vor dem Tode überwiegenden Krankheitserscheinungen – oder krankheitsähnlichen Alterssymptome – betrifft, ist dies richtig. Nun beschreiben aber die präterminalen Leiden nicht die ganze Krankheitslast des Menschen, vielmehr gilt heute noch weitgehend die Feststellung von Osler (1905), wonach wir selten an den Krankheiten sterben, an denen wir leiden.

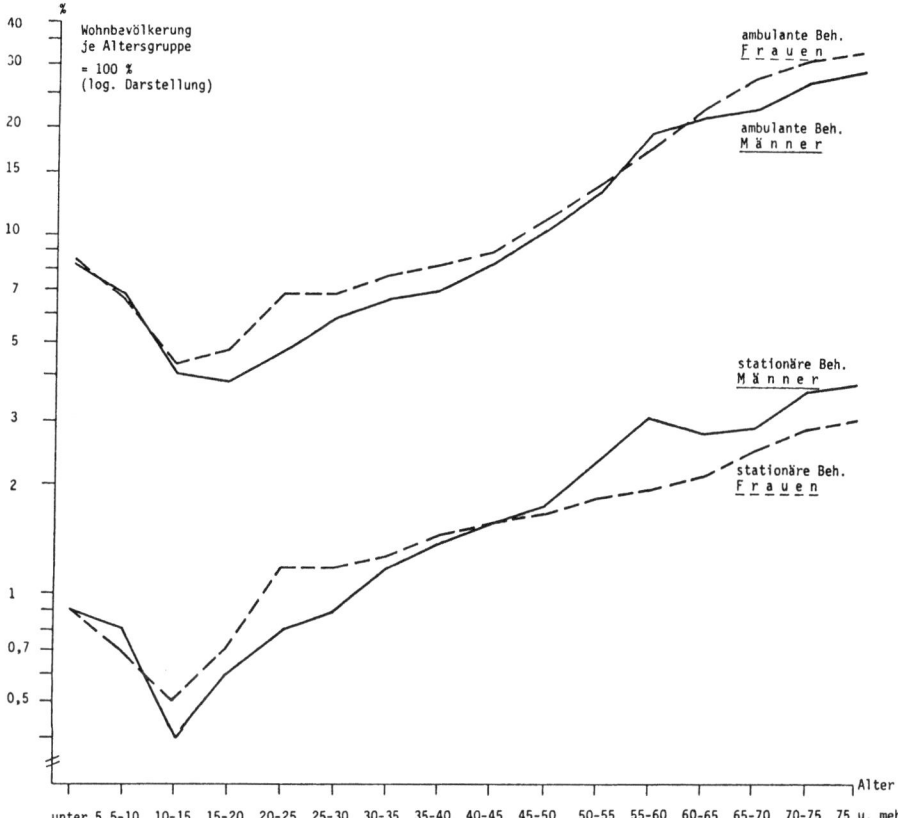

Abb. 5. Wohnbevölkerung im April 1978 nach Altersgruppen und Geschlecht, Anteil Kranke in ambulanter ärztlicher Behandlung sowie Anteil Kranke in stationärer Behandlung (Mikrozensus 1978). (Nach Camphausen 1982)

Die Krankheitsdaten der deutschen Wohnbevölkerung aufgrund des Mikrozensus zeigen, daß die Krankheitshäufigkeiten der Bevölkerung bereits lange vor den Kulminationspunkten der Mortalität mit jeder Altersgruppe deutlich zunehmen mit einem „Tal" zwischen dem 5. und dem 40. Lebensjahr (Abb. 5). Es fällt ferner auf, daß die Morbiditätsrate bei den Frauen jenseits des 60. Lebensjahres im ambulanten Bereich fast durchweg höher ist als die der Männer, bei den Männern dagegen die Krankenhausrate (Camphausen 1982).

Eine höhere Krankenhausrate würden wir für die Gruppe der 75jährigen und älteren Frauen erwarten, da diese Altersgruppe nach oben offen ist und die Langlebigkeit der Frauen hier zu einem deutlich höheren Durchschnittsalter als bei den Männern führt. Der „wahre", weil altersbereinigte Unterschied zwischen den Geschlechtern in bezug auf Kranksein ist also noch größer als dargestellt. Wichtig für die ambulante Rate ist: Stärker als bei der Krankenhausinanspruchnahme handelt es sich um subjektiv wahrgenommene, im wesentlichen selbstgesteuerte Morbidität. Hier üben die Männer Zurückhaltung, bemerkenswert angesichts ihrer - nach Sterblichkeit - größeren Vulnerabilität. Kanadische Studien haben außerdem unabhängig vom Vorliegen einer definierten „Krankheit" das Ausmaß an Behinderungen im täglichen Leben (Tabelle 1) in der Bevölkerung nach Alter und Geschlecht ermittelt. Die Ergebnisse zeigen zwei bemerkenswerte Effekte: Keine Einschränkungen in den Alltagsaufgaben wurden bei den Männern häufiger angegeben als bei den Frauen, trotz ihrer sonst ungünstigeren Daten. Das hängt auch mit der subjektiven Wahrnehmung und Deutung des eigenen Gesundheitszustandes zusammen. So gesehen gilt: Das Leben der Männer ist kürzer, aber – zumindest subjektiv – behinderungsfreier.

Die Abbildungen zeigen noch eines: Die absolute Zahl der behinderten Personen (nicht ihr relativer Anteil) ist in den mittleren Altersgruppen höher als in den höchsten Altersstufen. Funktionseinbußen verteilen sich stärker, als oft angenommen wird, über Lebensalter. Die Gesamtlast an Behinderungen in der Bevölkerung wird wesentlich auch durch die Zahl der jeweils Überlebenden in den Altersklassen bestimmt (und diese sind in den mittleren Gruppen eben noch höher als in den höchsten Altersgruppen). Wir müssen also zwischen der individuellen und der kollektiven Behinderungslast sehr deutlich unterscheiden.

„Gesunder" Bevölkerungsaufbau

Zu den noch nicht erörterten Konsequenzen der demographischen Veränderungen gehören die Auswirkungen auf den Altersaufbau der Bevölkerung. Wir sind gewohnt, von der „Alterspyramide" der Bevölkerung zu sprechen. Diese Vorstellung entspricht schon längst nicht mehr der Realität der Industrieländer (Abb. 6). Sie war verbunden mit der Gewöhnung an eine breite Basis junger und eine schmale Spitze alternder Menschen. Es ist offenkundig, daß wir dann, wenn wir möglichst vielen Mitgliedern unserer Gesellschaft eine maximale Lebensspanne ermöglichen wollen, von dieser Vorstellung völlig abrücken müssen. Die ideale Form eines in diesem Sinne „gesunden" Bevölkerungsaufbaus ist nicht eine Pyramide, sondern eher eine Tonne.

Der Übergang von der einen zur anderen Form ist, populationsmedizinisch völlig plausibel, mit einem Rückgang der Geburtenrate verbunden. Der Übergang von der alten demographischen Form zur neuen bringt das Phänomen einer transitorischen „Überalterung" der Bevölkerung mit sich: alte, starke Jahrgänge wandern in der Pyramide „nach oben", gefolgt von jüngeren, schwächeren. Dies wird von sozialpolitischer Seite oft als „ungesund" gebrandmarkt. Die Sorge der Politiker um die soziale Sicherung ist verständlich, aber die Interpretation ist falsch: Die Pyramide ist medizinisch gesehen eher ein Ausdruck einer „kranken" Bevölkerungsstruktur, die Tonne eher die einer erstrebenswerten „gesunden" mit maximalen Überlebenschancen (es sei denn, wir würden in krassen Darwinismus zurückfallen und den Selektionsdruck harter Lebensbedingungen mit hohen Absterberaten als Gesundheitsziel proklamieren). Zwischen Pyramide und Tonne gibt es bauchige Übergangsformen, die im wesentlichen unseren gegenwärtigen Zustand charakterisieren. Der darin sichtbare transitorische Altersüberhang wird Probleme machen, aber in dem Maße vorbeigehen, in dem sich die Geburtenrate auf einem neuen Niveau stabilisiert. Der danach erreichte *bleibend* andere Altersaufbau unserer Bevölkerung verlangt nicht Aufregung, aber Umdenken.

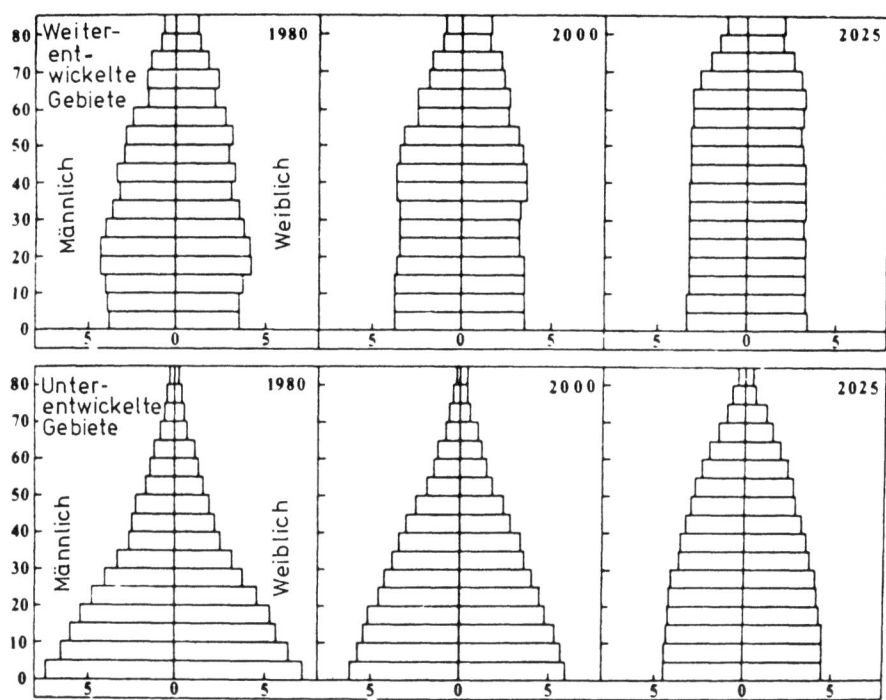

Abb. 6. Bevölkerungsaufbau für mehr und für weniger entwickelte Regionen 1980, 2000 und 2025. (Nach United Nations, World Population Trends and Policies, 1981. Monitoring Report, New York, 1982, Vol 1, p. 135)

Alter und Gesundheit

Aus diesen Überlegungen folgt die zukünftige Bedeutung des Themas „Alter und Gesundheit". Die Ausführungen zur „Kompression" von Morbidität im Alter haben dieses Thema noch nicht erschöpft. Dem Allgemeinarzt, dem Internisten und dem Sozialmediziner ist die Multimorbidität des Alters vertraut (Eimeren van 1976; Kerek-Bodden et al. 1984).

In einer repräsentativen, bundesweiten Studie in Praxen niedergelassener Ärzte wurde gezeigt (Kerek-Bodden 1984), daß von den zehn häufigsten von den Patienten aller Altersstufen vorgetragenen Beschwerden 44-70% der Angaben von der

Tabelle 1. Gesundheitszustand. (Nach Wilkins u. Adams 1983)

Langzeit-Hospitalisierung
Unfähigkeit zu größeren Alltagsverrichtungen
Beschränkung größerer Aktivitäten
Geringere Beschränkung in Alltagsarbeiten
Nur Kurzzeitbehinderung
Keine Einschränkung

vergleichsweise kleinen Gruppe der über 65jährigen Patienten genannt wurde: Schwindelgefühl, Kurzatmigkeit, Herzschmerz, Beschwerden der Beine. Weniger häufige Klagen wie allgemeine Schwäche, Parkinsonismus, Gedächtnisstörungen, andere Herzsymptome, Muskelbeschwerden, Diabetes, Störungen des Nervensystems waren zu zwei Dritteln bis ausschließlich Domäne der alten Patienten.

Dennoch sind Alter und Krankheit nicht einfach deckungsgleich. Das Heranrücken an die natürliche Lebensgrenze müßte in der Todesursachenstatistik zu einem Anstieg der Angaben „Altersschwäche" oder „natürlicher Alterstod" führen. Statt dessen meldet die amtliche Statistik in der Bundesrepublik Deutschland einen Rückgang der Ursache „Altersschwäche" von etwa 10% im Jahre 1905 auf 1% im Jahre 1978.

In unseren amtlichen Todesursachenstatistiken und ihren Codieranweisungen (Kohn 1982; Schramm et al. 1983) ist der natürliche Alterstod eine unerwünschte statistische Kategorie. Gemäß medizinisch herrschenden Denkgewohnheiten stirbt der Mensch nur an „einer" und zudem „faßbaren" Ursache: Kompensatorisch steigt daher der Anteil der „Kreislaufkrankheiten" in der Todesursachenstatistik rapide an.

Dagegen zeigen die unter gerontologischen Gesichtspunkten durchgeführten Untersuchungen an sehr alten Menschen, daß bereits banale Krankheitsereignisse zu einem Zusammenbruch der geringen Organfunktionsreserven sehr alter Menschen führen: oft ein Infekt der oberen Luftwege oder der harnableitenden Organe. Das Leben erlischt „wie eine Kerze".

Unsere auf einzelne und zudem noch monokausal gedachte Krankheitsursachen abgestellte Todesursachenstatistik erscheint daran gemessen willkürlich und zweitrangig. Wir stoßen hier auf fundamentale Ungereimtheiten unserer Krankheitsbegriffe. Die vielleicht bevorstehende Pflegeversicherung will die „nicht krankheitsbedingte" Pflegebedürftigkeit im Alter zum versicherbaren Risiko machen. Wo die Mediziner noch in der Abgrenzung zwischen bloßer physiologischer Altersveränderung und Alterskrankheit weitgehend versagen, hat das Bundessozialgericht (Schmitt 1983) festgelegt: Alterskrankheiten sind so lange *Krankheiten*, wie sie ärztlich beeinflußbar sind. In einem anderen Urteil (Schmitt 1983) sind *Pflegefälle* solche, bei denen ärztliche Hilfe nur für die Nebenerscheinungen der Altersschwäche nötig ist, nicht aber für diese selbst. Die Mediziner können sich fast beschämt fühlen, wie elegant Juristen ihre definitorische Schwäche umgehen.

In den letzten Jahren sind zahlreiche „Testbatterien" zur Erfassung des individuellen Alters, der mentalen und somatischen Funktionsreserven und zur Prognostizierung eines individuellen Sterberisikos entwickelt worden (Kment et al. 1980). Die Ergebnisse sind sehr uneinheitlich und wenig reproduzierbar. Hier ist noch ungedeckter Definitions- und Forschungsbedarf im Grenzgebiet zwischen klinischer, gerontophysiologischer und sozialer Medizin.

Die Last des Alters ist nicht nur durch somatische Erscheinungen geprägt: knapp ein Viertel der über 65jährigen leidet unter organischen Psychosyndromen überwiegend vom Alzheimer-Typ oder depressiven Syndromen. In Altenheimen liegt der Anteil doppelt so hoch (Häfner 1984; Royal College 1981). Dieses eher entmutigende Bild, das die geriatrische Praxis manches Allgemeinarztes prägt, führt leicht dazu, die Lern- und Erfahrungsmöglichkeiten des Alters generell zu unterschätzen. Die moderne Lernpsychologie weist demgegenüber darauf hin, daß sich im Alter eine Verschiebung der intellektuellen Funktionen weg von Schnelligkeit, Präzision, Details hin zu übergeordneten, integrativen Denk- und Urteilsmustern vollzieht (Baltes 1982). Gebrauch und fortgesetzte Übung dieser Funktionen sowie ihre Einbettung in die Persönlichkeit bestimmen die mögliche Intelligenz alter Menschen, während sich das „soziale Netzwerk" wesentlich auf ihre emotionale Befindlichkeit auswirkt.

Angesichts der wachsenden Zahl der alten Menschen und ihrer steigenden Lebenserwartung liegen große menschliche, soziale und medizinische Herausforderungen in einem wissenden und befähigteren Umgang mit den somatischen und mentalen Funktionseinbußen, aber auch mit den unausgeschöpften Möglichkeiten alter Menschen.

Literatur

Baltes PB, Dittmann-Kohli F (1982) Einige einführende Überlegungen zur Intelligenz im Erwachsenenalter. Neue Sammlung 22: 261–278

Bayerisches Statistisches Landesamt (1981) Die Übersterblichkeit des männlichen Geschlechts. Med Klin 76: 729–733

Camphausen B (1982) Auswirkung demographischer Prozesse auf die Berufe und die Kosten des Gesundheitswesens. Dissertation, Paderborn

Dinkel R (1984) Sterblichkeit in Perioden- und Kohortenbetrachtung – zugleich eine ansatzweise Berechnung der Kohortensterbetafel für Deutschland. Z Bevölkerungswiss 10: 477–500

Eimeren W van (1976) Multimorbidität in der ärztlichen Allgemeinpraxis. Deutscher Ärzte-Verlag, Köln. (Wiss. Reihe des Zentralinstituts, Bd 3)

Fries JF (1980) Aging, natural death, and the compression of morbidity. N Engl J Med 303: 130–135

Häfner H (1984) Psychische Gesundheit im Alter. Münch med Wschr 126: 752–756

Handbuch der Internationalen Klassifikation der Krankheiten, Verletzungen und Todesursachen (ICD) (1979) 9. Rev., Genf

Havighurst RJ, Sacher GA (1977) Prospects of lengthening life and vigor. In: Neugarten BL, Havighurst RJ (eds) Extending the human life span: social policy and social ethics. National Science Foundation, Washington pp 13–18

Imhof AE (1981) Gewonnene Jahre. Beck, München

Imhof AE (1984) Säuglingssterblichkeit im europäischen Kontext. 17.–20. Jahrhundert, Demographic Data Base, Newsletter No. 2. Umeå University, Umea

Kerek-Bodden HE, Schach E, Schach S, Schwartz FW, Wagner P (1984) Care for the elderly. In: Eimeren W van, Engelbrecht R, Flagle CD (eds) Third International Conference on System Science in Health Care. Springer, Berlin Heidelberg New York Tokyo, pp 1360–1364

Keyfitz N, Littmann G (1979) Mortality in a heterogeneous population. Popul Stud 33: 333–342

Kment A, Hofecker G, Skalicky M, Niedermüller H (1980) Zur Frage der Überprüfbarkeit der Wirkung sog. Geriatrika. Fortschr Med 98: 75–80

Kohn RR (1982) Cause of death in very old people. JAMA 247: 2793–2797

Lubitz J, Frihoda R (1983) Use and costs of medicare-services in the last year of life. In: Health – United States 1983. U.S. Department of Health, Education, and Welfare, Hyattsville, Md., pp 71–77

Manton KG, Stallard E, Vaupel JW (1981) Methods for comparing the mortality experiences of heterogeneous populations. Demography 18: 389–410
Martin GM, Ogburn CE, Sprague CA (1981) Effects of age on cell division capacity. In: Danon D, Shock NW, Marois M (eds) Aging: A challenge to science and society, Vol 1: Biology. Oxford Univ Press, Oxford New York Toronto, pp 124–135
Osler WO (1905) The principles of practice of medicine. Appleton, New York
Royal College of Physicians (1981) Organic mental impairment in the elderly. Implications for research, education and the provision of services. J Roy Coll Phys London 15: 141–167
Schach E (1983) Die Entropie als Maß in der Bevölkerungs- und Gesundheitsstatistik. Referat, GMDS-Jahrestagung, 27.10. 1983, Heidelberg
Schmitt W (1983) Referat, Richterakademie, 18.1. 1983, Trier
Schramm A, Franke H, Sims B, Haubitz I (1983) Gesundheitszustand, Lebenserwartung und Todesursachen von Hundertjährigen. Lebensversicherungsmedizin 35: 50–53
Schwartz FW (1984) Medizinische Versorgung versus Ernährung – Erklärungskonzepte für die historische Zunahme der Lebenserwartung. Medizin Mensch Gesellschaft 9: 160–169
Schwartz FW, Robra BP, Heuser MR (im Druck) Sex differences in total and cause-specific mortality in Germany – Implications for resource allocation. Systed 1983, Proceedings, Montreal
Walford R (1981) Immunoregulatory systems and aging. In: Danon D, Shock NW, Marois M (eds) Aging: A challenge to science and society, Vol 1: Biology, Oxford Univ Press, Oxford New York Toronto, pp 302–319
Wilkins R, Adams OB (1983) Healthfulness of life. Institute for Research on Public Policy, Montreal
Zweifel P (1984) Kosten-Versicherungs-Spirale im schweizerischen Gesundheitswesen. Schlußbericht zum schweizerischen Nationalfondsprojekt Nr. 4, 349.079.08.

Weiterführende Literatur

Danon D et al. (eds) (1981) Aging: a challenge to science and society, Vol I: Biology. Oxford Univ. Press
Imhof AE (1981) Gewonnene Jahre. Beck, München
Lee WR (ed) (1979) European demography and economic growth. Croom Helm, London
Spree R (1981) Soziale Ungleichheit vor Krankheit und Tod. Vandenhoeck & Ruprecht, Göttingen

5 Die Individualität des Menschen und der Krankheit

> Ich behandle jeden Patienten so individuell wie möglich, denn die Lösung des Problems ist stets eine individuelle.
>
> C. G. Jung

5.1 Die Vielfalt der Individuen

H. Schaefer

Der Mensch wird durch zwei Gruppen von Determinanten zu einem unverwechselbaren und einzigartigen Individuum: durch seine genetische Eigenart und die Besonderheiten seines Lebensschicksals. Wie uns aus 4.2: „Gefährdung durch innere und äußere Faktoren" bekannt ist, entwickelt sich Krankheit immer aus der Wechselwirkung von Umwelteinflüssen mit genetischen Veranlagungen. Ebenso aber entwickelt sich aus einer solchen Auseinandersetzung von Umwelt und genetischer Veranlagung die für das Individuum charakteristische Form der Antwort auf Umweltreize, der Erregbarkeit also, der Immunität oder Allergie, der seelischen Art der Reaktion auf Umwelteinflüsse, aus der wiederum die emotionale und daraus die hormonale Reaktion fließt. Und endlich bestimmt sich aus dem Lebensschicksal der Grad der „Vorschädigung" der Organe durch frühere Krankheiten und Unfälle, die den Verlauf späterer Krankheiten modifiziert.

Gene und Umwelt als Determinanten

Wir wollen die genetisch bestimmte Individualität des Menschen seine „genetische Determination" nennen, aus der sich in der Auseinandersetzung mit der Umwelt innerhalb der Lebensgeschichte die „Konstitution" des Individuums entwickelt.

Wir werden in diesem Abschnitt nur die körperlichen Krankheiten in ihrer Individualität behandeln, während das individuelle *Verhalten* in 4.5 dargestellt wird. „Konstitution" ist hier also auf somatische Eigenschaften eingeschränkt.

Diese Konstitution ist eine in langen Zeiträumen durchaus auch veränderliche, innerhalb des Ablaufs einer akuten Krankheit aber eine im wesentlichen konstante Eigenschaft, die sich freilich durch alle Lebensereignisse von Bedeutung verändert.

Das konstitutionell bestimmte Individuum kann durch kurzfristige Umwelteinflüsse oder endogene Rhythmen Änderungen seiner Reaktionsfähigkeit zeigen, die selber der Ausfluß seiner Konstitution sind. Wir wollen solche Charakteristika kurzer Zeitdauer die *Disposition* des Individuums nennen. Sie kann sich in wechselnden Befindlichkeiten, Reaktionsschwellen auf Reize, auf Infekte, in Stimmungen oder vegetativen Besonderheiten äußern.

Der genetisch bestimmte Teil der *Konstitution* ist ebenso variabel wie die Gene.

Die Gesamtzahl möglicher Genotypen, die bei einem Zeugungsakt entstehen könnten, beträgt (da der Mensch 23 Gene besitzt, die jedes für sich einen väterlichen und einen mütterlichen Anteil tragen) 4^{23}. Damit lassen sich 63 Billionen ($63 \cdot 10^{12}$) Individuen herstellen. Die Chromosomen des Menschen zeigen überdies eine *Variabilität,* welche nach neuen Ergebnissen 1364 gesicherte, 2811 vermutete Konditionen für Kombinationen von Erbmerkmalen aufweisen (Vogel u. Motulski 1979). Aus diesen Kombinationsmöglichkeiten könnten unvorstellbar viele verschiedene Individuen entstehen. Die Zahl dieser Möglichkeiten übertrifft die Zahl derzeit lebender Menschen um einen Faktor, der größer als 10^{80} ist. Das aber bedeutet, daß (wenn man von eineiigen Zwillingen absieht) die Wahrscheinlichkeit, daß es zwei genetisch völlig gleichartige Menschen gibt, nicht größer als $1:10^{80}$ sein kann.

Auf diese unübersehbare Vielfalt von Individuen trifft nun ein *Lebensschicksal,* das, gerade durch die Vielfalt der Individuen, welche auf einen Menschen Einfluß nehmen, und die Vielfalt möglicher äußerer Schicksale, so variabel ist, daß hierdurch die Verschiedenheit der Individuen noch verstärkt, die Wahrscheinlichkeit des Vorkommens völlig gleicher Individuen noch verringert wird.

Die relative Einfalt menschlicher Reaktionen und die Typologie

Die Vielfalt individueller Charakteristika hat aber bekanntlich ihre Grenzen: der Mensch als Gattungswesen besitzt Eigenschaften, die bei allen Menschen gleich sind und sie von allen anderen Lebewesen unterscheidet. Die genetische Variationsmöglichkeit betrifft nur akzidentelle Variationen von unveränderbaren Gattungsmerkmalen. Diese Tatsache bedingt zweierlei, das für die Medizin interessant ist:

- Menschen lassen sich trotz ihrer individuellen Vielfalt in *Typen* einteilen, derart, daß innerhalb einer Typologie bestimmte Merkmale der Individuen eine hohe Ähnlichkeit besitzen.
- Menschen reagieren auf die große Mannigfaltigkeit der Umwelteinflüsse mit erstaunlich gleichartigen Reaktionen, die offenbar durch nicht veränderbare genetische Eigenschaften bestimmt sind.

Die Gleichartigkeit der Reaktionen besteht zunächst darin, daß die Individuen für *Umweltreize* meist ziemlich gleichartige *Reaktionsschwellen* aufweisen (z.B. für Licht- oder Schallreize), daß sie ferner auch auf ungleichartige pathogene Umwelteinflüsse mit relativ homogenen Krankheitsformen antworten. Die internationale Klassifikation der Krankheiten kommt daher mit rund 1000 Begriffen aus, um alle menschlichen Krankheiten wenigstens in einem groben Schema zu ordnen. In diesem Schema erscheinen also zwar im Detail variable, aber in vielen Charakteristika gleichartige Krankheitsverläufe, so daß innerhalb einer klassifizierten Krankheitsart *ähnliche* Krankheitsmuster zusammengefaßt sind.

Die menschliche Reaktionsweise wird ferner durch gesellschaftliche Einflüsse eingeengt, indem bestimmte Reaktionsformen erwünscht oder geboten, andere verboten werden. Diese gesellschaftliche Einwirkung (auch *Sozialisation* genannt) homogenisiert menschliches Verhalten in bestimmten Situationen stark. Nur so ist eine funktionierende Gesellschaft möglich.

Im Verhalten ebenso wie in der Physiologie wird die Individuation strikt begrenzt durch die Forderung nach Funktionsfähigkeit der Individuen und ihrer Organe, bis in ihre einzelnen Zellen hinein. Wo diese Forderung nicht mehr eingehalten wird, entsteht Krankheit.

Innerhalb der funktionsfähigen Variation gibt es eine Verteilung von Wahrscheinlichkeiten, mit der bestimmte individuell variable Werte auftreten. Wir sprechen dann, wenn sich bestimmte Wahrscheinlichkeiten definieren lassen, von einer *Typologie*. Die bekannten Typologien von Kretschmer (1955) oder Sheldon (1940) setzen voraus, daß bestimmte individuelle Eigenschaften miteinander gekoppelt sind und also bei einer Wahrscheinlichkeitsverteilung miteinander gemeinsam variieren. Solche „Covarianz" muß aber selbst wieder genetisch bedingt sein. Bislang waren die Versuche, die Entstehung von Typen genetisch zu erklären, nicht sonderlich erfolgreich. Die Richtigkeit z. B. der Kretschmer-Typologie ist daher oft bestritten worden.

Es scheint so, als ob man Typen nur als Grenzfälle in einer Verteilung von Eigenschaften betrachten könnte, wobei das gemeinsame Auftreten bestimmter Eigenschaften (z. B. leptosomer Körperbau und schizoide Reaktionsform), nicht nur zufällig verteilt sein dürfte. Sonst hätte es schwerlich überhaupt zu dem Konzept eines „leptosomen Typs" nach Kretschmer kommen können. Andererseits ist die Art des Zusammenhangs von „Körperbau und Charakter", wie ihn Kretschmer fordert, völlig uneinsichtig.

Kretschmer benennt bekanntlich 3 Grundtypen: den Leptosomen, den Athletiker und den Pykniker; Sheldon spricht von Ektomorphen, Mesomorphen und Endomorphen, wobei diese 3 Typen in derselben Reihenfolge wie die zitierten Typen nach Kretschmer mit diesen eine gewisse Ähnlichkeit haben. Wie aber Curtius (1959) mit Recht hervorhebt, beginnt die wesentliche Problematik der Individualität erst hinter einer jeden Typologie, denn die Zuordnung eines Individuums zu einem von 3 Typen kennzeichnet offenbar keine Individualität, sondern im Gegenteil die Zuordnung eines Individuums zu einer Gruppe in sich gleichartig erscheinender Menschen.

Wir müssen aus dem scheinbaren Widerspruch zwischen der absoluten Konstanz der wesentlichen, erblich bedingten Merkmale des Menschen und der Variationsmöglichkeit der Individuen den Schluß ziehen, daß sich in den *Chromosomen,* d. h. den auch im Mikroskop sichtbaren Trägern der Erbanlagen, zwei verschiedene Formen von Eigenschaftsträgern befinden, von denen die eine stabil, die andere aber variabel ist. Man spricht neuerdings von *„exons"* und *„introns",* von denen die Exons durch den Selektionsdruck stabil geworden sind (oder durch ihre Stabilität die Tatsache der Selektion bedingen), während die Introns zwischen die stabilen Erbträger zwischengeschaltet sind (Vogel u. Motulski 1979, S. 279). Erbkrankheiten sind, etwas vereinfachend gesprochen, Mutationen der Exons, während die individuelle Variation eine Sache der Introns ist. Die Rolle der Introns ist erst in jüngster Zeit bekannt geworden. Sie läßt sich an individuellen Formen des Blut- und Muskelfarbstoffs Hämoglobin und Myoglobin besonders leicht demonstrieren (Jeffreys et al. 1985). Es darf erwartet werden, daß die Erforschung der Individualität durch diese neue Forschungsrichtung bald große Fortschritte machen wird. Schon Garrod, der Entdecker der Alkaptonurie, hatte den Verdacht geäußert, daß so, wie die Individuen äußerlich verschieden sind, auch der Stoffwechsel des Menschen von Individuum zu Individuum verschieden abläuft (Vogel u. Propping 1981, S. 221).

Individuelle Reaktionen auf Noxen und Pharmaka

Die *Individualität der Krankheit* ist am ehesten aus den immunologischen Reaktionen der Patienten bekannt, also teils aus der sehr unterschiedlichen angeborenen Empfindlichkeit der Menschen einer einwirkenden Noxe gegenüber, teils aus der erworbenen *Immunität* einerseits, *Allergie* andererseits chemischen Agenzien gegenüber, wobei die Reaktionen auf Eiweißmoleküle besonders eindrucksvoll sind. Die Unempfindlichkeit vieler Menschen gegen Noxen bedingt die Existenz der sog. „escaper", d. h. derjenigen Personen, die dem pathogenen Einfluß einer Noxe entwischen und gesund bleiben (vgl. 4.2.1). Von allen Rauchern erkranken z. B. nur relativ wenige an einem Lungenkarzinom. Die Genetik wird vermutlich schon in einigen Jahren diese, genetisch determinierte, individuelle Empfindlichkeit für die wichtigsten äußeren Schadfaktoren messen können. Die Individualität der *Immunfaktoren* ist ein umfangreiches Gebiet, das sich hier nicht behandeln läßt, ebensowenig wie das Problem der *Allergie*. Beides sind typisch individuelle Reaktionen, deren Herkunft daher auch in der Regel schwer zu ermitteln ist.

Die individuelle Empfindlichkeit bezieht sich generell auf alle äußeren Einflüsse, sogar auf solche, die nur über seelische Reaktionen wirksam werden. Gerade bei letzteren ist bekanntlich der Grad der Individualität besonders hoch. Sie werden zudem stark durch die soziale Umwelt, insbesondere die *Familie,* geprägt (vgl. 5.5). Für den Arzt sind zwei Phänomene von besonderer Bedeutung: die individuelle Ansprechbarkeit auf Pharmaka, die durchweg genetisch bestimmt ist und von einem Fachgebiet behandelt wird, das F. Vogel zuerst *„Pharmakogenetik"* genannt hat (Vogel u. Motulski 1979, S. 257). Ein bekanntes Beispiel: das Muskelrelaxans Suxamethonium bewirkt bei disponierten Patienten eine langanhaltende Lähmung mit lebensgefährlicher Apnoe, während es sonst nur kurzzeitig wirkt und durch die Cholinesterase abgebaut wird, deren genetisch bedingte Konzentrationsschwäche die Dauerlähmung bewirkt.

Das zweite Phänomen betrifft die individuelle Über- oder Unterempfindlichkeit gegen *Genußgifte:* Tee, Kaffee, Alkohol. Doch auch die Empfindlichkeit gegen Schmerzreize gehört hierhin. Sie ist möglicherweise genetisch dadurch variiert, daß die zentralnervösen chemischen Transmitter und das Endorphin individuelle Konzentrationsschwankungen aufweisen, obgleich Faktoren der Tradition, kulturell bedingte Einstellung zum Schmerz und die sittliche Kraft des Ertragens vermutlich weit wichtiger sind. Auch sie sind natürlich individuell entwickelt.

Die Individualität der Krankheit hebt die Typologie der Krankheit nicht auf

Ebensowenig wie die individuellen Eigenschaften des Menschen es verhindern, Individuen bestimmten Typen zuzuordnen, wird durch individuelle Ausprägung von Krankheitsverläufen verhindert, bei einem Individuum eine „typische" *Diagnose* zu stellen. Die Möglichkeiten solcher Diagnosen sind begrenzt, wie schon angemerkt wurde. Das aber bedeutet, daß der menschliche Körper offenbar nur begrenzte Möglichkeiten in der Variation seiner Antworten auf Risikofaktoren und Umwelteinflüsse hat. In zahlreichen Fällen ist diese Reaktion so typisch spezifisch für die einwirkende Noxe, daß man auf diese aus der Art der Reaktion eindeutig schließen kann. Ein gutes Beispiel bieten die *Exantheme* bei verschiedenen Infektionskrankheiten. Andererseits gibt es ganz unspezifische, monotone Reaktionen auf eine Vielfalt von pathogenen Einflüssen. Ein Beispiel für diese Monotonie ist die Entwicklung der Arteriosklerose und der Verlauf eines Herzinfarktes, der von der Art des „*Auslösers*" ziemlich unabhängig ist. Auch die Skala möglicher Befindlichkeitsstörungen ist sehr klein: das Befinden des Patienten antwortet auf sehr heterogene Einflüsse mit völlig identischen Symptomen. Ein Beispiel: Als Folge einer Exposition in überstarken *Mikrowellenfeldern* werden Symptome beschrieben (Müdigkeit, Appetitstörungen, Kopfschmerz, Depression, Potenzstörungen), die wir von zahlreichen Krankheiten, z.B. auch von beginnenden Infekten kennen und die wir für die sog. vegetative Dystonie für typisch halten und die wahrscheinlich durch Überwärmung bedingt sind. Diese Monotonie der Krankheitssymptome ist ein Analogon zum *Streß*. Selye (1953) hat bekanntlich eine Reihe körperlicher Symptome als Folge eines Streß angesehen, wobei der Stressor, also die eigentliche Ursache des Streß, sehr verschieden sein kann. Die Homogenität ist so groß, daß Selye von einem „*generellen Adaptationssyndrom*" an den Streß sprach, und man neuerdings sogar die Intensität des Streß nur noch an der Menge der im Blut anzutreffenden Katecholamine und ihrer Stoffwechselendprodukte (Vanillin-Mandelsäure im Harn) bestimmt.

Die Homogenität menschlicher Schicksale darf nicht übersehen werden

Die Homogenität, die bei aller individuellen Variationsbreite der Krankheitsphänomene deutlich erkennbar bleibt, ist allein der Grund dafür, daß es eine Krankheitslehre überhaupt gibt, weil eine Auflösung des Phänomens Krankheit in sehr viele nicht zu standardisierende individuelle Abläufe keine Ordnung in diese Phänomene zu bringen gestatten würde. Jede Wissenschaft beginnt aber mit der Ordnung der Phänomene, die sie untersucht, und ermittelt dann erst die Gründe und Ursachen für diese Systematik. Wie ein solches wissenschaftliches Prinzip entwickelt wird, läßt sich besonders schön an dem von Linné eingeführten System der Botanik nachempfinden.

Durch die Krankheitslehre, also eine Systematik von Symptomen, welche von der Norm abweichen, wird eine Lehre der Kausalitäten möglich. Diese *Kausalitätsforschung,* bei der sich – wie in 4.2 dargelegt wurde – die klassische naturwissenschaftliche Medizin bis heute noch bei allen nichtakuten Krankheiten sehr schwertut, ist eigentlich erst durch die *Epidemiologie* in ein neues Stadium einer fruchtbaren Entwicklung eingetreten. Die Epidemiologie aber verfährt so, daß sie standardisierte Symptome mit standardisierten *Risikofaktoren* bei zahlreichen Personen erhebt und aus dem überzufälligen Zusammentreffen beider auf eine kausale Beziehung schließt, die dann freilich noch der Prüfung durch ein Modell bedarf.

Dadurch wird klar, daß in dieser Krankheitsforschung alles Individuelle grundsätzlich verschwindet, da es bei der Korrelation von Krankheit und Risiko nur als Störfaktor wirkt.

Eine *Konstanz von Symptomen* beim Auftreten von Noxen wird auch bei allen Warnsystemen vorausgesetzt, Systemen, die in der Regel in Melderegistern bestehen, wie sie bei meldepflichtigen Krankheiten, doch auch bei jedem Krankheitsregister, wie z. B. bei Krebsregistern, vorliegen. Ohne solche Warnsysteme könnte keine Bevölkerung vor neu auftretenden Gefahren gewarnt werden. Daß die Contergan-Katastrophe bei uns einen so großen Umfang erreichen konnte, lag nur am Fehlen eines Registers von Mißbildungen. Der „Datenschutz", der solche Register verhindert, ist hier wie in vielen anderen Fragen des Gesundheitssystems die Ursache schwerer Bedrohungen der Bevölkerung, was die Verfechter eines übertriebenen Datenschutzes nicht zu wissen scheinen.

Die Homogenität menschlicher Reaktionen erstreckt sich im Grunde auf das ganze menschliche Schicksal. Ein schönes Beispiel dokumentiert *Bumke* (1941) anhand eines sog. „Hellsehers", der das Schicksal von Individuen aus den Linien der Hand lesen zu können vorgab. Er offenbarte in einer Vorlesung *Bumkes* seinen Trick: er hatte zwei Lebensbeschreibungen, je eine für Männer und Frauen. Die als Test benutzten Studenten *Bumkes* erkannten, jeder für sich, in diesen beiden Texten ihr eigenes Leben wieder.

Literatur s. unter 5.4.

5.2 Die Individualität der Krankheit

H. Schaefer

Das Gesicht der naturwissenschaftlichen Medizin wurde fast vollständig durch die Notwendigkeit bestimmt, bei der Erforschung der Krankheitsursachen sowohl Typen der Ursachen als auch Typen der von ihnen ausgelösten Krankheiten zu bilden. Es bedurfte eines gewissen Umdenkens in dieser Medizin, den Zugang zu der fraglos neben allen Typen existierenden Individualität zu finden. Diese Denkarbeit verdanken wir in der Schulmedizin vorwiegend F. Curtius (1954, 1959).

Die individuelle *Sensibilität (Suszeptibilität)* gegenüber pathogenen Einflüssen hat zwei völlig verschiedene Seiten. Die erste, der herrschenden Medizintheorie durchaus vertraute Seite ist die wechselnde Empfindlichkeit, die sich z. B. in der Tatsache der „Entwischer" („escaper") ausdrückt. Die andere Seite drückt sich in der Tatsache aus, daß der Entschluß, in die „Patientenkarriere" einzutreten, offenbar starke individuelle Charakteristika zeigt. Fast 40% aller Menschen fühlen sich heutzutage nicht wohl, doch nur 6%, also etwa ½ von ihnen, landen im offiziellen Krankenstand. Dieser Raum individueller Krankheitsempfänglichkeit wird u.a. durch die Fähigkeit, Beschwerden zu ertragen, durch das Angstniveau oder oft auch nur durch die Meinung der Laienberater bestimmt (Schaefer u. Blohmke 1978, S. 421).

Dieser individuellen Akzeptanz der Krankenrolle stehen nun die individuellen Variationen des Krankheitsablaufs gegenüber.

Variationen der Krankheitsformen

Die Reaktion des Patienten auf einen Krankheitsfaktor läuft keineswegs immer im gleichen Organ ab. Der starke Raucher z. B. zeigt eine Übersterblichkeit an zahlreichen Krankheiten, nicht nur am Lungenkarzinom. Auch ist die Art, wie das einzelne Organ oder ein funktioneller Verbund von Organen reagiert, von Individuum zu Individuum recht verschieden. Das macht eine jede Typenlehre der Krankheiten immer ein wenig problematisch.

Die Individuation des Kranken

Die Schulmedizin hat freilich von jeher gewußt, daß die von ihr typisierten Krankheiten Abstraktionen sind, welche sich in reiner Form selten finden lassen. So sagt Ludolf Krehl (1932) im Vorwort zu seiner „Pathologischen Physiologie", die Erforschung der Krankheit des Menschen stelle „etwas grundsätzlich anderes dar als die Erforschung der übrigen lebenden Wesen. Der Mensch vermag seine Krankheitsvorgänge zu gestalten durch seinen körperlichen und seelischen ... Einfluß auf eben diese Vorgänge. – Jeder Kranke bietet Erscheinungen, die nie da waren und die nie wiederkommen werden...". Die Geschichte der Medizin ist voll von ähnlichen Äußerungen. An der Individualität der Krankheit hat kein Arzt je vorbeigehen können.

Es ist dennoch merkwürdig, wie wenige Gedanken aus der Medizingeschichte zur Klärung dieser Individualität heute noch brauchbar sind. Der Berliner Internist Friedrich Kraus hat 1919 ein Buch über die „Pathologie der Person" geschrieben. An ihm können wir den Wandel der Anschauungen gut ablesen. Das einzig Gleichbleibende in der neueren Geschichte der Individualmedizin ist der Gedanke der erblichen Determinierung, vom Begriff der „*Konstitution*" des Kranken nur teilweise wiedergegeben. Denn die „Konstitution" des Kranken ist das Ergebnis seiner Anlagen *und* der Einwirkungen, die bisher auf ihn von Einfluß waren (Krehl 1932) (vgl. 5.1.1).

Die Lehre von der *Individuation des Kranken*, d.h. von dem Wege, wie er seine individuelle Krankheit erworben hat, ist durch zwei Zweige der Medizin revolutioniert worden: durch die Psychophysiologie samt der aus ihr stammenden Psychosomatik und durch die moderne Epidemiologie.

Die Individualität der Krankheit wird, wie wir oben feststellten, durch die unübersehbar große Vielfalt möglicher Erbanlagen einerseits, die Vielfalt der pathogenen Umwelteinflüsse andererseits bedingt. Meist spricht man von ererbter und erworbener *Konstitution* (Curtius 1954, 1959), von „*intrinsic factors*" und „*extrinsic factors*" der konstitutionellen Pathogenese. Beide wirken auf folgende Weise gemeinsam am Resultat „Krankheit" mit. Auf den genetisch determinierten Organismus des Neugeborenen wirkt die Umwelt kontinuierlich ein. Diese Einwirkung ist ein lebenslanger Prozeß. Er entwickelt teils Adaptationen, teils morphologische, teils reaktionsphysiologische Abweichungen von einer hypothetischen „Norm". Der Beginn einer akuten Erkrankungsphase, also der Übergang vom Status relativer Gesundheit in den der relativen Krankheit, wird von einem neuen exogenen Reiz bewirkt. Das Ganze läuft also nach folgendem Schema ab:

Umwelt lebenslang (Risikofaktoren) ↓	Akuter Prozeß ↓	
Genetisch determinierter Organismus (Neugeborener)	→ Patient	→ Krankheit

Das Schema enthält mehrere für die Phänomene des Krankseins wichtige Aussagen:

Es bringt erstens zum Ausdruck, daß Krankheit immer und notwendigerweise das Ergebnis einer *Auseinandersetzung der Erbmasse des Patienten mit seiner Umwelt* ist. Zweitens bringt das Schema den Faktor *Zeit* in die Pathogenese ein. Krankheit ist in ihren individuellen Erscheinungen also immer ein zeitabhängiges Phänomen. Die Anamnese hat sich dieses Faktors Zeit zu bemächtigen.

Drittens muß der Zeitfaktor eine starke Individualität des Endproduktes dieses pathogenetischen Prozesses bewirken, weil in dieser Zeit die *Vielfalt persönlicher Schicksale* abläuft, von denen jedes seine, für diesen einen Menschen typische Spur hinterläßt. Es ist die Individualität der Risiken, die Vielfalt der Risikofaktoren und ihrer Kombination, welche neben der genetischen Konstitution die Krankheitsentwicklung prägt.

Viertens: Der Patient, der den Arzt aufsucht, hat in der Regel eine akute Veränderung seines Zustandes erfahren. Diese wird von der Umwelt her ausgelöst sein. Dieser akute Prozeß ist ein Phänomen besonderer Art. Selbst wenn dieser akute pathogene *Umwelteinfluß* vergleichsweise leicht standardisierbar sein sollte, *trifft er auf einen durch Risikofaktoren in höchst individuellem Grade vorgeschädigten Mechanismus*.

Die Individualität der Krankheitsentstehung

Die Individualität der Krankheit drückt sich daher in einer Reihe sehr typischer Phänomene aus:

1. Die *Schwere der Krankheit* hängt im Prinzip von der Schwere der Vorschädigung durch Risikofaktoren ab. Daneben spiegelt sie natürlich die Schwere des pathogenen Umwelteinflusses ebenso wider wie die „konstitutionelle" Empfindlichkeit des Patienten, welche durch die Schwere der Vorschädigung und die Erbanlagen bestimmt wird. Je mehr im pathogenetischen Prozeß der akute Einfluß dominiert, desto weniger Bedeutung hat die lebenslange chronische *Vorschädigung*.
   In dieser Vorschädigung wirken sich zwei Faktorengruppen aus: das dem Menschen aufgezwungene Lebensschicksal (z. B. ein emotionaler *Streß*) und die Fehler seines eigenen *Verhaltens* (z. B. Rauchen, Luxuskonsum). Ein Infarkt kann bei stark verengten Koronarien schon durch eine minimale zusätzliche sympathische Aktivierung ausgelöst werden. Die Überlebenschance bei einer Infektion mag zwar vorwiegend von der Natur und Zahl eingedrungener Erreger abhängen; doch ist gerade auch beim Infekt die ererbte oder erworbene Immunität für den individuellen Verlauf ausschlaggebend.

2. Die Krankheit als Antwort auf eine allgemeine Noxe wird durch die *individuelle relative Schwäche der Organe* bestimmt. Diese kann ebenso genetisch wie lebensgeschichtlich bedingt sein.
3. *Bei gleicher Exposition* gegenüber einem Risiko (z. B. Rauchen oder Risikofaktoren der Arteriosklerose) *erkranken immer nur relativ wenige Personen.* Die Mehrzahl der Exponierten entkommt *("escaper")* (s. 5.1). Die Prozentzahl der „escaper" wächst mit abnehmenden Risiken bzw. mit sinkender Empfindlichkeit. Es ist derzeit nicht entscheidbar, wieweit die Tatsache, daß Personen gesund bleiben, durch die Wirkung genetisch nichterfaßter Risikofaktoren oder durch protektive Faktoren bestimmt wird.
4. Die für somatische Prozesse geltenden Regeln lassen sich auch auf seelische Vorgänge und ihre psychosomatischen Konsequenzen anwenden. So kennt die Psychopathologie z. B. das Problem der *„Organwahl".* Es wäre leicht zu lösen, wenn – wie das Adler (1965) annahm – eine Organminderwertigkeit (z. B. mit genetischer Determination) vorläge. So einfach liegen die Dinge vermutlich nicht. In der Organwahl oder der Organneurose (nach Alexander, 1951) sind die Wirkungsflüsse vom Nervensystem in die Organe hinein durch eine Fülle angeborener und erworbener Determinanten bestimmt. Sollte es z. B. Vagotoniker oder Sympathikotoniker geben, so würde dadurch allein eine erhebliche Individualität der psychosomatischen Anfälligkeit der Organe gewährleistet. Die Funktion der Organe ist eng und spezifisch an die Emotionalität gebunden. Leibliche Vorgänge entsprechen seelischen. Man hat gesagt, Seelisches „konvertiere" in Leibliches (Christian 1952; von Uexküll 1979, S. 148). Darunter hat man sich vorzustellen, daß Emotionen, die verdrängt werden, im Somatischen ein Eigenleben weiterführen. Da die Mächtigkeit seelischer Einflüsse auf Leibliches schwerlich überschätzt werden kann (Dunbar 1946), ist es sicher, daß das Schicksal des Menschen sein Verhalten und seine Emotionen so differenziert und individuell verändert, daß im Rahmen der genetisch vorgegebenen Reaktionsmöglichkeiten eine breite Vielfalt individueller Reaktion möglich wird.
5. Die *Persönlichkeitsstruktur* bestimmt Art und Ablauf der Krankheit, denn diese Struktur bestimmt Form und Stärke der Emotionalität. Selbst ist diese Struktur z. T. durch die Erbanlagen determiniert. Doch spielen Umweltereignisse, vor allem die frühkindliche Erziehung und das Ausmaß der *„Deprivation"* voraussichtlich eine erhebliche Rolle (s. 5.4 u. 5.5).
6. Einen Einfluß auf die Individualität der Krankheit haben *sozioökonomische Faktoren,* was u. a. aus der starken *Schichtspezifität* der Krankheitshäufigkeiten hervorgeht. Doch dürfen wir nicht übersehen, daß schichtspezifische Häufigkeitsunterschiede an sich kein Problem einer individuellen Krankheitsform sind und auch zunächst nicht die Phänomenologie oder gar Klassifikation der Krankheiten beeinflussen.

Die Individualität drückt sich vielmehr darin aus, daß von zwei Menschen, die der gleichen Gefahr ausgesetzt sind, der eine schwer, der andere leicht oder gar nicht erkrankt. Schon Johann Peter Frank hatte 1786 behauptet, daß die soziale Stellung bei dieser individuellen Reaktion eine erhebliche Rolle spielt, und man darf Unterschiede der *Ernährung* vermutlich in erster Linie für die Unterschiede der Resistenz der Menschen aus verschiedenen Klassen verantwortlich machen (McKeown 1982). Unterschiede der Krankheitsanfälligkeit bei arm und reich

sind auch heute noch deutlich ausgeprägt, vor allem in Entwicklungsländern, aber auch in USA. Diese Individualität ist nach dem Schema einer Hierarchie der Risikofaktoren leicht wissenschaftlich zu erklären.
7. Die Menschen leiden derzeit, insbesondere *im höheren Alter,* an einer *Multimorbidität,* die es vielleicht in früheren Jahrhunderten in dieser Vielfalt nicht gegeben hat. Tritt sie im Alter auf, so kann sie natürlich das Ergebnis der Einsammlung vieler Lebensverwundungen sein. Solche *„Organnarben",* Reste früherer Insulte, die genetisch bestimmten *Organschwächen,* die seelische Einstellung zur Krankheit durch die emotionale Vorbelastung und Vorprägung, bedingte Reflexe, die sich auf typische Lebenssituationen ausgebildet haben, die individuelle Konstellation der Risikofaktoren, die durchweg das Ergebnis der Lebensführung und daneben der sozialen Situation in Familie (Rössle 1940), Beruf und Bekanntenkreis ist, all das formt ein buntes Muster von Interaktionen. Dadurch bleibt auch der Prozeß, der zum Tod führt, individuell geprägt.
8. Es scheint ferner, als habe der *Beruf* einen deutlichen Einfluß auf die Wahrscheinlichkeit, bestimmte Krankheiten zu erwerben. Für die sog. *Berufskrankheiten* ist das selbstverständlich. Es scheint aber auch auf die meisten häufigen Krankheiten (Krebs, Organkrankheiten, Infarkte z. B.) zuzutreffen (Blohmke u. Reimer 1980).

Diese Aufzählung sagt etwas darüber aus, welche individuellen Faktoren bestimmen, ob man erkrankt oder nicht, und an welchem Organ man erkrankt. Es handelt sich also um eine Theorie der Schwellenüberschreitung von Gesundheit und Krankheit. Es kann leicht gezeigt werden, daß geistige Krankheiten denselben Gesetzen unterliegen (Schaefer 1979).

Die Individualität, die in der bisherigen Analyse faßbar wurde, ist also eine ätiologische Individualität – damit freilich auch eine präventive und therapeutische. Denn obgleich die Folgen der so individuellen Krankheitsursachen vergleichsweise monoton sind, können sie doch am ehesten beeinflußt werden, indem man ihre äußerst vielfältigen Ursachen wenn nicht ausschaltet, so doch verändert. Die große Chance des Hausarztes liegt darin, daß ihm in besonders hohem Maße die Einsicht in die Individualität der Krankheitsentstehung gegeben ist, weil er unmittelbaren Einblick bekommt in die Faktoren, die am Werke waren.

Die individuelle Form des Krankheitsverlaufs

Welche Rolle spielen nun die Abweichungen von den standardisierten Krankheitstypologien? Gibt es in der nosologischen Realität tatsächlich jene Krankheiten, welche den diagnostischen Standards der Lehrbücher entsprechen? Ist also eine medizinische Krankheitslehre als Wissenschaft möglich?

Zweifel an der allgemeinen Korrektheit der klassischen Krankheitslehre tauchen seit geraumer Zeit unter dem Schlagwort des *„Gestaltwandels"* oder *„Panoramawechsels"* der Krankheiten auf (Berg 1954; Doerr 1957; Schaefer 1974; weitere Literatur bei Doerr).

Gestaltwandel im spezifischen Sinn wäre eine Änderung der Phänomene der Krankheiten, wie wir sie z. B. unter dem Einfluß der Antibiotika bei den Infektionskrankheiten beobachtet haben. Wir sprechen bei Veränderung der Krankheitshäufigkeiten dagegen vom *Panoramawechsel*. Oeser (1979) hat den Panoramawechsel der Karzinome beschrieben, der in der wechselnden Häufigkeit der Organwahl besteht, ohne daß sich das Krankheitsbild des Organkrebses oder die Krebshäufigkeit insgesamt dabei ändern. Der eindruckvollste Panoramawechsel scheint mir die enorme Zunahme der *Herzinfarkte* im letzten Jahrhundert zu sein, freilich nur in den Industrienationen. Es gibt Bevölkerungen, bei denen Koronarsklerose gar nicht selten auftritt, die dennoch fast ausschließlich als Herztod die Myodegeneratio cordis aufweisen. Der Infarkt ist unsere abendländische Form, das Herz stillstehen zu lassen.

Nun läßt die steigende Infarkthäufigkeit die „Gestalt" der Krankheit (des Infarktes) offenbar unverändert. Wir dürfen hier also nur von einem „Panoramawechsel" sprechen, dessen Vorhandensein uns daran erinnert, daß auch bei gleichem anatomischen Befund der Ablauf der Krankheit sehr verschieden sein kann, sich also bei der Koronarsklerose eine Art geographischer oder ethnischer Individualität herausbildet.

Sowohl die *geographischen Besonderheiten* der Krankheitsform als auch der zeitliche Wandel ihrer Gestalt müssen umweltbedingt sein, da eine Änderung der Erbanlagen in wenigen Jahrhunderten wenig wahrscheinlich ist. Wandel der Umwelt als Ursache des Gestaltwandels oder des Panoramawandels der Krankheiten – das würde zunächst nur bedeuten, daß sich Krankheit innerhalb von Menschengruppen durch gleiche oder ähnliche Beeinflussungen von außen ändert, daß sich dann homogene Phänomene gewandelter Krankheit innerhalb solcher Gruppen finden.

Es gälte dann festzustellen, ob sich die Individuen innerhalb solcher Gruppen in gleicher Weise wie bisher an der Entwicklung der gewandelten Krankheitsphänomene beteiligt haben oder ob die Zahl individueller Abweichungen vom gewandelten Typus der Krankheit sich vergrößert hat.

Wir wissen leider nichts Exaktes über dieses Problem. Es ist aber aus den vorliegenden Beobachtungen zu vermuten, daß sich in der Tat die Möglichkeit zu neuen Individuationen eröffnet. Je mehr Pharmaka produziert werden, desto bunter ist die Zahl pharmakogenetisch bedingter Reaktionen. Je mehr Streß auf die Menschen einwirkt, desto mehr müssen sich Besonderheiten ihrer Streßreaktionen oder ihrer Resistenzfähigkeit zeigen. Es liegt wohl nur an den großen Schwierigkeiten, Reaktionstypen zu definieren und festzustellen, daß die meisten Wissenschaftler, welche typologisch verfahren, mit zwei oder höchstens drei Typen auszukommen meinen, Friedman u. Rosenman (1975) z. B. nur zwei Typen (A und B) der Reaktionsform auf Infarktgefahren ermittelt haben.

Man mag nun aus der Konstanz der klassischen Krankheitsbilder, die sich z. T. schon vom Altertum her bis in unsere Zeit dokumentiert finden, schließen, daß die Form der Krankheit weitgehend genetisch als Standardantwort programmiert ist. Selye (1953) hätte mit seinem *Generalsyndrom* auch auf Gebieten recht, an die er gar nicht gedacht hatte.

Nicht nur auf Streß, sondern auch auf andere pathogene Noxen höchst verschiedener Art antwortet der Organismus mit Standardantworten. Jedes Organ oder Organsystem hat seine Formen der Reaktion, und von Mensch zu Mensch sind diese Formen – nicht ganz 1000 an der Zahl – offenbar relativ homogen.

Daß diese Standardantwort durch eine antibiotische Therapie verändert wird, wenn Parasit und Wirt unter dem Einfluß der Therapie ihr symbiotisches Verhältnis ändern oder weil die immunologischen Prozesse sich völlig verändert haben, ist verständlich. Welche Wandlungen der Krankheitsphänomene es außer immunologisch bedingten gibt, ist eine offene Frage. Zu positiveren Resultaten kommen wir, wenn wir denjenigen Nerven betrachten, der mit ziemlicher Sicherheit die Mehrzahl aller Körperantworten beherrscht, da er alle Zellen des Körpers innerviert: den *N. sympathicus.* Er überträgt vor allem die Wirkung der Umweltreize auf die Organe des Körpers. Diese Umweltreize lösen im limbischen System emotionale Reaktionen aus, welche ihrer existentiellen Bedeutung für das Individuum entsprechen. Die Impulse, die dann an den N. sympathicus weitergegeben werden, sind individuell gestaltet durch ihre relative Intensität, ihre räumliche Verteilung und ihr zeitliches Erregungsmuster. Damit ist der neurologische Weg der emotionalen Reaktion fast ganz und (durch die sympathische Innervation einiger hormonaler Drüsen) auch der hormonale Weg der Reaktion teilweise festgelegt. Dadurch wird der N. sympathicus in der Tat der nervöse Mittler zwischen der Gesellschaft und dem Körper des Individuums (Schaefer 1981). Der Tonus des N. sympathicus ist eine der wichtigsten Einbruchsstellen individueller seelischer Vorgänge in die somatische Sphäre.

Die nervale Bestimmtheit der Krankheit reicht aber sehr viel weiter. Vielleicht kann uns ein gleichnishafter Vorgang dienlich sein. In einer sorgfältigen Studie wurde als unbezweifelbar festgestellt, daß man in *Hypnose,* ja schon unter suggestiven Bedingungen Brandblasen durch Berührung der Haut erzeugen könne (Paul 1963). Was über zentralnervöse Einflüsse möglich ist, das haben uns am ehesten Berichte über sog. *Wunderheilungen* gezeigt. Sie sind vielfach und unbezweifelbar dokumentiert. Canetti, der Nobelpreisträger, schildert eine solche von sich selbst. Er berichtet, daß er in heißes Wasser gestoßen wurde und dem Tode nahe war. Sein geliebter Vater war verreist. Er verlangte stürmisch nach ihm, und erst als dieser zurückkehrte, heilten die Hautdefekte rasch ab, zugleich mit der eingetretenen seelischen Beruhigung („Die gerettete Zunge", S. 41).

Übertragen wir diese Einsicht ins tägliche Leben, so sind es Inhalt und Intensität unserer Emotionen, vor allem von *Hoffnung* und *Angst,* die gesund oder krank machen. Die physiologischen Mechanismen sind, wenn man vom N. sympathicus absieht, noch ziemlich unklar. Daß sich aber Angst in Organmanifestationen umsetzt, ist sicher. Die individuelle Art, auf solche eintretenden Änderungen zu reagieren, vervielfacht die individuellen Möglichkeiten solcher emotional ausgelöster Prozesse. Das *Ekzem* wird z. B. weitgehend davon bestimmt, wie indolent der Patient gegen den Juckreiz ist. Überhaupt ist die Haut ein bevorzugter Sitz solcher persönlichkeitsgebundener Reaktionen.

Das Individuelle ist für die Vielfalt der Reaktionen des heilbar Kranken und des wieder Gesundenden zuständig; der Tod ist von ernster, fast unheimlicher Gleichförmigkeit. Nun ist die Abwendung des Todes bekanntlich die Chance der Klinik. Der Kliniker bleibt also der Individualität des Kranken gegenüber vergleichsweise hilflos, weil er die Individualität der Krankheitsentstehung seltener zu Gesicht bekommt, der Mechanismus des Sterbens aber eine Individualität aus naturwissenschaftlich einsehbaren Gründen weitgehend vermissen läßt. Zur Erklärung dieser antiindividualistischen Grundhaltung der Klinik mag auch die Tatsache beitragen, daß das Individuelle sich seiner Natur nach der induktiven Systematisierung versagt und schon aus diesem Grunde naturwissenschaftlich orientierte Arbeiten über die Individualität der Krankheit selten sind.

Eine medizinische Krankheitslehre bleibt also trotz des Gestaltwandels der Krankheiten und trotz der Individualität der Krankheit möglich. Es ist aber eine Krankheitslehre, die ihre typologischen Hilfen mehr vom Tode als vom Leben des Kranken bezieht, mehr das Leben in seiner Monotonie als das Leben in seiner Vielfalt analysiert. Je mehr die Krankheit den Menschen in voller Funktionsfähigkeit trifft, desto atypischer muß sein Kranksein werden.

Literatur s. unter 5.4.

5.3 Lebensereignisse und Krankheit
H. Schaefer

Die Fähigkeit des Individuums, mit seiner sozialen Umwelt fertig zu werden und sich dieser Umwelt anzupassen, ist individuell sehr verschieden, ebenso die Fähigkeit, sich mit seinen krankheitsbedingten Behinderungen abzufinden und mit ihnen umzugehen („coping") (von Engelhardt 1982).

Dieser Verschiedenheit der Individuen steht nun die Verschiedenheit ihres Lebensschicksals gegenüber. Daß dieses die Gesundheit beeinflußt, ist eine alte medizinische Einsicht. Sie hat schärfere Konturen gewonnen mit Hilfe der modernen Epidemiologie, mit der man eine Beziehung zwischen Krankheit und Lebensschicksalen ermitteln konnte. Die Feststellung dieser Beziehung unterliegt aber Einschränkungen. Es ist erstens nötig, die äußeren Lebensereignisse zu standardisieren, d. h. eine Skala der pathogenen Mächtigkeit dieser Ereignisse aufzustellen. Das hat Rahe (1974) geleistet. Er mußte dabei freilich so vorgehen, daß eine repräsentative Gruppe von Menschen danach befragt wurde, welche Lebensschicksale ihnen weniger oder mehr bedeutsam für ihr Wohlergehen erscheinen. Eine solche Skalierung ist sehr subjektiv und betrifft nur die Erlebnisseite. Es bleibt offen, wieweit die Seite der Krankheit dabei quantitativ erfaßbar ist.

Eine zweite Grenze ist dadurch gegeben, daß man nur akut auftretende Krankheiten insgesamt mit den Lebensereignissen korreliert, höchstens noch sehr häufige, chronische Krankheiten, wie den *Infarkt* (Theorell 1974) als Folge der Koronarsklerose auf seine Bindung an Lebensereignisse untersucht. Dabei werden aber notwendigerweise Risikofaktoren und Auslöser unterschiedslos zusammengeworfen. Drittens ist natürlich der Zusammenhang zwischen Lebensereignis und Krankheit nur dann festzustellen, wenn beide in einer relativ engen zeitlichen Bindung miteinander auftreten. Man ging so vor, daß man befragte, ob innerhalb einer Zeitspanne von einigen (z. B. neun) Monaten sich bei belastenden Lebensereignissen eine Krankheit einstellte oder ob einem plötzlichen Krankheitsfall, z. B. einem Herzinfarkt, ein solches Ereignis vorausging.

Tabelle 1. Skala der „life events" in gekürzter Form

Lebensereignis	Mittelwert der Punktwertigkeit
Tod des Ehepartners	100
Ehescheidung	73
Trennung vom Ehepartner	65
Gefängnisaufenthalt	63
Verlust des Arbeitsplatzes	47
Pensionierung	45
Sexuelle Schwierigkeiten	39
Veränderung der finanziellen Lage	38

(Eine vollständigere Skala findet sich bei Schaefer 1979, S. 117.)

Es zeigte sich bei diesen Untersuchungen, daß die sog. *jüngste Lebenserfahrung* („recent life experience") die Krankheitswahrscheinlichkeit für viele Krankheiten steigert, und zwar in guter Übereinstimmung mit der subjektiv ermittelten Skala der Wichtigkeit dieser Ereignisse. Jedem Einzelereignis ist dabei eine Meßzahl sozialer Anpassung zuzuordnen. Die Anzahl der Einzelfaktoren, deren Gewichtung in Auswahl die Tabelle 1 wiedergibt, multipliziert mit dem Ausgangsfaktor, ergibt dann eine Meßzahl, die als *„life change unit"* (LCU) bezeichnet wird. Diese Einheit hat sich sowohl bei retrospektiven Befragungen als auch bei Voraussagen über kommende Krankheiten bewährt (Holmes u. Masuda; Rahe 1974; Theorell 1974).

Die Art der Lebensereignisse legt die Annahme nahe, daß man die Rolle dieser Ereignisse als *Auslöser* von Krankheit mißt und dabei der N. sympathicus eine große Rolle spielt.

Literatur s. unter 5.4.

5.4 Persönlichkeitsprägung und Deprivation als Krankheitsursache

H. Schaefer

Schon in der Entstehung leiblicher Krankheit und ihrer Variabilität zeigte sich der Einfluß der Umwelterfahrung neben dem determinierenden genetischen Einfluß. Noch stärker findet sich der Umwelteinfluß in der Persönlichkeitsprägung, die weitgehend die Lebensgeschichte des einzelnen Menschen widerspiegelt. Diesen Faktor der *„Geschichtlichkeit" der Krankheit* hat die Medizin erst neuerdings stärker beachtet, obgleich die Ärzte des Mittelalters schon relativ viel davon gewußt haben und eine Stufentheorie der menschlichen Reifung entwarfen (vgl. Schipperges 1985, S. 38 ff.). Die seelische Konstitution des Menschen, die so wesentlich bei der Entstehung und Verhütung von Krankheit mitwirkt, ist das Resultat einer lebenslangen Auseinandersetzung ererbter geistiger Anlagen mit den auf sie einwirkenden gesellschaftlichen Formungsprozessen. Es handelt sich vorwiegend um folgende vier Klassen gesellschaftlicher Formkräfte:

- die frühkindliche Verhaltensprägung, deren Defekte wir auch *Deprivation* nennen;
- die Erziehung in der *Familie;*
- die Erziehung durch Vorbilder oder „Lehrer" im weitesten Sinn des Wortes;
- die Verhaltenssteuerung durch anonyme „Moden" der Gesellschaft (s. hierzu 4.5).

Wir sprechen in der Soziologie vom Prozeß der „*Sozialisation"* einerseits, dem der „*Personalisation"* andererseits (Wurzbacher 1974), wobei man den Ausdruck „Personalisation" auch durch „*Individuation"* ersetzen kann. In der Tat erfolgt die Bildung der menschlichen Persönlichkeit durch zwei heterogene Einflußformen: die den heranwachsenden Menschen umgebende Gesellschaft wirkt ständig auf das Individuum dahingehend ein, daß er sein Verhalten gesellschaftlichen Normen anpaßt. Die geglückte Anpassung wird in der Regel belohnt und dadurch fixiert. Andererseits reagiert jedes Individuum, seiner einzigartigen genetischen Struktur entsprechend, auf die Umwelt verschieden und bildet in der Auseinandersetzung mit ihr eigene Urteile und Wünsche und damit ein individuelles Verhalten aus, dessen Individualität noch durch die verschiedenartigen Umweltbedingungen, unter denen Menschen aufwachsen, stark individuell modifiziert wird. Der Lebensstil in Familien ist z. B. sehr unterschiedlich und bringt also familiär bedingte individuelle Unterschiede hervor (s. S. 160). Doch weiß jeder, daß der genetische Einfluß auf Kinder stark bleibt und Kinder derselben Familie sehr verschiedene Charakterzüge annehmen läßt. Gerade deshalb ist es wichtig, daß der Hausarzt diese familiären Einflüsse kennt und seine Therapie unter Beachtung dieser Einflüsse gestaltet. Diese „*Familientherapie"* wird natürlich dann besonders wichtig, wenn die Ursache einer Gesundheitsstörung in familiären Konflikten liegt (Richter 1972; Peseschkian 1980). Eine „*Familienkonferenz"* ist oft der beste Weg, diese Formen einer Individuation durch die Familie kennenzulernen (Gordon 1972).

Die *Persönlichkeitsentwicklung* (Personalisation) zeigt zwei theoretisch unterschiedliche Formen. Die erste Form besteht in allen Einflüssen, welche auf das Kind in den ersten 3 Lebensjahren einwirken. Sie sind deshalb besonders wichtig, weil durch die Gewöhnung an bestimmte Umweltsituationen eine grundlegende und im Prinzip irreversible Gefühlsgrundlage erzeugt wird. Das Kleinkind braucht eine gewisse Konstanz der Personen, von denen es betreut wird, und entwickelt dann, wenn seine Bedürfnisse verläßlich durch stets bekannte Menschen befriedigt werden, eine emotionale Grundhaltung, die man *Urvertrauen* oder auch *Grundvertrauen* genannt hat (Erikson 1965). Störungen dieser Grundemotionalität, die vorwiegend eine Labilität der Emotionalität bedeuten, führen zu zahlreichen Formen des Fehlverhaltens, die von leichten neurotischen Störungen über auffällige Neurosen bis zur Kriminalität reichen können und die wir hier mit dem Sammelbegriff *Deprivation* bezeichnen (Conrad 1982; Hassenstein 1973; Meves 1979). Da die Erlebnisse der ersten Lebensjahre unbewußt bleiben, dennoch aber nach der Art der bedingten Reflexe das Verhalten und die emotionalen Reaktionen stark bestimmen, bleibt dieser Einfluß einer rationalen Korrektur in späteren Jahren nur bedingt zugänglich. Man hat daher auch von diesen in der frühen Lebensgeschichte ablaufenden Prägungsvorgängen als von der *psychischen Geburt* gesprochen (Mahler et al. 1978), und der Zoologe Portmann (1951) bezeichnet die Gesellschaft, in der das Menschenkind groß wird, als „sozialen Uterus". Die vielen methodischen Schwierigkeiten, welche sich einer exakten Analyse dieser Personalisation entgegenstellen, dürfen freilich nicht übersehen werden (Schaefer 1977). Man kann bekanntlich nur von der Gleichartigkeit des sich Wiederholenden auf die hinter den Phänomenen liegende Gesetzmäßigkeit schließen, gerade diese Gleichartigkeit aber führt nicht zur Individuation, d.h. der Ausbildung individueller Defekte. Man kann also nur allgemeine Schlüsse von klassifizierbaren Abnormitäten (z.B. Kriminalität) auf eine ihnen zugrundeliegende standardisierbare Ursache ziehen, was für die groben Formen der Devianz wohl auch gelungen ist (Gareis u. Wiesnet 1974; Glueck u. Glueck 1972).

Die medizinische Bedeutung dieses Tatsachenkomplexes liegt vor allem in der Theorie der Entstehung psychosomatischer Krankheiten begründet, da die emotionalen Prozesse des Individuums weitgehend von diesen lebensgeschichtlichen Prägungsmechanismen bestimmt sind, die Emotionalität aber bei fast allen Krankheiten Bedeutung hat. Wenn es z.B. stimmt (woran kaum zu zweifeln ist), daß eine Plazebowirkung in jeder Therapie eine Rolle spielt, so ist es höchst wahrscheinlich, daß die Neigung zu *Plazeboeffekten* mit der seelischen Grundstruktur zusammenhängt. Doch gibt es auch zahlreiche somatische Krankheiten, deren Entstehung nicht ohne die Beteiligung emotional gesteuerter Vorgänge im vegetativen Nervensystem und der durch dieses Nervensystem beeinflußbaren hormonalen Sphäre erklärt werden kann. Als Beispiele seien das Ulcus duodeni, das Magengeschwür und der Bluthochdruck genannt (von Uexküll 1979).

Literatur zu 5.1-5.4

Adler A (1965) Studie über die Minderwertigkeit von Organen (Nachdruck). Wissenschaftliche Buchgesellschaft, Darmstadt
Alexander F (1951) Psychosomatische Medizin. De Gruyter, Berlin
Berg HH (1954) Vom Krankheitswechsel im Panorama der Inneren Medizin, Bd 25. Hippokrates, Stuttgart, S 304
Blohmke M, Reimer F (1980) Krankheit und Beruf. Hüthig Verlag Medizin, Fischer, Heidelberg
Bumke O (1941) Gedanken über die Seele. Springer, Berlin, S 147
Cannetti E (1979) Die gerettete Zunge. Fischer, Frankfurt a.M.
Christian P (1952) Das Personenverständnis im modernen medizinischen Denken. Mohr, Tübingen
Conrad K (Hrsg) (1982) Unsere Gesellschaft verdirbt ihre Kinder. Verlag Medizin, Fischer, Heidelberg
Doerr W (Hrsg) (1957) Gestaltwandel klassischer Krankheitsbilder. Springer, Berlin Göttingen Heidelberg
Dunbar F (1946) Emotions and bodily changes, 3rd edn. Columbia Univ. Press, New York
Engelhardt D von (1982) Zur Copingstruktur. Vom Umgang des Kranken mit seiner Krankheit. Erfahrungsheilkunde 31: 765-773

Erikson EH (1965) Kindheit und Gesellschaft. Klett, Stuttgart
Frank JP (1786) System einer vollständigen medicinischen Polizey, 3. Aufl Von Trettnern, Wien
Friedman M, Rosenman RH (1975) Der A-Typ und der B-Typ. Rowohlt, Reinbek
Gareis B, Wiesnet E (1974) Frühkindheit und Jugendkriminalität. Goldmann, München
Glueck S, Glueck E (1972) Jugendliche Rechtsbrecher. Enke, Stuttgart
Gordon T (1972) Familienkonferenz. (Die Lösung von Konflikten zwischen Eltern und Kind.) Hoffmann & Campe, Hamburg
Hassenstein B (1973) Verhaltensbiologie des Kindes. Piper, München Zürich
Holmes TH, Masurda M (1974) Life change and illness susceptibility. In: Dohrenwend B et al. (eds) Stressful life events. Wiley, New York
Jeffreys AJ, Wilson V, Thein SL (1985) Hypervariable „minisatellite" regions in human DNA. Nature 314 (7): 67–73
Krehl L (1932) Entstehung, Erkennung und Behandlung innerer Krankheiten, Bd I: Pathologische Physiologie. Vogel, Berlin
Kretschmer E (1955) Körperbau und Charakter, 21. Aufl. Springer, Berlin Göttingen Heidelberg
Mahler MS, Pine F, Bergmann A (1978) Die psychische Geburt des Menschen. Symbiose und Individuation. Fischer, Frankfurt
McKeown T (1982) Die Bedeutung der Medizin. Suhrkamp, Frankfurt/Main
Meves C (1979) Verhaltensstörungen bei Kleinkindern, 7. Aufl. Piper, München
Oeser H (1979) Krebs – Schicksal oder Verschulden? Thieme, Stuttgart
Paul GL (1963) The production of blisters by hypnotic suggestion: another look. Psychosom Med 25: 233
Peseschkian N (1980) Positive Familientherapie. Eine Behandlungsmethode der Zukunft. Fischer, Frankfurt
Portmann A (1951) Biologische Fragmente zu einer Lehre vom Menschen. 2. Aufl. Schwabe, Basel
Rahe RH (1974) The pathway between subjects recent life changes and their near-future illness reports. In: Dohrenwend B et al. (eds) Stressful life events. Wiley, New York
Richter HE (1972) Patient Familie. (Entstehung, Struktur und Therapie von Konflikten in Ehe und Familie.) Rowohlt, Reinbek
Schaefer H (1974) Gestaltwandel der Herzkrankheiten. Therapiewoche 24 (20): 2215–2219
Schaefer H (1977) Kind, Familie, Gesellschaft. Sitzungsber Heidelberger Akad Wiss. Springer, Berlin Heidelberg New York
Schaefer H (1979) Plädoyer für eine neue Medizin. Piper, München
Schaefer H (1981) Some remarks on the history of research on sympathetic nerve action potentials: research at Heidelberg. J Auton Nerv Syst 3: 123–131
Schaefer H, Blohmke M (1978) Sozialmedizin, 2. Aufl. Thieme, Stuttgart
Schipperges H (1985) Der Garten der Gesundheit. Artemis, München Zürich
Selye H (1953) Einführung in die Lehre vom Adaptationssyndrom. Thieme, Stuttgart
Sheldon WH, Stevens SS, Tucker WB (1940) The varietis of human physique. Harper, New York London
Theorell T (1974) Life events before and after onset of a premature myocardial infarction. In: Dohrenwend B et al. (eds) Stressful life events. Wiley, New York
Uexküll T von (1979) Lehrbuch der psychosomatischen Medizin. Urban & Schwarzenberg, München Wien Baltimore, S 679
Vogel F, Motulski AG (1979) Human genetics. Springer, Berlin Heidelberg New York
Vogel F, Propping P (1981) Ist unser Schicksal mitgeboren? Severin & Siedler, Berlin
Wurzbacher G (1974) Sozialisation und Personalisation, 3. Aufl. Enke, Stuttgart

Weiterführende Literatur zu 5.1–5.4

Curtius F (1954) Klinische Konstitutionslehre. Springer, Berlin Göttingen Heidelberg
Curtius F (1959) Individuum und Krankheit. Springer, Berlin Göttingen Heidelberg
Kraus F (1919) Allgemeine und spezielle Pathologie der Person. Barth, Leipzig
Kuntz A (1953) Visceral innervation and its relation to personality. Thomas, Springfield Ill
Losse H, Kretschmer M, Kuban G, Böttger K (1956) Die vegetative Struktur des Individuums. Acta Neurovegetat 13: 337, 374
Rössle R (1940) Die pathologische Anatomie der Familie. Springer, Berlin

5.5 Persönlichkeitsprägung durch die Familie – Übernahme erworbener Muster

H. G. M. van der Velden

Persönlichkeit

Persönlichkeit wird umschrieben als eine Addition von jenen Eigenschaften und Charakterzügen des individuellen Menschen, die ihn zu einer Person prägen. Diese Beschreibung umfaßt durchaus mehr als der Begriff „Individualität", womit vielfach die Summe der genetischen Anlagen und der erworbenen biologischen Disposition des einzelnen Menschen gemeint ist. Vielmehr ist die *Persönlichkeit die Resultante einer andauernden intensiven Wechselwirkung zwischen der Individualität und der Umwelt.*

Da wir im Rahmen dieses Beitrages auf eine tiefgehende philosophische Betrachtung des Begriffes „Persönlichkeit" verzichten müssen, möchten wir sie umschreiben als die *Gesamtheit der wesentlichen individuellen Merkmale, die wir wahrnehmen und erklären können;* dies sind: die *Konstitution, die Disposition und das Verhalten des Individuums.* Konstitution und erworbene Disposition bestimmen weitgehend die individuelle Belastbarkeit, während das individuelle Verhalten aufzufassen ist als Maßstab dafür, wie der einzelne Mensch seine Reservekräfte ausnützt oder schrumpfen läßt beim Bestreben, ein psychophysisches Gleichgewicht aufrechtzuerhalten. Es gilt neben der Kenntnis der Konstitution und der Disposition des einzelnen Patienten gerade für den Hausarzt als ein relativ leicht zugänglicher Aspekt der Persönlichkeit.

Diese Tatsache ist nicht nur von theoretischer Bedeutung, weil die Konstitution überhaupt nicht, die Disposition selten, das Verhalten jedoch sehr wesentlich beeinflußbar sind (van Eijk et al. 1982).

Nicht nur bei Krankheiten, sondern namentlich bei Erkrankungen und Störungen, wie sie sich dem Hausarzt darbieten, spielt das Verhalten nicht bloß als Parameter eines gefährdeten Gleichgewichts, sondern als mitbestimmender Faktor im „inneren Zyklus" des Erkrankungsprozesses eine wichtige Rolle (Abb. 1).

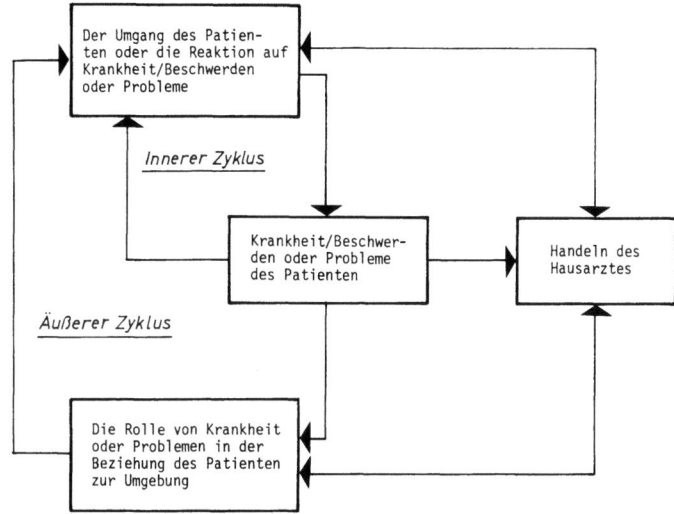

Abb. 1. Die drei Verstärkungszyklen

Veranlagung

In der heutigen Medizin wird bei vielen Erkrankungen, deren Ursachen bislang nicht bekannt sind, angenommen, daß eine gewisse individuelle Veranlagung vorliegt. Ein Beleg für diese Annahme ist z. B. darin zu sehen, daß – abgesehen von den eindeutig erblichen Krankheiten – viele Erkrankungen in bestimmten Familien mit einer gewissen Häufung vorkommen, in anderen dagegen gar nicht (Huygen 1979). Im Grunde genommen ist es aber eine Hypothese, daß Erbfaktoren die Ausbildung dieser Erkrankungen im späteren Leben begünstigen, und es muß zugegeben werden, daß namentlich *die Einflüsse der primären Umwelt die individuelle Veranlagung weitgehend prägen* (Jores 1973).

Die Veranlagung zu bestimmten Erkrankungen zu erkennen, ist im modernen holistischen Konzept ein weitaus komplizierteres Problem als der bloße Nachweis einer genetischen Prägung des Individuums. Es handelt sich dabei tatsächlich um einen verwickelten Prozeß, wobei neben genetischen Faktoren vor allem Umwelteinflüsse eine entscheidende Rolle spielen.

Viele Krankheitsphänomene, insbesondere wie sie sich in der Allgemeinmedizin präsentieren, sind nur aus der Gestalt des individuellen Patienten als Gesamtpersönlichkeit verständlich. Wir können sie jedoch nur im beschränkten Maße durchschauen. Dagegen ist das Verhalten des individuellen Menschen als Ausdruck dieser Gesamtpersönlichkeit sowohl unseren diagnostischen und therapeutischen als auch den präventiven Bemühungen zugänglich.

Die Familie

Konstitution und Disposition führen nicht immer und unumgänglich zur Erkrankung. Offenbar sind auslösende Momente nötig, damit sich eine Erkrankung manifestieren kann. Es ist nicht einfach eine Sache von „Anlage und Schicksal" (Jores 1973); insofern ist die Zugehörigkeit z. B. zu einer bestimmten Familie nicht schicksalsbestimmend. In der Familie treffen sich die Umwelteinflüsse in ganz besonderer Weise. Individualität und Persönlichkeit werden vom Kindesalter an nicht nur vom familiären Erbgut, sondern *ganz besonders stark von der familiären Umwelt geprägt.*

Die Bedeutung der Familie für die Entfaltung und Bewahrung des menschlichen Lebens ist jedem erfahrenen Hausarzt bekannt. Die Familie hat einen entscheidenden Einfluß auf die Persönlichkeit des einzelnen Menschen. Dies gilt auch für einzelne Gefühls- und Entscheidungsstufen, die der individuelle Patient im Erkrankungsfalle durchläuft, ehe er zum Hausarzt geht. Generell bestimmen die Maßstäbe der Eltern weitgehend das Verhalten ihrer Kinder. In dieser Hinsicht wirkt sich die Einstellung zu Gesundheit oder Krankheit in gleichem Maße aus wie die Einstellung zu Arbeit, Nahrung, Freizeit sowie zum täglichen Leben im allgemeinen. Das Gesundheitsverhalten ist also eine wesentliche Determinante des Verhaltens in anderen Bereichen. Wer sich in Gesundheitsbelangen anders verhält, als es i. allg. wünschenswert erscheint, weicht von den Normen der Gesellschaft ab. Dabei resultiert dieses Verhalten weniger aus rationalen Überlegungen als aus unbewußten Motiven im emotionalen Bereich (Pflanz 1967).

Aus mehreren Untersuchungen (Smits 1978; Huygen 1979) geht hervor, daß unterschiedliche individuelle Verhaltensmuster weitgehend von der primären Umwelt, d. h. von der Familie geprägt worden sind. Individuelle Empfindlichkeit für Störungen der Gesundheit oder des Wohlbefindens und das individuelle Verhaltensmuster, z. B. hinsichtlich der Inanspruchnahme ärztlicher Hilfe, sind beide als Merkmale der Persönlichkeit zu betrachten. Mit Jores kann man diese Charakteristika als das Ergebnis einer „zweiten Weitergabe" betrachten, die beim Menschen neben der genetischen Vererbung eine äußerst wichtige Bedeutung hat. *Durch ihre unbewußten Rollenvorschriften bindet eine Generation die nachfolgende an die gleichen Konflikte, Probleme und Lösungen, die meistens von der Familie konditioniert worden sind.* Die Familie hat am Verlauf des Erkrankungsprozesses durch den verstärkenden äußeren Zyklus den größeren Anteil (s. Abb. 1). Dies kann z. B. beim individuellen Patienten eine unerwünschte Abhängigkeit vom medizinischen Versorgungssystem zur Folge haben, wenn die übereilte Inanspruchnahme ärztlicher Hilfe zum Verhaltensmuster der betreffenden Familie gehört.

In mehreren Studien sind die Zusammenhänge zwischen individuellen und familiären Erkrankungsmustern untersucht worden (van der Velden 1971). Kinder werden z. B. seltener beim Arzt krank gemeldet, wenn die Mutter selbst den Hausarzt weniger beansprucht. Es ist klar, daß in den meisten Untersuchungen mehr über das Verhalten von Familien bei Erkrankungen oder gesundheitlichen Störungen in Erfahrung gebracht worden ist als über die tatsächlich auftretenden Krankheiten. Gesundheits- und Krankheitsverhalten bestimmen sehr weitgehend die Art und Weise, in der die Möglichkeiten der Medizin genutzt oder u. U. auch mißbraucht werden. Gerade diese Verhaltensweisen werden von den Familien besonders geprägt. In den erwähnten Untersuchungen hat sich u. a. gezeigt, daß insbesondere das Auftreten oder Fehlen von Konflikten in den elterlichen Beziehungen oder eine „somatische Fixierung" der Eltern bzw. das subjektive Erleben von Gesundheitsstörungen – insbesondere durch die Mutter – die unterschiedlichen individuellen Verhaltensmuster weitgehend bestimmen.

Zirkuläre Kausalität der Krankheit

In den heutigen Theorien über die Kausalität menschlicher Gesundheitsstörungen spielt die zyklische Beziehung zwischen bestimmten Ereignissen und daraus resultierender Krankheit eine zentrale Rolle. *In diesem Konzept werden Beschwerden und Krankheit nicht nur als Folgen eines bestimmten Ereignisses betrachtet, sondern sie sind auch als mögliche Ursache neuer und weiterer Erkrankungen anzusehen.* Diese sog. zirkuläre Kausalität bietet jedenfalls ein Erklärungsmodell für viele Erscheinungsformen von Gesundheit und Krankheit des individuellen Menschen und im Hinblick darauf, wie der Hausarzt damit konfrontiert wird.

Im kleinen System der Familie spielen sich alle möglichen *zwischenmenschlichen Wechselwirkungen* ab, auch auf dem Gebiet von Gesundheit und Krankheit. Richardson (1945) hat schon vor Jahren darauf hingewiesen, daß bei der Beobachtung und Untersuchung dieser Wechselwirkungen „der Gedanke von der Krankheit als einer Einheit, die auf eine Person beschränkt ist und von einem Individuum auf das andere übertragen und verbreitet werden kann, in den Hintergrund tritt und daß die *Krankheit zu einem wesentlichen Bestandteil des weiteren Lebensprozesses wird*". Vielleicht darf man sagen, daß sie *zum Merkmal der Persönlichkeit wird?*

Wie dem auch sei, es ist mittlerweile deutlich geworden, daß eine integrale, d. h. eine auf die Persönlichkeit orientierte Betrachtungsweise die geeignete Möglichkeit darstellt, Erkrankungen des einzelnen Patienten zu „durchschauen", sie zu interpretieren und zu behandeln. Ein Fall aus der Praxis kann diese Problematik erläutern:

Familie A: Großvater, 1910, Gärtner

Historia Morbi:	1957–1965 viele hausärztliche Beratungen, viele „Erkrankungen" ohne organischen Befund. Zunehmend Klagen über „Rückenschmerzen".
Überweisungen:	orthopädisch, neurologisch.
Einweisungen:	1959 neurologische Klinik, keine erklärenden Befunde.
Psychosoziale Probleme:	mehrere Konflikte in der Familie, namentlich mit zwei der fünf Kinder.
1957	dienstunfähig erklärt.

Familie A: Vater, 1932, Handlanger, verheiratet 1952, 3 Kinder

Historia Morbi:	1961–1968 viele Beanspruchungen des Hausarztes, für sich selbst und seine Familie.
	Dubioses Ulcus duodeni (1962).
	Seit 1963 zunehmend Klagen über „Rückenschmerzen".
Überweisungen:	neurologisch, keine erklärenden Befunde.
Psychosoziale Probleme:	Ehetrennung 1964.
1967:	dienstunfähig erklärt.

Familie A: Sohn, 1952, Maurer, verheiratet 1978, 2 Kinder

Historia Morbi: außer einigen kleinen Verletzungen und einer Appendektomie seit 1980 (3 Monate erkrankt) „Rückenschmerzen". Zunehmendes Klagen. Keine wesentlichen Befunde.
Drängt auf Überweisung zur Physiotherapie (1982).
Psychosoziale Probleme: drohende Arbeitslosigkeit.

Die Familie A ist im Laufe von drei Generationen mit der Inanspruchnahme medizinischer Hilfe nicht zurückhaltend gewesen. Zahllose hausärztliche Beratungen, Überweisungen an Fachärzte und Krankenhausaufenthalte haben insofern keine Lösung erbracht, als eine Invalidisierung beim Großvater, beim Vater und nun möglicherweise auch beim Sohn unvermeidlich erschien.

Dieser Lauf der Dinge stellt nach unseren Erfahrungen keineswegs eine Ausnahme dar. Die Frage ist, *welche Faktoren bei der offensichtlichen Weitergabe eines bestimmten familiären Verhaltensmusters,* wie in diesem Beispiel, *eine Rolle spielen.* Ist es die Erbanlage, die die Ausbildung von Erkrankungen im späteren Leben begünstigt? Sind es hauptsächlich Umwelteinflüsse, die derartige Erkrankungen hervorrufen, oder handelt es sich um mehr oder weniger abweichende Reaktionen auf physiologische Störungen? Diese, nahezu alltägliche Kasuistik zeigt aber in bezug auf die holistische Betrachtungsweise, die gerade für die Allgemeinmedizin kennzeichnend ist, daß es eine Diskrepanz gibt zwischen unserem Wissen und unseren Fähigkeiten im somatischen Bereich einerseits sowie unserer Kenntnis über die interferierenden psychischen und sozialen Faktoren andererseits. Gemeint sind hier die Faktoren, die in der kleinsten menschlichen Gruppe, nämlich in der Familie, konditioniert werden.

Der Hausarzt als Familienarzt

Der Hausarzt ist in erster Linie der persönliche Arzt des individuellen Patienten. Wenn wir vom „Hausarzt" reden, dann müssen wir bedenken, daß es ohne Familie kein Haus, jedenfalls kein „zu Hause" gibt. Der Hausarztbegriff bezieht sich deshalb auf die primäre gesellschaftliche Gruppe, in der man geboren wird, aufwächst und lebt, d.h. auf die Familie. Im Epizentrum der hausärztlichen Praxis befindet sich der Mensch - die „Person" - nicht als isoliertes Individuum, sondern als soziopsychosomatisches Wesen, das im Netzwerk seiner Familie verankert ist.

Der Hausarzt selber kann sich wegen seiner kontinuierlichen und integralen Beziehungen zu seinen Patienten *der Dynamik des primären Systems seiner Patienten kaum entziehen.* Obwohl meistens unbewußt, gehört er ebenfalls diesem System zu (s. Abb. 1). Daraus läßt sich schließen, daß es sich bei der Persönlichkeit des Patienten um einen dynamischen Aspekt der Wirklichkeit handelt, der von der unmittelbaren Umwelt beeinflußt wird. Innerhalb dieser unmittelbaren Umwelt werden Patient, Familie und Hausarzt alle einbezogen in einen komplizierten interaktiven Prozeß (Grol et al. 1985).

Für den Hausarzt ist es wichtig, *die große Bedeutung der Familie für die Persönlichkeit seines Patienten anzuerkennen, deuten zu können und sowohl bei der Prävention als auch bei der Heilung auszunutzen.* Für die Allgemeinmedizin bietet das familienmedizinische Konzept Möglichkeiten, die „Persönlichkeit" im Rahmen der Gesundheit und der Erkrankung zu erforschen und dadurch neue Ansätze zu einer „humanen" Medizin zu liefern.

Literatur

Eijk J van, Grol R, Huygen F et al. (1982) Somatische Fixierung. Die Prävention durch den Hausarzt. Z Allg Med 58: 717-725
Grol R (1985) Die Prävention somatischer Fixierung. Eine Aufgabe für den Hausarzt. Springer, Berlin Heidelberg New York Tokyo
Huygen FJA (1979) Familienmedizin. Aufgabe für den Hausarzt. Hippokrates, Stuttgart
Jores A (1973) Der Kranke mit psychovegetativen Störungen. Vandenhoeck & Ruprecht, Göttingen
Pflanz M (1967) Gesundheitsverhalten: Der Kranke in der modernen Gesellschaft. Kiepenheuer & Witsch, Köln Berlin
Richardson HB (1945) Patients have families. Commonwealth Fund, New York
Smits A (1978) Kind, huisarts en gezin. Huisartsenpers, Utrecht
Velden HGM van der (1971) Huisvrouw, huisarts, huisgezin. Dekker en van de Vegt, Nijmegen

5.6 Zur Diagnostik der Individualität des Kranken und seiner Familie

E. Sturm

Oben wurde bereits ausführlich begründet, warum der Arzt vor Ansetzen einer Therapie die Individualität des Patienten sehr viel genauer berücksichtigen müßte, als das bisher üblich ist. Es wurde erwähnt, warum erfahrene Hausärzte schon immer auf die Individualität jedes Patienten eingegangen sind und weshalb sie seine körperlichen, seelischen, sozialen und menschlichen Besonderheiten in ihre therapeutischen Entscheidungen einbezogen haben. Sie taten dies allerdings bisher ohne Schulung und Regeln, sondern je nach Einfühlungsvermögen, Intuition und Erfahrung. Die dazu notwendigen Informationen über die Individualität der Patienten und deren Familien wurden unsystematisch erhoben. Oft blieb es dem Zufall überlassen, ob alle einschlägigen Daten vollständig bekannt wurden. Die Dokumentation unterblieb meist, da es sich ja um krankheitsunabhängige Befunde handelte, die jeder Hausarzt im Kopf speicherte, zumal er nie gelernt hatte, wie man diese Individualdaten systematisch sammelt. Weil Hausärzte gewöhnt waren, die Individualität intuitiv und nicht rational-analytisch zu erfassen, konnten sie ihr von den Schulregeln abweichendes Handeln in den wenigsten Fällen begründen. Deshalb wird bis heute jegliches Individualisieren von strengen Wissenschaftlern abgelehnt:

die Ergebnisse seien zufällig, nicht vorhersagbar, also unwissenschaftlich und somit auch nicht lehrbar.

Läßt sich Individualität erfassen?

In Wirklichkeit ist der menschliche Geist (und noch viel mehr der darin geschulte Arzt) durchaus in der Lage, Individualität differenziert wahrzunehmen und zu beschreiben. So berücksichtigt jeder Arzt – ohne darüber nachzudenken – ständig die beiden wichtigsten Individualfaktoren Alter und Geschlecht. Internisten lehren und lernen, wie man die Diät und Insulindosis eines Diabetikers ganz individuell auf das Körpergewicht und auf die Leistungsanforderungen einstellt. Diese Beispiele beweisen, daß Individualisieren möglich und notwendig ist und daß man dabei aufgrund von lehrbaren Regeln durchaus rational vorgehen muß. Je komplexer die Ebene ist, in der Individualtherapie einsetzt, also z. B. bei humaner Therapie in der menschlichen Dimension, um so genauer muß sich der Arzt Rechenschaft ablegen über die Besonderheiten dieses Patienten und seiner Situation, die ihn zu einem ganz bestimmten, nichtschematischen Vorgehen veranlassen. Er muß sich also über die ererbten Anlagen, individuellen Dispositionen, allergischen Reaktionsmuster und die spezielle Form der Krankheitsbewältigung seines Patienten genau informieren. Daß er über die rationale Analyse der Individualität hinaus außerdem noch die durch Erfahrung verbesserte Intuition einsetzen muß, um allen Zusammenhängen gerecht zu werden, versteht sich von selbst.

Der Hausarzt – Spezialist für die Individualität des Patienten

Der Hausarzt hat den besten Zugang zu den Informationen über die Individualität seiner Patienten und ihre Lebenssituation in Familie und Umwelt. Im Rahmen der arbeitsteiligen Aufteilung der Versorgungsfunktionen wird es in Zukunft sinnvoll sein, ihm die systematische Erfassung dieser Informationen bei allen erkrankten Personen zu übertragen. Es wird dann allerdings auch zu seinen Pflichten gehören, jedem mitbehandelnden Spezialisten sowohl die zum aktuellen Problem relevanten Informationen als auch ein Gesamtbild von der Patientpersönlichkeit zu vermitteln.

Die systematisch gesammelten Informationen dienen dem Hausarzt vor allem dazu, den gegenwärtigen und langfristigen Bedarf eines Kranken an professionellen Leistungen des Gesundheitssystems festzustellen. Dieser Bedarf ist nämlich auch bei gleichem Krankheitszustand in jedem Falle ganz unterschiedlich, und zwar abhängig von Individualität und Lebenssituation. Wer z. B. Reservekräfte, die Fähigkeit zur Selbsthilfe und eine Familie besitzt, kann die gleiche Krankheit mit geringeren professionellen Hilfen bewältigen als ein anderer, dem diese Ressourcen nicht zur Verfügung stehen. Diesen unterschiedlichen Bedarf kann der Hausarzt nicht mit Krankheitsdiagnosen, sondern nur mit einer Beschreibung (oder Diagnose) der individuellen Patientpersönlichkeit und der speziellen familiären Situation begründen.

Darüber hinaus ist die Bedarfsfeststellung aufgrund der Individualdiagnostik Grundlage und Ausgangspunkt für die vom Hausarzt geplanten kurz- und langfristigen therapeutischen Programme, bei denen es nicht allein darum geht, aktuelle Gesundheitsstörungen so gut und sinnvoll wie möglich zu überwinden, sondern bei denen es darauf ankommt, beim Patienten die Fähigkeit zu entwickeln, daß er mit Gesundheit und Krankheit richtig und sinnvoll umzugehen lernt und dabei immer größere Selbständigkeit entwickelt.

Hinweise zur Diagnostik der Patientenindividualität

Damit Individualtherapie begründet werden kann und lehrbar wird und damit Hausärzte bei der Erfassung der Individualität in Zukunft systematisch vorgehen können, wird vorgeschlagen, ein für alle verständliches (und damit verbindliches) Begriffsspektrum zu verwenden. Diese Begriffe müssen allerdings noch erarbeitet werden. Bis dahin umreißt die nachfolgende Auflistung – ohne Anspruch auf Vollständigkeit – Inhalt und Umfang einer solchen Diagnostik für den Hausarzt. Er wird jedoch ebenso wie bei der Krankheitsdiagnostik im Praxisalltag oft mit einer begrenzten Zahl von Informationen auskommen müssen und gezwungen sein, das Gesamtbild der Individualität des Patienten aus wenigen, aber bezeichnenden Mosaiksteinen zu erschließen.

Personalien
Name, Vorname
Geburtstag,
Geburtsort, Herkunft (Ort, Land)
Personenstand, Wohnung
Schulbildung
Erlernter und ausgeübter Beruf
Arbeitsstelle
Religion, Sekte
Partei, Weltanschauung

Körperliche Befunde
Körpergröße, Gewicht, Umfangsmaße, Körperbau, Muskulatur, Fettpolster, Allgemein- und Ernährungszustand, Trainingszustand
Haltung, Gang
Körpertemperatur, Pulsfrequenz, Blutdruck
Basisbefunde: Basis-Labor, Basis-EKG
Körperliche Leistungsfähigkeit und Belastbarkeit in Beziehung zur spezifischen Beschäftigung, Maximalleistung im Beruf oder beim Sport
Funktionstüchtigkeit einzelner Organe und Organsysteme, begrenzte Belastbarkeit
Neigung zu Dekompensationen
Reaktionsweise bei infektiösen oder toxischen Noxen, hyperergische, allergische oder anergische Reaktionsformen mit oder ohne Haut- und Allgemeinerscheinungen

Psychische Charakteristik
Motilität: träge – vital
Stimmungslage: traurig – fröhlich
Antrieb: gehemmt – manisch
Temperament:
aufbrausend – phlegmatisch

Aufgeschlossenheit:
intro- - extrovertiert
Gefühlsäußerungen: warmherzig - kalt
Innere Spannungen
Seelische Belastbarkeit
Ausdauer

Geistige Fähigkeiten
Sprache, Fähigkeit zur Verbalisierung
Wahrnehmungsfähigkeit, Selbstbeobachtung
Auffassungskraft, Gedächtnis
Denken, Intelligenz
Kombinationsfähigkeit
Abstraktionsvermögen
Phantasie, Kreativität

Soziale Charakteristik
Kontakt- und Kommunikationsfähigkeit
Anteilnahme, Anpassungsfähigkeit
Fähigkeit zur Partnerschaft
Egozentrisch - altruistisch
Einstellung zur Familie
Einstellung zum Beruf
Stellung in der Familie
Stellung im Beruf
Stellung in der Gesellschaft
Soziale Schicht
Gesellschaftliche Aktivitäten
Integration (sozial, kulturell)

Menschliche Charakteristik
Lebensweise
Einstellung zum Leben
Lebensziele
Daseinsbewältigung
Existenzprobleme
Hobbys
Weltanschauung
Religiöse Bindung
Vitalität

Verhalten bei Krankheiten
Wahrnehmungsschwelle für Beschwerden
Schmerzempfindlichkeit
Ängstlichkeit
Neigung zur Somatisierung
Neigung zur Übertreibung (Hypochondrie)
Neigung zur Dissimulation
Anfälligkeit gegen Krankheit
Wie werden Krankheiten überstanden?
Körperliche und psychische Abwehrkräfte
Neigung zur Regression
Krankheitsverläufe: kurz - protrahiert
Einstellung zur Krankheit

Verhältnis zum Arzt
Ärzte werden grundsätzlich abgelehnt oder angenommen
Hausarztbindung - häufiger Wechsel
Bedeutung des Arztes für die eigene Person
Persönliche Einstellung zum Hausarzt
Inanspruchnahme anderer Ärzte
Compliance

Wichtige Lebensereignisse
Wichtige Daten zur Biographie
Nicht erlebte und erlebte Krankheitsgeschichte
Schicksalsschläge
Todesfälle in der Familie
Angstauslösende Erlebnisse

Zur Familiendiagnostik des Hausarztes

Nichts prägt den Menschen so tiefgreifend wie die zwei Familien, denen er angehört: vor allem die, aus der er stammt (genetisch, biologisch und verhaltensmäßig), aber auch die, die er selbst gegründet hat (s. dazu auch 5.5). Deshalb folgt hier eine Auflistung über Inhalt und Umfang der wichtigsten Informationen über die Familien des Kranken, die ein Hausarzt benötigt, wenn er familienärztlich tätig werden will.

Sie werden vom familienärztlich tätigen Hausarzt bisher ganz nebenbei erfaßt. Er sollte sie in Zukunft systematisch sammeln und (unabhängig von seinem vergeßlichen Gedächtnis) verläßlich speichern. Diese Auflistung erfolgt ebenfalls ohne Anspruch auf Vollständigkeit; sie soll anregen, ein allgemeinverständliches und dann auch vollständiges Begriffsspektrum zu entwickeln.

Mitglieder und Struktur der Kern- und Großfamilie
Ehepartner, Kinder
Eltern, Geschwister und weitere nächste Verwandte, ihr Geschlecht, Alter und Beruf

Wohnung
Wo liegt die Wohnung (Adresse, Wohnviertel)?
Eigenheim, Mietwohnung oder Hof
Wohnverhältnisse, abgeschlossene Wohnung?
Einrichtung, Bequemlichkeit, Komfort
Sauberkeit, Hygiene, „Nestwärme"
Wer lebt in der Wohnung zusammen?
Welche Verwandten leben unter dem gleichen Dach oder in der Nachbarschaft?

Familie und Umwelt
Wie lange wohnt die Familie am Ort?
Wodurch ist sie örtlich integriert?
Welche Familienmitglieder sind außer Haus berufstätig?
Welche sonstigen Kontakte bestehen zur Umwelt?

Existentielle Situation
Wie ist die finanzielle und existentielle Situation?
Krisenfest oder labil?
Wer trägt zum Unterhalt bei?
Wie ist der soziale Status?
Entwicklungstendenz: sozial aufsteigend oder absteigend?

Familiäre Krisen
Zusammenhalt der Familie und Partnerschaft
Wann kam es zu *Krisen?*
- bei Geburt, Einschulung, Schulentlassung von Kindern?
- bei Umzug, Berufs- oder Stellenwechsel, Pensionierung?
Wie wurden sie bisher bewältigt?
Kam es dabei zu Erkrankungen?
Gibt es Spannungen? In welchen Bereichen?

Problemlösung in der Familie
Wie werden in dieser Familie Probleme gelöst?
Wie selbständig geht die Familie mit Gesundheit und Krankheit um?
Wie belastbar ist die Familie bei Krankheit, Schicksalsschlägen und Verlusten?

Familie und Krankheit
Welche Krankheiten haben die Familienmitglieder durchgemacht?
Wie hat die Familie schwere Krankheiten bewältigt?
Wer pflegt im Krankheitsfalle?
Wer kann aus der Verwandtschaft einspringen?
Welche Einstellung haben die Mitglieder zum Leben, zu Gesundheit und Krankheit?

Ärztliche Versorgung
Hat die Familie einen Hausarzt?
Kennt und behandelt er alle Mitglieder?
Wie ist die Einstellung der anderen Familienmitglieder zum Hausarzt?
Wie oft nimmt die Familie den Arzt in Anspruch?
Wie ist die Compliance?

Bei den aufgelisteten Fragen handelt es sich überwiegend um Informationen aus der menschlichen Dimension, deren unmittelbarer Bezug zur Gesundheit und Krankheit nicht immer sofort ins Auge springt. Alle diese Informationen sind jedoch wichtig und bedeutungsvoll, wenn der Hausarzt gemeinsam mit dem Kranken nach therapeutischen Wegen sucht. Sie sind Voraussetzung für eine humane Individualtherapie in der menschlichen Dimension, deren Umrisse auf S. 269 angedeutet werden.

6 Krankheit und ihre Bewältigung

> Aber der Mensch darf nicht aufgeben ... Man kann vernichtet werden, aber man darf nicht aufgeben.
>
> Ernest Hemingway

6.1 Grundformen menschlichen Krankseins

F. Hartmann

Die ältere Lehre von den allgemeinen Krankheitsbedingungen und -zeichen, die Semiotik, ist im Zeitalter der pathogenetischen Forschung und des überwiegenden Interesses an der Diagnostik hinter der speziellen Lehre von den Krankheitszeichen – insbesondere von den pathognomischen Zeichen – in den Hintergrund gedrängt worden.

Die Lehre von den allgemeinen Krankheitsbedingungen

Nachdem die Einsicht unabweisbar wurde, daß eine Prognose sich nicht logisch und vollständig aus einer Diagnose ableiten läßt, richtete sich die Aufmerksamkeit wieder mehr auf jene Merkmale des Kranken und des Krankseins, des Leidens, die Antworten auf folgende klassische Fragen geben:

- Krank oder nicht krank?
- Leicht – mäßig – schwer krank?
- Sind die Aussichten gut, zweifelhaft oder ungünstig?
- Heilt die Krankheit vollständig, mit Restzuständen, mit Verlusten aus?
- Wird die Krankheit chronisch?

Hinzugetreten sind in neuerer Zeit die Fragen: Wie kann und will dieser Kranke mit dieser Krankheit umgehen, sie meistern, gestalten, ertragen (Coping)? Wie einsichtig befolgt er die Vorschläge seines Arztes (Compliance)? Welche tief in den Lebenslauf und -entwurf eingreifenden Ereignisse („life events") begünstigen den Ausbruch einer Krankheit oder die Auslenkung eines mühsam aufrechterhaltenen Gleichgewichts (Herzinfarkt bei Arteriosklerose; Asthmaanfall bei Verlustangst) oder den Schub einer chronischen Krankheit (Bronchitis, Migräne, chronische Polyarthritis, Ulcus duodeni, chronische Hepatitis)?

Wie erlebt der Patient sein Kranksein?

Die klassischen Bedingungen der individuellen Verhaltensantwort eines Kranken auf das Krankwerden sind: Alter, Geschlecht, Vorerkrankungen (Erfahrungen und Erlebnisse), Umweltbedingungen (Klima, Jahreszeit, Wohnung, Landschaft, Arbeitswelt, Freizeitgestaltung), Nahrung und Ernährungszustand, Gewohnheiten (Rauchen, Trinken, Essen, Schlafen, Geschlechtsverkehr, Wochenend- und Urlaubsgestaltung).

Grunderfahrungen des Krankwerdens

Der Mensch erfährt und verhält sich nicht nur rational. Er erlebt die Umwelt, die Mitwelt, sich selbst auch wertend, mit Bedeutungen besetzt. Viktor von Weizsäcker hat in seiner „Pathosophie" dafür 5 Kategorien (das pathische Pentagramm) des leidenschaftlichen Verhältnisses zu allem Geschehen angegeben: Sollen, Können, Dürfen, Müssen, Wollen.

Die Grunderfahrung des Krankwerdens ist eigentlich ein Grunderlebnis: *Mißbefinden*. Plügge hat diese noch unbestimmte Auflösung des Wohlbefindens, des „Schweigens der Organe" (Leriche) als unbewußte Stimmung des Gesundseins im Anschluß an die Anthropologie Merleau-Pontys, zum Ausgangspunkt seiner ärztlichen Anthropologie gemacht. Gerade diese Unbestimmtheit des gestörten Lebensgefühls, der Grundstimmung der Leibvertrautheit, ist das Beunruhigende der „perception ambigue", des Schwebezustandes, der Mißdeutungen zuläßt: Verleugnung, Verdrängung, Verharmlosung, Übertragung, aber auch Überbewertung, narzißtische Kränkung, Gereiztheit, Zurückgezogenheit, Hypochondrie, Schwermut, Traurigkeit.

Signale der Krankheit

Es ist unschwer zu erkennen, daß die allgemeinen Zeichen des Krankseins Signale jenes unbewußten Überwachungssystems unseres Organismus sind, das wir das vegetative Nervensystem, das Zusammenspiel von N. sympathicus und N. vagus nennen. Jede Zelle ist von ihm umflochten und das Zwischenzellgewebe von ihm durchwirkt. Von seiner Arbeit der Aufrechterhaltung biologischer Gleichgewichte, die es autonom vollbringt, dringt nur wenig in unser Bewußtsein; und dieses Wenige sehr allgemein. Deswegen ist z. B. der Eingeweideschmerz so unverläßlich zu lokalisieren und sagt kaum etwas über seine Ursache aus. Die Meldungen des vegetativen Nervensystems werden aus der Peripherie zentral vorwiegend in die Formatio reticularis, in das limbische System, in Hypothalamus und zentral geleitet und dort auf stammesgeschichtlich sehr alte und für das Überleben in Notlagen sehr verläßliche vegetative Reaktionsmuster umgeschaltet. Sie vermaschen sich z. T. mit motorisch-sensiblen Regelkreisen des extrapyramidalen Systems, z. B. bei der Aufrechterhaltung und Verstellung des Muskeltonus. In der Großhirnrinde empfängt nur das Vorderhirn eine allgemeine Bilanz dieser Vorgänge: gestörtes Wohlbefinden, beunruhigte Daseinsstimmung, Aufmerksamkeit nach Innen gewandt. Allerdings geschieht dies auf eine jeweils sehr persönliche Weise, weil das Vorderhirn offensichtlich der Bereich bedeutsamer Persönlichkeitseigenschaften, von Identität, ist.

Wenn Mißbefinden ein jeweils gegenwärtiges unbestimmtes Mißbehagen über gestörte vitale Gleichgewichte ist, so ist *Sorge* dessen zeitlicher Begriff. Sorge ist der besorgte Entwurf der Mißstimmung in die Zukunft. Sie bewirkt vorbeugende, schonende, tätige, abwartende Aufmerksamkeit. Sie bezieht den gesamten Daseinsraum mit ein, z. B. Mitteilung an die Mitwelt und deren Teilnahme; das soziale Feld gestaltet sich – vorwiegend unbewußt und ungeplant – um. Das Gefüge von Zeitlichkeiten ordnet sich um: die physikalische, die biologische, die biographische, die personale Zeit.

Wahrnehmung und Bewertung

Eine Hilfe für die angemessene Einschätzung eines subjektiven Krankseins, aber auch der Bedrohlichkeit des objektiven Krankheitsgeschehens ist die Unterscheidung von Ich-nahen und Ich-fernen Krankheitsgefühlen. Zur biologisch-anthropologischen Artung des Menschen gehört die Fähigkeit, zu sich selbst beobachtenden, beurteilenden und bewertenden Abstand einnehmen zu können, die Leistung der *Reflexion*. Der allgemeinste Beleg dafür ist die Wahrnehmung eines „Selbst" durch ein „Ich", das im Kern dieses Selbst steht und es um sich herum ordnet. Dieses Selbst ist nicht an der Körperoberfläche zu Ende und gegen Umwelt und Mitwelt abgeschlossen. Vielmehr gehören der Raum, die Zeit, die mitmenschlichen Beziehungen dazu, auf die das Individuum gestaltend einwirkt und die auf die Bildung und Erhaltung seiner Identität, seines Selbstbildes, seines Selbstvertrauens, seines Selbstwertgefühls einen Einfluß haben, es wesentlich konstituieren. Die Fähigkeit des Menschen, sich so zu sehen, sich zuzuschauen – über die Schulter, bildlich gesprochen – hat Plessner, seine exzentrische Positionalität genannt: der Mensch vermag eine selbstkritische Stellung am Übergang von unmittelbar gegebenem und mittelbar mit Umwelt und Mitwelt vermittelten Selbst einzunehmen. Was des Menschen Leiblichkeit genannt wird, ist der Sachverhalt, daß der Körper zum Leib wird, indem er durch ihn hindurch die Welt wahrnimmt und ebenfalls durch ihn hindurch in die Welt hineinwirkt.

Es gibt aber Lebenslagen, in denen diese Fähigkeit des Übersichthabens über die Leiblichkeit teilweise oder ganz verloren geht, die exzentrische Position sich auf den Kern des Ichs hin verschiebt. Alles, was das Ich im Übergangsfeld zwischen unmittelbarem und mittelbarem Selbst wahrnimmt rückt ihm näher – auf den Leib im wahren Sinne des Wortes. Der Abstand zum Geschehen, die Nüchternheit der Beurteilung werden geringer. Plessner hat im unwiderstehlichen und unbeherrschbaren Affekt des Lachens und Weinens einen solchen Verlust der exzentrischen Positionalität gesehen: Panik ist der Totalverlust dieses Verhältnisses des Menschen zu sich selbst.

In der Phänomenologie der depressiven Zustände unterscheidet man zweckmäßig Ich-nahe und Ich-ferne Inhalte und Formen. Ich-nahe sind die Gefühle des vital Bedrohtseins; Ich-fern sind Körpergefühle wie die hypochondrischen Symptome. Der Mensch hat zu verschiedenen Organen eine unterschiedliche Ich-Nähe. Das erlebt er im Kranksein: ein Herzschmerz bedroht ihn stärker als ein Zahn- oder gar ein Kopfschmerz; eine asthmatische Atemnot bringt ihn der Panik des Erstickkens näher als eine Gallenkolik; Blut im Urin oder Auswurf beunruhigt ihn stärker als ein Hautausschlag. Den Menschen, der sich gerne bewegt oder der beruflich auf seine Bewegungsfähigkeit angewiesen ist stürzt eine beginnende Arthrose oder Deformität an den Fingern oder Zehengelenken in größte Sorge. Das Verhältnis von Ich-nahen zu Ich-fernen Ereignissen ist das von rationalem Erfahren und emotionalem Erleben.

Mißbefinden und Sorge bestimmen bei den nichtakuten Krankheiten die Eröffnungszüge des ärztlichen Gesprächs.

Fünf Grundformen menschlichen Leidens

Auf einer nächsten Ebene kann das ärztliche Gespräch dann den Leitlinien von Grundformen menschlichen Leidens im Kranksein folgen, die allen Menschen gemeinsam – weil stammesgeschichtlich ausgebildet – sind: *Niedergeschlagenheit – Schmerz – Angst – Scham – Sterblichkeit*. Diese fünf Grundformen des Leidens sind biologische Einrichtungen der Selbstbewahrung. Jeder Mensch bringt sie als stammesgeschichtliches Erbe mit auf die Welt und sammelt mit ihnen Erfahrungen und Erlebnisse.

Niedergeschlagenheit ist der vorübergehende Rückzug von der Außen-, der Mit- und Umwelt, Bedürfnis des Alleingelassenwerdens, Stimmung, die das trophotrope Einstellungsmuster der Erschöpfung und Sammlung begleitet. Jeder Mensch braucht sie von Zeit zu Zeit auch als Rücksicht und Liebe zu sich selbst. Erst wenn sie nach Maß und Dauer die rational nachvollziehbaren Anlässe und Lebenslagen übersteigt, gleitet der Mensch in die neurotische Depression. Die endogene Depression ist die krankhafte Extremvariante einer phasischen Verstimmung ohne regelhaften Anlaß und mit niederdrückend – ängstlich – traurig – gehemmten Inhalten und Verhaltensweisen.

Der *Schmerz* wird zu Recht in der Physiologie als ein nozizeptiv-nozidefensives biologisches System abgehandelt. Jedoch wird dort zu wenig unterschieden zwischen dem Oberflächen- und Tiefenschmerz, der den Schmerzort und die Schmerzursache gut in der Großhirnrinde abbildet und zweckmäßige reflektorisch-instinktive und verstandesmäßig geleitete Abwehrmaßnahmen erlaubt und dem vegetativ vermittelten Eingeweideschmerz, der mehr der Quäler als der Warner ist. Der unmittelbare Zweck des Schmerzvermögens ist die Wahrung des körperlichen Zusammenhangs der Zellen, Gewebe, Organe. Das gilt auch für deren Leistung, Versorgung und Entschlackung: Kolik bei behinderter Peristaltik, Infarkt- und Klaudikatioschmerz bei Sauerstoffmangel, Kopfschmerz bei arterieller Druckbelastung, Muskelschmerz bei Milchsäureanhäufung. Trennungs- oder Weltschmerz, der Schmerz „verletzten Ehr- oder Rechtsgefühls" oder Schmerz der Enttäuschung sind Metaphern, die sich aus schmerzanalogen Körpergefühlen bei solchen Lebensereignissen bei manchen Menschen einstellen. Als Bilder, Metaphern, Vergleiche sind sie in über die Jahrtausende reichenden Sprachtraditionen auch solchen Menschen verständlich, die in ähnlichen Lagen schmerzanaloge Körpergefühle nicht empfinden.

Auch die *Angst* ist ein Bewahrer. Sie wacht über Trennung des Menschen von der

Außenwelt, von Um- und Mitwelt. Daß es auch Angst vor Depression, Erschöpfung, Schmerz, Scham, Sterben gibt, bestätigt diesen allgemeinen biologischen Zweck; denn all diese Ereignisse vereinsamen, trennen, isolieren den Menschen von seinen Außenbezügen, am unwiderruflichsten das Sterben. Dies nimmt ihn aus seiner Geschichte, der Vergangenheit und der Zukunft, heraus. Alle Beziehungen des Menschen sind mit lebensgeschichtlich angelegten und ausgebildeten Werten und Bedeutungen besetzt. Sie werden wachgerufen, wenn die tatsächliche oder befürchtete Gefahr von Trennung, Verlust, Entwertung, Zweifel besteht. Überwache Ängstlichkeit kann wie bei der Niedergeschlagenheit, besonders der unruhig-ängstlich-getriebenen neurotische Form annehmen, wenn sie dem tatsächlichen Ereignis und Furchtgründen inhaltlich und zeitlich nicht mehr angemessen ist. Ihre vor-sorgende, vor-ahnende, vor-befürchtende Bereitstellungsfunktion erzeugt die Gründe der Furcht, ihre realen Inhalte. Psychotische Angst hingegen hat sich als frei flottierende bis zur Panik sich steigernde an nachvollziehbaren Inhalten nicht mehr festzumachende ängstliche Getriebenheit zur Krankheit vollständig verselbständigt.

Am meisten mag die *Scham* als Elementarform menschlichen Leidens im Rahmen des hier ausgelegten „pathischen Pentagramms" überraschen – das nicht mit dem von Viktor von Weizsäcker beschriebenen identisch ist. Die Scham ist aber eine jedes Kranksein begleitende Selbstwertkrise. Nicht nur was kränkt macht krank – der Volksmund spricht sehr wörtlich und klar dieses als eine allgemein-menschliche psychosomatische Erfahrung aus –; auch Krankheit kränkt als eine Minderung von Eigen- und Fremdwert: sie ist narzißtische Kränkung. Wird sie abgeleugnet, verdrängt, als Selbstvorwurf verarbeitet, sublimiert, so kann sie sich als jene Auto- oder Fremdaggression oder auch Depression äußern, die sich so häufig auf eine körperliche Krankheit aufpfropft. In vielfacher Weise kränken die Umstände des Krankseins: die Abhängigkeit von anderen, das Ausbleiben selbstbestätigender Rückmeldungen, wenn der Kranke an der Welt der Familie, der Arbeit, der Freizeitfreuden nicht mehr teilnehmen kann, wenn sein Rhythmus durch Liegen, Sitzen, Schlaf- und Essensstörungen, Unbeholfenheit bei Urin- und Stuhlentleerung, Waschen, Kämmen, Anziehen, Arztbesuch, Behandlungsmaßnahmen vom Gewohnten abgelenkt wird. Dies alles ist betonter noch im Krankenhaus: Entblößen zur Untersuchung – oft vor anderen; Preisgabe von Persönlichstem im ärztlichen Gespräch; Erledigung der Körperpflege vor Mitpatienten; Wahrnehmung von deren Fremdgeräuschen und -gerüchen. In einzigartiger Weise erlaubt es der Kranke dem Arzt, sonst empfindsam gewahrte Schamgrenzen zu berühren und zu durchdringen. Wie empfindlich diese sind bemerkt der Arzt, wenn er unbedacht oder unbemerkt beim Kranken den Eindruck einer Neugier erregt, die mit der Aufklärung der Krankheit keinen für den Kranken erkennbaren Zusammenhang hat.

Von den Selbstüberwachungseinrichtungen des Menschen ist die Scham die persönlichste. Sie umhüllt mit außerordentlicher Feinheit der Berührungsempfindung den innersten Kern des Selbst, die Brunnenstube des Ichs, die Quelle von Selbstgefühl, Selbstwert. Selbstvertrauen, den Hort von Einzigartigkeit. Sie regelt am allergenauesten den menschlichen Umgang miteinander: Hat ein Mensch – ohne es zu wollen – einen anderen beschämt, gekränkt, und bemerkt er dieses, so ist er betroffen, schämt sich seiner selbst; denn er hat, indem er einen anderen kränkte seine eigene Menschlichkeit als Mit-Menschlichkeit verletzt. Wie sehr die Durchbrechung von Schamgrenzen als Bloßstellung und die Verletzung von Schamgefühlen mit primärem und sekundärem Krankwerden verbunden sind, lehrt der Ausdruck Be-Leidigen. Er meint die bewußte, beabsichtigte Kränkung.

Auch die Leidensform der Scham hat eine Verbindung zum Schmerz. Wir nennen sie Pein. Peinlich, d.h. körperliche Schmerzanaloge auslösend sind z.B. Vorgänge der Entblößung, des Offenlegens von Intimvorgängen, wie sie im Krankenhaus oft unvermeidlich sind.

Sterblichkeit, das das Leben begleitende Gefühl der Endlichkeit der eigenen Lebensgeschichte, ist das, was alle Menschen miteinander verbindet. Viktor von Weizsäcker hat das die Solidarität des Todes – besser des Sterbenmüssens – genannt und sie zum Fundament des Arztseins im Sinne seiner medizinischen Anthropologie erklärt. Diese Leidensform bestimmt die Wahrnehmung von Leben überhaupt. Sie begleitet und bewacht den Willen, in dem Spinoza den Grundaffekt allen Lebens überhaupt gesehen hat, den Willen zum Überleben – bis hin zum Entwurf eines persönlichen ewigen Lebens.

Gegenseitige Wahrnehmung spezifischer Leidensformen

Für das gemeinsame Überleben der Menschheit war und ist es notwendig, daß die Menschen diese anthropologischen Radikale *gegenseitig wahrnehmen* und *helfend darauf eingehen* können. Oft wird gefragt, wie denn ein Arzt den Schmerz, die Ängste, die Niedergeschlagenheit seiner Kranken nachempfinden, verstehen könnte, wenn er sie nicht selbst hat, vielleicht nie gehabt hat. Um die Fähigkeit gemeinsamer Sympathiegefühle, des Mit- und Nachempfindens zu begründen, kann man auf jüngere Ergebnisse der Verhaltensforschung zurückgreifen. Danach gibt es Ausdrucksgestalten der Mimik, Haltung, des Sprechens und Verhaltens, die mit der Prägnanz angeborener Stereotypien im Gegenüber geprägte Formen des Instinktverhaltens auslösen, die der Mensch mit übereinstimmenden Begriffen auch zu benennen vermag. Diese zutreffenden Eindrücke und Deutungen von Gemüts- und Leidensausdrücken haben sich interethnisch als verläßlich erwiesen. Wir können – analog zum angeborenen Weltbildapparat von Konrad Lorenz – von einem angeborenen Muster der Wahrnehmung von spezifischen Leidenszuständen an Mitmenschen sprechen. Was den Arzt vor anderen Menschen allein auszeichnet ist nicht diese – allgemeinmenschliche – Fähigkeit, sondern deren durch Übung, Aufmerksamkeit und häufige Erfahrung geschulte Ausprägung, die man Empathie nennt. Dazu gehört aber auch die Wahrnehmung jener das arttypische Ausdrucksverhalten abwandelnden Merkmale und Gestalten persönlichen Leidens. Sie geben dem Arzt nicht nur Auskunft darüber, in welcher stammesgeschichtlich geprägten Form ein Mensch leidet sondern auch wer er als Person, als Kranker ist.

Literatur

Hartmann F (1984) Homopatiens. Zur ärztlichen Anthropologie von Leid und Mitleid. In: Seidler E, Schott H (Hrsg) Bausteine zur Medizingeschichte. Franz Steiner Verlag, Stuttgart

Scheler M (1973) Wesen und Formen der Symphathie. In: Gesammelte Werke, Bd 7. Francke Verlag, Bern München

6.2 Der Umgang des Kranken mit der Krankheit

D. von Engelhardt

Die Geschichte der Medizin durchzieht der Gegensatz oder die Spannung von Krankengeschichte und Krankheitsgeschichte. Subjektivität und Objektivität schließen sich allerdings nicht aus, sondern ergänzen sich wesentlich – und dies in einem mehrfachen Sinn. Krankheit ist eine körperliche oder psychische Erscheinung, die stets von dem Betroffenen mit Bewußtsein erlebt wird; Krankheit zeigt sich am einzelnen Menschen, der immer auch ein Mitglied der Gesellschaft und Kultur ist.

Subjektivität und Lebenssituation

Nach einer Epoche, die das Schwergewicht auf naturwissenschaftliche Objektivität legte, wird heute wieder stärker die anthropologisch-subjektive Seite hervorgehoben. Zunehmend wird anerkannt, wie wichtig es für den Erfolg jeder Therapie, Prävention und Rehabilitation ist, *die unmittelbare Lebenssituation und das konkrete Selbstverständnis des kranken Menschen zu kennen und zu berücksichtigen*. Der Kranke ist auch und vor allem ein krankes und leidendes Individuum, das *seine Schmerzen und Behinderungen wahrnimmt und bewertet, das Ängste und Hoffnungen empfindet,* das *in sozialen Kontakten lebt und spezifische Formen der Reaktion auf sein Kranksein und die medizinische Therapie entwickelt*.

Philosophie und Psychologie haben im 20. Jahrhundert die Forderung, den Kranken in seiner Subjektivität und individuellen Lebenssituation zu beachten, getragen und legitimiert, die sich in der medizinischen Anthropologie zwar theoretisch eindrucksvoll, aber mit nur begrenzter praktischer Resonanz niedergeschlagen hat. Von der Soziologie und ihrer Verbindung mit der Psychologie gingen in jüngerer Gegenwart neue Impulse aus. Ihre Integration in die Medizin ist noch ungenügend gelungen, wofür auch die nicht selten erhobenen Absolutheitsansprüche bei gleichzeitiger Empiriedistanz und komplizierter Sprache der Sozialwissenschaften verantwortlich zu machen sind.

Coping und Copingstruktur

Ein spezifischer Ansatz unter dem Ausdruck *Coping*- auch Copingstil, Copingprozeß etc. –, der sich dem Kranken und seinem Umgang mit der Krankheit und den dabei wirksamen Voraussetzungen zuwendet, verspricht wertvolle und anregende Erkenntnisse für Theorie und Praxis. Mit dem englischen Verb „to cope with" wird *eine sinnvolle und erfolgreiche Reaktion auf Krisen* bezeichnet. Ursprünglich in der Psychologie und Sozialpsychologie verwandt, hat dieser Begriff neuerdings auch Aufnahme in der Medizin gefunden: Krankheit ist ebenfalls eine Krise, die eine Antwort verlangt, für die es Stile und Strategien der Reaktion zu entwickeln gilt.

Der Umgang des Kranken mit der Krankheit läßt sich in der Perspektive der *Copingstruktur* (Abb. 1) sinnvoll in *drei Dimensionen* gliedern:

- Wahrnehmung, Beurteilung und Verhalten;
- Reaktion auf die Krankheit, auf die Medizin und auf das Leben mit der Krankheit;
- individuelle und sozialkulturelle Voraussetzungen für den Kranken in seiner Subjektivität wie auch die Bereiche, mit denen er in seiner Krankheit zu tun hat.

Der Umgang des Kranken mit der Krankheit überschreitet immer das bloße Krankheitsverhalten, er bezieht sein privates und berufliches Leben ebenso ein wie die Medizin mit den Ärzten, Schwestern und Pflegern.

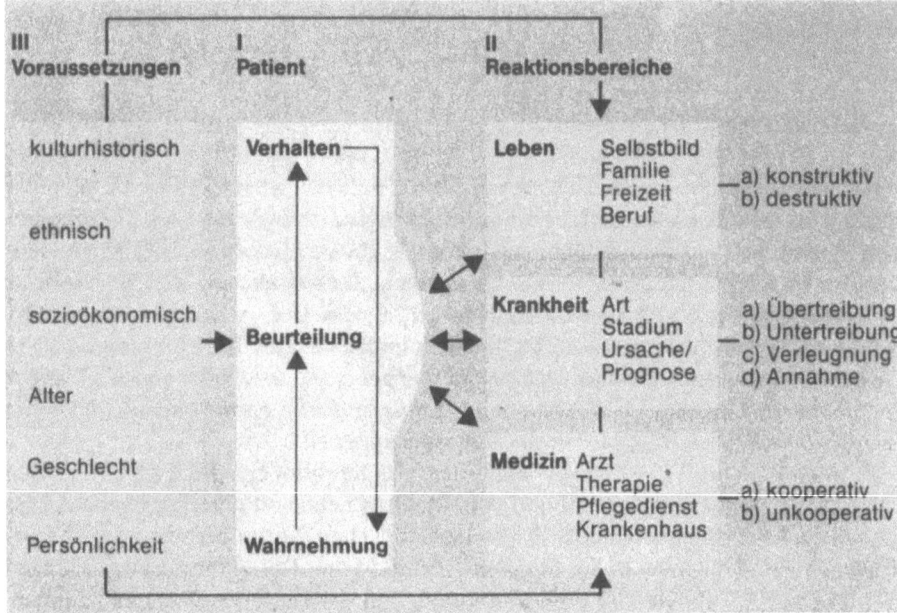

Abb. 1. Copingstruktur

Wahrnehmung, Beurteilung, Verhalten

Im Zentrum der Copingstruktur steht allerdings die *Reaktion des Kranken* auf die Krankheit: *als Wahrnehmung, als Beurteilung, als Verhalten.* Zunächst werden Veränderungen des Körpers oder des Bewußtseins bemerkt, von dem Betroffenen selbst oder von seiner Umgebung. Dann muß entschieden werden, ob diese Veränderungen als Krankheiten oder weniger gewichtige Einschränkungen zu gelten haben. Wahrnehmung und Beurteilung führen schließlich zu einem entsprechenden Verhalten. Sich für krank zu halten, muß aber keineswegs notwendig einen Arztkontakt zur Folge haben. Die Tatsache des Krankseins kann zugegeben, auf eine Therapie aber bewußt verzichtet werden. Wahrnehmung, Beurteilung und Verhalten folgen im übrigen einander nicht nur einlinig, sie stehen in Wechselbeziehungen, beeinflussen sich gegenseitig; mit der Aufnahme einer Therapie erhöht sich die Sensibilität für die eigene körperliche und seelische Befindlichkeit.

Diese Befindlichkeit ist bei den einzelnen Krankheiten keineswegs einheitlich und muß stets vom Befund unterschieden werden. Wichtig ist das Krankheitsstadium, die besondere Phase zwischen der ersten Wahrnehmung einer Störung einerseits und dem Zustand nach längerer und eingreifender Therapie andererseits. Wesentlich ist der Unterschied zwischen einer akuten Situation und einem chronischen Verlauf. Eine Rolle spielen auch das Wissen von den Ursachen und natürlich die prognostischen Aussichten. Krankheiten verändern auf jeweils spezifische Weise das Körper-, Zeit- und Selbstwertgefühl mit ebenfalls spezifischen sozialen Auswirkungen. Für den Rheumapatienten werden mit dem Verlust der körperlichen Beweglichkeit räumliche Distanzen zu einem Problem. Depressionen schränken die Zukunftsperspektive ein. Erkrankungen der Körperperipherie lähmen weniger stark die Vitalität als Erkrankungen des Zentrums, des Herzens, des Magens. Bei den Folgen für die Lebenssituation sowie für die sozialen Beziehungen wirken sich Interessen und Wertvorstellungen aus.

Bewertung von Krankheit

Während der Schmerz viele Krankheiten verbindet, kann die *gleiche Krankheit höchst unterschiedlich bewertet werden*. Die Bevölkerung – Geschichte und Kunst können das bestätigen – verbindet mit dem Kranksein ein großes Spektrum an Bedeutungen: körperliche Schädigung; Herrschaftsmöglichkeit; Verlust, aber auch Gewinn an Lebensqualität; soziale Vereinsamung; Strafe und Sühne.

Von diesen Wertungen sind auch die Ärzte nicht ausgenommen; Ausbildung und Tätigkeit werden die Einstellung beeinflussen. Nach einer eigenen Untersuchung bringen Lübecker Medizinstudenten des 1. Semesters 10 vorgegebene Interpretationsmöglichkeiten der Krankheit in die folgende absteigende Ordnung:

(Erstes Semester Medizin, n = 157, 14.11.1984)
1. Schmerz/körperliche Schädigung,
2. Chance/Herausforderung,
3. Feind/Bedrohung,
4. Einsamkeit,
5. Berufsverlust,
6. Minderung des eigenen Wertes,
7. Befreitsein von Pflichten,
8. Gewinn von Mitleid/Herrschaft,
9. Steigerung des eigenen Wertes,
10. Strafe/Sühne.

Diese zukünftigen Ärzte verstehen unter Krankheit vor allem eine körperliche Einschränkung, zugleich aber auch eine Herausforderung, deren Bewältigung positiv beurteilt wird; dagegen liegt ihnen die Auffassung fern, in der Krankheit eine Steigerung der eigenen Person oder eine Strafe oder Sühne zu sehen. Die Veränderung der Krankheitsinterpretation während des Studiums und mit der praktischen Tätigkeit und Erfahrung soll in zukünftigen Befragungen verfolgt und in Beziehung zu den Einstellungen der gesunden und kranken Bevölkerung gesetzt werden. Noch notwendiger sind aber Studien, die differenziert die Bewertungen bei den verschiedenen Krankheiten für sich und im Vergleich erforschen – aus der Sicht der Kranken wie der Gesunden.

Einstellung zum Arzt

Neben der Krankheit reagiert der Kranke mit Wahrnehmungen, Einstellungen und Verhalten auf die Medizin, genauer auf den Arzt, die Pflegepersonen und die medizinische Institution sowie die verschiedenartigen diagnostischen und therapeutischen Verfahren. Arzt-Patient-Beziehung, Situation im Krankenhaus, spektakuläre Möglichkeiten im Umgang mit dem werdenden und endenden Leben, medizinische Aufklärung werden z. Z. intensiv diskutiert. Die Einhaltung oder besser Nichteinhaltung der therapeutischen Vorschläge und Vorschriften hat unter dem Begriff *Compliance* und *Noncompliance* vielfältige Aufmerksamkeit gefunden. Compliance ist Coping untergeordnet: der Umgang des Kranken mit dem Medikament hängt ab von seinem Verhältnis zum Arzt, von seiner Einstellung zur Krankheit, von seinem Stil, mit Krisen umzugehen, sie in sein Leben, seine sozialen Beziehungen und seine Selbsteinschätzung integrieren zu können.

Das Arztbild der Bevölkerung ist ebenso vielfältig wie das Krankheitsverständnis; mit Recht, da unterschiedliche Krankheiten und Therapieformen unterschiedliche Arzttypen verlangen, und auch nicht für alle Menschen ein bestimmter Arzttyp einheitlich vorgeschrieben werden kann. Das Spektrum der Erwartungen reicht vom autoritären zum kommunikativen Arzt, vom Techniker zum Freund. Wieder haben die Ärzte ihre eigenen Selbstbilder. Die Lübecker Medizinstudenten des 1. Semesters ordnen 10 vorgegebene Möglichkeiten in die folgende absteigende Sukzession:

(Erstes Semester Medizin, n = 157, 14. 11. 1984)
 1. Begleiter im Kranksein,
 2. Berater,
 3. Freund/Vertrauter,
 4. menschliches Vorbild,
 5. Wissenschaftler/Forscher,
 6. Dienstleistung,
 7. Führer/Erzieher,
 8. Techniker,
 9. Gesundheitspolitiker,
10. Organisator/Manager.

Leben mit der Krankheit

Entscheidend für den Umgang des Kranken mit der Krankheit ist aber die Reaktion auf das durch die Krankheit veränderte Leben. Leben heißt auch für den Kranken: Familie und Beruf, Freizeit, soziale Kontakte und Selbstwertgefühl. Die Bedürfnisse des Diabetikers werden sich auf die Essensgewohnheiten seiner Familie auswirken. Querschnittslähmung bringt Belastungen für die Beziehung zum Partner mit sich. Der neue Beruf des Infarktpatienten muß seine Ergänzung in einem neuen Freizeitverhalten finden. Vor allem in der Selbsteinschätzung, in der Ich-Identität, die nicht Kontinuität heißen muß, sondern Brüche und Einschränkungen enthalten und aushalten kann, muß die Krankheit angenommen werden. Der Kranke kann von der Familie akzeptiert worden sein und auch einen neuen Beruf gefunden haben und doch für sich selbst keinen Sinn des Lebens mehr erblicken; über der Resozialisierung und der Rehabilitation steht die personale Integration.

Die vielfältigen Reaktionen des Kranken auf die Krankheit, auf die Medizin und auf das Leben mit der Krankheit lassen sich typisieren. Man kann von einer Copingdiagnostik sprechen. In der Reaktion auf die Krankheit können vier grundsätzliche Formen unterschieden werden: *Übertreibung* (Aggravierer), *Untertreibung* (Minimisierer), *Verleugnung* (Negierer) und *Annahme* (Akzeptierer).

In der Reaktion auf die Medizin stehen sich grundsätzlich kooperatives und unkooperatives Verhalten gegenüber, beide Möglichkeiten können gleichzeitig vorhanden sein; das Verhalten dem Arzt gegenüber kann mißglückt, der Krankenschwester gegenüber aber geglückt ausfallen, Rooming-in in der Pädiatrie führt dagegen eher zu Spannungen zwischen den Müttern und den Schwestern als zwischen den Müttern und den Ärzten. Im Leben mit der Krankheit finden sich im Prinzip die Extreme der konstruktiven und destruktiven Reaktion. Die Krankheit kann Selbstmord auslösen, ebenso aber auch zu bislang unbekannten oder ungelebten Tiefen des Empfindens und Verhaltens führen.

Einflußfaktoren

Der Umgang des Kranken mit der Krankheit, der Medizin und seiner Lebenssituation sowie diese Reaktionsbereiche selbst hängen schließlich von einer Reihe *individueller und sozialkultureller* Voraussetzungen ab. Bereits die Feststellungen der destruktiven und konstruktiven Reaktion, des unkooperativen und kooperativen Verhaltens, der Annahme, Verleugnung, Untertreibung und Übertreibung der Krankheit sind normative Urteile, die keineswegs für alle Kulturen, Schichten und Altersstufen gleich ausfallen müssen. *Kulturhistorische, ethnische* und *soziale Faktoren* wirken sich auf den Umgang mit der Krankheit ebenso aus wie *Alter, Geschlecht und Persönlichkeit*. Von diesen Bedingungen werden die Medizin, die Ärzte und Schwestern sowie die Lebenswelt des Kranken gleichermaßen beeinflußt. Das uns vertraute Krankenhaus unterscheidet sich erheblich von dem Hospital des Mittelalters und der frühen Neuzeit, das für Bedürftige aller Art zuständig war und mehr dem Beistand als der Therapie diente; noch im 19. Jahrhundert war es für Angehörige der oberen Schichten kaum möglich, sich zur Behandlung in das Krankenhaus zu begeben. Tiefgreifend hat der Fortschritt der Medizin in Situation und Atmosphäre eingegriffen und ethische Probleme hervorgebracht, für die noch keineswegs befriedigende Lösungen gefunden wurden.

Auf konkrete Beispiele für die Abhängigkeit des Patienten in seinem Umgang mit der Krankheit von diesen individuellen und allgemeinen Voraussetzungen muß in dieser knappen Studie verzichtet werden. Die Forschung hat zahlreiche Einzelbeobachtungen bereits publiziert. Entscheidend ist für alle Formen der Abhängigkeit von externen Bedingungen aber immer die Persönlichkeit des Kranken als der integrierenden Einheit; nicht Schichten oder Epochen erkranken, sondern einzelne Menschen, die auf eine ihnen jeweils eigentümliche und meist nicht bewußte Weise biologische, psychische und soziale Faktoren aufgreifen, verbinden und den Umgang mit der Krankheit bestimmen lassen.

Folgerungen für die Praxis

Coping hat Praxisbedeutung. Konsequenzen können von allen Personen und Institutionen gezogen werden, die mit dem Kranken in Berührung kommen; auch er selbst kann auf seinen Umgang mit der Krankheit Einfluß nehmen. Der Vergangenheit war der Gedanke von den Pflichten und Tugenden des Kranken vertraut, heute wird i. allg. nur von den Rechten der Patienten und Pflichten der Ärzte gesprochen.

Der Arzt könnte dem Kranken in der Vielfalt seiner Befindlichkeit und nicht in der verkürzenden Perspektive des Befundes begegnen. Die Nähe von Coping und Ethik ist offenkundig. Die Forderung nach dem „aufgeklärten" und „mündigen" Patienten („informed consent") wirken sich unmittelbar auf die Beziehung zwischen Arzt und Patient aus; fallen ihre Wertorientierungen auseinander, muß dennoch eine Übereinstimmung gefunden werden. Die grundsätzliche *Asymmetrie der Beziehung* wird sich nicht aufheben lassen, *inhumane und unwürdige Formen können aber vermieden werden.* Ärzte werden zunehmend nicht nur nach ihrem professionellen Wissen beurteilt, sondern ebenso nach ihrer Fähigkeit, sich in den Patienten hineinversetzen und mit ihm und von ihm aus die Therapie entwickeln zu können. Compliance ist ein Teilmoment von Coping; wer die Krankheitsinterpretation und das Arztbild des Patienten kennt, wird diesen auch erfolgreicher dazu bewegen können, die therapeutischen Vorschläge zu befolgen.

Benutzt der Kranke die Krankheit, um von der Umwelt die ersehnte Zuwendung zu erhalten, wird ihm an der Heilung nicht viel gelegen sein; vor einer erfolgreichen Therapie muß in diesem Fall zunächst *der zugrundeliegende Konflikt erkannt und überwunden werden.* Das Wissen um bevorzugte Copingstile des Kranken, um eingefahrene Stile, auf Krisen zu reagieren, sollte die Wahl von Copingstrategien, die vom Arzt empfohlen werden, bestimmen. Copingwissen verbessert Prävention und Rehabilitation; aus dem Umgang mit zurückliegenden Krisen können Rückschlüsse auf die Bewältigung gegenwärtiger und zukünftiger Krankheiten und auf die möglichen Erfolge geplanter rehabilitativer Bemühungen gezogen werden. Auch die pharmazeutische Industrie könnte aus Copingstudien Anregungen gewinnen; Beipackzettel lassen sich auch in einer patientengerechten Sprache und Inhaltlichkeit verfassen.

Perspektiven

Der Umgang des Kranken mit der Krankheit gewinnt in der Medizin neues Interesse. Technik, Spezialisierung und Anonymität gelten mit Recht als die Gefahren der ärztlichen Therapie. Mit dem Begriff *Coping* wird die Aufmerksamkeit nachhaltig auf den Kranken in seiner Subjektivität und individuellen Lebenssituation gelenkt. Wichtiger als diese Neuschöpfung ist aber die mit ihr bezeichnete Wirklichkeit. Eine Fülle empirischer Untersuchungen und theoretischer Analysen hat in den vergangenen Jahren den Umgang des Kranken für spezifische Krankheiten, Altersstufen und sozioökonomische Bedingungen erforscht. Auch aus der Geschichte und den Werken der Kunst können zahlreiche Beispiele aufgegriffen und Impulse gewonnen werden. Dieser Beitrag skizzierte die zentralen Dimensionen und ihre Zusammenhänge.

Das Studium des Kranken hat aber im Detail und in den Grundlagen noch viele Aufgaben vor sich. *Der Kranke in seiner Personalität mit Bewußtsein, Sprache und sozialen Beziehungen muß in der universitären Ausbildung der Studenten und Fortbildung der Ärzte seinen angemessenen Platz finden.* Der erfahrene Arzt wird in den Copingarbeiten oft auf Vertrautes stoßen und sich bestätigt fühlen, aber ebenso oft auch überrascht sein und zu Korrekturen bewegt werden können; auch er ist keineswegs immer genügend über die Empfindungen des Kranken, über sein Verständnis der Krankheit und sein Arztbild informiert. Nicht nur für das Verhältnis zwischen Arzt und Patient, auch für die Therapie ist dieses Wissen aber eine wichtige Bedingung.

Allgemeingültige Formen der Krankheitsbewältigung sind ebenso unrealistisch wie allgemeingültige Typen des Arztseins. Der Arzt muß sich nach den *spezifischen Anforderungen des Patienten und der Krankheit* richten. Aufklärung z.B. sollte in einem gestaffelten Angebot von therapeutisch-menschlich gewählter Zurückhaltung einerseits und uneingeschränkter Information andererseits erfolgen, über dessen jeweilige Stufe im Prinzip der Patient zu bestimmen hat. Umgekehrt muß aber auch der Patient den Arzt als Persönlichkeit anerkennen; ihre Beziehung ist eine zwischen zwei autonomen Personen. Der Umgang des Kranken mit der Krankheit fällt nicht in den Aufgabenbereich einer bestimmten Psychologie oder Soziologie; Coping ist weder mit Psychosomatik noch mit Psychoanalyse identisch. Der Umgang des Kranken mit der Krankheit ist vielmehr ein Grundelement der Medizin, die immer Naturwissenschaft und zugleich Anthropologie ist; nur in dieser Verbindung kann sich Humanmedizin als Medizin für Menschen und menschliche Medizin angemessen entfalten.

Literatur

Brednow W (1961) Der Kranke und seine Krankheit. Nova Acta Leopoldina, (NF) 24: 1-16
Coelho G, Hamburg D, Adams J (eds) (1974) Coping and adaptation. New York
Engelhardt D von (1982) Zur Copingstruktur - Vom Umgang des Kranken mit seiner Krankheit. Erfahrungsheilkunde 31: 765-773
Fischer B, Lehrl S (Hrsg) (1982) Patienten-Compliance. Mannheim
Friedrich H (1981) Familiensoziologische Aspekte von Copingstrategien bei chronischen Krankheiten. In: Angermeyer MC, Döhner O (Hrsg) Chronisch kranke Kinder und Jugendliche in der Familie. Stuttgart, S. 9-19
Goltz D (1969) Krankheit und Sprache. Sudhoffs Archiv 53: 224-269
Hartmann F (1966) Krankheitsgeschichte und Krankengeschichte (Naturhistorische und personale Krankheitsauffassung). In: Marburger Sitzungsberichte, Bd 87, H 2, S 17-32
Heim E (1979) Coping oder Anpassungsvorgänge in der psychosomatischen Medizin. Z Psychosom Med Psychoanal 25: 251-262
Houtaud A d' (1977) Ce que les gens attendent du médecin et de la médecine au sujet de leur santé. Cah Sociol Démogr Méd 17 (3): 89-96

Lazarus RS (1974) Psychological stress and coping in adaptation and illness. Int J Psychiatry Med 5: 321–333
Lipowski ZJ (1970) Physical illness, the individual and the coping processes, Psychiatry Med 1: 91–102
Moos RH (ed) (1977) Coping with physical illness. New York
Plügge H (1962) Wohlbefinden und Mißbefinden. Beiträge zu einer medizinischen Anthropologie. Tübingen
Schipperges H, Seidler E, Unschuld P (Hrsg) (1978) Krankheit, Heilkunst, Heilung. Freiburg München
Silomon H (Hrsg) (1983) Technologie in der Medizin. Stuttgart
Weizsäcker V von (1951) Der kranke Mensch. Eine Einführung in die medizinische Anthropologie. Stuttgart

6.3 Bewältigung von chronischer Krankheit

H. Friedrich

Wenn sie von Krankheit betroffen werden, so sind die meisten Menschen daran gewöhnt, diese als einen vorübergehenden Zustand zu erleben, weil sie als Kind, Jugendlicher und Erwachsener erlebt haben, daß Krankheiten kommen und gehen, einen unterschiedlich belasten, mit Beeinträchtigungen, Funktionsstörungen, Schmerzen verbunden sind und häufig die Ausübung von zentralen Aktivitäten beeinträchtigen, aber nach einer bestimmten Zeitdauer den Körper auch wieder verlassen und der Zustand von Gesundheit zurückkehrt. Sie haben gelernt, für diesen Zustand der Krankheit einiges zu tun: von passiver Schonung und Befreiung von sämtlichen Verantwortungslasten bis hin zur aktiven Unterstützung der Therapie bzw. aktiven Förderung der Körperabwehr fast alles zu tun, damit Krankheiten sie nicht dauerhaft beherrschen, sondern daß sie nach einer bestimmten Frist auch den Körper wieder verlassen. Krankheiten machen – auch im akuten Stadium – Angst, wenn sie ein bestimmtes Ausmaß an Gefährlichkeit, an Beeinträchtigung und Schmerzbelastung überschreiten. Nicht nur durch Angst, sondern auch durch Krankheit wird der Mensch teilweise von der Pflege und Unterstützung der Umwelt abhängig, so daß ein gewisser Prozeß der Regression auf frühere Entwicklungsstufen herbeigeführt wird. Aber dieser verschwindet wieder mit dem Rückgang und Verschwinden der Akutkrankheit. Man kann gewiß sein, daß man nach einer Weile der Passivität und Regression sich wieder dem Zustand von sozialer und persönlicher Kompetenz, Körperbeherrschung, innerer und äußerer Kraft und Elastizität und insbesondere der Funktionskontrolle über sämtliche Körpervorgänge annähert und dann wieder in den vollen Besitz seiner körperlichen, psychischen und geistigen Kräfte gelangt.

Beim *Einsetzen einer chronischen Krankheit* wird dieser Vorgang komplizierter, insbesondere dadurch, daß, wie der Name „chronische Krankheit" schon sagt, dieser Prozeß der Krankheit kein Ende hat. Er kennt nur einen Anfang, dafür aber dann einen langstufigen Prozeß, dessen Ende nach Art der chronischen Krankheit unterschiedlich beschaffen ist. Bei vielen chronischen Krankheiten ist ein Ende des Prozesses schwer voraussagbar, vor allem weiß man nicht, wie sie verlaufen wird, so daß nach dem Gewahrwerden und der Gewißheit, daß man an einer chronischen Krankheit leidet, auch die offene Situation in bezug auf die Entwicklung der Krankheit und die Endstufen der Krankheit mit in das Erleben und Gewahrwerden der Krankheit gehört. Es handelt sich also um einen Vorgang, der nicht einmal durchlaufen wird und einen Anfang hat, eine Mitte und ein Ende oder in mehreren zwangsläufig aufeinander folgenden Stufen und Phasen verläuft, sondern es handelt sich *um einen langfristigen Vorgang des Gewahrwerdens, des Erlernens der Diagnose, des Auseinandersetzens mit den Möglichkeiten und nicht vorhandenen Möglichkeiten von Therapie und Rehabilitation, der Auseinandersetzung mit Beeinträchtigungen, Störungen und auftretenden Defekten in körperlichen, affektiven und intellektuellen Bereichen, in der Auseinandersetzung mit den primären und sekundären Folgen der Krankheit, kurzum um einen langfristigen Vorgang der aktiven und passiven Anpassung an die Krankheit.* Es geht also um die Bewältigung eines Lebens, in dem die Grundlage der Identität bedroht und teilweise verändert worden ist: die Basis des Menschen in Gestalt seines Körpers. Der Körper stellt dabei vielfältige Aspekte in bezug auf seine Funktionen dar:

- er ist die materielle Basis unseres Lebens, die Repräsentanz des Stoffwechsels mit der Natur;
- er ist ferner das Instrument, um unsere biologischen Bedürfnisse und Triebe zu befriedigen;
- er ist Arbeitsinstrument, Werkzeug, Basis und Substrat für unsere verschiedenen Leistungsvoraussetzungen;
- er ist ein Mittel zur Selbstdarstellung und zur Aufrechterhaltung von Beziehungen zur Umwelt, und zwar zur dinglichen wie auch zur sozialen Umwelt;
- er ist das Zentrum und die Basis unserer Regulierung von Lust- und Unlustspannungen und damit auch die Voraussetzung für Glücksempfindungen;
- er ist ein Grenzorgan zur Umwelt;
- schließlich ist er das Substrat unserer Identität, indem wir uns in unserer Körperlichkeit den Sitz unserer gesamten affektiven, psychischen und geistigen Fähigkeiten und Phantasiemöglichkeiten vorstellen. Wir empfinden ihn mit uns identisch über die Zeit hinweg, trotz der an und in unserem Körper und Geist stattfindenden Veränderungen.

Chronische Krankheit bedeutet daher zuerst einmal die *Bedrohung eines Menschen in seiner bisherigen Identität,* seiner bisherigen körperlichen, psychischen und geistigen Intaktheit, eine *Bedrohung seiner Existenz und seiner Zukunftsmöglichkeiten,* schließlich eine Bedrohung auch *seiner Lebensplanung und -perspektive.* In der Auseinandersetzung mit der chronischen Krankheit und ihren Folgen muß er sich also aktiv und passiv anpassen, wobei mit dieser Anpassung vor allem ein Vorgang gemeint ist, bei dem der Patient versucht, die Krankheit in das bisherige Leben und in die erworbene Identität zu integrieren und insbesondere die Bedrohung zu bekämpfen, daß die Krankheit nicht die Identität verändert und das eigene Leben vollständig beherrscht. Auseinandersetzung mit der Krankheit bedeutet die Bewältigung der Aufgabe von auto- und alloplastischer Anpassung. Autoplastische Anpassung bedeutet, daß man in bezug auf die chronische Erkrankung intrapsychische Veränderungen vornimmt, die notwendig sind, um mit der Krankheit fertig zu werden, insbesondere intrapsychische Veränderungen in bezug auf Abwehr- und Schutzmaßnahmen gegenüber den realen und phantasierten Folgen durch die Krankheit. Alloplastische Anpassung bedeutet, daß man versucht, seine Realität, die soziale und dingliche Umwelt so zu verändern, daß sie entsprechend geformt werden kann, damit man darin möglichst optimal mit seiner Krankheit leben kann. Wir müssen also davon ausgehen, daß dieser Prozeß der Anpassung an die Krankheit, der Auseinandersetzung mit der Krankheit und der Bewältigung der Krankheit im Sinne des Entwickelns von Möglichkeiten des Lebens mit der Krankheit ein langfristiger Prozeß ist. Um diesen Prozeß zu erfassen, sind nachfolgende Ebenen zu berücksichtigen.

Bewältigung von Krankheit als auto- und alloplastische Anpassung

Der Prozeß der Bewältigung ist nicht vorstellbar als ein einmaliger Vorgang der Adaptation und Abwehr der Gefahren, Bedrohungen und Verluste durch die Krankheit, sondern wir müssen uns vorstellen, daß beim einzelnen Kranken mindestens mehrere Phasen von Abwehr- und Schutzmechanismen eintreten:

Wenn ein Mensch eine Veränderung im körperlichen Zustand und in den körperlichen Funktionsabläufen wahrnimmt, erlebt er dies als Gefahr und Bedrohung. Wenn die vertrauten Zeichen einer Akutkrankheit überschritten werden, stößt dies erst einmal auf Abwehr, indem versucht wird, das Ausmaß oder die Art der Gefahr nicht wahrzunehmen und zu verleugnen. Oder man konzentriert sich auf die Gefahr oder versucht, sie zu verschieben, so daß sie nicht einen selbst bedroht, sondern möglicherweise von woanders herkommen könnte. Man erlebt sich als Opfer von äußeren bedrohlichen Vorgängen, die aber nicht im eigenen Körper liegen.

Wenn diese Abwehr nicht mehr aufrechtzuerhalten ist, weil die Krankheit nicht aufhört, sondern bedrohlich zunimmt, dann kommt es zur *Wahrnehmung und zum Bewußtwerden* dieser Krankheit. Man wird gezwungen, sich Gedanken zu machen, Vorstellungen und Bilder über die Krankheit zu entwickeln, bis hin zu der Tatsache, daß man sie von Expertenseite her untersuchen läßt, wobei man aufgeklärt wird über die Diagnose und jetzt „seine Krankheit" lernen muß. Das führt zur Auseinandersetzung mit der Beurteilung der Schwere der Krankheit und den Konsequenzen für das weitere Leben.

Auf diese Phase folgt wieder eine notwendige Abwehr und die Bildung von Schutzmechanismen, die erneut die Form der *Verleugnung,* etwa der Krankheit insgesamt oder bestimmter Aspekte der Krankheit, haben kann. Sie kann auch ins Gegenteil umschlagen und zu einer *übermäßigen Fixierung* und *Überakzentuierung der Krankheit* führen. Man kann auch bestimmte Aspekte der Krankheit auf andere projizieren, indem man die Schuld oder Vorwürfe an die Ärzte und die Medizin weitergibt und die Konflikte nicht so sehr mit der Krankheit, sondern mit den daraus folgenden Arzt-Patient-Beziehungen verbindet. Es kann zu *Rationalisierung, Intellektualisierung* und auch zu Reaktionsbildungen kommen, die *zu unterschiedlichen Einstellungen* und Einschätzungen der Krankheit und ihrer Folgen führen. Diese verfestigen sich dann in Vorstellungen von der *Bedeutung der Krankheit,* d. h.

welches Bild die Krankheit beim Betroffenen erhält. Schließlich bilden sich Bewältigungsstrukturen im Sinne der allo- und autoplastischen Adaptation aus.

Bei der Analyse der Krankheitsbewältigung können *vier Ebenen* unterschieden werden.

Die Ebene der Krankheitspathologie

Dabei sind bedeutsam Art, Lage und Ausmaß der Krankheitspathologie, der einzelnen Symptome, der betroffenen Körperorgane und -funktionen. Sie sind entscheidend für die Aussage darüber, in welchem Maße der Körper selbst im Hinblick auf aktive und passive Tätigkeit und Handlungsfähigkeit geschädigt ist. Hinzu kommt die Art des Krankheitsverlaufs, ob stationär, chronisch progredient, schubförmig, schubförmig übergehend in chronisch progredienten Verlauf. Wichtig ist ferner die subjektive und objektive physische Beeinträchtigung und Behinderung, soweit sie sich auf die psychische Beeinträchtigung und Belastung auswirken, und das damit zusammenhängende Ausmaß von Angst und Schmerz.

Die Ebene der intrapsychischen Struktur

Für diese ist bedeutsam die Lebensgeschichte des Betroffenen, seine emotionale Befindlichkeit zu Beginn der Erkrankung und die Struktur seiner Gesamtpersönlichkeit. Für letztere können zwei Bereiche unterschieden werden:

- bei der *Psychodynamik* sind die bevorzugt gebrauchten Abwehr- und Schutzmechanismen, das Selbstbild und die Angst- und Schuldbewältigung wichtig,
- beim *kognitiven Stil* ist die spezifische Struktur des Denkens, Erinnerns und Urteilens entscheidend für die Flexibilität, Offenheit, Geschlossenheit, Feldabhängigkeit, bzw. -unabhängigkeit von Denken und Urteilen, und zwar in bezug auf die Voraussetzung für Informationsverarbeitung, Restrukturierung bereits eingefahrener Urteilsbahnen und die Wahrnehmung.

Die interpersonelle Ebene

Hier geht es um die Qualität der Beziehungen des Betroffenen in seinen primären und sekundären Bezugsgruppen, wobei das Maß der sozialen Unterstützung in Ehe, Familie, Freundschaften, Bekanntschaften, Arbeitsbeziehungen von Bedeutung ist, insbesondere auch die Beziehungs- und Konfliktfähigkeit und die Fähigkeit, Nähe und Distanz zu regulieren.

Die soziokulturelle und -ökonomische Ebene, die eng mit der interpersonellen Ebene zusammenhängt

Hierbei geht es um Abhängigkeit und Unabhängigkeit in bezug auf Status, Beruf, ökonomische und sozialpolitische Sicherheit, um soziale Bedrohung durch Verlust des Berufes oder des Arbeitsplatzes, ökonomische Bedrohung durch Verlust der Arbeitsfähigkeit oder der Minderung der Arbeitsfähigkeit, schließlich auch um die eigenen Einstellungen in bezug auf Werte und Glaubensfragen, die in hohem Maße auch die Einstellung gegenüber Gesundheit, Leistungsfähigkeit, Krankheit, Behinderung, Siechtum und Tod bestimmen.

Krankheitsbewältigung als Auseinandersetzung mit dem Problem der Entwicklungsregression

Diese verschiedenen Ebenen und die damit verbundenen Faktoren wirken sich zu unterschiedlichen Zeitpunkten unterschiedlich aus, in denen sich der Betroffene mit seiner Krankheit auseinandersetzen muß. Sie bestimmen seine Reaktion, sein Handeln und die jeweiligen Ergebnisse bei der Auseinandersetzung und Bewältigung der Krankheit, und sie sind auch die Determinanten, die die jeweilige *Sinnhaftigkeit* und *Bedeutung der Krankheit* mitbestimmen. In dem Maße, wie die Krankheit im Leben des Betroffenen eine Bedeutung erhält, wird sie auch wirksam in bezug auf seine Identität: ob die Krankheit in seine Identität integriert wird oder ob sie zum Verlust seiner Identität führt und in welchem Maße sie Herrschaft über ihn gewinnt. *Die Bedeutung der Krankheit wird in die Auseinandersetzung mit dem bisherigen Leben und seinem Selbstbild eingebettet,* da Krankheit, regressive Entwicklungen in Gang setzt. Denn die *Krankheit bedroht erworbene Entwicklungsniveaus, wenn sie sie nicht sogar rückgängig macht.* Krankheiten führen zur Regression, die unterschiedliche Schwere und Beeinträchtigung berührt unterschiedliche Stufen und Phasen der jeweiligen psychischen, physischen und sozialen Entwicklung.

Im folgenden sollen die typischen Entwicklungslinien kurz skizziert werden, innerhalb derer durch Krankheit Regressionen auf frühere Phasen stattfinden können und die von zentraler Bedeutung für die Krankheitsbewältigung sind.

Die Entwicklung von Passivität zur Aktivität

Der Mensch entwickelt sich anfänglich vom Zustand völliger Passivität und Abhängigkeit zur Fähigkeit der Aktivität, der aktiven Meisterung und Bewältigung seines inneren und äußeren Lebens. Tritt eine Krankheit ein, die einige Voraussetzungen seines Lebens und seiner Aktivitäten in Frage stellten, vermindert oder verringert, u. U. zerstörten, so kommt ein regressiver Prozeß in Gang. Er bringt die Elemente von Passivität wieder stärker zum Zuge, bis hin zum Verlust vieler körperlicher und geistiger Fähigkeiten, was zum Zustand der Pflegebedürftigkeit führt.

Die Entwicklung von Abhängigkeit zur Unabhängigkeit

In der menschlichen Entwicklung herrscht zu Beginn Abhängigkeit von den Pflegepersonen vor. Der Prozeß des Erwerbes von Unabhängigkeit und Autonomie erfordert zugleich, daß man in der Unabhängigkeit auch die Fähigkeit zur Abhängigkeit hat, die auch das Ausmaß der Ambivalenz in den Beziehungen zwischen Menschen mitbestimmt. Krankheit bedroht den erreichten Entwicklungstand, sie kann eine erreichte Autonomie beeinträchtigen oder aufheben, so daß emotionale, kognitive, soziale Abhängigkeit bis hin in den Zustand völliger Abhängigkeit entsteht.

Die Entwicklung von diffuser Geschlechtsidentität zur artikulierten Geschlechtsidentität

Eine der wesentlichen Entwicklungsprozesse ist die Differenzierung einer klaren Geschlechtsidentität, die eng mit der Körperentwicklung zusammenhängt. In dem Maße, in dem die Entwicklung der Sexualität mit der Geschlechtsidentität verbunden ist, wird deutlich, daß Krankheit im hohen Maße die Frage der Geschlechtsidentität bedrohen kann. Durch den Ausfall oder die Störung von wesentlichen Körperbereichen können auch Sexualität und sexuelle Identität verletzt und beschädigt werden. Da diese eine wesentliche Quelle des Selbstwertgefühls sind, kann die Regulierung des Selbstgefühls bedroht oder zerstört werden.

Die Entwicklung von der Beziehung zu einem bedürfnisbefriedigenden Objekt zur Beziehung zu einem Objekt, das sich vom eigenen Selbst unterscheidet

Zu Anfang der Entwicklung sind die Mutter oder andere Pflegepersonen nur ein Teil des symbiotischen Erlebens des Kindes. Es kann noch nicht zwischen Innen und Außen, zwischen Selbst und Anderen unterscheiden. In der weiteren Entwicklung wird es zunehmend wichtig, die Beziehung zu anderen Menschen so zu gestalten, daß sie nicht nur Bedürfnisse befriedigen, sondern daß sie als Personen mit ihren eigenen Rechten und Bedürfnissen, ihrer eigenen Individualität wahrgenommen werden und daß zu ihnen eine, wenn auch nicht immer von Ambivalenzen freie Beziehung hergestellt wird. Erst eine solche Entwicklung ermöglicht Kontinuität und Konstanz in der Wahrnehmung und Einstellung zu anderen Menschen, die eine zentrale Quelle von Sicherheit und Stabilität darstellt. Krankheit kann eine solche Entwicklung bedrohen und auf frühe symbiotische Beziehungsmuster zurückführen, was erhebliche Interaktionskonflikte zwischen den Partnern mit sich bringt.

Die Entwicklung von narzißtischer Selbstbezogenheit zur Beziehungsfähigkeit mit anderen Menschen unter Abschwächung der Ambivalenzen

Hinter dieser so merkwürdig klingenden Formulierung verbirgt sich die Fähigkeit, sich in andere Menschen hineinzuversetzen, Beziehungen zwischen ihnen herzustellen und sie nicht nur als Funktion des eigenen Erlebens und der eigenen Bedürfnisse zu bestimmen. Gerade wenn Krankheit eintritt, kommt es zur Abhängigkeit von anderen Personen, insbesondere auch bei der Befriedigung grundlegender körperlicher und emotionaler Bedürfnisse. Die Bedrohung durch die Krankheit und die Betroffenheit durch körperliche Störungen, Verluste oder Beschädigungen führen zur narzißtischen Zentrierung auf sich selbst, die die bereits erworbenen Fähigkeiten in der Beziehung zu anderen Menschen wieder beeinträchtigen können.

Krankheit und die Mobilisierung von regressiven Ängsten

Mit der durch die Krankheit bedingten Regression auf frühere Entwicklungsphasen und -positionen werden zugleich auch frühe Ängste und Bedrohungsgefühle mobilisiert. In der Entwicklung der Angst und der Angstbewältigung kennen wir als eine der frühesten archaischen Ängste die Angst vor Vernichtung bzw. vor der Bedrohung durch Vernichtung, die eine Bedrohung des Selbstwertgefühls, des Intaktheits- und Integritätsgefühls mit sich bringt, die eng mit inneren Vorstellungen und Phantasien von der eigenen Unzerstörbarkeit und Unsterblichkeit korrespondieren. So wie in den frühen Stadien ein Gefühl des Narzißmus und der Allmacht im Kleinkind vorhanden ist, so wird auch früh der Glaube entwickelt, daß man unzerstörbar sei. Diesen Glauben kann man zugleich auch aus der Allmachtsphantasie gewinnen, daß die Eltern so mächtig und so groß sind, daß auch sie alle Macht haben, eine schmerzfreie, lustvolle, geschützte Umwelt und Existenz zur Verfügung zu stellen, auch Unsterblichkeit und Allmacht. Eine solche Phantasie von der allmächtigen Fähigkeit, Befreiung von Schmerzen, von Bedrohung und von Krankheit, sogar vom Tod, zu bringen, wird später vom Kind und Erwachsenen auf Ärzte übertragen, von denen man sich dann einen solchen Schutz erhofft. In dem Moment, wo man von einer unheilvollen, nichttherapierbaren Krankheit betroffen wird, werden solche frühen Ängste der Bedrohung der eigenen Existenz, des Selbstwerts und der Intaktheit in hohem Maße mobilisiert, die wiederum Wünsche und Hoffnungen auf die Allmacht der Umwelt, insbesondere der Ärzte wachrufen.

In der psychischen Entwicklung folgt nach der Vernichtungsangst die *Fremdenangst,* die als Folge der Entdeckung einsetzt, daß ein fremder Mensch auftaucht, der nicht vertraut ist und dem man möglicherweise ausgeliefert ist, wenn die Mutter nicht zurückkehrt. Es ist die Angst, von der vertrauten, geliebten Person verlassen, von ihr getrennt und an fremde Mächte, Personen oder Institutionen, z.B. das Krankenhaus, ausgeliefert worden zu sein. Solche Fremdheitsängste treten im Fall von Krankheit, in der verstärkten Mobilisierung von *Abhängigkeitsängsten,* verstärkt auf. Eng mit der Angst vor Fremden ist die Angst vor Trennung verbunden, der Trennung von einer stützenden Umwelt und schützenden Personen, die für die Befriedigung der eigenen Bedürfnisse und Triebwünsche entscheidend sind. Denn aus dem Erlebnis der Befriedigung erfolgt eine Stärkung des Selbstgefühls und des Gefühls der eigenen Intaktheit. In dem Erlebnis von Trennung werden zwei Entwicklungsthemen akzentuiert:

- Bedrohung und Trennung als Schritt zur Autonomie im Sinne des Selbständigwerdens,
- es muß jedoch die Sicherheit gegeben werden, daß man nach der Trennung zum schützenden Objekt auch zurückkehren darf und von ihm auch weiterhin geliebt und akzeptiert wird.

Eine solche Angst wird bei chronischer Krankheit erneut mobilisiert, weil man fürchtet, daß man durch das Nichtmehrintaktsein möglicherweise auch nicht mehr von der geliebten Person akzeptiert wird, insofern möglicherweise dann auch die Gefahr der Trennung und des Abgetrenntwerdens von der schützenden Umwelt gegeben ist. Dies führt zu einer weiteren Form der *Angst,* nämlich der vor *Verlust der Liebe, Zuwendung und Bestätigung* durch die geliebten und schützenden Beziehungspersonen, die dadurch die eigene Abhängigkeit spürbar werden läßt. Als Kind hat man die Erfahrung gemacht, daß man Angst haben muß, die Liebe der Mutter zu verlieren, wenn man sich nicht entsprechend den Erwartungen der Mutter verhielt oder in den eigenen Phantasien bereits Impulse spürte, von denen man nicht wußte, daß sie verpönt waren. Diese Angst vor Verlust der Liebe wird bei chronischer Krankheit dann wieder mobilisiert, wenn das Gefühl eintritt, daß man durch Veränderungen, Verunstaltungen, Beeinträchtigungen oder Verlust von wichtigen körperlichen, seelischen und geistigen Möglichkeiten konfrontiert ist und so die Furcht haben muß, die Liebe und Zuwendung des Partners zu verlieren.

Eine eng damit zusammenhängende Angst ist die vor dem *Verlust der Kontrolle von wichtigen körperlichen, psychischen und intellektuellen Funktionen*, die man mühsam während der Entwicklung erworben hat. Der Hinweis auf die erworbene Kontrollfähigkeit über die Ausscheidungsfunktionen mag genügen, wenn auch viele andere Kontrollfunktionen über Vorgänge in den verschiedensten körperlichen und psychischen Bereichen hierher gehören. Kontrolle verlieren heißt, auch möglicherweise die Zuwendung und Liebe der Beziehungspersonen verlieren. Kinder werden in hohem Maße von Ängsten verfolgt, die mit Phantasien um Verletzung und Verlust von Körperteilen und -funktionen – auch geistiger Funktionen – zu tun haben, Körperbereiche, die von Phantasien ausgehen, daß man verletzt wird, daß man geschädigt wird, daß einem Körperinhalte geraubt werden, daß man wichtige Körperteile endgültig verliert und damit verkrüppelt wird, bis hin natürlich auch zu den Vorstellungen, daß man mit der Verletzung von Körperteilen rechnen muß, wenn man verpönte, aggressive oder sexuelle Handlungen durchführt, daß man als Strafe dafür dann körperlich beschädigt wird, was sich in dem Begriff der *Kastrationsangst* verdichtet. Auch hier sind regressive Vorgänge remobilisierbar.

Auf jeden Fall ist anzunehmen, daß Betroffenheit durch chronische Krankheit in bezug auf *grundlegende Körpervorgänge* eine wichtige Rolle spielen. Denn der betroffene Kranke muß seinen Körper exponieren, er wird für die Medizin in bezug auf seine Körperinhalte, seine -funktionen und -prozesse interessant, er wird notwendigerweise Untersuchungen ausgesetzt, in denen er sich passiv unterwerfen muß, Abhängigkeit spürt, Ängste vor Verletzungen, Beraubungen, Invasionen in die Körperinhalte wieder wach werden, die auf der unbewußten Phantasieebene mit kindlichen *Ängsten vor Verletzungen* zu tun haben, insbesondere dann, wenn wiederum Körperbereiche betroffen sind, die mit sexuellen, analen, oralen und aggressiven Erlebnisbereichen zu tun haben. In der weiteren Entwicklung geht es um Schuld- und Strafängste, auch um Schamängste, wenn Kinder und Jugendliche schon Moral- und Wissensstrukturen in sich geformt haben. Diesen Ängsten haftet gleichwohl noch eine magische Qualität im Denken und Vorstellen an, weil animistische Vorstellungsweisen noch wirksam sind, daß man Schuld durch eigenes verbotenes Tun oder Phantasieren auf sich lädt, demgegenüber die moralische Welt mit Vergeltungsstrafen reagiert, denen man hilflos ausgeliefert ist.

Bei Krankheiten müssen wir damit rechnen, daß *magisches Denken* wiederbelebt wird, durch welches *Schuld-, Straf-, Vergeltungs- und Schamängste* eine besondere Wirkung entfalten, etwa in der Vorstellung, daß man seine Krankheit durch schuldhaftes Handeln bekommen hat, für das man jetzt bestraft wird. Schließlich wird im Bereich der regressiven Angstmobilisierung auch die Angst vor Schmerzen virulent, die mit der Entfaltung der Lust- und Unlustregulierung bzw. der Spannungs- und

Entspannungsregulierung verknüpft ist, mit der die Toleranzgrenzen gegenüber körperlichen und psychischen Schmerzen gebildet werden.

Der Hinweis auf die Möglichkeit der Regression auf frühere Entwicklungszustände, bezogen auf Entwicklungsphasen und entsprechende Angstinhalte, soll darauf verweisen, daß Krankheitsbewältigung im hohen Maße mit entscheidenden biographischen Erlebnissen und Erfahrungen im Zusammenhang steht, die das Reservoir abgeben für die Möglichkeit der Auseinandersetzung mit Belastung, Bedrohung von Konflikten, insbesondere dem Problem der Todes- und Vernichtungsangst, wie sie im Falle unheilbarer Krankheiten immer mit gegeben ist. In Tabelle 1 sind die zentralen Faktoren der Krankheitsbewältigung zusammengefaßt.

Tabelle 1. Prozeß der Krankheitsbewältigung. (Nach Lipowski u. Herzlich)

Determinanten der Krankheitsbewältigung	Bedeutung der Krankheit	Emotionale Antwort	Bewältigung

1. *Intrapersonal:*
- Lebensgeschichte
- Emotionaler Zustand zu Beginn der Krankheit
- Persönlichkeit
- *Kognitiver Stil:* Informationsverarbeitung durch Feldabhängigkeit vs. -unabhängigkeit oder „augmenting vs. reducing style"
- *Psychodynamische Struktur:*
  - Abwehrmechanismen
  - Selbstbild
  - Schuldgefühlstendenzen
  - Trennungsangst
	1. *Krankheit als Herausforderung:* Aufgabe zur Bearbeitung, Lösung und Anpassung, Akzeptanz der Veränderung mit flexiblem Umgang und Management	1. Adäquates Trauern und Verlust mit innerer und äußerer Adaptation	1. Weder Leugnung noch Übertreibung des Leides; Krankheit als Quelle der persönlichen Weiterentwicklung

2. *Interpersonell:* - Qualität der Beziehungen - Soziale Unterstützung in Ehe, Familie, Bezugsgruppen	2. *Krankheit als Feind:* Invasion durch Feind, der entweder bekämpft und besiegt werden oder dem man sich unterwerfen muß	2. Wut, Angst, Haß, Feindseligkeit, paranoide Vorstellungen	2. Umgang und Herunterspielen von Gefährlichkeit des Feindes; Kampf und Versuch der Überwältigung des Feindes; Kapitulation und Resignation

Tabelle 1. (Fortsetzung)

Determinanten der Krankheitsbewältigung	Bedeutung der Krankheit	Emotionale Antwort	Bewältigung
3. *Pathologiebezogen:* - Art, Lage, Ausmaß der Pathologie - Schädigung des Körperselbst als Substrat der Identität	3. *Krankheit als Verlust:* Konkreter und symbolischer Verlust von Körperteilen und -funktionen; bedeutsamen Bedürfnissen und Werten wie Sicherheit, emotionale Unterstützung, Genuß und Selbstgefühl	3. Kummer, Entmutigung, Hypochondrie, Apathie und ausschließliche Zentrierung auf das verlorene Objekt. Unscharfe Grenze zwischen normaler Trauer und pathologischer Depression	3. Rückzug, hilfloses Suchen von Zuwendung, feindselige Reaktionen; Suche nach Ersatzbefriedigung oder -objekten; Suizidalität
4. *Soziokulturell und -ökonomisch:* - Kulturelle Wert- u. Glaubenseinstellungen gegenüber Krankheit, Behinderung u. Tod - Sozialer Abstieg - Ökonomische Bedrohung	4. *Krankheit als Gewinn oder Erleichterung:* Befreiung von Ansprüchen und Pflichten von familiären und sozialen Rollen, Konflikten oder Wirtschaftsproblemen. Minderung von inneren Konfliktspannungen durch Legitimierung von Entlastung: primärer und sekundärer Krankheitsgewinn	4. Überakzentuierung, Anklammern, Klagsamkeit	4. Anklammern an Krankenrolle, Ambivalenz zwischen Befolgung ärztlicher Anweisungen und latenter Sabotage; Entwicklung neurotischer Symptome
	5. *Krankheit als Wert an sich und Auszeichnung*	5. Narzißtische Erhöhung des Selbstgefühls	5. Auserwähltsein als religiöse Aufgabe des Duldens, Büßens oder als Hilfe für die Menschheit als interessanter medizinischer Fall
	6. *Krankheit als Bestrafung:* Gerechte oder ungerechte Strafe, zugesagte oder abgelehnte Erlösung	6. Scham, Depression, Wut, Euphorie, Schuldgefühle, Auserwähltsein, Realitätsverkennung, Verbitterung	6. Passive Hinnahme oder Auslieferung. Euphorie u. Heilserwartung nach Buße. Optimistisches, missionarisches Verhalten. Bei Krankheit als ungerechte Strafe; Feindseligkeit, paranoisches Verhalten

6.4 Selbst- und Laienhilfe in der prämedizinischen Phase

D. Grunow

Die alltägliche Gesundheitsselbsthilfe der Bevölkerung gewinnt in der wissenschaftlichen und öffentlichen Diskussion zunehmend an Bedeutung. Im Mittelpunkt steht dabei die bewußtere Wahrnehmung und Neubewertung der Laienhilfe im Gesundheitswesen, die als „zweite Säule der Gesundheitsversorgung" oder als „hidden health care system" beschrieben wird[1]. Dies wirft zugleich Fragen nach dem Verhältnis von Selbsthilfe und ärztlicher Beratung bzw. Behandlung auf. Dabei ist es u. E. besonders wichtig, dieses Thema nicht (wie bisher üblich) auf die direkten Arzt-Patienten-Kontakte einzuschränken[2].

Im folgenden wird deshalb die Art und der Umfang der Gesundheitsselbsthilfe in der Bundesrepublik beschrieben, um damit die Frage zu beantworten, welche Bedeutung die Laienhilfe für eine situationsgerechte und wirksame ärztliche Beratung und Behandlung hat. Dabei kann auf umfangreiche empirische Untersuchungen zurückgegriffen werden, die kürzlich abgeschlossen wurden[3]

Verhältnis von Selbsthilfe und ärztlicher Behandlung im Gesundheitswesen

Für die Wiederentdeckung und die beginnende Neubewertung der Gesundheitsselbsthilfe lassen sich vor allem zwei Gründe benennen: a) die Veränderung des Krankheitenpanoramas im Sinne der Zunahme chronisch-degenerativer sowie psychosomatischer Erkrankungen und die wachsende Bedeutung gesundheitsbewußter Lebensführung in der Bevölkerung[4]; b) die neueren empirischen Untersuchungen über die Laienhilfe belegen ihre große quantitative Bedeutung im alltäglichen Umgang mit Befindlichkeitsstörungen und Erkrankungen[5].

Die vorliegenden Studien sowie Hochrechnungen empirischen Materials lassen vermuten, daß etwa *zwei Drittel bis drei Viertel aller Krankheitsepisoden im Laiensystem „bearbeitet" und bewältigt werden – also ohne die Inanspruchnahme ärztlicher Beratung und Behandlung.* Aber auch dort, wo eine ambulante ärztliche Versorgung der Bevölkerung erfolgt, ist meist eine aktive Mitwirkung der Patienten und ihrer Angehörigen erforderlich. Vergleichsweise selten sind dagegen diejenigen Situationen (z. B. wie bei der stationären Behandlung), in denen der Patient eine abhängige und passive Rolle übernimmt bzw. übernehmen muß.

Graphisch läßt sich die *quantitative* Verteilung von Aktivitäten der Gesunderhaltung und Krankheitsbewältigung zwischen dem Laienbereich und dem professionellen Medizinsystem folgendermaßen darstellen[6] (s. S. 195)
Gesundheitsselbsthilfe wird hierbei verstanden als individuelle Eigenleistung und gegenseitige Hilfeleistung, die im Alltag zur Gesunderhaltung und zur Krankheitsbewältigung erbracht werden. Sie beruhen auf den praktischen Erfahrungen der Bevölkerung (und nicht auf spezieller Ausbildung) und werden unentgeltlich und informell (d.h. ohne feste Organisationsform) in der Familie, am Arbeitsplatz, im Freundeskreis, in der Nachbarschaft oder in Selbsthilfegruppen erbracht.

Angesichts des quantitativen Umfangs und der – im folgenden noch zu beschreibenden – Vielfalt der alltäglichen Selbsthilfe hat sie erhebliche Auswirkungen auf

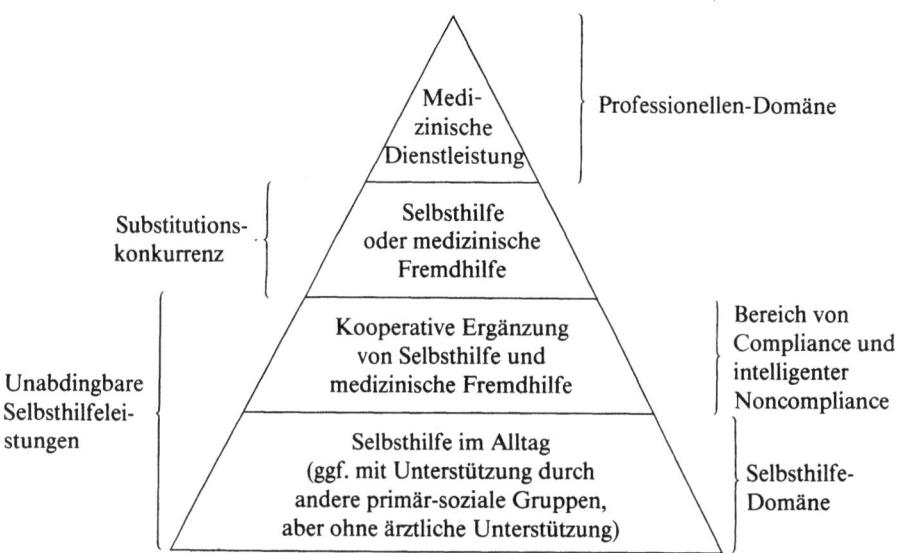

den Zeitpunkt und die Begleitumstände der Inanspruchnahme ärztlicher Beratung und Behandlung. Die Bereitschaft zu einem Arztbesuch sowie die daran geknüpften Erwartungen, das Verhalten beim Arztkontakt und die Aufnahme und Beachtung ärztlicher Ratschläge sind das Resultat alltäglicher Erfahrungen, Orientierungen und Deutungsmuster der Bevölkerung hinsichtlich der Krankheitsbewältigung[7].

Gesundheitsselbsthilfe als Voraussetzung für wirksame ärztliche Behandlung

Die Feststellungen über die quantitative Bedeutung der Gesundheitsselbsthilfe lassen sich folgendermaßen zu einer Anforderung an das ärztliche Handeln umformulieren: *Die Fähigkeit des Arztes, die Alltagserfahrungen und die praktischen Selbsthilfefähigkeiten der Patienten richtig einzuschätzen und in sein Handeln einzubeziehen, kann als Voraussetzung für eine wirksame Gesundheitsaufklärung und eine patientenorientierte medizinische Behandlung angesehen werden*[8].

Krankheitsbezogenes Laienhandeln findet zunächst *vor* der Konsultation des Arztes statt, wobei die Entscheidung über einen Arztbesuch ein wichtiger Bestandteil alltagspraktischer Interpretationen und Bewertungen (z.B. über den Nutzen und die Belastungen eines Arztbesuches) darstellt. Darüber hinaus wird Laienhandeln auch *parallel* und *nach* der Inanspruchnahme ärztlicher Leistungen durchgeführt. Die Kenntnis bereits erfolgter Laienhilfe sowie der vorhandenen Selbsthilfemöglichkeiten des Patienten und seiner Angehörigen ist ein wichtiger Bestandteil ärztlicher Kompetenz. Dies gilt vor allem für die Fälle, wo ärztliche Diagnosen auf genaue Beobachtungen und Beschreibungen von Krankheitssymptomen durch die Patienten angewiesen sind oder wo Therapien sich nicht in einer ärztlichen Handlung (z.B. Spritze geben) erschöpfen, sondern eine aktive Mitwirkung des Patienten notwendig machen.

Für die Patienten sind Arztkontakte meist „außergewöhnliche" Situationen und Handlungsformen. Während es sich bei Gesundheitsselbsthilfe überwiegend um alltägliche, erprobte und erwartungssichere Handlungsformen handelt, sind Arztkontakte für viele Patienten mit unsicheren Erwartungen oder gar Befürchtungen (z. B. bezüglich der Befunde) verbunden; es fehlen oft Regeln für „richtiges" Verhalten und für die Reaktion auf unverständliche Erklärungen. Dieses „Barriere- und Kontaktproblem"[9] stellt eine erste Form der Abschottung von Laienhandeln und ärztlicher Beratung bzw. Behandlung dar.

Die zweite Form der Abschottung findet *nach* dem Arztkontakt statt: Ärztliche Informationen, Ratschläge oder Verordnungen können oftmals nicht in die alltägliche Lebensgestaltung der Betroffenen und ihrer Angehörigen übertragen werden. Vielfach ist zu beobachten, daß die Bevölkerung (normativ!) sehr wohl weiß, welches Gesundheitsverhalten richtig und angemessen wäre, daß sie jedoch trotz dieses „besseren Wissens" nicht in der Lage ist, in ihrem Alltagskontext dieses Verhalten zu verwirklichen[10].

Ähnliche Fragen wird man an viele ärztliche Empfehlungen richten müssen: Ist der Ratgeber in der Lage zu erläutern, in welcher Form seine Empfehlungen den physischen und psychischen Gesamtzustand des Patienten Rechnung tragen (insbesondere bei der Medikamentenverordnung) oder in die jeweilige Alltagsgestaltung des Patienten einzubinden sind (insbesondere bei Verhaltensempfehlungen)? Fachärzte in Rehabilitationskliniken besitzen oft keine Vorstellung davon, in welcher Weise bestimmte Patientengruppen (z. B. Querschnittsgelähmte oder Anus-praeter-Patienten) *im Alltag* mit ihren Beeinträchtigungen bzw. Behinderungen zurechtkommen können[11]. Solange die verschiedenen professionellen Gruppen im Medizinsystem vor allem die Versorgungsperspektive „des Klinikers" als Orientierung und Handlungsrepertoire übernehmen (müssen), werden diese Fragen zu Recht auch niedergelassenen Ärzten gestellt. In den verschiedenen Ansätzen der Gesundheitserziehung hat sich dieser Sachverhalt ebenfalls als besonders hinderlich bzw. wirkungsmindernd herausgestellt: Die Empfehlungen für gesundheitsgerechtes Handeln im Alltag knüpfen weder an die Alltagserfahrungen und -routinen noch an die allgemeinen Prinzipien der Alltagsgestaltung und ihrer Zwänge in der Bevölkerung an. Damit ist ihre Unwirksamkeit in der praktischen Durchführung weitgehend vorprogrammiert.[12]

Für die Qualität ärztlicher Beratung und Behandlung spielt die Wahrnehmung und Berücksichtigung dieser alltäglichen Gesundheitsselbsthilfe also in zweierlei Hinsicht eine zentrale Rolle: zum einen in der Gestaltung der Kontakte mit den Patienten, bei denen die Erfahrungen und Erwartungen der Patienten und ihres sozialen Umfeldes berücksichtigt werden müssen; zum anderen im Hinblick auf die Gestaltung von Informationen, Ratschlägen und Verordnungen; ihre Wirksamkeit ist wesentlich davon beeinflußt, ob der alltägliche Anwendungs- und Umsetzungsrahmen antizipierend berücksichtigt wurde[13]. Dabei ist es keinesfalls so, daß die zu beachtenden Sachverhalte immer sehr individualistisch ausgeprägt sind; die folgenden empirischen Ergebnisse[14] werden zeigen, daß durchaus charakteristische, für ganze Bevölkerungsgruppen zutreffende Rahmenbedingungen der Gesundheitsselbsthilfe existieren, die Anknüpfungspunkte für die ärztliche Behandlungspraxis liefern. Die folgenden Beispiele beschreiben zunächst einmal ein Spektrum von „einfachen" bis „komplizierten" Rahmenbedingungen, die ggf. als Bestandteil der Behandlungspraxis zu berücksichtigen sind:

- In Gesprächen über Erfahrungen der Bevölkerung mit Arztkontakten wird immer wieder darauf hingewiesen, daß die Ärzte die Situationsdefinition der Patienten (z. B. bei der Beschreibung von Beschwerden) *oft nicht ernst nehmen;* sie suchen sich diejenigen Symptome heraus, die sich zu bestimmten Diagnosen verdichten lassen. Andere Mitteilungen der Patienten bleiben oft unbeachtet. Das vermittelt den Patienten das Gefühl, nicht ernstgenommen zu werden; ihre Aussagen werden nicht als „authentisch" angesehen. Abgesehen von den Motivations- und Einstellungsproblemen, die damit verknüpft sind, ergeben sich von Fall zu Fall auch gravierende Konsequenzen für die Diagnose: So berichtet z. B. im Rahmen von Intensivinterviews eine Gesprächspartnerin, daß sie 4 Wochen lang mit einem angebrochenen Halswirbel herumgelaufen ist, weil ihr Arzt bestimmte Mitteilungen über ihre Beschwerden nicht aufgegriffen und in seine Überlegungen einbezogen hatte.
- Verschiedene befragte Personen beklagen die Tatsache, daß sie keine Gelegenheit haben, über ihre alltäglichen Selbsthilfeaktivitäten zu sprechen, oder bei ihren konkreten Schilderungen *keine bewertenden Reaktionen der Ärzte* erhalten; sie werden dadurch oft verunsichert, d. h. sie wissen nicht mehr, ob sie noch an dieser Selbsthilfeaktivität (insbesondere im präventiven Bereich) festhalten sollen, und geben es nach gewisser Zeit dann auch auf.
- Eine befragte Hausfrau klagt über Schmerzen im Arm, mit dem sie trotz Verband und eingeschränkter Bewegungsfähigkeit fast alle Hausarbeiten durchführt; im Gespräch wird deutlich, daß sie – wie übrigens viele andere befragte Ehefrauen/ Mütter – der Auffassung ist, daß sie *nicht krank sein dürfe.* Zwischen der Notwendigkeit, ihre Verletzung auszukurieren, und den Zwängen im Alltag (der alltäglichen Hausarbeit) entscheidet sie sich stets für die Pflichterfüllung. Sie kommentiert diese Situation mit dem Hinweis: „Wenn doch der Arzt mir den Arm eingegipst hätte, dann wäre ich ja *gezwungen* gewesen, bestimmte Hausarbeiten, die mir jetzt Schwierigkeiten und Schmerzen verursachen, zu unterlassen." Ein vergleichbarer Fall ist im Rahmen unserer Erhebungen bekannt geworden, in dem der Arzt, aus Kenntnis der Alltagszwänge und der damit verbundenen Tätigkeitserfordernisse, bewußt „zum Gips" gegriffen hat, um die Heilungschancen für die betreffende Person zu sichern.

Die Liste der Beispiele ließe sich beliebig verlängern. Beachtenswert ist hierbei, daß es durchaus auch Beispiele gibt, die zeigen, daß im Einzelfall oft spontan von den Ärzten die durch die Gesundheitsselbsthilfe gesetzten Voraussetzungen und Rahmenbedingungen wirksamen ärztlichen Handelns berücksichtigt werden. Um solche Einzelfälle zur *Normalität* in der medizinischen Beratung und Behandlung werden zu lassen, bedarf es jedoch einer *systematischen Aufarbeitung und einer bewußten Berücksichtigung dieser Sachverhalte.*
Vier allgemeine Orientierungspunkte für das ärztliche Handeln unter Bezugnahme auf die Selbst- und Laienhilfe im Alltag können hierfür zusammengefaßt werden:

1. Der Patient muß als Person mit (mehr oder weniger umfangreichen) Alltagserfahrungen ernstgenommen werden; seine *Authentizität* in der Darstellung von Alltagssituationen und insbesondere von Beschwerden und Beeinträchtigungen muß anerkannt werden.

2. Im Rahmen der Beratung und Behandlung von Patienten *muß an die im Alltag etablierten gesundheitsbezogenen und krankheitsbewältigenden Routinen angeknüpft werden*. Es muß möglich sein, daß die Patienten über diese Handlungsformen berichten und daß diese Handlungsformen *vom Arzt kritisch kommentiert werden*. Therapeutische Hinweise müssen zu solchen bisher vorhandenen Routinen ins Verhältnis gesetzt werden.
3. Den von den Patienten eingebrachten Situationsdeutungen und Begründungen im Hinblick auf gesundheits- und krankheitsbezogenes Handeln darf nicht einfach ein professionelles Kontrastprogramm, eine Expertenmeinung entgegengestellt werden. Die Sprachlosigkeit und Verständnislosigkeit der Patienten angesichts ärztlicher Termini und Argumentationsformen läßt sich nur dann auflösen, wenn es zu einer *gemeinsamen Umdeutung und Umformulierung der vom Patienten eingebrachten alltäglichen Deutungsmuster* kommt. Dies ist zugleich ein Teil *praktischer Gesundheitserziehung*, die im Rahmen der Arztpraxis geleistet werden kann.
4. Sowohl für die vorhersehbaren Schwierigkeiten der Arzt-Patienten-Kontakte als auch für die Möglichkeiten und Grenzen wirkungsvoller therapeutischer Maßnahmen ist *die Einbeziehung des sozialen Netzwerkes des jeweiligen Patienten* erforderlich. Da oft die Art und Weise, wie der Betroffene mit seinen Gesundheits- und Krankheitsproblemen umgeht, im wesentlichen von sozialen Bezugsgruppen (insbesondere aus Familie und Haushalt) bestimmt wird, ist die Berücksichtigung dieser Personen und ihrer Einflußmöglichkeiten auf die alltäglichen Gesundheitshandlungen erforderlich. Dies dürfte dazu beitragen helfen, die Schranken bei der Annahme von Hilfe durch Bezugsgruppen zu verringern, die Leistungsfähigkeit der sozialen Netzwerke als „hidden health care system" weiter zu sichern und vor allem zur rechten Zeit und in besonders kritischen Situationen zu aktivieren.

Um diese oder ähnliche Orientierungspunkte für das ärztliche Handeln in der täglichen Praxis wirksam werden zu lassen, bedarf es zusätzlicher inhaltlicher Bestimmungen dessen, welche Vorerfahrungen (aber auch Erfahrungsmängel) und welche Selbsthilfemöglichkeiten (aber auch welche Selbsthilfedefizite) die Bevölkerung in den Arztkontakt und die sich daraus ergebende Beratung und Behandlung einbringt[15]. Auch wenn dies immer wieder patientenspezifisch in Erfahrung gebracht werden muß, können übersichtartige empirische Untersuchungen doch den Informations- und Erwartungsrahmen der Ärzte erweitern und präzisieren helfen. Dazu soll die folgende Beschreibung der Selbsthilfeerfahrung in der Bevölkerung der Bundesrepublik beitragen.

Formen und Intensität der Gesundheitsselbsthilfe

Inhalt und Umfang der Gesundheitsselbsthilfe der Bevölkerung im Alltag sind nicht „offensichtlich", sondern oft nur mit großem Aufwand und erst auf der Grundlage eines Vertrauensverhältnisses in seinen vielfältigen Nuancen zu bestimmen. Dies gilt in der Bundesrepublik Deutschland nicht nur für die Praxis des Arztes, sondern auch für die diesbezüglichen wissenschaftlichen Untersuchungen. Dabei spielen folgende Sachverhalte eine wesentliche Rolle:

- Gesundheitsselbsthilfe berührt z.T. sensible Bereiche der *privaten* Lebensführung, wird also nur unter sehr eingeschränkten Bedingungen zum Gegenstand von Gesprächen und Informationsvermittlungen gemacht;
- Gesundheitsselbsthilfe im Alltag nimmt z.T. routinemäßig unbewußte Formen an; über sie zu sprechen setzt oft voraus, sich die alltäglichen Handlungsweisen erst bewußt zu machen;
- Gesundheitsselbsthilfe im Alltag ist lange Zeit als „dilettantische Laienaktivität" abqualifiziert worden, so daß die diesbezüglichen Handlungsrepertoires und Erfahrungen wenig beachtet und wenig bewußt sind;
- Gesundheitsselbsthilfe im Alltag ist in weiten Teilen eine Aktivität, die nicht ständig und täglich stattfindet, sondern die an bestimmte situative Anlässe und Rahmenbedingungen gebunden ist; über lange Zeitphasen hinweg kann also die Disposition der Bevölkerung zur Gesundheitsselbsthilfe *latent* bleiben, um dann aber in entscheidenden Momenten *aktiviert* zu werden; auch dies erschwert ihre systematische Dokumentation.

Die folgende systematisch-empirische Erfassung der Gesundheitsselbsthilfe im Alltag geht deshalb von den *bewußten* Erfahrungen[16] der Bevölkerung mit bestimmten Repertoires der Krankheitsbewältigung aus. Mit Hilfe eines vorgegebenen Katalogs von Aktivitäten werden Art und Ausmaß der diesbezüglichen Erfahrungen in der Bevölkerung erfaßt. Wie die Übersicht in Tabelle 1 zeigt, wurden 14 Formen krankheitsbezogener Selbsthilfe aufgeführt. Insgesamt zeigen diese Ergebnisse, daß *Gesundheitsselbsthilfe i. allg. eine „kulturelle Selbstverständlichkeit"* in unserer Gesellschaft darstellt. Alle Haushalte haben schon bestimmte Formen der Gesundheitsselbsthilfe durchgeführt. Bezieht man sich jedoch auf das konkrete Spektrum der diesbezüglichen Erfahrungen, so zeigen sich *große Unterschiede bzw. auch große Lücken* im Erfahrungshorizont der Bevölkerung[17].

Im Hinblick auf die krankheitsbezogenen Selbsthilfeformen sind die Erfahrungen allein deshalb unterschiedlich in der Bevölkerung verteilt, da sie vom Vorhandensein bestimmter Krankheitsbelastungen in der Familie bzw. im Haushalt abhängen[18]. So zeigt sich, daß in diesem Zusammenhang nur in 6% der Haushalte mehr als die Hälfte dieser krankheitsbezogenen Aktivitäten schon einmal verwirklicht wurde. Besonders *häufig* liegen folgende Erfahrungen vor: Besuche von kranken Haushaltsangehörigen im Krankenhaus (61%), nichtmedikamentöse Selbstbehandlung (57%) und besondere emotionale Zuwendung und Verständnis für die im Haushalt erkrankten Personen (49%). Besonders *selten* werden dagegen einschneidende Veränderungen von Lebensgewohnheiten, um die Genesung zu beschleunigen (19%) und zukunftssichernde Maßnahmen für Kranke und Behinderte ergreifen (8%) angegeben. Die Selbsthilfeerfahrungen der Bevölkerung wurden hier bewußt als erprobte Handlungsformen *im Haushalt* bzw. durch die Haushaltsmitglieder insgesamt erfaßt. Damit wird der oft unbeachteten Tatsache Rechnung getragen, daß die Leistungsfähigkeit der Gesundheitsselbsthilfe im Alltag sozialen Primärgruppen bzw. sozialen Netzwerken zugerechnet werden muß, nicht aber einzelnen Individuen[19]. Dieser Sachverhalt ist besonders sinnfällig beobachtbar bei der Entwicklung gesundheitsgerechten Verhaltens oder bei der Krankheitsbewältigung von Kindern und Jugendlichen. Es ist selbstverständlich, daß die Fähigkeit der Familie und hier insbesondere der Ehefrau/Mutter eine zentrale Rolle bei der

Tabelle 1. Formen krankheitsbezogener Selbsthilfe im Haushalt[a] (n = 2037 Haushalte)

	Ja, auch in 1980 %	Nicht in 1980, aber früher %	Nein, noch nicht %
1) Einnahme von Medikamenten, die nicht vom Arzt verschrieben wurden (Selbstmedikation)	34,0	9,7	56,1
2) Einnahme von Naturheilmitteln oder von Heilkräutern	29,4	8,2	62,2
3) Beten, daß die Krankheit vorüber geht	16,8	10,0	73,0
4) Nichtmedikamentöse Selbstbehandlung: z. B. Anlegen von Verbänden oder Säuberung von Wunden oder Selbstmassage usw.	36,9	19,7	43,2
5) Bewegungstraining, gymnastische Übungen oder autogenes Training	33,4	6,7	59,7
6) Einschneidende Veränderung von Lebensgewohnheiten, um die Genesung zu beschleunigen	9,8	8,5	81,3
7) Praktische gegenseitige Hilfe im Rahmen des HH: z. B. Grundpflegetätigkeiten bei bettlägerigen Kranken oder Verabreichen von Medikamenten oder Blutdruckmessen oder Verbandswechsel usw.	17,9	24,3	57,5
8) Besuche von kranken HH-Angehörigen im Krankenhaus	19,9	40,4	39,4
9) Besondere emotionale Zuwendung und Verständnis für die im HH erkrankten Personen: z. B. häufiger miteinander sprechen oder mehr Zeit für den Kranken haben usw.	20,9	27,4	51,3
10) Austausch von Ratschlägen, wo ein krankes HH-Mitglied kompetente Hilfe findet: z. B. Empfehlung von Ärzten oder Krankenhaus oder Beratungsstellen	13,5	22,9	63,0
11) Entlastung Kranker von Anforderungen des täglichen Lebens: z. B. Umorganisation von HH-Aktivitäten oder Neuverteilung der Hausarbeit usw.	11,4	19,2	69,3
12) Rücksichtnahme der ganzen Familie bei der Erkrankung eines Angehörigen: z. B. Vermeidung von Lärm oder Konsumverzicht, um dem Kranken das Nichtrauchen oder Diätessen zu erleichtern	15,6	25,3	59,1
13) Veränderung der häuslichen Umgebung bei bestimmten Symptomen: z. B. Zimmerluft befeuchten oder Wohnräume bes. warm oder kalt halten oder Wohnortwechsel usw.	12,6	15,0	72,3
14) Zukunftssichernde Maßnahmen für Kranke und Behinderte ergreifen: z. B. sich um einen geeigneten Arbeitsplatz für ein behindertes HH-Mitglied bemühen oder finanzielle Hilfen zur Verfügung stellen usw.	1,7	6,5	91,7

HH = Haushalt
[a] Die Frage lautete: „Als nächstes nenne ich Ihnen eine Reihe von Aktivitäten und Maßnahmen, die man ergreifen kann, um schon vorhandene Beschwerden oder Krankheiten zu mildern oder zu heilen. Bitte sagen Sie mir, ob und bei welchem Anlaß diese Maßnahmen in Ihrem Haushalt schon einmal durchgeführt wurden?"
(Die Prozentsummen pro Zeile addieren sich im Prinzip auf 100%; die Differenzen zu 100 ergeben sich durch „keine Antwort".)

Frage spielt, wie wirksam und erfolgreich mit solchen Situationen im Alltag umgegangen werden kann.

Unterstützung durch verschiedene Bezugspersonen

Die Leistungsfähigkeit der alltäglichen Selbsthilfe in Gesundheitsbelangen sowie die Möglichkeiten ärztlicher Beratung und Behandlung, an den Erfahrungen und Handlungsrepertoires der Bevölkerung anzuknüpfen, hängen in großem Maße von der Art und Intensität *zwischenmenschlicher Unterstützungsleistungen* ab[20]. Insofern ist es erforderlich, diesen *sozialen Aspekt der Gesundheitsselbsthilfe* genauer zu beschreiben. Die Ergebnisse einer Befragung aller Haushaltsmitglieder[21] zeigen zunächst, daß praktisch alle von ihnen im Hinblick auf Gesundheits- oder Krankheitsprobleme schon einmal Hilfe von anderen Personen (Nicht-Professionellen!) angenommen haben oder andere Personen selbst unterstützt haben. Zur „kulturellen Selbstverständlichkeit" gehören dabei hauptsächlich die individuelle Selbsthilfe (an sich und für sich selbst) sowie gegenseitige Hilfe im Rahmen des Familienhaushalts: Drei Viertel bzw. zwei Drittel der Befragten haben diese Formen von Gesundheitsselbsthilfe bereits durchgeführt – wobei allerdings die *Ehefrauen/Mütter den weitaus größten Teil der Hilfeleistungen für andere Familienmitglieder erbringen.*

Aber auch andere soziale Bezugspersonen werden in die alltägliche Bewältigung von Gesundheits- und Krankheitsproblemen einbezogen. Je geringer die soziale Distanz zu ihnen ist, um so größer ist die Intensität und Häufigkeit der in Anspruch genommenen oder selbst gewährten Hilfeleistungen. Von Freunden und Bekannten haben sich bisher 26% helfen lassen (43% haben Freunden und Bekannten schon einmal geholfen); von Nachbarn haben sich bisher nur 9% helfen lassen (13% der Befragten haben ihren Nachbarn schon einmal geholfen); auch bei Arbeitskollegen sind es nur 9%, die von ihnen schon einmal Hilfe in Anspruch genommen haben (16% der Befragten haben ihre Arbeitskollegen schon einmal unterstützt); an Selbsthilfegruppen haben sogar nur 3% der Befragten bisher teilgenommen.

Wo bisher Erfahrungen fehlen, besteht keineswegs eine strikte Ablehnung diesbezüglicher Hilfen: immerhin ein Drittel der Befragten wären bereit, Freunde, Nachbarn und Arbeitskollegen zu unterstützen oder an einer Selbsthilfegruppe teilzunehmen, wenn ein entsprechender Anlaß vorliegt. Dieser Teil der Bevölkerung läßt *ein bisher unausgeschöpftes Selbsthilfepotential* erkennen. Eine wichtige Ursache für die unterschiedliche Intensität, mit der die verschiedenen sozialen Bezugsgruppen in die Gesundheitsselbsthilfe einbezogen werden, liegt in dem *anlaßspezifischen Engagement von sozial entfernteren Bezugspersonen.* Während die Haushaltsmitglieder und teilweise auch die Verwandten als *funktional unspezifische* Helfer in Gesundheits- und Krankheitsbelangen angesehen werden können, helfen die haushalts*externen* und nichtverwandten Bezugspersonen eher anlaß- oder aufgabenspezifisch:

– bei Freunden und Bekannten sind es vor allem gemeinsame Freizeitaktivitäten, die der Gesundheit dienen;
– für Verwandte sind es Maßnahmen der Krankheitsfrüherkennung und prakti-

sche Hilfen bei der Krankheitsbewältigung sowie bei der alltagsbezogenen Entlastung kranker Haushaltsmitglieder (z. B. durch Hausarbeiten);
- bei Nachbarn spielt die situativ benötigte praktische Hilfeleistung im Krankheitsfall (Akuterkrankung, Unfallverletzungen, Krankenhaustransport und ähnliches) eine vorrangige Rolle.

Insgesamt kann man also von einem abgestuften System gesundheitsbezogener Hilfeleistungen im sozialen Netz einzelner Personen sprechen, wobei mit vergrößerter sozialer Distanz auch die Häufigkeit und Intensität der Hilfeleistungen abnimmt[22]. Anders ausgedrückt: die Voraussetzungen für eine gegenseitige Unterstützung werden mit wachsender sozialer Distanz immer nuancierter und spezifischer – vor allem wenn es sich um soziale Beziehungen handelt, die sich aufgrund ganz anderer Aktivitäten entwickelt haben, die also nicht wegen krankheitsbezogener Hilfeerfordernisse entwickelt wurden.

Mangel an Selbsthilfe(erfahrung) als Versorgungsproblem

Gesundheitsselbsthilfe – so zeigen diese Ergebnisse – ist, zumindest bezogen auf einen bestimmten kürzeren Bezugszeitraum, abhängig von bestimmten Anlässen, von bestimmten Situationen, in denen sie in Gang gebracht wird. Betrachtet man jedoch, wie hier geschehen, vor allem die kumulierten Erfahrungen einzelner Personen oder ganzer Haushalte, so lassen sich die unterschiedlichen Intensitäten der Selbsthilfereformen nicht allein aus dieser Anlaßbezogenheit erklären. Sowohl im Hinblick auf die alltägliche Bewältigung bestimmter (oft auch regelmäßig wiederkehrender) „Bagatell"-Erkrankungen (Erkältung etc.) oder kleiner Verletzungen als auch (vor allem) hinsichtlich der Maßnahmen zur Gesunderhaltung wird man von einer eher gleichmäßigen und kontinuierlichen Veranlassung der Bevölkerung zur gesundheitsbezogenen Tätigkeit sprechen müssen. Die beobachteten Unterschiede in der Breite und Intensität der Aktivitäten und Erfahrungen machen es sinnvoll und notwendig, von *Mängeln in der Gesundheitsselbsthilfe* bestimmter Bevölkerungskreise zu sprechen. Diese Mängel sind vor allem dann von Gewicht und gravierend in ihren Auswirkungen, wenn man berücksichtigt, daß es sich hauptsächlich um „konkurrenzloses Laienhandeln" handelt, das z.B. nicht durch professionelle Dienstleistungen ersetzt werden kann. *Auch die in Kooperation mit Ärzten und anderem Fachpersonal verwirklichte Gesunderhaltung und Krankheitsbewältigung kann nicht ohne Nachteil auf die Aktivierung der Gesundheitsselbsthilfe verzichten.*

Dies veranlaßt zu der Frage, in welcher Häufigkeit und bei welchen Bevölkerungsgruppen diese Selbsthilfemängel auftreten. Die Forschungsergebnisse zeigen, daß man etwa von 15% der Bevölkerung sprechen kann, die insofern als „selbsthilfebezogene Risikogruppen" bezeichnet werden können, als sie überproportional wenig Erfahrungen mit alltäglicher Selbsthilfe haben, geringe Unterstützung durch ihre sozialen Bezugspersonen erhalten und ausgesprochen wenig Bereitschaft zeigen, Hilfe von anderen Personen anzunehmen. Überproportional repräsentiert sind in dieser Gruppe die *Einpersonenhaushalte,* die Zweipersonenhaushalte *(Ehepartner ohne Kinder), Haushalte mit extrem geringem Einkommen* sowie Haushalte, in denen der Haushaltungsvorstand entweder keine oder überwiegend technische Berufsausbildungen aufweist. Dies sind zwar nur grobe Anhaltspunkte, sie erlauben jedoch eine Anknüpfung für ein besonderes ärztliches Bemühen um die Fortentwicklung oder die Kompensation der alltäglichen Gesundheitsselbsthilfe. Dies kann beispielsweise durch die Gesundheitserziehung, durch spezifische Netzwerkförderung oder allgemein durch die Informations- und Beratungstätigkeit der Ärzte und anderer professioneller Gruppen des Medizinsystems geschehen.

Motive und Einstellungen zur Inanspruchnahme ärztlicher Behandlung

Die alltägliche Gesundheitsselbsthilfe umfaßt jedoch nicht nur individuelle und soziale Formen der Gesunderhaltung und Krankheitsbewältigung – sei es im Vorfeld, parallel oder nach der ärztlichen Behandlung –, sondern auch *spezifische Überlegungen und dezidierte Entscheidungsprozesse bezüglich der Inanspruchnahme professioneller Dienstleistungen*. Auch hierbei spielen oftmals die Informationen, Ratschläge und vor allem die normativen Erwartungen und die soziale Kontrolle der verschiedenen Bezugspersonen eine wesentliche Rolle[23]. Sie sind vielfach der ausschlaggebende Faktor bei der Entscheidung und Handlung der betroffenen Personen – selbst wenn diese in ihrem Handlungs- und Urteilsvermögen durch die Krankheit nicht beeinträchtigt sind.

Wichtige Auswirkungen auf die Nutzungsbereitschaft professioneller Dienstleistungen hat der Begriff von Krankheit oder Gesundheit, der von den betroffenen Personen als Grundlage des eigenen Handelns benutzt wird. Die Untersuchung des vorliegenden Materials hat folgendes *Auffassungsspektrum* ergeben:

- Gesundheit bzw. Krankheit wird als unabweisliches Schicksal gesehen, das nicht wesentlich beeinflußt werden kann;
- Gesundheit bzw. Krankheit wird als vorgegeben, aber als Glückssache angesehen, als Bestandteil eines Lotteriespiels, bei dem mehrmals „gespielt" werden kann und muß;
- es wird eine bedingte Beeinflußbarkeit der Gesundheit bzw. der Krankheitsbewältigung angenommen, wobei dies im wesentlichen mit den Leistungsmöglichkeiten des Medizinsystems verknüpft ist: Gesundheit nur soweit das Medizinsystem dafür garantieren kann;
- Gesundheit ist etwas, was man sich individuell erarbeiten kann und verdienen muß (ebenso hat man seine Krankheit „verdient").

Von dieser Grundorientierung hängt es wesentlich ab, wie aktiv die betreffende Person sich selbst um die eigene Krankheitsbewältigung bemüht und in welcher Intensität und mit welchen Erwartungen sie auf ärztliche Beratung bzw. Behandlung zurückgreift.

Dies kann durch einige Detailergebnisse der Untersuchung ergänzt werden. Die Tabellen 2 und 3 zeigen zunächst die Bedeutung von situativen Gegebenheiten im Alltag, die – aus Sicht der Befragten – zur Durchführung eines Arztbesuches veranlassen (sollten). Am häufigsten wird die Symptomatik (plötzlich starke Schmerzen oder Fieber) – von 89% der Befragten – als sehr wichtiger oder wichtiger Anlaß für einen Arztbesuch angegeben; beachtenswert ist hierbei, daß immerhin noch 11% dieses nicht für einen zwingenden Grund halten, den Arzt aufzusuchen. Sehr unter-

Tabelle 2. Einstellungen zur Durchführung eines Arztbesuches[a]

Es gibt unterschiedliche Bedingungen und Motive dafür, daß man einen Arzt aufsucht. Welches sind für Sie persönlich die wichtigsten Motive und Anlässe?				
Bitte kreisen Sie für jede Aussage ein, wie wichtig sie Ihnen als Grund für einen Arztbesuch wäre.	Sehr wichtiger Grund für Arztbesuch (%)	Wichtiger Grund für Arztbesuch (%)	Schwacher Grund für Arztbesuch (%)	Kein Grund für Arztbesuch (%)
1) Man hat plötzlich starke Schmerzen oder Fieber	54,7	33,3	8,6	2,6
2) Man möchte sich mit jemanden über seine Sorgen aussprechen	2,7	7,3	21,1	66,8
3) Der Arzt gibt einem die Sicherheit, daß eine Beschwerde nichts wirklich „Ernstes" ist	15,4	25,2	29,4	18,5
4) Die Angehörigen und Verwandten unterstützen einen nicht bei der Bewältigung von Beschwerden und Krankheiten	6,5	17,7	31,7	41,3
5) Der Arzt nimmt einem die Verantwortung für die Linderung und Bewältigung der Krankheit ab	12,1	26,1	31,6	28,2
6) Der Arzt ist besonders befugt, krankheits- und gesundheitsbezogene Bescheinigungen auszustellen	25,1	35,0	22,3	15,8

[a] n = 3712 (schriftliche Befragung der Haushaltsmitglieder von 2037 Haushalten). Die Prozentzahlen addieren sich auf jeder Zeile im Prinzip auf 100%; Differenzen zu 100 ergeben sich aus „Keine Antwort".

schiedlich beurteilt werden dagegen alle anderen Argumente, die zu einem Arztbesuch führen könnten. Die Arbeitsunfähigkeitsbescheinigung (mit 60%) und die gesicherte Diagnose (mit etwa 50%) sind dabei noch am stärksten vertreten. Daß Ärzte nicht ohne weiteres als Ersatz für Selbsthilfeleistungen unter Angehörigen und Verwandten angesehen werden, zeigt das vierte Item: nur etwa 24% der Befragten sehen dies als sehr wichtigen oder wichtigen Grund für einen Arztbesuch an. Auch die Vermutung, daß der Arzt im Sinne eines „Reparaturbetriebes" die Verantwortung für die Krankheitsbewältigung dem Patienten abnimmt, ist mit 38% sehr viel weniger bestätigt, als dies aufgrund bestimmter Vermutungen über das Image des Medizinbetriebes erwartet werden konnte. Beachtenswert ist schließlich auch die Tatsache, daß der Arztbesuch in nur sehr geringem Maße eine Möglichkeit darstellt, sich über Sorgen auszusprechen – womit u. U. wichtige Elemente der gesund-

Tabelle 3. Einstellungen zur Inanspruchnahme medizinischer Dienstleistungen[a]

Es gibt mittlerweile eine große Zahl von Personen, die bewußt *vermeiden,* medizinische Dienstleistungen durch Ärzte, Gesundheitsämter, Krankenhäuser usw. in Anspruch zu nehmen. Stattdessen versuchen sie, sich innerhalb der Familie und Verwandtschaft oder auch in Selbsthilfegruppen zu helfen. Für dieses Verhalten werden die unterschiedlichsten Gründe angegeben.

In welchem Maße halten Sie die folgenden Gründe, die gegen die Inanspruchnahme medizinischer Dienstleistungen sprechen, für überzeugend?	Als Grund für die Vermeidung medizinischer Dienstleistungen:			
	sehr überzeugend (%)	überzeugend (%)	wenig überzeugend (%)	nicht überzeugend (%)
1) Die Versorgung mit Ärzten und medizinischen Einrichtungen hier am Ort reicht nicht aus	7,2	14,6	27,4	49,5
2) Selbst wenn man einen Arzt in der Nähe wohnen hat, nützt das so lange nicht, wie er sich zu wenig Zeit für ausführliche Gespräche und verständliche Erläuterungen nimmt	13,0	33,2	32,1	20,2
3) Mit den Vorschlägen und Entscheidungen der Ärzte macht man zu oft schlechte Erfahrungen	4,1	16,9	43,3	34,1
4) Es ist wesentlich besser, wenn man von den Personen unterstützt wird, die man mag und die einen ebenfalls mögen	9,9	24,6	31,1	32,5
5) Es ist besser, man holt sich Rat bei Personen, die selbst von der gleichen Krankheit oder Behinderung betroffen sind	4,0	18,7	35,5	40,3
6) Personen, die man ins Krankenhaus geschickt hat, kommen oft kränker wieder heraus, als sie es vorher waren	4,8	12,9	35,2	45,4
7) Es ist besser, mit natürlichen Heilmethoden und Heilkräutern behandelt zu werden als mit Tabletten und großem medizinischen Gerät	9,1	22,4	36,2	30,9

[a] n = 3712 (schriftliche Befragung der Haushaltsmitglieder von 2037 Haushalten). Die Prozentzahlen addieren sich auf jeder Zeile im Prinzip auf 100%; Differenzen zu 100 ergeben sich aus „Keine Antwort".

heitlichen Belastung der Patienten unerwähnt bleiben und nicht in die Diagnose- und Behandlungsüberlegungen der Ärzte einfließen (können).

Als Kontrast ist die zweite Fragestellung anzusehen, wenngleich man keine spiegelbildlichen Ergebnisse erwarten muß. Hier wird nach den Gründen gefragt, die zu einer Vermeidung der Inanspruchnahme medizinischer Dienstleistungen führen könnten. Die damit ausgedrückte Kritik an der Leistung medizinischer Dienste wird nur sehr zurückhaltend aufgegriffen und in den Antworten bestätigt. Am nächsten an die 50%-Zustimmung kommt das zweite Argument, die Tatsache, daß die Ärzte für ausführliche Gespräche und verständliche Erklärungen nicht genug Zeit haben oder nicht genug Engagement zeigen. Das charakteristische Argument für die Nutzung von Gesundheitsselbsthilfe - insbesondere in Form der Selbsthilfegruppen - wird im Item 5 nur von knapp 23% der Befragten unterstützt. Immerhin ein Drittel der Befragten folgen dem Argument, daß natürliche Heilmethoden und Heilkräuter besser seien als Tabletten und großes medizinisches Gerät. Wenngleich nicht dramatisch, so ist doch die Zahl von 20% der Befragten beachtenswert, die zustimmen, daß man mit den Vorschlägen und Entscheidungen der Ärzte oft schlechte Erfahrungen macht.

Dies alles bedeutet zwar nicht, daß die betreffenden Personen in jeder entsprechenden Situation gemäß diesen Einstellungen handeln, doch ergeben sich daraus wichtige grundsätzliche Anhaltspunkte für die Motivationslage der Bevölkerung, wenn sie sich für oder gegen eine Inanspruchnahme ärztlicher Leistungen entscheiden muß. Zu beachten ist in diesem Zusammenhang auch, daß oft nicht die Urteile der direkt betroffenen Personen entscheidend für das weitere Handeln im Alltag sind, sondern daß verschiedene Bezugspersonen oder Bezugsgruppen eine wichtige Rolle bei der Entscheidungsfindung spielen (können); in der Grundtendenz gilt: *Familienmitglieder „bremsen" eher, während Freunde und Bekannte eher „drängen", wenn es um die Entscheidung zum Arztbesuch geht*[24].

Gesundheitsselbsthilfe der Bevölkerung trägt quantitativ und qualitativ wesentlich zur Gesundheitssicherung in der Bundesrepublik bei. Die Kenntnis von Selbsthilfefähigkeiten und -mängeln kann als eine Voraussetzung für die wirksame Gesundheitsaufklärung und die patientenorientierte Behandlung durch den Hausarzt angesehen werden.

Anmerkungen zum Text

(1) Levin LS, Idler EL (1981) The hidden health care system: Mediating structures and medicine. Ballinger Cambridge, Mass.
(2) Diese Diskussion wird hier nicht im Detail aufgegriffen und wiederholt, da es sich nicht um eine Beschreibung der Arzt-Patienten-Kontakte handelt. Vgl. die zusammenfassenden Darstellungen bei: Cartwright A (1967) Patients and their doctors. A study of general practice. Routledge & Kegan, Londen; Balint E, Norell JS (1977) Fünf Minuten pro Patient. Suhrkamp, Frankfurt a.M. Lüth P (1974) Sprechende und stumme Medizin. Herder & Herder, Frankfurt a.M.
(3) Dabei handelt es sich um eine repräsentative Haushaltsbefragung für die Bundesrepublik Deutschland. Es wurde ein mündliches Interview pro Haushalt (n=2037) sowie zusätzlich mit allen Haushaltsmitgliedern (über 15 Jahre) eine schriftliche Befragung durchgeführt (n=3712). Aus den Haushalten wurde ein Subsample gebildet (n=84). In diesen Haushalten wurden ein Jahr lang weitere intensive Gespräche geführt und ergänzende quantifizierende Daten erhoben. Im Mittelpunkt aller Erhebungen standen die Erfahrungen mit der Gesundheitsselbsthilfe, das eigene Gesundheitsverhalten, die Beurteilung medizinischer Infrastruktur und Dienstleistungen, das Inanspruchnahmeverhalten. Die bisher vorliegenden Forschungsergebnisse wurden in drei Publikationen zusammengefaßt, die auch als Vertiefung der folgenden Ausführungen benutzt werden

können: Im ersten Band (Breitkopf et al, 1980: Selbsthilfe in Gesundheitswesen: Einstellungen, Verhalten und strukturelle Rahmenbedingungen. Kleine, Bielefeld) wird der internationale Forschungsstand für das Thema zusammengefaßt. Der zweite Band (Grunow D et al., 1983: Gesundheitsselbsthilfe im Alltag. Enke, Stuttgart) enthält die wichtigsten Ergebnisse der repräsentativen Haushalts-Befragung. Der dritte Band (Grunow D, Breitkopf H, Grunow-Lutter V 1984: Gesundheitsselbsthilfe durch Laien. Erfahrungen, Motive, Kompetenzen. Kleine, Bielefeld) enthält erste Ergebnisse aus der qualitativen Intensivstudie.

(4) Vgl. McKeown T (1982): Die Bedeutung der Medizin. Suhrkamp, Frankfurt a. M. sowie Badura B (1981) Soziale Unterstützung und chronische Krankheit. Suhrkamp, Frankfurt a. M.

(5) Vgl. statt anderer: Kickbusch I (1979) Laiensystem und Krankheit. Konzepte und Befunde aus den USA und Großbritannien. In: Medizin, Mensch, Gesellschaft, Jg 4, S 2-8; kritisch zu neueren Entwicklungen: Groß P (1981) Selbsthilfegruppen im Gesundheitswesen. In: Medizin, Mensch, Gesellschaft, Jg 6, S 158-163.

(6) Vgl. hierzu auch Frey J (1978) A new approach to medicine. Principles and priorities in health care. Lancaster: MTP Press; Dean K (1981) Self care responses to illness. A selected review. Soc Sci Med 15 A: 673-687.

(7) Diese Feststellung kann zwar als „Selbstverständlichkeit" gelten, die wissenschaftliche und praktische Umsetzung ist jedoch unzureichend. Zum einen werden die Voraussetzungen zu schematisch erfaßt und weisen deshalb eine geringe Erklärungskraft auf: z. B. das „health belief model" (Becker MH, 1974: The health belief model and sick role behavior. In: Health Educ Monogr 2: 409-419; oder der Schichtansatz (Cartwright A, O'Brien M, 1976: Social class variations in health care and in the nature of general practice consultations. Sociol Rev Monograph 22). Zum anderen sind neuere Konzepte, die diese Mängel auszugleichen versuchen, empirisch bisher kaum gefüllt: z. B. das Lebensweisenkonzept, das seit einigen Jahren in der WHO-Diskussion eine wichtige Rolle spielt (vgl. dazu Europäische Monographien zur Forschung und Gesundheitserziehung, Heft 5, BZgA, Köln 1983). In eine ähnliche Richtung zielen unsere eigenen Arbeiten, wobei aber die empirische Fundierung eine zentrale Bedeutung hat.

(8) Vgl. dazu McKinlay JB (1975) Who is really ignorant: Physician or patient? Health Soc Behav 16: 3-11. Bisher ging es überwiegend nur darum, dem Patienten die Sichtweise des Arztes „nahezubringen", so daß er zu einer konformen Situationsbeschreibung kommt. Diese „konforme" Sicht wird dabei unhinterfragt als „richtige" Situationsbeschreibung angesehen (vgl. z. B. Boettcher KW 1976: Erhebungen über den Gesundheitszustand alter Menschen: Subjektive Urteile und objektive Befunde. Med Welt 27: 2206-2212). Im folgenden versuchen wir zu begründen, daß eine solche Auffassung die Kommunikationsprobleme beim Arztkontakt verringert, aber gleichzeitig die sog. Compliance-Probleme verschärft und zu unzureichender Behandlung sowie zu Unzufriedenheit der Patienten führen kann.

(9) Vgl. dazu Ahrens S (1978) Ergebnisse einer empirischen Untersuchung. Gespräche zwischen Arzt und Langzeitpatient in der Allgemeinpraxis. Prakt Arzt 15: 802-810; Dubach UL, Rechenberg KN von (1977) Krankheitsverständnis und Patienten-Arzt-Beziehung in der Ambulanz. Dtsch Med Wochenschr 102: 1239-1244.

(10) Dabei handelt es sich um das vielerörterte „Compliance"-Problem, d. h. die Bereitschaft des Patienten, ärztlichen Anweisungen zu folgen: vgl. z. B. die Übersichten bei Lasagna L (Hrsg) (1976) Patient Compliance. Futura, Mount Kisco. Auf die besondere Bedeutung des „Krankheitsgewinns" auch als Motiv für „Non-Compliance" oder „ungesundes" Leben weisen hin: Horn K et al. (1981) Gesundheitsverhalten und Krankheitsgewinn. Westdeutscher Verlag, Opladen.

(11) Siegrist J (1977) Empirische Untersuchungen zu Kommunikationsprozessen bei Visiten. Öster Z Soziol 3/4: 6-15.

(12) Hierzu wurden von uns ausführliche Analysen durchgeführt: Dahme HJ, Grunow D (1983) Persuasive Programme als Steuerungsinstrument des Wohlfahrtsstaates. Kleine, Bielefeld.
(13) So auch: Wattenberg K (1975) Das psycho-soziale Vorfeld des therapeutischen Gesprächs in der Allgemeinpraxis. Z Allgemeinmed 51: 459-461
(14) Zunächst sind es Fallbeispiele aus den qualitativen Intensivinterviews.
(15) Im Gegensatz zu den vielfältigen Untersuchungen zum Arzt-Patientnkontakt und zur Compliance ist dieser Bereich bisher sehr wenig empirisch untersucht; es sind hauptsächlich Standardumfragen der BZgA für die Bundesrepublik verfügbar.
(16) Das bedeutet, daß sie bestimmten Handlungen einen gesundheits- oder krankheitsbezogenen Sinn zuordnen („etwas für die Gesundheit tun"); die bestimmten Handlungen können jedoch auch als Routine (ohne besonderen Sinn) oder als Handlungen mit einem anderen Sinn (z. B. Geselligkeit, Freizeitbeschäftigung etc.) auftreten. Erhebungen, die nur die Handlungen abfragen, ohne Sinn und Zweck zu berücksichtigen, kommen deshalb oft zu höheren Zahlenangaben für das alltägliche Gesundheitsverhalten.
(17) Die Unterschiede lassen sich am besten durch *mikrosoziale* Merkmale (wie Haushaltsgröße, Familienkohäsion, Sozialkontakte) und durch Merkmale der Lebensphase und des Familienzyklus erklären; sowohl schichtspezifische als auch individualpsychologische Kategorien tragen kaum zur Erklärung der Unterschiede bei. (Vgl. dazu ausführlich Grunow D et al. (1983) a. a. O.; sowie Engfer R, Grunow D (1986) Gesundheitsselbsthilfe im Lebenslauf. In: Kaufmann FX (Hrsg) Staat, Intermediäre Instanzen und Selbsthilfe. Oldenbourg, München.
(18) Vgl. hierzu aus unserer Erhebung: Grunow-Lutter V (1984) Krankheiten und Beschwerden in den Haushalten der Bundesrepublik. In: Medizin, Mensch, Gesellschaft Jg 9, H 3, S 208-216 und H 4, S 272-279.
(19) Vgl. hierzu die grundlegende Arbeit von Pratt LV (1976) Family structure and effective health behavior: The energized family. Houghton Mifflin, Boston.
(20) Vgl. zusammenfassend: Badura B (1981) Zur sozialepidemiologischen Bedeutung sozialer Bindung und Unterstützung. In: Badura (Hrsg) (1981) a. a. O., S 13-29; Barsky AJ (1976) Patient heal thyself. Chron Dis 29: 585-597.
(21) Vgl. Anmerkung 3.
(22) Vgl. dazu vergleichbare Ergebnisse bei Salloway JC, Dillon P (1973) A comparison of family networks and friend networks in health care utilization. J Comp Family Studies 4: 131-142; Thorbecke R (1975) Bewältigung von Krankheitsepisoden in der Familie. In: Ritter-Roehr (Hrsg): Der Arzt, sein Patient und die Gesellschaft. Suhrkamp, Frankfurt a. M., S 52-111.
(23) Vgl. Anmerkungen 9, 13 und 22.
(24) Vgl. Litman TJ (1974) The family as basic unit in health and medical care. Soc Sci Med 8: 495-519; Booth A, Babchuk N (1972) Seeking health care from new resources. J Health Soc Behav 13: 80-99. Dabei darf nicht übersehen werden, daß die Informationen und Anforderungen aus Familie und Freundeskreis nur ein begrenztes Element aus einem komplexen Wirkungszusammenhang darstellt (vgl. Hendel-Kramer A, Siegrist J, 1979: Soziale und psychische Determinanten des Krankheitsverhaltens. In: Siegrist J (Hrsg) Wege zum Arzt. Urban & Schwarzenberg, München S 24-55).

7 Der Kranke, der Arzt und das Gesundheitswesen

> Ich halte dafür, daß das einzige Ziel der Wissenschaft darin besteht,
> die Mühseligkeiten der menschlichen Existenz zu erleichtern.
>
> Bertolt Brecht

7.1 Wie reagiert der Arzt? Sozialisation der Betroffenheit des Arztes

D. Dieckhoff

Die Reaktionen des Arztes im Angesicht des Schicksals seines Kranken spiegeln die Betroffenheit des Arztes wider, geben aber auch ein Bild von den Vorstellungen des Arztes darüber, was seine Patienten von ihm erwarten. Nur eine Differenzierung der in ihn gesetzten Rollenerwartungen befähigt den Arzt zu einer Konformität mit den Vorstellungen und Bedürfnissen seiner Patienten, ohne sie pauschal als angemessen zu akzeptieren oder für sich zu übernehmen.

Die im Publikum verwurzelte Erwartung in die Arztrolle weist dem Arzt noch immer die überlieferten stereotypen Verhaltensmuster zu, nämlich den Wunsch, im Arzt ein „idealisiertes Objekt", einen „allmächtigen Vater" zu sehen; nach verschiedenen Untersuchungen haben die Patienten auch in der heutigen Zeit das Bedürfnis, sich „einer anerkannten und kompetenten Autorität anvertrauen zu können, die es gut mit ihnen meint, wie ein Vater" (Beckmann u. Scheer 1976).

Der Arzt selbst allerdings vermag sich keineswegs als der Idealmensch zu sehen, als welchen ihn das Bedürfnis der Patienten phantasiert. Die Ergebnisse von Befragungsstudien über die Selbstwahrnehmung von Ärzten divergieren allerdings etwas, nach Geissler (1964) und Sager et al. (1979) stehen die Ärzte ihrer Arbeit offensichtlich eher selbstkritisch gegenüber und genießen nach eigener Erkenntnis keine zusätzliche soziale Anerkennung; auf den Selbsteinschätzungsskalen der Ärzte datiert in der Dimension „positive soziale Resonanz" das Item „beliebt" an 5. Stelle hinter dem Item „Tüchtigkeit". Ärzte fühlen sich im Kontakt mit dem Kranken nicht als dominierend, auch ihr persönliches Selbstgefühl bewerten sie nicht höher, als sie es vergleichbaren akademischen Berufen zugestehen. Ein anderes Bild zeichnet Koch (1972); nach seiner Studie unterscheiden sich die Ärzte in ihrem Selbstbild nicht so sehr von dem idealisierten Bild, das sich die Patienten von ihnen machen. Ärzte sehen sich als „aktiv", „ernst", „klar" und „geordnet", in hohem Maß als „friedlich", „gesund", „nüchtern" und „hilfsbereit". In einzelnen Items – z.B. „aktiv", „klar", „geordnet", „beweglich", „frisch", „vergnügt", „stark" – bleibt das Selbstbild nicht unerheblich hinter dem inkorporierten Wunschbild zurück; möglicherweise lassen sich diese Diskrepanzen auf eine Befähigung zu mehr Nüchternheit bei der Einschätzung der praktischen Realität zurückführen. In der täglichen Praxis kann sich der Arzt vielfach nicht nach seinem freien Willen, nach seinem „Idealbild" verhalten, vielmehr muß er sich häufig infolge seiner Abhängigkeit von äußeren Bedingungen mit unerwünschten Gegebenheiten arrangieren.

Die von Ärzten akklamierten Items auf der Selbsteinschätzungsskala weisen auf einen auffallenden Widerspruch zwischen der beruflichen Realität und der von ihnen antizipierten idealisierten Form der Selbstverwirklichung. Sie beanspruchen für sich intakte Verhältnisse, Ordnung und Klarheit, sind jedoch genötigt, ihr Tagewerk mit zerstörten Verhältnissen, mit kranken Menschen, mit seelischen und körperlichen Gebrechen zu bestehen. Im Umgang mit ihrer beruflichen Gewalt erachten sie sich als aktiv und leistungsfähig und müssen sich dennoch beim Ringen mit der Krankheit stetig von neuem ihr Unterliegen gegen die Gewalt der Natur eingestehen. Kürzlich wurde in einer Studie als emotionaler Hauptbelastungsfaktor des ärztlichen Berufs an 2. Stelle die psychische Beanspruchung durch medizinische Extremsituationen genannt (Pittner et al. 1985). Nicht die Verfestigung der beruflichen Routine befreit aus diesem Zwiespalt, sondern eine Neuorientierung der ärztlichen Aufmerksamkeit von den emotionsbestimmten sachlichen Inhalten der Krankheit fort *auf die Gesamterscheinung der Persönlichkeit des Kranken hin,* in dessen Gesamtbild die Krankheit für den Arzt den Rang einer strukturellen Teilerscheinung einnimmt.

Erwartung des Patienten

Wenn die Patienten davon überzeugt sind, daß die Ärzte in sozialer Beziehung Macht über sie haben, die über die Wände des Sprechzimmers hinausgeht, und insgeheim medizinische und menschliche Allmacht der Ärzte voraussetzen, so entspricht diese phantasierte Autorität ihrem Bedürfnis nach einer neutralen und empfänglichen Person, die ihnen Befreiung von ihrem Leiden verspricht und ihnen einen Raum bietet, in dem sie ohne Gefahr einer Verletzung Schwäche zeigen können. Gleichzeitig sind die Erwartungen des Kranken angstbesetzt, denn mit ihnen ist persönliche Abhängigkeit, Konfrontation mit schmerzhaften Realitäten, also eine nicht begrenzbare Selbstoffenbarung verbunden, in der sich der Kranke seiner Verletzbarkeit vergegenwärtigt sieht. Besonders im Kontakt mit abhängigen und suggestiblen Patienten engen die mit der Attributierung von Allmacht verbundenen Erwartungen den Verhaltensspielraum des Arztes erheblich ein. Alle Spielarten der Interaktion, die Enge der persönlichen Zuwendung, das Ausmaß der therapeutischen Beziehung, laufen Gefahr unter den Zwang der Erwartungseinstellungen des Patienten zu geraten.

Die bisher unangetastete Parole der medizinischen Ausbildung, daß jede Art von Gesundheitsstörung zu konkretem Handeln verpflichtet, macht es dem jungen Arzt schwer, eine Verhaltensalternative, nämlich die der Beobachtung des Kranken, an den Anfang seiner Aktivität zu stellen; vermutet er doch auch mit Recht, daß der Patient von ihm Anzeichen einer konkreten Tätigkeit erwartet (Freidson 1970). Ein Wandel der Denkweise setzt sich nur langsam bei Ärzten und Laien durch, auch unter dem Einfluß der Erkenntnis, daß den Selbstheilungskräften des Körpers eine größere Wirksamkeit als erwartet zukommt. Gefördert wird sie dadurch, daß die jungen Kollegen während ihrer Weiterbildungszeit in der ambulanten Praxis die praktischen Erfahrungen von ihren Weiterbildern vermittelt bekommen.

Die Mehrzahl der Mitglieder der heutigen Ärztegeneration, von denen viele erst nach längerer Tägigkeit in sozialen Berufen das medizinische Studium beginnen konnten, lehnt – in Übereinstimmung mit terminierenden Tendenzen in der Rechtsprechung – eine Ausdehnung des ärztlichen Einflusses auf den Patienten über die Bedingungen für den Vollzug des therapeutischen Auftrags hinaus ab. Die Zunahme von Konflikten an der Grenze zwischen Macht und Machtlosigkeit in der Medizin, das Versagen von scheinbar verläßlichen Denkmodellen und Handlungsformen haben das Gefühl der Überlegenheit gegenüber dem Hilfesuchenden zerstört und dem Arzt die Motive genommen, bewußt oder unbewußt die „Aura" des eigenen Selbsts als Wirkungsinstanz in die Beziehung zum Patienten einzusetzen. Statt dessen erkennt und nutzt die neue Generation von Ärzten die Bedeutung der Integration des Patienten (s. auch 8.1.1).

Der Hausarzt als Stabilisator und Integrator

Der Hausarzt sieht den körperlichen und psychischen Zustand des Kranken in enger Verflechtung mit dessen sozialer Wirklichkeit, sein Blickfeld umfaßt die innere und äußere Wirklichkeit des Kranken in der Veränderung, die sie für den Kranken durch Leid und Entbehrung erfahren hat. Das Gefüge dieser Wirklichkeit ist für den Arzt die Grundlage für eine individuelle, aus der Persönlichkeit des Kranken erwachsende Deutung seines Krankseins.

Dem Hausarzt fällt unter allen betreuenden Ärzten des Patienten im Konfliktfall die Rolle des *Stabilisators und Integrators* zu; sein vorwiegend synthetisches Handlungsverständnis ordnet das Kranksein in ein ganzheitliches Konzept, in dem die Persönlichkeit des Patienten und seine individuelle Umwelt eine funktionelle Einheit bilden. Infolge der Vielgestaltigkeit der Teilzustände dieser Wirklichkeit des Kranken bedarf der Arzt des *Zugangs zu der Persönlichkeit seines Kranken, wenn er Schädigungen und Störungen in dessen Gesamtbild räumlich lokalisieren will.* Aus der Art, wie der Kranke das Erleben seiner Krankheit bewußt und unbewußt ausdrückt, wie er es im Gespräch verbal und averbal vermittelt, bezieht der Arzt die Ausgangsbasis für seine Handlungsschritte.

Persönliche Zuwendung

Schon Plato unterschied den Arzt, der den Patienten mit persönlicher Zuwendung zu gewinnen suchte, von demjenigen, der mit unpersönlicher Geschäftigkeit von Patient zu Patient eilt. Besonders der Hausarzt sieht sich in seiner täglichen Arbeit unter dem Druck präsumptiver Kompetenzzuweisungen in unerwünschte Entscheidungssituationen, oft auch in Hilflosigkeit versetzt. Die Angst vor dem Verlust des Vertrauens des Patienten, der Anerkennung durch dessen Angehörige und auch vor Identitätsverlust innerhalb der selbst beanspruchten „Helfer"-Rolle birgt die Gefahr eines irrationalen Aktionismus, einer Überreaktion im Angesicht eigener emotionaler Verletzbarkeit, auch einer Verweigerung, wenn fachliche Unterlegenheit sich abzeichnet. Das offene Gespräch mit dem Kranken, mit seinen Angehörigen stellt das Vertrauen zueinander wieder her und entwickelt eine von neuen Erfahrungen getragene tiefere Dimension des gegenseitigen Verständnisses. Der Patient begreift, daß *Selbstbeschränkung* nicht Entschlußlosigkeit, sondern Überlegenheit meint, daß Polypragmasie nicht Unsicherheit, sondern Umsichtigkeit bedeutet. Hinsichtlich der klinischen Urteilsbildung weiß man, daß Unsicherheit mit größerer Treffsicherheit korreliert: der kritische Arzt ist eher selbstunsicher und wird gehäuft unklare Fälle diagnostizieren, weil die diagnostisch zu verarbeitende Information über den Patienten seine Wahrnehmungskapazität überschreitet (Beckmann u. Scheer 1976).

Der Arzt handelt gleichsam als *Glied eines Rückkopplungskreises,* welcher das *Beziehungsgefüge Arzt – Patient – soziale und materielle Umwelt* umfaßt; aus seiner Betroffenheit mit dem Leid des Patienten und aus seiner eigenen Anschauung des Krankseins schöpft er die Kraft für den ärztlichen Alltag.

Soziales Engagement und Betroffenheit durch das Schicksal des Kranken können nicht gelehrt werden; medizinisch-ethische Programme bedürfen zu ihrer Verwirklichung der Offenheit des Herzens. Die Kultur der sozialen Moral des Arztes offenbart sich in der Weise, wie er die menschliche Würde des Kranken achtet und zu ihrer Förderung beiträgt, denn „Die Starken bedürfen des Arztes nicht, sondern die Kranken" (Matthäus 9, 12).

Literatur

Beckmann D, Scheer JW (1976) Sozialpsychologie der Arzt-Patienten-Beziehung. In: Bock HE et al. (Hrsg) Klinik der Gegenwart, Bd X. Urban & Schwarzenberg, München Berlin Wien
Freidson E (1970) Profession of medicine. Dodd, Mead & Co, New York
Geissler A (1964) Selbst- und Fremdbild der Ärzte. Probl Ergebn Psychol 12: 31–42
Koch U (1972) Das Arzt-Patienten-Verhältnis aus der Sicht des Arztes. Diss Phil, Hamburg
Matthäus 9, 12: Neues Testament. Übersetzung Martin Luther. Württembergische Bibelanstalt, Stuttgart
Pittner PM, Vogler W, Werner GK (1985) Was belastet Allgemeinärzte? Prakt Arzt 22: 34–54; 23: 28–33
Platon Gesetze
Sager UB, Kolb HJ, Willi J (1979) Ärzte: Wie möchten die Patienten sie sehen, und wie sehen sie sich selbst? Schweiz Med Wochenschr 109: 481–487

7.2 Ärztliche Versorgung von Gesunden und Kranken

D. Dieckhoff

Gesamtaspekt der Krankenversorgung

Die *allgemeine öffentliche Krankenversorgung* umfaßt ein breitgefächertes Angebot von Hilfen zur Behebung von körperlichen, seelischen und sozialen Problemen; an der Krankenversorgung sind ärztliche und nichtärztliche Einrichtungen beteiligt. Den ärztlichen Einrichtungen, die direkt von den Patienten aufgesucht werden, obliegt die unmittelbare Behandlung von Kranken; die nichtärztlichen Institutionen, die i. allg. erst tätig werden, wenn ein Arzt den Kranken zuweist, führen ergänzende therapeutische Maßnahmen durch, um die ärztliche Therapie zu unterstützen und einem Rückfall vorzubeugen.

In der *ambulanten ärztlichen Krankenversorgung* lassen sich zwei ärztliche Funktionsbereiche unterscheiden, die *ärztliche Primärversorgung* durch Hausärzte als Zugangsebene für alle anfallenden Erkrankungen von der *gebietsärztlichen Versorgung* durch Spezialärzte für Krankheitsformen, die nur mit speziellen Kenntnissen behandelbar sind. Sie werden heute „Gebietsärzte" genannt, der frühere Begriff „Facharzt" ist aber nach wie vor üblich und gebräuchlich. Sie sind für die Sekundärversorgung zuständig.

Die ambulante Versorgung wird ergänzt durch hochspezialisierte stationäre Einrichtungen (Krankenhäuser und Rehabilitationszentren) für Erkrankungen, die mit den Mitteln der ambulanten Praxis nicht beherrscht werden können (Tertiärversorgung).

Das Hausarztprinzip

Am Eingang zur ambulanten Versorgung steht der Hausarzt, seine Handlungsweise ist auf die *gesamte Persönlichkeit des Kranken* gerichtet, neben der Intervention bei medizinischen Problemen bietet er seine Hilfe an für seelische Störungen und soziale Konfliktzustände. Er empfindet seine ärztliche Rolle als Vermittler zwischen den Bemühungen des Kranken, seine organischen oder sozialen Probleme mit eigenen Mitteln zu lösen (Laienmedizin) und den legitimistischen Ansprüchen der naturwissenschaftlichen Medizin (Schulmedizin), den Problemen des Kranken die eigenen fachorientierten Denkkonzepte und Handlungsweisen aufzustülpen.

Der Begriff *primärärztliche Funktion* des Hausarztes umfaßt die Fähigkeit, zu jeder Zeit und an jedem Ort beim ersten Kontakt mit dem Kranken eine ausreichend verläßliche Kenntnis über das Wesen seiner Krankheit gewinnen und eine unumgängliche Therapie sofort einleiten zu können. Der Hausarzt ist daher der erste Ansprechpartner für bettlägerige Kranke und in *Notfallsituationen*. Er ist es auch gewohnt, bei *unklaren Krankheitssituationen* durch zweckmäßiges Handeln Gefahren vom Patienten abzuwenden (Abwendung bedrohlicher Entwicklungen), *gefährliche Krankheitsentwicklungen* wird er rechtzeitig erkennen und sie der geeigneten Therapie durch einen Spezialisten zuführen. Der Hausarzt beurteilt den Schweregrad einer Krankheit nicht allein nach den erkennbaren Krankheitseigenschaften und dem jeweiligen Kenntnisstand der Krankheitsepidemiologie, er bezieht vielmehr die besonderen Eigenschaften der Persönlichkeit des Kranken mit ein, um ihn vor unangemessenen diagnostischen oder therapeutischen Maßnahmen zu schützen; er wird jedoch bei jeder noch so geringfügigen Erkrankung nicht versäumen, für die Signale eines außergewöhnlichen Krankheitsverlaufs offen und empfänglich zu sein.

Kennzeichnendes Merkmal hausärztlicher Funktion ist die *lebenslängliche Betreuung* der anvertrauten Patienten. In den meisten Fällen betreut der Hausarzt mehrere Personen aus dem Umfeld seines Kranken, sei es, daß es weitere Angehörige seiner Familie sind, sei es, daß Personen aus dem Bekanntenkreis der Erkrankten den Arzt ebenfalls aufsuchen. Durch seine Kontakte zur Umwelt des Kranken erhält der Hausarzt kontinuierlich Informationen über das körperliche Befinden seiner Patienten und ihr Verhalten im Alltag; diese Informationen kann er zur Prävention von Erkrankungen nutzen, sie geben ihm Argumente für seine therapeutischen Interventionen und lassen oft auch Hinweise auf die Krankheitsprognose zu.

Einen großen Raum in der hausärztlichen Tätigkeit nimmt die langzeitliche, oft auch lebenslange Betreuung von Patienten mit *chronischen Krankheiten* ein; fast die Hälfte seiner Patienten sind chronisch krank. Der Hausarzt verläßt sich bei einer Dauerbehandlung nicht allein auf die Wirksamkeit von Arzneimitteln, er ist vielmehr bemüht, die autonomen Mechanismen des Körpers zur Bewältigung von Krankheit zu fördern, um den Gebrauch von Arzneimitteln einzuschränken und somit auch das Ausmaß der therapiebedingten Nebenwirkungen auf den Organismus zu begrenzen; denn das Schicksal des Kranken hängt in gleichem Maße von den Wirkungen wie von den Nebenwirkungen der Behandlung ab.

Wenn Spezialisten zur Behandlung eines Patienten herangezogen werden, koordiniert der Hausarzt die verschiedenen Behandlungsformen und achtet darauf, daß die einzelnen Behandlungsformen sich nicht gegenseitig stören; immer bleibt der Hausarzt verantwortlich für das therapeutische Gesamtkonzept.

In Fragen der *Gesunderhaltung (Hygiene)* ist der Hausarzt aufgrund seiner Kenntnisse über die Lebensweise des Patienten der geeignete Ansprechpartner. Bei der Gesundheitsberatung wird er immer die gesundheitlichen Wertvorstellungen der Patienten in sein gesundheitliches Konzept einbeziehen; dieses wird zum Ziel haben, die unklaren schablonenhaften Gesundheitsvorstellungen des Patienten zu konkretisieren und ihn zu eigenen Impulsen für ein gesundheitsbewahrendes Verhalten anzuregen.

Prävention in der hausärztlichen Praxis

Einen hohen Stellenwert hat die Krankheitsvorbeugung (Prophylaxe). Standardisierte Formen der Prophylaxe sind *Früherkennungsuntersuchungen* auf Krebs bei Frauen und Männern sowie die Vorsorgeuntersuchungen bei Kindern vom 1. Lebensmonat bis zum 4. Lebensjahr. Wenn *erbliche Gesundheitsrisiken* in der Herkunftsfamilie des Patienten vorliegen oder seine Neigung zu *risikohaftem Verhalten* bekannt ist, wird der Hausarzt sich verpflichtet fühlen, den Patienten auf die drohenden Folgen aufmerksam zu machen, und versuchen evtl. schon vorliegende verborgene Schädigungen vor ihrer klinischen Manifestation aufzuspüren. Häufig gelingt es durch vorbeugende Maßnahmen (Training, Diätformen), den Zeitpunkt der Manifestation einer Krankheit hinauszuschieben und die Progredienz evtl. verborgener Begleiterscheinungen dieser Krankheit zu verringern (diabetische Angiopathie).

Da Arztkontakte i. allg. nur in großen Zeitabständen stattfinden, leiten die Hausärzte ihre Patienten zur *Selbstuntersuchung* auf die Vorzeichen bedrohlicher Erkrankungen an (Selbstuntersuchung der Brust bei Frauen, Anleitung zur Untersuchung des Urins mit Teststreifen auf Zucker).

Koordination der Behandlungsformen

Der Sinn einer Koordination der verschiedenen Behandlungsformen eines Kranken liegt in der Verwirklichung des hausärztlichen Prinzips, die gewohnte Lebensweise des Kranken sowenig wie möglich durch ärztliche Maßnahmen zu stören. Da das Wohlbefinden des Kranken neben anderen Faktoren auch von der Intaktheit der *Biorhythmik seiner Organe* und seiner *Harmonie mit der außerkörperlichen Umwelt* abhängig ist, wird der Hausarzt bemüht sein, Zeitpunkt und Art der Behandlung der körperinneren Biorhythmik (Orientierung der Arzneimitteleinnahme nach dem Zeitpunkt der optimalen Metabolisierung des Arzneimittels) und der außerkörperlichen Rhythmik (Berücksichtigung von berufsbedingten Wach- und Schlafzeiten) anzupassen.

Hausärztliche Diagnostik

In der hausärztlichen Diagnostik steht die „*soziale*" (kommunikative) Form des Zugangs zum Patienten im Vordergrund der Krankheitsaufklärung, während Spezialärzte die „anonyme" Form der technisch-apparativen Evaluation bevorzugen. Die hausärztlichen Diagnosestrategien gehen von dem Gesichtspunkt aus, daß die Phänomene der Krankheit über die ihr eigentümlichen Merkmale „*signa morbi*" hinaus Ausdruck charakteristischer Persönlichkeitseigenschaften des Kranken „*signa personae*" sind. Daher verwendet der Hausarzt die gleiche Sorgfalt, mit der er eine körperliche Untersuchung durchführt, auch auf die Gestaltung des Gesprächs mit dem Kranken.

Die Handhabung der diagnostischen Instrumente erfolgt grundsätzlich mit lebensnaher Offenheit für die *Vielfalt von Ursachen und Anlässen* eines Geschehens, in diesem Kontext bedeutet „abwartende Beobachtung" eines Krankheitsprozesses das Zulassen einer *individuellen Ausformung des Krankheitsgeschehens;* denn erst aus der Verbindung von unabhängiger Krankheitseigendynamik mit den abhängigen individuellen Reaktionsformen des Kranken resultiert das *Gesamtbild einer Krankheit.*

Oft wird der Hausarzt genötigt, an der Grenze zwischen Gesundheit und Krankheit zu wirken, ihm müssen die *Frühsignale einer Gefährdung* des Organismus (ungewohnt schnelle Erschöpfbarkeit bei Belastungen, plötzlicher Leistungsabfall, Schlafstörungen, Inappetenz) vertraut sein, um dem Auftreten einer ernsthaften Störung rechtzeitig entgegentreten zu können. Andererseits ist es notwendig, bei psychisch labilen Personen, die schon bei flüchtigen leichten Befindensstörungen ein unverhältnismäßig starkes Krankheitsgefühl entwickeln, vorbeugende Maßnahmen gegen eine „*somatische Fixierung*" ihrer Befindensstörungen zu treffen.

Nicht alle Diagnosen in der allgemeinärztlichen Praxis lassen sich in vollem Umfang wissenschaftlich begründen, häufig fließen in die Diagnose rational nicht faßbare Elemente ein, wie berufliche Erfahrung, empathisch erfühlte Reaktionsweisen des Patienten und eigenes Vertrauen in die Haltbarkeit des „therapeutischen Bündnisses" mit dem Patienten.

Die unterschiedlichen Schwerpunkte der diagnostischen Zielsetzung bei Hausarzt und Spezialist spiegeln sich in der unterschiedlichen Form der Interpretation ihrer Befunde wider. Der Hausarzt legt bei der Ausformung seiner Diagnose Wert auf die Abbildung aller Lebensäußerungen des Patienten in Verbindung mit seiner Erkrankung. Im Vordergrund seiner Untersuchungen steht nicht die Sicherung der Krankheitsätiologie, sondern der Gewinn an verläßlichen Handlungsgrundlagen für eine anzustrebende Behandlung; diese Art der Diagnose könnte man als „*ontologisch-interpretative Bedeutungsdiagnose*" bezeichnen. Dagegen haben die diagnostischen Interventionen des Spezialisten das Ziel, mit größtmöglicher Sicherheit die Ätiologie eines Krankheitsprozesses aufzuklären und aus den Merkmalen der Krankheitsdynamik Voraussagen über den Verlauf der Krankheit zu machen. Bei dieser vorwiegend „*nosologisch-analytischen Zustandsdiagnostik*" haben die Formen des Krankheitserlebnisses und ihre Auswirkungen auf die Reaktionen des Kranken keinen Einfluß auf die Ausformung der Diagnose.

Neben den Mitteln seiner *Fünf-Sinne-Diagnostik* nutzt der Hausarzt *technische Instrumente,* die ihm einen ersten Einblick in die Krankheitsursachen vermitteln (EKG, Rektoskop, Ultraschalldopplergerät, Sonographiegerät). Zur diagnostischen Fährtensuche, aber auch zur Krankheitsverlaufskontrolle werden einfache Laboruntersuchungen durchgeführt (Blutzuckerbestimmung, BKS, Leukozytenzählung; Blut- und Uriniteststreifen).

Hausärztliche Therapie

Die hausärztliche Krankenbetreuung unterstellt die Behandlung der Krankheit, die „*therapia rerum morbi*" dem übergeordneten Ziel einer Wiederherstellung oder Besserung der gesamten Lebensbedingungen des Kranken, „*therapia rerum personae*". Eine Krankheit ist für den Hausarzt die Manifestation einer Vielzahl einander bedingender oder verstärkender Schädigungen innerhalb und außerhalb der Grenzen der Persönlichkeit des Kranken, unter denen somatische und psychische Bedingtheiten gleichwertig nebeneinanderstehen. Deshalb bewertet der Hausarzt den biologisch-wissenschaftlichen Aspekt: „Was kann man medizinisch für die somatische Rehabilitation der kranken Person leisten?" geringer als die humanitäre Prämisse: „Was ist erstrebenswert für den Kranken in bezug auf seine Erwartungen an Lebensqualität und Lebenszufriedenheit?"

Der Planung einer *humanen Therapie* (s. S. 269) müssen neben den Eigenschaften und Verhaltensweisen des Kranken auch die Reaktionsformen seiner Lebensumwelt zugrunde gelegt werden. Die Vertrautheit mit der Individualität des Kranken und seiner Umwelt ist das wertvollste Instrument in der therapeutischen Palette des Hausarztes. Daher ist die humane Therapie nicht nur auf eine Veränderung von schädlichen Persönlichkeitseigenschaften des Kranken gerichtet, sondern sie zielt auch auf eine Änderung konflikthafter Beziehungen zu seiner Umwelt. Humane Therapie umfaßt:

- die Erscheinungen des normalen organismischen Befindens,
- Krankheit (somatische und psychische Manifestationen),
- soziale Behausung (Familie, Gesellschaft),
- organische und anorganische Umwelt („environment").

Einem therapeutischen Schematismus wird mit Skepsis begegnet, reagiert doch fast jeder Patient anders auf die gleiche Therapieform (bei exakter Dokumentation!)

und spricht auf Behandlungen mit vielfältigen unspezifischen Allgemeinreaktionen (somatisch: Verlust des Appetits, psychisch: Verstimmung als Ausdruck eines Aufbegehrens gegen die Entwicklung einer Abhängigkeit von Therapiemitteln) an. Um seine Kranken *vor therapeutischen Risiken zu bewahren,* wird ein verantwortungsbewußter Arzt eher bewährte Hausmittel oder länger erprobte Arzneimittel verordnen, als sich aus ärztlichem Ehrgeiz mit den neuesten Präparaten zu profilieren.

In der hausärztlichen Praxis steht die Verordnung von Medikamenten nicht an erster Stelle, vielmehr ist der Hausarzt bemüht, die *autonomen Selbsthilfekräfte* des Patienten zu nutzen, ehe er körperfremde Mittel zur Heilung anwendet.

Eine eigenständige Form des Krankseins ist die *Multimorbidität* (Nebeneinander mehrerer ätiologisch untereinander verbundener Gesundheitsstörungen), vorwiegend *chronisch-degenerativ* bei alten Menschen (gleichzeitig verschiedene degenerative Erkrankungen am Stützapparat und an den viszeralen Organen), *akut bei abwehrgeschwächten* jungen Menschen (geschwächtes Abwehrsystem: Otitis media mit Tonsillitis und Appendizitis).

Gerade der Mensch, der seinen Körper von verschiedenen Seiten verletzt erlebt, reagiert empfindlich auf zusätzliche Einschränkungen seiner körperlichen Verfügungsgewalt durch therapeutische Maßnahmen. Aus Verständnis für diese Reaktion wird der Hausarzt die *Zahl der Arzneimittel nach der Dringlichkeit der Therapie* bemessen und, soweit zulässig, einen *gemeinsamen „Nenner"* für unterschiedliche Krankheitserscheinungen mit gemeinsamer Krankheitsursache suchen.

Es darf nicht vergessen werden, daß jede dem Körper von außen zugefügte Form von Therapie eine Beschränkung der körperlichen und seelischen Autonomie des Kranken mit sich führt; sie schränkt die wichtigste kreative Funktion des autonomen Organismus, den Schutz seiner eigenen Integrität, ein, indem sie die Selbsthilfeeinrichtungen des Körpers in das zweite Glied hinter die körperfremden Behandlungsformen stellt.

In der Gegenüberstellung weist der hausärztliche Tätigkeitsbereich gegenüber der spezialärztlichen eine größere Vielfalt an Therapiearten, der spezialärztliche Arbeitsbereich innerhalb der jeweiligen Therapieart eine größere methodische Vielfalt auf.

Die *hausärztlichen Therapiearten:*

- offenes Gespräch (symmetrische Kommunikationsbeziehung),
- problemorientierte Beratung (akute Problemsituationen),
- psychotherapeutische Führung (kleine Psychotherapie des Hausarztes),
- Unterstützung von autonomer Abwehr (z. B. Schutzimpfungen),
- prozessuales krankheitsorientiertes Handeln (Arzneimittelverordnung, physikalische Therapie, Diätberatung)

erfüllen alle Bedürfnisse der ärztlichen Primärversorgung, in der Krankheiten mit geringem und mittlerem Schweregrad häufig sind, während seltene und schwerwiegende Krankheiten zu den Ausnahmen gehören.

Die Domäne von Spezialärzten in Praxis und Klinik ist im Rahmen der ärztlichen Sekundär- und Tertiärversorgung die Behandlung schwerwiegender und seltener Erkrankungen. Zur Erfüllung dieser Aufgabe verfügen sie über hochdifferenzierte eigene Methoden in ihrem Spezialbereich.

Zur *Heilbehandlung* nutzt der Hausarzt entsprechend der großen Zahl vielgestaltiger Kontaktanlässe außer den erwähnten Formen der Gesprächstherapie eine große Palette von therapeutischen Methoden: diätetische Heilweisen (z. B. Körperentgiftung durch Purgativa, Festigung der autonomen Krankheitsabwehr durch Substitution lebenswichtiger Grundstoffe), physikalische Maßnahmen (Gymnastik, Massagen, thermische Packungen, Reizstrombehandlungen), perkutane Inkorporationen (Injektionen, Einreibungen) und Arzneimittel. Diese Verfahren können unterstützt werden durch Empfehlungen zu vorübergehender Änderung des sozialen Umfeldes oder der bioklimatischen Verhältnisse durch Heilaufenthalt an einem Kurort.

Soziale Hilfen durch den Hausarzt

Unter dem Gesichtspunkt einer ganzheitlichen Betreuung bezieht der Hausarzt soziale Hilfen mit in sein Therapiekonzept ein. Die enge soziale und emotionale Bindung zwischen dem einzelnen und der ihn umgebenden Gesellschaft macht *jede ärztliche Handlung zu einem sozialen Vorgang;* auch heute noch vollzieht der Hausarzt an manchen Orten die wichtigsten sozialen Entscheidungen: er bescheinigt Geburt und Tod. Der Impuls für soziale Hilfen sollte immer von einem existentiellen Bedürfnis des Empfängers ausgehen und nicht der Befriedigung einer augenblicklichen Wunschsituation dienen!

Die erforderlichen Kenntnisse über die soziale Situation seiner Patienten entnimmt der Hausarzt ihrer *sozial-biographischen Anamnese,* einer gezielten *sozial-anamnestischen Befragung* und *eigenen Nachforschungen* am Ursprungsort einer sozialen Krise. In den meisten Fällen sieht sich der Hausarzt veranlaßt, wirtschaftliche (Schwerbehindertenausweis) und soziale (behindertengerechte Wohnung) Interessen seiner Patienten gegenüber den Behörden und am Arbeitsplatz zu vertreten; sind doch Gleichgewichtsstörungen im sozialen Bereich häufig die Ursache für psychische und somatische Erkrankungen (oft miteinander verbunden auftretend als sog. psychosomatische Erkrankungen).

Die *Organisation sozialer Hilfen* im Krankheitsfall oder bei Altersschwäche (Nachbarschaftshilfe, Sozialhilfe oder Gemeindekrankenpflege) wird durch regionale Sozialarbeiter oder Gemeindekrankenschwestern unterstützt; für die *Prävention sozialer Krisen* stehen öffentliche Einrichtungen bereit (Lebensberatungsstellen, Erziehungs- und Eheberatung, Antikonzeptionsberatung, Rechtsberatung).

Eine sozialrechtliche Funktion von großem volkswirtschaftlichen Gewicht besitzt der Hausarzt durch seine Entscheidungsverfügung über die körperliche Leistungsfähigkeit seiner Patienten für den Arbeitsprozeß (Entscheidungen zur Arbeitsunfähigkeit, Berufseignung, Erwerbsfähigkeit): Aus dieser Aufgabe erwächst dem Arzt eine hohe ethische Verantwortung sowohl gegenüber dem Kranken wie auch gegenüber seiner sozialen Gemeinschaft.

Das soziale Engagement des Hausarztes läßt sich durch folgende Leistungen charakterisieren:

- karteimäßige Dokumentation aller Lebensdaten,
- Vermittlung sozialer Hilfen bei akuten und chronischen sozialen Notlagen (z. B. häusliche Sozialhilfe für Schwerkranke),

- Änderung von krankheitsauslösenden Lebensbedingungen (z. B. Vermittlung von sozialen Kontakten an Einsame),
- Überwachung der Funktion sozialer Hilfen.

Gerade auf dem Gebiet der Sozialarbeit wird dem niedergelassenen Arzt der Mangel an Praxisnähe seiner Hochschulausbildung deutlich. Nicht gesellschaftliche Theorien helfen dem Arzt zur Orientierung in der sozialen Wirklichkeit seiner Patienten, sondern die aus Lebensnähe übermittelte Erfahrung.

Der Hausarzt ist zugleich Familienarzt

In den USA ist die *Betreuung der Familie, als biologische und soziale Einheit, eine der hervorragendsten Aufgaben des Hausarztes,* daher die dort übliche Bezeichnung des Hausarztes als „family doctor".

Wenn ein Mitglied der Familie erkrankt oder die Familie als ganzes eine Erschütterung erleidet, wird jedes Glied der Familie körperlich und seelisch in die Spannung mit hineingezogen; seitdem diese Erfahrung Allgemeingut geworden ist, gehört die Erfragung der Familienverhältnisse in jede anamnestische Erfassung der Persönlichkeit. Nach außen hin verborgene Familienkonflikte treten oft erst zutage, wenn eines der Familienmitglieder, sei es als krankes Glied einer in sich kranken Familie, sei es als gesunde Person, die unter intrafamiliären Konflikten in der kranken Familie leidet, mit dem (vorgeschobenen) Symptom einer organischen Krankheit den Arzt konsultiert.

Nach der Länge des Entwicklungszeitraums bis zu ihrer Manifestation lassen sich akute Konflikte, bei denen die Konfliktpartner noch die Freiheit haben, die Dynamik entscheidend zu bestimmen, differenzieren von chronischen Konflikten, in denen der Konflikt im Laufe der Zeit eine wenig beeinflußbare, eigene Dynamik gewonnen hat. *Akute Konflikte* beziehen das Konfliktmaterial aus dem Alltagsleben (Probleme mit Haushaltsgeld, Kindererziehung, Dominanzprobleme), sie lassen sich häufig durch ein Gespräch mit den Konfliktpartnern abschwächen oder beseitigen, oft kommen sie auch ohne fremde Hilfe zur Beruhigung. Die Ursache *chronischer Konflikte* liegt in tieferen Ebenen zwischenmenschlicher Kommunikation; die Positionen der Konfliktpartner haben sich in langem Zeitraum unnachgiebig verhärtet, mit einer Beseitigung des Konflikts wird nicht gerechnet, angestrebt wird von allen ein Kompromiß, häufig mit dem Wunsch nach äußerer formaler Aufrechterhaltung der bisherigen Beziehungen (chronische Konflikte bei neurotischen Paarbeziehungen).

Der aufmerksame Arzt wird durch Äußerungen seines Patienten oder Anzeichen in der Symptomatik der vorgewiesenen Krankheit auf die Fährte von Familienkonflikten geführt; er erfragt die *sozialen, wirtschaftlichen und beruflichen Kennzeichen* der Familie, versucht einen Überblick über die *informellen Beziehungsarrangements* in der Familie zu erhalten und läßt sich Einsicht in die *gegenseitigen Dominanzen* in der Familie geben. Da der Hausarzt eine Vertrauensstellung in der Familie einnimmt, besteht auch bei Familienkonflikten unter den Konfliktpartnern eine größere Bereitschaft, die Vermittlungsvorschläge des Arztes ernsthaft zu prüfen. Der Hausarzt wird sich bemühen, zusammen mit den streitenden Parteien in einem vermittelnden Gespräch den Konflikt einer Lösung näherzubringen, bei schwierigen Konflikten wird er auf familientherapeutische Zentren verweisen. Wenn wirtschaftliche Not Ursache für Familienkonflikte ist, kann er Sozialarbeiter für die Bedürftigen ansprechen.

Die familientherapeutischen Veranstaltungen an Hochschulen – soweit solche durchgeführt werden – legen den Akzent auf schwerwiegende Formen von Familienkonflikten, die i. allg. nur von speziellen Familientherapeuten übernommen werden können, während die häufigsten Konsultationsanlässe in der Allgemeinpraxis – akute Familienkonflikte oder Rezidive von chronischen Konflikten – unberücksichtigt bleiben. Die Forderung nach einer Neubesinnung auf die Probleme des „Familienalltags" entstammt dem Bedürfnis nach einer praxisnahen Familienmedizin.

Im Mittelpunkt aller ärztlichen Aktivitäten sollten die Fragen nach dem Persönlichkeitsbild des Kranken stehen:

1. Was für ein Mensch ist der Kranke?
2. Wie erlebt der Kranke seine Krankheit?
3. Warum sucht der Kranke jetzt Hilfe?
4. Welche Hilfe erwartet der Kranke?
5. Sehe ich als Arzt die Probleme des Kranken in richtiger Beziehung zu seinen eigenen Vorstellungen und behandle ich sie auch danach?
6. Welche Familienbeziehungen spielen in die Krankheit hinein?

Das Angebot der hausärztlichen Krankenversorgung umfaßt den Umgang mit allen Problemen und Situationen, welche einer normalen Erfüllung der Lebensvorstellungen des Kranken im Wege stehen. Der Hausarzt versucht, dem Vertrauen seiner Kranken gerecht zu werden, indem er ihnen ein verläßlicher ärztlicher Berater und ein zuverlässlicher Anwalt ihrer berechtigten Wünsche ist.

Weiterführende Literatur

Dieckhoff D (1985) Beruf: Allgemeinarzt. In: Klaus D, Tetzlaff D, Vogler W (Hrsg) Praxis der Allgemeinmedizin. Urban & Schwarzenberg, München Wien Baltimore
Dreibholz J, Haehn K-D (1983) Hausarzt und Patient: In: Dreibholz J, Haehn K-D (Hrsg) Lehrbuch der Allgemeinmedizin. Schlüter, Hannover
Grethe H, Große G, Junghanns G, Köhler C (1984) Leitfaden der Allgemeinmedizin. VEB Volk und Gesundheit, Berlin
Heuser-Schreiber H (Hrsg) Arzt und Patient im Gespräch. Perspektiven einer neuen Zusammenarbeit. Aesopus, Basel Wiesbaden
Richter H-E (1972) Patient Familie. Entstehung, Struktur und Therapie von Konflikten in Ehe und Familie. Rowohlt, Reinbek bei Hamburg
Sturm E (1983) Renaissance des Hausarztes. Springer, Berlin Heidelberg New York Tokyo

7.3 Der Hausarzt als ärztliche Bezugsperson

E. Sturm

Arbeitsteilige Gliederung der ärztlichen Versorgung

Die ambulante Krankenversorgung wurde früher ausschließlich vom „praktischen Arzt" übernommen, der als „Allround-Arzt" für den ganzen Menschen zuständig war und noch alles selbst diagnostizierte und behandelte. Durch den Wissenszuwachs und den technischen Fortschritt der Medizin wurde nun nicht nur in der Forschung, sondern auch in der Praxis eine arbeitsteilige Aufgliederung der ärztlichen Funktionen erforderlich.

Im Rahmen dieser Arbeitsteilung haben inzwischen die Gebietsärzte (früher Fachärzte) in unterschiedlichen Disziplinen die *spezielle* Diagnostik und Therapie der Krankheiten ihres Fachgebietes übernommen, während Allgemeinärzte und Ärzte ohne Gebietsbezeichnung (in diesem Buch unter dem Begriff „Hausärzte" zusammengefaßt) die *allgemeinen* Aufgaben der ärztlichen Versorgung für kranke Menschen jeden Alters und Geschlechts zu erfüllen haben. Diese allgemeinen Aufgaben lassen sich in folgende vier Bereiche gliedern:

- Ein Hausarzt ist der erste Ansprechpartner und die *primäre ärztliche Bezugsperson* im Versorgungssystem,
- er erfüllt *personenbezogene* allgemeine ärztliche Aufgaben,
- er übernimmt über Jahre hinweg eine *kontinuierliche* Versorgung und
- er ist in *umfassender* Weise für die gesundheitlichen Belange des *gesamten Menschen* zuständig.

Dies entspricht der international gebräuchlichen Definition, nach der er „primary, personal, continuing and comprehensive medical care" leistet.

Warum braucht der Patient einen Hausarzt?

Ein Patient mag noch so intelligent sein, im Hinblick auf medizinisches Wissen ist er Laie. Ihm fehlt das Fachwissen, um in allen Fragen der Gesunderhaltung und bei Krankheit präventiv und kurativ richtig zu handeln. Um zu richtigen Entscheidungen zu gelangen, benötigt er einen *fachmännischen Berater*.

Das Angebot an medizinischen Leistungen und sozialen Hilfen ist in unserem System gesundheitlicher Versorgung inzwischen so vielfältig und komplex geworden, daß es von Sachkennern kaum noch voll überblickt werden kann. Der einzelne Kranke kann es nicht mehr überschauen. Er braucht einen *ärztlichen Ansprechpartner,* der seinen Bedarf an professionellen Leistungen und Hilfen des Versorgungssystems feststellt und der ihm hilft, die notwendigen Leistungen und Dienstleistungen zu erhalten.

Jeder Kranke, auch der „mündige", wird durch Krankheit sowohl körperlich geschwächt als auch seelisch in seinem Antrieb gehemmt. Dadurch fehlen ihm meist Kraft und Wille, sich selbst um die Gewährung von Hilfen und Leistungen zu bemühen. Viele versinken in Resignation. Ohne eine *ärztliche Bezugsperson,* die die

Depression erkennt und die hilft, sie zu kompensieren oder zu überwinden, würden diese bedürftigen Patienten leer ausgehen und die notwendigen Hilfen des Versorgungssystems kaum erhalten.

Das bundesdeutsche Sozialversicherungssystem erbringt Naturalleistungen ohne nennenswerte Selbstbeteiligung. Diese Situation könnte von „cleveren" Patienten im Sinne einer kostenfreien „Selbstbedienung" ausgenutzt werden. Diese Kranken, die dazu neigen, möglichst viele Gesundheitsleistungen zu „konsumieren", bedenken nicht, daß auch ein „Zuviel" gesundheitsschädlich ist, weil es zur somatischen Fixierung führen kann (Grol et al. 1985). Dies wird auch von anderen Untersuchern bestätigt (Badura 1981). Außerdem besteht die Gefahr, daß die sozialen Intentionen unserer Krankenversorgung umgekehrt werden. Dies ist ein weiterer Grund, warum es in unserem Versorgungssystem einen *wohlwollenden, aber gerechten Sachwalter* gibt, der Angebot und Nachfrage überblickt und die medizinischen und sozialen Leistungen bedarfsgerecht vermittelt.

Der Kranke braucht bei wichtigen Entscheidungen, z. B. über die Dringlichkeit von Operationen oder über konkurrierende Behandlungen oder über Alternativen, einen *persönlichen Hausarzt*, der ihn durch jahrelange Betreuung so gut kennt, daß er alle individuellen Gründe, die für oder gegen eine bestimmte Entscheidung sprechen, besonders gut beurteilen kann.

Ist der Allgemeinarzt die geeignete Bezugsperson?

Während sich der Strukturwandel in den letzten Jahrzehnten ganz allmählich vollzog, haben viele Hausärzte bereits die Funktion der eben geschilderten ärztlichen Bezugsperson für die Patienten ihrer Allgemeinpraxis sehr weitgehend übernommen und sie nach bestem Vermögen und meist auch zur weitgehenden Zufriedenheit aller Beteiligten erfüllt. Je stärker die arbeitsteilige Aufgliederung der ärztlichen Versorgung in eine immer größere Zahl von Spezialgebieten zunimmt, um so wichtiger ist es, daß der Hausarzt die angedeuteten allgemeinen Aufgaben der gesundheitlichen Versorgung ausführt. Wenn es ihn nicht schon gäbe, müßte er geschaffen werden; denn er ist wie kein anderer dafür geeignet. Da es hierzu vor allem in der Bundesrepublik an entscheidenden Stellen abweichende Ansichten gibt, müssen die Gründe, die für *seine Funktion als ärztliche Bezugsperson* sprechen, hier noch einmal aufgezählt werden:

- Der Hausarzt wird ohnehin von der Mehrzahl seiner Patienten bei den meisten Gesundheitsstörungen, bei denen sie einen Arzt zu Rate ziehen, *als erster in Anspruch* genommen.
- Er lebt im Wohnbereich seiner Patienten und steht ihnen *persönlich, kontinuierlich* und *langfristig* zur Verfügung.
- Er hat besonders gute Möglichkeiten, die *Individualität seiner Patienten* und die Einflüsse von *Familie und Umwelt* zu erfassen. Dies alles läßt ihn für diese Funktion als besonders geeignet erscheinen.
- Er erwirbt in der Regel auch umfassende Kenntnisse und Erfahrungen über das Leistungsangebot *ärztlicher, medizinischer und sozialer Versorgung innerhalb der Region,* so daß er seine Patienten darüber am besten beraten kann.

Wenn Ärzte innerhalb unseres gegliederten Versorgungssystems die allgemeinen Funktionen einer ärztlichen Bezugsperson übernehmen sollen, dann wäre es allerdings ein Anachronismus, daß sie dies weiter wie bisher ohne fachliche Vorbereitung auf diese Tätigkeit nur aufgrund autodidaktischer Einarbeitung improvisierend tun müßten. Die Kranken können beim gegenwärtigen Entwicklungsstand der Medizin erwarten, daß diejenigen Studenten und Assistenzärzte, die innerhalb der Primärversorgung hausärztlich tätig werden wollen, in Zukunft im Rahmen der universitären Ausbildung und der postuniversitären Weiterbildung auf ihre allgemeinen ärztlichen Aufgaben ganz gezielt vorbereitet werden (s. auch Kap. 10).

Literatur

Badura B (Hrsg) (1981) Soziale Unterstützung und chronische Krankheit, zum Stand sozialepidemiologischer Forschung. Suhrkamp, Frankfurt/Main

Grol RPTM et al (1985) Die Prävention somatischer Fixierung, eine Aufgabe für den Hausarzt. Springer, Berlin Heidelberg New York Tokyo

7.4 Die Biographie als integrierender Faktor

K.-E. Bühler

Die Beschäftigung mit der *Lebensgeschichte des Menschen* kann als einer der wichtigsten Wege betrachtet werden, *ihn als Ganzheit zu verstehen*. Einer These von *Habermas* (1981) kann hier zugestimmt werden, wonach eine persönliche Identität nur möglich ist, wenn die Abfolge der eigenen Handlung eine narrativ darstellbare Lebensgeschichte formt. *Dilthey* (1927) nennt diesen integrierenden Faktor auch „*Lebensplan*", *Adler* (1929) „Lebensstil" und Bühler (1984) „paradigmatische oder beispielhafte Lebensgeschichte". Eine biographische Anamnese ist immer auch ein *intersubjektives Produkt von Zuhörendem und Berichtendem:* ohne „Geschichtsfälschung" wird beim einen dies, beim anderen jenes erzählt, z. B. beim Arzt, vor Gericht oder bei einer Bewerbung.

Leitlinie: Subjektive Wahrscheinlichkeiten

Dem ganzheitlich ausgerichteten Arzt bieten sich für die Erhebung der biographischen Anamnese zwei Strategien an, beide mit Vor- und Nachteilen:

Zum einen kann er sich die Leitlinien primär von den somatischen Befunden vorschreiben lassen und davon ausgehend die Biographie des Kranken zu entfalten versuchen. Diese Strategie ist zielgerichtet und ökonomisch, kann andererseits wegen der eingeschränkten Perspektive bildlich gesprochen auf den „Holzweg" führen.

Die andere Möglichkeit besteht in einer *primär weit angelegten Perspektive, die eine voreilige Einengung vermeidet,* dann aber – um im Bilde zu bleiben – nicht in den „Holzweg", sondern in die „Irre" führen kann. In der Praxis wird – außer bei Anfängern – weder nach dem einen noch nach dem anderen Verfahren vorgegangen. Der Erfahrene wird mit dem *Gespür für die Richtung* vorgehen, oder – eher technisch formuliert – *nach zutreffenden subjektiven Vorwahrscheinlichkeiten* entscheiden. Diese sind nicht Teil des theoretischen Wissens, stehen in keinen Büchern, sondern erfordern ein fundiertes praktisches bzw. implizites Wissen. Der Erwerb dieser praktischen Erfahrung im Umgang mit (Problem-) Patienten kann nicht zuletzt durch regelmäßige Teilnahme an Balint-Gruppen erworben werden. Diese sollten ähnlich der Weiterbildung zum Psychotherapeuten bzw. Psychosomatiker für jeden Arzt bindend vorgeschrieben werden, der in Kontakt mit Patienten kommt. Inzwischen oder in absehbarer Zeit stehen dafür genügend ausgebildete Leiter für Balint-Gruppen zur Verfügung. Das Problem der Motivation zur Pflichtteilnahme soll jedoch in diesem Zusammenhang nicht verschwiegen werden; für eine abschließende Stellungnahme stehen z. Z. keine ausreichende Erfahrungen außerhalb der Weiterbildung zum Zusatztitel „Psychotherapie" bzw. „Psychoanalyse" zur Verfügung, was nicht daran hindern sollte, die Pflichtteilnahme in den Weiterbildungskatalog für den Arzt für Allgemeinmedizin aufzunehmen.

Wie auch immer die biographischen Daten gewonnen wurden, so muß die Datenfülle sekundär strukturiert werden, sollen nicht Bruchstücke zusammenhanglos nebeneinander bestehen, sondern vielmehr eine sinnvoll geordnete Krankengeschichte ergeben. Diese Ordnung erfordert eine ordnende Perspektive, die ihren Ausgang von den somatischen Befunden nehmen sollte.

Die Krankengeschichte wird so zum Teil der Lebensgeschichte, einem Teil, welcher der Biographie im Sinne der Erzählung der Lebensgeschichte einen spezifischen Aufbau gibt, wodurch diese sich von der Biographie unterscheidet, die derselbe Patient ohne Daten- oder Geschichtsfälschung bei einer Bewerbung oder vor einem Gericht angeben würde. Der strukturierte Zusammenhang der Symptome wird so mit lebensgeschichtlich relevanten Ereignissen in Verbindung gebracht, was jedoch nicht immer gelingt. Das Ordnungsgefüge der somatischen Befunde ist jedoch – wie leicht einzusehen ist – nicht ausreichend für eine sinnvolle Durchstrukturierung der Lebensgeschichte.

Integrativ ist die Biographie in zweifacher Hinsicht: erstens *für die Medizin* als Heilkunde und zweitens *für die Person des Kranken.*

Wir beginnen mit der ersten *Integrationsfunktion:* Bekanntlich ist die Medizin keine eigene und einheitliche Wissenschaft, sondern besteht aus einer Anzahl von meist, jedoch nicht ausschließlich naturwissenschaftlichen Hilfswissenschaften. Soziale und im weiteren Sinne intersubjektive Perspektiven in der Medizin gewannen jedoch in den letzten beiden Jahrzehnten zunehmend an Bedeutung. „Makroskopisch" wurden einerseits in verstärktem Maße epidemiologische und sozialmedizinische Fragestellungen bearbeitet, andererseits fanden grundlegende Beziehungen des Arztes zu seinem Patienten (aber auch umgekehrt) großes Interesse.

Diese erweiterte Perspektive fand Eingang in den Lehr- und Ausbildungskanon der Universitäten bzw. der Medizinischen Hochschulen und wurde institutionalisiert, auch personell, in Disziplinen wie Medizinische Psychologie, Medizinische Soziologie/Sozialmedizin und Psychotherapie/Psychosomatik.

In dieser Entwicklung spiegelt sich letztlich eine Komplementarität, die seit Beginn unseres Jahrhunderts mit der Unterscheidung Arzt/Mediziner umschrieben wurde. Im Heilberuf treffen zusammen der handelnd vergegenständlichende Zugriff auf den Gegenstand, der den Mediziner chrakterisiert und besonders offenkundig wird in patientenunabhängigen Fächern, wie Theoretische Medizin, Anatomie, Pathologie, Bakteriologie, Labormedizin, um nur einige zu nennen, mit dem kooperativen Zusammenwirken von Arzt und Patient in der Heilkunde. Die Heilkunde kann mit gutem Recht ebenso als eine Natur- wie auch als eine Humanwissenschaft bezeichnet werden. Es stellt sich sogleich die Frage nach der integrativen Funktion, die auch an einem Fallbeispiel (s. S. 226) demonstriert und mittels der biographischen Methode übertragen wird.

Integration durch Sinnstiftung

Integrativ kann die Biographie wirken, da im Lebensverlauf sowohl Fakten als auch interpretierte Fakten eine Rolle spielen. Interpretiert werden Fakten unter der Perspektive eines bestimmten Sinnes (s. dazu *Bühler* 1985), und sei er noch so rudimentär, wie die Stellungnahme z. B. der Patienten nach Zu- oder Abträglichkeit. Es geht also einmal darum, die subjektiven Interpretationen der Patienten von Fakten zu verstehen, indem der relevante, biographisch beeinflußte Sinnzusammenhang erkannt wird. Denn *Krankheit* ist in die Lebensgeschichte integriert und *bildet einen Teil des menschlichen Lebensprozesses*. Sie ist Bestandteil von mißglückter Auseinandersetzung mit sich, seiner Umwelt und seinen Mitmenschen, auch wenn sie als faktisches Ereignis noch nicht verstanden wird, wie z. B. der plötzliche Einbruch eines Herzinfarktes oder einer unfallbedingten Querschnittslähmung in einen sonst unkomplizierten Lebensverlauf.

Welche Stellung Patienten zu solchen Ereignissen beziehen können, beeinflußt auch ferner den weiteren Krankheits- bzw. Heilungsprozeß und den Lebensverlauf als ganzen, wenn wir an die zunehmende Bedeutung von Rehabilitationsmaßnahmen denken. Die Heilkunde darf diesen Einfluß auf die Heilung nicht vernachlässigen, sondern muß auch durch *Sinnstiftung und Sinnveränderung* darauf Einfluß nehmen. Daher kann auch vom Sinn einer Krankheit gesprochen werden.

„Sinn" hat viele Bedeutungen, die jedoch hier nicht näher erörtert werden sollen (s. dazu *Bühler* 1985). Für unser Thema entscheidend ist eine bestimmte Bedeutung von Sinn, nämlich die *Sinnstiftung durch Integration in einen übergeordneten Sinnzusammenhang*. Dieser übergeordnete Sinnzusammenhang kommt nicht willkürlich zustande, sondern ist sowohl abhängig von der Lebensgeschichte der Patienten als auch von deren *Zukunftsperspektiven*. Hier wird bereits der Zusammenhang zur zweiten Integrationsfunktion der Biographie erkennbar, der Integration der Person des Kranken (s. auch *Bühler* 1984).

Fallbeispiel ohne überzeugende Struktur

Ein Fallbeispiel, wie es im Alltag des Hausarztes ungezählte Male vorkommt, soll die Überlegungen konkretisieren:

Ein 50jähriger Patient kommt nach der stationären Behandlung in der medizinischen Abteilung eines akademischen Lehrkrankenhauses in psychotherapeutische Beratung. Er wurde erstmals im Jahre 1981 wegen heftiger retrosternaler Schmerzen in die Klinik aufgenommen. Schon zuvor seien wiederholt leichtere Schmerzen in der Herzgegend aufgetreten.

Im Aufnahmebefund fielen der adipöse Ernährungszustand auf, sowie mäßiggradige prätibiale Unterschenkelödeme und ein leichter Foetor alcoholicus, im Volksmund „Fähnchen" genannt, sowie Zustand nach Sprunggelenkarthrodese rechts und Hämorrhoidalknoten. In der weiteren Diagnostik war das Elektrokardiogramm weitgehend unauffällig. Es fand sich kein Nachweis von koronaren Insuffizienzzeichen, auch nicht im Belastungs-EKG. Als Nebenbefunde wurden Lebervergrößerung und Hyperlipidämie festgestellt.

Zwei Monate später wurde der Patient anläßlich einer erforderlichen Arthrodese des anderen Sprunggelenks im universitären Bereich internistisch untersucht. Dort fielen dem Untersucher erstmals querverlaufende Narben von Schnittwunden an der rechten Handwurzel auf. Der krankhafte Leberbefund konnte bestätigt werden. Ferner wurde eine deutliche und langgestreckte Koronarverkalkung links festgestellt, sowie Kalkablagerungen im Aortenbogen, weshalb eine Koronarangiographie empfohlen wurde. Im Juli 1983 wurde der Patient erneut wegen plötzlich eingetretener heftiger Schmerzen in der Herzgegend in Verbindung mit Atemnot und Schweißausbruch unter dem Verdacht des Herzinfarktes in dem genannten akademischen Lehrkrankenhaus medizinisch behandelt. Elektrokardiogramm und Belastungs-EKG zeigten wiederum keine auffälligen Veränderungen.

Zitat aus dem Arztbrief: „Auf Grund dieser Ergebnisse muß von der Vordiagnose einer koronaren Herzkrankheit Abstand genommen werden. Als Ursache für das subjektive (!) Beschwerdebild des Patienten erschien eine reaktive Depression bei anamnestisch zu erfahrender belastender Familiensituation und parasuizidaler Handlung am wahrscheinlichsten. Deshalb stellten wir Herrn YX einem psychiatrischen Konsiliar vor."

Der Kollege ist also nach wenig überzeugenden Befunden zur Vorgeschichte des Patienten zurückgekehrt und hat dort Ereignisse in Erfahrung gebracht, die ihm ein Konsil mit einem Psychiater indiziert erscheinen ließen.

Die medizinischen Befunde, nämlich Hämorrhoidalknoten, Fettleber, Hyperlipidämie, Sprunggelenkarthrodesen beidseits, Verkalkung der Herzkranzgefäße und des Aortenbogens, querverlaufende Handgelenknarben, vegetative Schweißneigung insbesondere der Hände, sind sehr heterogen und können nicht leicht in einen Zusammenhang gebracht werden. Um so weniger sind sie geeignet, der Gesamtheit der Daten eine überzeugende Struktur zu geben.

Sichtung der Lebensgeschichte

Am ehesten kann ausgehend von den Sprunggelenkarthrodesen und dem vegetativen Handschweiß und der damit verbundenen *Einschränkung der körperlichen Leistungsfähigkeit* einerseits und der *Sozialkontakte* andererseits ein Ausgangspunkt für den *Aufbau eines sinnvollen Zusammenhanges* gefunden werden. Ferner scheint der möglicherweise alkoholtoxische Leberbefund für den Aufbau einer Strukturierung geeignet.

Die Biographie als integrierender Faktor 227

Wie läßt sich die Lebensgeschichte des Patienten deuten? Wir können an den medizinischen Befund der beidseitigen Sprunggelenkversteifungen anknüpfen, die eine deutliche Gehbehinderung darstellen, wodurch der Patient bei seiner Leistungsentfaltung behindert und von ihm ein zusätzlicher Kraftaufwand erfordert wird. Er paßt jedoch seine Leistung nicht der verminderten Leistungsfähigkeit an, sondern kompensiert diese durch zusätzliche Anstrengungen, teils auch unfreiwillig, denn die Arbeitsmarktlage ermöglicht ihm nicht die gewünschte Tätigkeit im Sitzen. Es ist bei dem Patienten eine auffallende Leistungsorientierung festzustellen, sowohl im Beruf als auch im Haushalt, den er überwiegend selbst versorgt mit gelegentlicher Unterstützung durch seine Kinder. Nach der Scheidung von seiner Frau, die ihn vor 12 Jahren verlassen hatte und in deren Verlauf er drei wegen seiner leichten Kränkbarkeit teils als demonstrativ gewertete Suizidversuche unternahm und deswegen auch kurzfristig stationär nervenärztlich behandelt wurde, hat er alleinverantwortlich und aus eigener Kraft seine 6 Kinder großgezogen, die zeitweise auch in einem Kinderdorf versorgt werden mußten. Neben Pflichtbewußtsein sowie Selbst- und Eigenverantwortlichkeit dürfte die überwiegende Orientierung auf die Leistung als Kompensation der Kränkung angesehen werden im Sinne von: „Ich schaffe es auch allein!". Diese Kränkung hat der Patient ganz offensichtlich bis zum heutigen Tage nicht überwunden, denn die Thematik berührte ihn im Gespräch schmerzlich, so daß er zu weinen begann.

Auffallend war im Gespräch, wie er seine aufopfernde Tätigkeit den Kindern gegenüber bagatellisierte oder für das Selbstverständlichste von der Welt hielt. Er mußte aus diesem Grunde in seinem Beruf als Lagerist oft Überstunden machen, teils wegen des Geldes, das er für die große Familie benötigte, denn er wollte ohne fremde Hilfe für sie aufkommen, teils weil es auch von ihm verlangt wurde. Dadurch blieb ihm wenig Zeit für andere Menschen, denn in der Freizeit mußte er zunächst den Haushalt versorgen, d.h. Kochen, Waschen, u.ä. verrichten. Ohnehin ist er eher ein Einzelgänger, auch wenn er mit den Arbeitskollegen ganz gut zurecht kommt. Die Ausrichtung auf die Leistung erfolgt weitgehend zu ungunsten der Sozialkontakte, die er sogar aktiv meidet, aber auch zu ungunsten einer entspannten Lebensweise.

Zu der Verbindung mit einer Frau kam es seit der Scheidung nicht mehr, im Gegenteil über die Jahre hinweg isolierte er sich weiter von den Menschen. Dies nicht zuletzt wegen seines vegetativ bedingten unangenehmen Handschweißes, für den er sich schämte, und der ihn davon abhielt, den Menschen die Hand zu geben.

Als Ausgleich und einziges Hobby diente ihm bezeichnenderweise ein Aquarium, das ihm großen Spaß bereitete und dem er sich ausführlich widmete. Er beobachtete oft stundenlang die stumm dahinschwimmenden Fische. So lebte er weitgehend isoliert und auf seine Kinder ausgerichtet, die sich jedoch allmählich von ihm zu lösen begannen, wodurch sein Umgang mit Menschen sowie die menschliche An- und Aussprache weiter eingeschränkt wurden.

Bei der Erhebung der biographischen Anamnese wirkte der Patient sehr verschlossen. Ohne die mitgebrachten Befundberichte hätte der Verdacht auf eine organische Herzerkrankung nahegelegen. Er berichtete jedoch auch über Symptome einer reaktiv-depressiven und sekundär vitalisierten Verstimmung mit Schlafstörungen, nächtlichem Aufschrecken und heftigem Schwitzen, morgendlicher Antriebshemmung und Zerschlagenheit nicht nur nach Schlafstörungen. Erlebnisreaktive Zusammenhänge kann der Patient nicht erkennen, noch weniger Änderungen vornehmen. Auch der vermutlich chronische Alkoholkonsum, über den außer dem möglicherweise alkoholtoxischen Leberbefund nichts Substantielles in Erfahrung gebracht werden konnte, dürfte vermutlich nur zu einer vorübergehenden Entspannung führen.

Der Patient lebt in dieser einerseits rigiden, andererseits sich immer weiter zuspitzenden Situation, in der es neben den nächtlichen Angstzuständen auch zu einer Eskalation mit psychogenen Herzbeschwerden kommt. Auf Grund der vorliegenden Koronarverkalkung kann jedoch ein somatisches Teilglied weder ausgeschlossen werden noch ist dieser Ausschluß für eine psychosomatische Interpretation der Krankengeschichte notwendig.

Der Patient wurde vom Hausarzt in psychotherapeutische Beratung überwiesen mit der Frage, ob eine Weiterbetreuung angezeigt ist. Über die Notwendigkeit einer spezifisch fachpsychotherapeutischen Behandlung kann man bei diesem Krankheitsbild mit guten Gründen geteilter Meinung sein. Jedenfalls ist eine intensive hausärztliche „Führung" und „Stützung" erforderlich, die sowohl die - wenn auch fragliche - Koronarinsuffizienz berücksichtigt als auch die sog. psychosozialen Umstände. Ohne Zweifel handelt es sich bei diesem Patienten um einen „Problempatienten" für den Hausarzt bzw. die Hausärztin, jedoch scheint ein Behandlungsversuch durch diese erfolgversprechend, z. B. in der Kombination von autogenem Training und gelegentlichen Gesprächen in der Sprechstunde, wenn der Patient wegen der vielfältigen somatischen Beschwerden zur Konsultation kommt. Möglicherweise sind auch Gespräche außerhalb der Sprechstundenzeit sinnvoll. Hier sollen jedoch keine Rezepte für die Behandlung angeboten werden, die der Vielfalt der Problemstellungen ohnehin nicht gerecht werden können. Hilfe bei der Behandlung von Problempatienten kann vielmehr die Teilnahme an einer Balint-Gruppe vermitteln.

Soweit die strukturierte Darstellung der Kasuistik. Der hier vollzogene Aufbau ist jedoch nicht der einzig mögliche. Bei unterschiedlicher Gewichtung der somatischen Befunde scheint eine Vielzahl von Versionen, jedoch nicht beliebig viele, möglich. Aber nicht nur bei unterschiedlicher Gewichtung der somatischen Befunde, sondern auch bei unterschiedlicher Gewichtung von lebensgeschichtlichen Ereignissen. So wird der einheitlich erscheinende Lebensprozeß des Patienten in einer Unzahl von Facetten aus Lebensgeschichten „perspektivisch gebrochen" - dies nicht nur wegen der Perspektiven der Beobachter, sondern auch des Patienten selbst -, so daß sich mit Recht die Frage nach der Gemeinsamkeit all dieser „Geschichten" stellen läßt.

Dieser Frage soll im folgenden unsere Aufmerksamkeit gelten.

Versionen des Lebensprozesses

Zunächst ist entscheidend, daß es sich um Versionen des Lebensprozesses des Patienten XY handelt, der raum-zeitlich identifizierbar ist. Dies ist aber eine triviale, jedoch nicht überflüssige Feststellung, die auf die Frage nach der Gemeinsamkeit der Versionen nicht zum Ziel führt. Als Versionen des Lebensprozesses des Patienten YX ist die Vermutung naheliegend, vielleicht sogar zwingend, daß diese zwar nicht identisch sind, wohl aber einander ähnlich. Auf das grundsätzliche und sehr schwierige *Problem der Ähnlichkeit* kann hier nicht theoretisch eingegangen werden. Wohl aber hilft vermutlich der Appell an die Intuition weiter. Wir alle sind mit dem Phänomen der Ähnlichkeit vertraut, insbesondere im Bereich der Wahrnehmung, dies bestätigen Aussagen wie: „Das Bild erinnert mich an den frühen van Gogh", „Diese Melodie ist dem Hauptthema der Bachfuge aus dem Jahre ... zum verwechseln ähnlich", „Ich stand plötzlich einem Fremden gegenüber", „Die Situation war wie im Kriege", „Die Gesellschaftsromane um die Jahrhundertwende sind einander doch sehr ähnlich". Es wird auf die Analogie zu den biographischen Versionen aufmerksam gemacht. Sind diese nicht zu zahlreich und nicht zu unterschiedlich, dann dürfte der Eindruck der Ähnlichkeit entstehen. Dieser Eindruck kann durch bestimmte Hilfsverfahren gefördert werden, wie z.B. die Angabe von Hinsichten der Ähnlichkeit oder die Reduktion der „Geschichten". Diese Intuition wird in der Medizin mit dem veraltet erscheinenden Terminus „klinischer Blick" bezeichnet, den jeder erfahrene Hausarzt im Laufe seiner ärztlichen Tätigkeit erwirbt. In neuerer Terminologie kann man die Kompetenz als die *Fähigkeit für zutreffende subjektive Vorwahrscheinlichkeiten bezeichnen, ohne die jede Art von Erkenntnisgewinnung – nicht nur in der Medizin – eine unendlich aufwendige Prozedur wäre, und zwar ohne Garantie auch zum Ziel zu gelangen.* Welche Folgen zutreffende subjektive Vorwahrscheinlichkeiten für die neuerdings vehement diskutierte Kostendämpfung im Gesundheitswesen haben können, läßt sich nur erahnen. Eine vage Ahnung scheint jedoch Eingang in die staatlich vorgeschriebene Ausbildung zum Arzt gefunden zu haben, wobei sich mit Recht die Frage stellen läßt, ob diese spezifische und hochkomplexe Kompetenz der Selektion und Gewichtung nach Bedeutsamkeit ausreichend in stationären klinischen Institutionen erworben werden kann. Wie weit wird in der Weiterbildung zum Arzt für Allgemeinmedizin die Erfordernis und der Erwerb dieser praktischen Kompetenz berücksichtigt?

Weiterführende Literatur

Bühler KE (1984) Über die biographische Methode in der Psychotherapie: Biographie und Intersubjektivität. Jahrb Psychoanal 16: 221–238
Bühler K-E, Weiß H (Hrsg) (1985) Sinn und Sinnbezug in der anthropologischen Psychotherapie. In: Zeitschrift „Daseinsanalyse". Karger, Basel
Dilthey W, Groethuysen B (Hrsg) (1927) Der Aufbau der geschichtlichen Welt in den Geisteswissenschaften. In: Ges. Werke, Bd VII. Teubner, Leipzig
Habermas J (1981) Theorie des kommunikativen Handelns. Suhrkamp, Frankfurt/Main

7.5 Die integrierende Funktion des Hausarztes

G. Heller

Im Mittelpunkt der krankheitsbezogenen Bemühungen des Hausarztes steht immer der *ganze,* unteilbare Mensch als leibseelische Einheit in seinem ihn beeinflussenden psychosozialen Umfeld, nicht aber nur die jeweilige Krankheit eines Organes oder funktionellen Teilsystems. Deshalb steht auch im Zentrum der Philosophie der Allgemeinmedizin die mehrdimensionale Integration im ärztlichen Denken und Handeln. Der Kranke soll als gleichberechtigter Partner in einer echten Subjekt-Subjekt- (nicht Subjekt-Objekt-)Beziehung stehen.

Dieser Kranke ist es, der in den letzten Jahrzehnten durch die Spezialisierung und Subspezialisierung mit ihrer zwangsweise einhergehenden Technisierung als Mensch auf der Strecke geblieben ist, darüber können auch die faszinierenden Erfolge in Diagnostik und Therapie und auf dem Forschungssektor nicht hinwegtäuschen.

Als Reaktion auf diese zunehmende Desintegration in der Medizin fordert der Patient – insbesondere der multimorbide Patient – wieder einen „Generalisten" – einen Integrator – der also ganzheitlich denkt und die Medizin wieder humaner machen kann (die Angloamerikaner nennen seine integrative Tätigkeit „comprehensive", die Franzosen sprechen von „globalité"). Medizinkritiker – wie Illich (1975) – kritisieren noch aggressiver die „Übermedikalisation" im Gesundheitswesen, „die Menschen werden zu Patienten, ohne krank zu sein".

Integration ist zwingend notwendig

Im Heidelberger Gespräch, welches 1964 erstmals zwischen Klinikern und Praktikern in dieser Dimension stattfand, sagte Professor von Uexküll: „Wir lehren den Studenten kein *einheitliches Orientierungssystem,* sondern 20 Spezialsysteme, und die Integration dieser verschiedenen Spezialsysteme überlassen wir dem Studenten". Und später: „Die Spezialisation *zwingt* zur Reintegration".

Hufeland (1975) lehrte schon vor 100 Jahren eine Ganzheitsbetrachtung in mehrdimensionaler Integration.

Auch die WHO postuliert in ihrer Definition der Gesundheit ein *dreidimensionales* körperliches, geistig-seelisches und soziales Wohlbefinden.

Der Medizinsoziologe Lüth (1969) verlangt: „Je größer die Spezialisierung, desto größer der Bedarf nach Integration. Wer sonst als der Hausarzt sollte dies tun. Was die Medizin vereint, ist die Praxis, und integratives Arbeiten in der Praxis hilft, die Anarchie der Fächer überwinden."

Der Engländer Hodgkin (1973) sagt: „Die Allgemeinmedizin ist nicht supplementär, sondern komplementär" und vergleicht sie mit dem Strahlengang durch ein Prisma, welches optisch konvergent, also sammelnd, wirkt.

Luban-Plozza (1983), der Schweizer Psychosomatiker, Balint-Schüler und Sohn eines Landarztes in Lugano sagt: „Der Zugang zur Gesamtpersönlichkeit kann nur durch integratives Denken und Handeln gefunden werden."

Der holländische Familienmediziner Professor Huygen (1984) sagt: „Wir haben mit jedem Schritt der Spezialisation mehr Information über das *Ganze* verloren, und der Mensch ist mehr als die Summe der Organe, Organe sind mehr als die Summe von Molekülen."

Der Systemtheoretiker und Allgemeinmediziner Gärtner (1969) sagt zum Systemcharakter der Allgemeinmedizin: „Das Gesamtsystem hat mehr Verhaltensweisen als die Summe der Teilsysteme Verhaltensweisen hat".

Häußler (1976) stellt fest: „Die Allgemeinmedizin arbeitet im Grenzbereich von Mensch und Gesellschaft".

Die Ungarin Szatmari (1985) aus Budapest sagt: „Der *ganze* Mensch mit seiner Vergangenheit, Gegenwart und Zukunft steht vor dem Hausarzt."

Integration als fachspezifische Funktion der Allgemeinmedizin

Der Hausarzt übt die Medizin in integrierter Form aus, wobei Integration weit mehr ist als die Summation einzelner Fächer. Er denkt und praktiziert in allen seinen Tätigkeitsbereichen in einer integrativen Betrachtungs- und Arbeitsweise. Dies gilt nicht nur in seiner Overalldiagnostik, sondern auch für die Overalltherapie und seine individuelle Prognosestellung, ebenso aber auch für die individuelle Prophylaxe (Abb. 1).

Wie integriert nun der Hausarzt: mehrdimensional! Die Dimensionen der Integration in der Praxis:

1. *Die somatische Dimension.* Durch naturwissenschaftliche Integration aller Organe und funktionellen Systeme im Bereich des Somas. Für den Hausarzt sind sie immer nur *Teile* eines Gesamtsystems, also des unteilbaren, *ganzen* Menschen.
2. *Die psychisch-seelische Dimension.* Er erweitert diese genannte somatische Gesamtschau durch Integration der psychischen Dimension, insbesondere bei Psychosomatosen.
3. *Die soziale Dimension.* Er integriert das soziale Umfeld, den Lebensraum mit seinen Einflüssen – also Familie und Beruf – als dritte Dimension bei allen seinen ärztlichen Überlegungen und Handlungen und auch vice versa den Einfluß des Kranken auf die Familie.
4. *Die menschliche Dimension.* In Kenntnis der individuellen Verhaltensweisen, Rollenmuster und Reaktionen in Gesundheit und Krankheit seiner ihm meist seit langem bekannten Patienten bringt er auch diese Dimension in seine Überlegungen und Handlungen bewußt oder unbewußt ein.

Erst unter Berücksichtigung dieser vier Dimensionen ergibt sich eine echte Gesamtschau für die Overalldiagnostik, -therapie und -prognose im Sinne Balints. Sie ermöglicht erst eine Stellenwertbestimmung der jeweiligen Teilprobleme. Erst diese integrative Betrachtungsweise ist die Voraussetzung für ein wirklich echtes, individuelles, partnerschaftliches, patientenorientiertes Denken und Handeln im Sinne einer Subjekt-Subjekt-Beziehung.

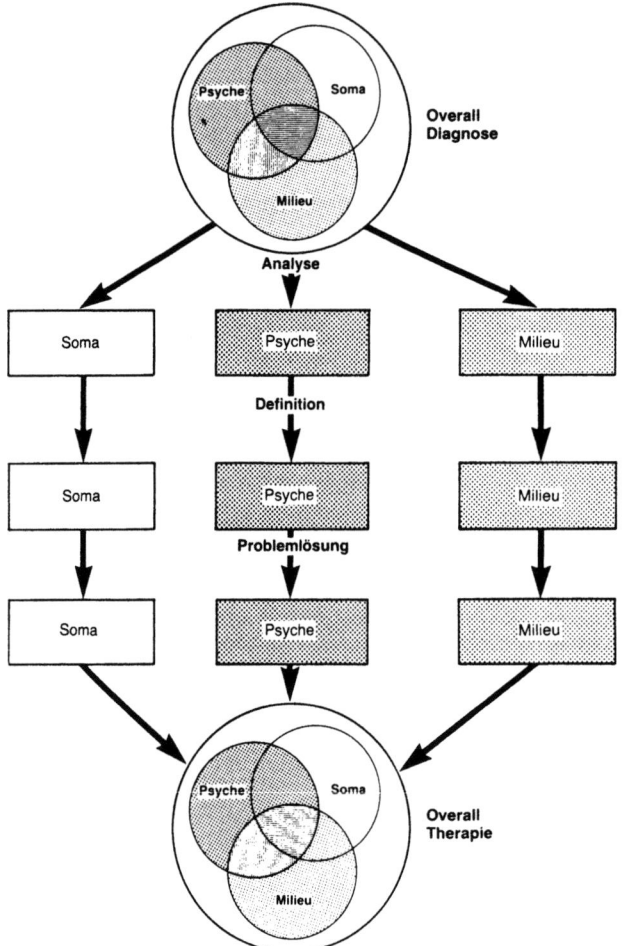

Abb. 1. Praxismethodik. Um therapeutisch tätig werden zu können, muß der Hausarzt differenzieren und integrieren

In welchen Bereichen integriert der Hausarzt?

1. Eine integrative Schau in der *Prävention* bei der evtl. Risikofaktorenbestimmung ist eine Voraussetzung für eine *individuelle* Prävention und Siebfunktion (Basisscreening). Auch die *Gesundheitserziehung und Gesundheitsbildung* kann nur als eine integrative erfolgreich sein.
2. In der *Diagnostik* (Overalldiagnostik nach Balint). Eine biographische, evtl. auch eine vom Hausarzt miterlebte Anamnese, zeigt oft die Mehrschichtigkeit des Krankheitsentstehens auf.
3. Eine integrative Betrachtungsweise in der Diagnostik ist die wesentliche Voraussetzung für eine integrative, individuelle *Therapie* (Overall).
4. Bei der *Prognosestellung* integriert der Hausarzt alles, was er von seinem lang-

Tabelle 1. Arbeitsmodell

Hausarzt	Klinik
Somato-psycho-sozial	Somatisch
Multikausal	Monokausal
Holistisch	Reduktiv
Mensch in seiner Umgebung als System	Von seiner Umgebung isoliertes Individuum
Arzt als Mensch und Partner	Arzt als Autorität
Warum kommt der Patient? (problemorientierte Ursache)	Was ist das Medizinische der Beratungsursache?
Offenes Gespräch über Procedere	Checkliste

jährigen Patienten, auch an Reaktionsweisen und Verhalten weiß, in seine prognostisch-hausärztlichen Überlegungen.

5. In der *Rehabilitation und Resozialisierung* denkt er nicht nur an eine rein somatische Wiederherstellung, sondern behandelt auch in der menschlichen Dimension in Kenntnis der Familien- und Berufssituation des Patienten.
6. Auch durch seine *psychosomatische* Betrachtungsweise (ein Drittel der Krankheiten einer Praxis sind psychosomatischer Genese, Keller u. Vogler 1975) agiert er integrativ.
7. Er kooperiert und koordiniert als Spezialist in der *Langzeitbetreuung* besonders bei multimorbiden, geriatrischen Patienten mit anderen stationären und ambulanten Einrichtungen.
8. In der *Lehrpraxis* erlebt der Student lebendige Integration in der täglichen Arbeit des Hausarztes.
9. Eine integrative *Weiterbildung* hilft die „Anarchie der Fächer" (von Uexküll 1967) zu überwinden. Nur Weiterbildungspraxen zeigen dem angehenden Hausarzt ein *unselektiertes Krankengut* und problemorientiertes Arbeiten.
10. *Integrative Fortbildung:* Der Allgemeinpraktiker benötigt keine konventionelle, fachspezialisiert ausgerichtete „Mini"-Fachfortbildung, sondern eine praxisnahe, aktive, nicht nur somatisch ausgerichtete integrierende Fortbildung, die auch die psychosozialen Komponenten des Krankseins in einer echten integrierenden Fortbildungsform berücksichtigt.

Der Allgemeinmedizin fällt so eine zentrale Aus-, Weiter- und Fortbildungsfunktion im integrativen Denken und Handeln – auch für alle Fachspezialisten (–) zu. Ganz besonders aber soll schon der junge Student im Sinne eines humanen Auftrages auch in Lehrpraxen am Vorbild orientiert zur Integration hingeführt werden.

Literatur

Gärtner JK (1969) Der Systemcharakter der Allgemeinmedizin. Ärztl Prax 21: 77
Häussler S (1976) Allgemeinmedizin international. 5 (4) 15
Hodgkin K (1973) Towards earlier diagnosis. Churchill Livingstone, Edinburgh

Hufeland CW (1975) Die Kunst, das menschliche Leben zu verlängern. In: Rothschuh KE (Hrsg) Makrobiotik. Stuttgart
Huygen FJA (1984) Arzt und Hausarzt gestern und heute. Hippokrates, Stuttgart, S 6 und 7
Illich I (1975) Medical Nemesis, die Enteignung der Gesundheit. Rowohlt, Reinbek
Keller K, Vogler W (1975) Mitteilung beim Tischgespräch „Psychogene Störungen in der Allgemeinpraxis" im Rahmen der Karlsruher Therapiewoche am 3. April 1975
Luban-Plozza B (1983) Sexualmedizin, Bd 7 S 257
Lüth P (1969) Niederlassung Praxis. Thieme, Stuttgart
Szatmari M (1985) Faktoren, die die Qualität des Alterns beeinflussen. Vortrag beim 34. Internationalen Kongreß für Allgemeinmedizin, Klagenfurt, 20.9.1985 (noch nicht publiziert)
Uexküll T von (1967) Schriftenreihe des BPA, Heft 2, S 26

7.6 Entspricht die Nachfrage des Patienten seinem objektiven Bedarf?

G. R. Tutsch

Die Nachfrage des Patienten nach ärztlichen Leistungen entspringt in der Regel seinen subjektiven Bedürfnissen. *Die Bedürfnisse liegen aber oft weit entfernt von seinem objektiven Bedarf.* Gibt es überhaupt einen objektiven Bedarf? Wie läßt er sich erfassen?

Das läßt sich am besten über eine *Hilfsvorstellung* erklären: In welchem Zustand möchte man selbst z. B. seinen 70. oder 80. Geburtstag erleben:

Man möchte sich in einem biologisch ausgeglichenen, tragfähigen Allgemeinzustand befinden, mit genügend Widerstandskräften, um etwa eine Grippe oder Lungenentzündung zu überleben, man möchte ohne Atemnot über die Treppe steigen können, spazierengehen, soziale Kontakte halten und eine dem Alter entsprechende Rolle in der Gesellschaft spielen. Als Arzt möchte oder muß man vielleicht noch arbeitsfähig sein. Sicher möchte niemand bettlägerig sein, im Rollstuhl sitzen müssen, Wasser in den Beinen haben oder schmerzhafte deformierte Gelenke, Gicht, Diabetes, Hypertonie oder Zerebralsklerose als chronisches Leiden bewältigen müssen.

Jede medizinische Maßnahme, die dazu beiträgt, diesen Zustand zu erreichen und Schaden zu verhindern, kann wohl als objektiver Bedarf bezeichnet werden. Was darüber hinausgeht, wäre dann Bedürfnis, Bedürfnis nach Wohlbefinden, nach mehr subjektiver Lebensqualität durch Anwendung medizinischer Methoden.

Folgende *Hypothese* erscheint vertretbar: *Die jetzige Ärztedichte und Struktur der medizinischen Versorgung läßt es möglich* erscheinen, *diesen objektiven Bedarf qualitativ und quantitativ sowie finanziell und ökonomisch nach heutigem Wissensstand zu erfüllen.*

Bedürfnisse unbegrenzt

Die *über diesen Bedarf hinausgehenden Bedürfnisse* im Bereich der Gesundheit *sind jedoch nahezu unbegrenzt groß.*

„Jedes körperliche und seelische Mißbehagen, wie gering es auch sein mag, wünscht man zu beheben!" (Brooks 1976).

Auf keinen Fall und niemals, auch in der Zukunft können diese Bedürfnisse voll befriedigt werden, zumal ihre Befriedigung neue Bedürfnisse weckt und das absolute Wohlbefinden des Menschen ein utopisch idealistischer Wunschtraum ist, der nie erfüllt werden kann. Man könnte das gesamte Bruttosozialprodukt eines Volkes in die medizinische Versorgung stecken und würde dieses Ziel dennoch niemals erreichen. Eher das Gegenteil!

Niemand ist so anspruchsvoll wie ein „Verwöhnter"! Und würde hinter jedem Alleebaum ein Arzt stehen, um auf Unwohlsein, Kollaps oder sogar Herzinfarkt zu lauern, dann findet sicher ein Redakteur vom *Spiegel*, daß eigentlich hinter jedem Baum zwei Ärzte lauern müßten, damit die freie Arztwahl nicht beschnitten wird!

Was wünscht dieser Patient denn, wenn Bedürfniserfüllung in dieser Form betrieben wird? Er wünscht Kopfwehtabletten (der Autor hat in den letzten 2 Jahren bereits drei schwere Phenazetinnieren entdeckt, die irreparabel sind), er wünscht Schlaftabletten – eine ordentliche, das Herz tonisierende Behandlung würde dem Patienten in vielen Fällen den Schlaf und gleichzeitig eine bessere Zukunft sichern, er wünscht vielerlei Arten von Tabletten gegen nervöse Störungen, *aber er ist nur selten bereit oder in der Lage, die seelischen und sozialen Ursachen seines Leidens offenzulegen oder als kausal anzuerkennen, oder gar seine Lebensführung zu ändern und sinnvoller zu gestalten!*

Er kann es oft gar nicht selbst, da unsere Lebensplaner kläglich versagen, die Stadtverwaltung die Menschen in Betonsilos ohne Rücksicht auf die Infrastruktur steckt und die Einsamkeit der alten Menschen seit Zerbrechen der Großfamilien ein echtes Problem der Großstädte geworden ist. So wünscht sich der Patient immer wieder auch etwas gegen an sich unvermeidliche Schmerzen, die er – vielleicht nur wegen dieser Einsamkeit – nicht bereit ist zu ertragen. Es juckt ihn hier und zwickt ihn da, und er möchte alle Beschwerden schnell, meist mit Symptomatika beseitigt haben. Zumal „etwas ertragen müssen" auch nicht mehr „modern" ist!

Aber glaubt man denn im Ernst, daß die Medizin mit Tabletten all das wegzaubern kann, was den heutigen Menschen am heutigen Leben unerträglich geworden ist? Und so werden Medikamente, mit u. U. schwerwiegenden Nebenwirkungen tonnenweise verzehrt – *dies kostet nicht nur Geld, sondern schadet überdies!*

Wie groß ist der Bedarf?

Wie aber sieht die quantitative Verteilung zwischen dem, was als Bedarf definiert wurde und dem, was nur als Bedürfnis erscheint, in der Praxis tatsächlich aus? Schlägt dies wirklich zu Buche? Darüber liegen im Moment noch keine exakten Zahlen vor.

Aus einer Veröffentlichung über die Problematik von multimorbiden Kranken läßt sich die Beanspruchungsdichte pro Monat in bezug auf ein unausgelesenes

Sample von 776 Patienten errechnen. Als Durchschnitt ergeben sich für männliche Patienten 1,13, für weibliche Patienten 1,22 Beanspruchungen pro Monat, das sind für beide Gruppen 1,18. Zum Vergleich hat der Autor seine gesamte Privatkartei vorgenommen und sie nach dem gleichen Prinzip durchrechnen lassen, hier ergeben sich für Männer 0,22, für Frauen 0,29 Beanspruchungen pro Monat.

Für den Hausarzt ist es sicherlich nicht überraschend, daß dieses Verhältnis somit 1:4,9 beträgt, daß also *der Sozialversicherte den Arzt 4,9mal häufiger beansprucht als der Privatpatient.*

Wenn diese Relation auch mehrdeutig interpretiert werden kann, so drängt sich doch die Vermutung auf, daß auch das Verhältnis von Bedarf und Bedürfnis in dieser Zahl enthalten ist. Beim Privatpatienten ist nämlich der „Besteller" mit dem „Bezahler" identisch, er überlegt seine Handlungen und setzt sich als Selbstzahler eine vernünftige Grenze. Hat er deswegen eine geringere Lebenserwartung als der Sozialversicherte? Das wurde bisher nicht untersucht, erscheint aber unwahrscheinlich.

Beim Sozialversicherten jedoch ist der Patient „Besteller" und die anonyme Versichertengemeinschaft „Bezahler". Daß dann die Summe aller „Besteller" die Summe aller „Bezahler" sein wird, empfindet der Patient nicht als Grund, zu sparen.

Bedarfsfeststellung durch den Hausarzt

Und nun zur Seite des Angebots: Hier interessiert in erster Linie der Part des Hausarztes, von dem wir meinen, daß er eine größere Rolle spielen sollte, als dies derzeit der Fall ist. Er kommt als einziger in die Lage, seinen Patienten während langer Zeit (im Sinne der Langzeitbehandlung) zu betreuen. *Er kann an schnellen Pseudoerfolgen kein Interesse haben,* weil er ja weiß, daß er mit dem nächsten Rückfall wieder konfrontiert wird, er wird im wohlverstandenen Interesse seines Patienten handeln und weiß, welche Behandlung nützlich sein kann, um das Ziel eines gesunden Alters zu erreichen.

Und er ist der einzige, der das mit ökonomisch vertretbaren Mitteln tun kann. Er ist - und leider muß man das sagen: Er wäre - prädestiniert, den Gesundheitsbedarf zu erfüllen und wird statt dessen *nicht selten als Bedürfniserfüller mißbraucht.*

In diesem Spannungsfeld ist er gleichzeitig mit der Tatsache konfrontiert, daß es nach heutigem System leichter hat, wenn er diese Aufgabe nicht annimmt, sondern sich zum Wunscherfüller degradieren läßt. In solchen Praxen besteht das ärztliche Gespräch nur noch aus der Frage: „Was brauchen Sie heute?". Dort wird der Arzt zum Kostenlosmacher der vom Patienten gewünschten Behandlung, dem nichts anderes bleibt, als wirkliche Krankheitsfälle an Spezialisten zu überweisen. Dadurch übernimmt er nur noch die Funktion eines Verteilers und Vermittlers von Sozialversicherungsleistungen. So entsteht der oft zitierte Prestigeverlust, so wachsen aber auch die Kosten ins Unermeßliche, so wird Medizin ineffektiv und nutzlos, ja sogar schädlich.

Im Rahmen dieser Angebotsgruppe könnte „Lenkung durch marktkonforme Intervention" im Sinne von Maßnahmen der Tarifpolitik durchaus erfolgreich sein. Eine vernünftige Zielvorstellung wäre es, tarifpolitische Maßnahmen so zu steuern, daß *dem* Arzt das höchste Einkommen zufließt, der sich im Sinne der Gesellschaft positiv verhält, der um den Patienten ehrlich bemüht ist, seine Praxis modern ausstattet und mit Unterstützung von Arzthelferinnen arbeitet, um seine Arbeitskraft als Arzt ausschließlich für Untersuchung und Behandlung von Kranken aufwenden zu können, und der das ökonomisch tut.

Beeinflussung der Nachfrage?

Auf der Patientenseite wäre zu überlegen, auch wenn das sozialpolitisch unpopulär ist, Leistungen der Krankenkassen für Medikamente oder Behandlungen, die einem echten Gesundheitsfortschritt wenig oder nur selten dienlich sein können, abzubauen! Als erstes wären da wohl Kopfschmerztabletten fällig, ebenso Abführmittel.

Zu fordern ist gleichzeitig Vorbeugung und Prävention, nicht unbedingt in Form des heutigen Massenscreenings der sog. Gesundenuntersuchungen. Natürlich ist rechtzeitige Diagnostik wichtig. Zu denken ist aber an das Ausmaß an Prävention, das in einer prospektiv ausgerichteten Langzeitführung eines chronisch Kranken diagnostisch und therapeutisch zum Tragen kommt, an die präventive Komponente einer ätiologisch richtigen Therapie, an die gezielte Frühdiagnostik des Hausarztes bei Risikopatienten oder Risikofamilien, an das ständige Gespräch zwischen Arzt und Patient als Partner über die vernünftigste Weise der Lebensführung, über Diät und die optimale Einstellung auf die wirklich nötigen Medikamente. Erst dadurch, erst durch diese Zusammenarbeit entsteht ein therapeutischer Regelkreis, der verlorengegangene biologische Funktionen ersetzen kann (Tutsch 1976).

Die größten Fortschritte der Medizin in den letzten Jahrhunderten sind, wenn man es recht bedenkt, nicht durch ihre unmittelbare individuelle Ausübung erzielt worden: Wir verdanken einen Teil unserer durchschnittlichen Lebenserwartung der Hygiene, die alle Lebensbereiche erfaßt und durchdrungen hat, der erfolgreichen Seuchen- und Infektionsbekämpfung und den Impffeldzügen.

Eine ähnliche Großtat wäre es, wenn nun die Grenzen der medizinischen Manipulierbarkeit des Lebens und die Gesundheit sowie die Mitverantwortung des Kranken von den Medien ebenso propagiert würden wie derzeit der Irrtum, daß die heutige Medizin und der moderne Arzt omnipotent sein müsse gegenüber jeglicher Krankheit.

Eine „Hygiene des Lebens" könnte, in der Schule beginnend, den Menschen und damit der Gesellschaft eine neue Zielsetzung und Verantwortung im Bereich der Gesunderhaltung als Selbstverständlichkeit vermitteln.

Zusammenfassend muß die gestellte Frage, die den Titel dieser Darlegungen bildet, bei der heutigen Situation glatt verneint werden: Die Nachfrage des Patienten entspricht nicht seinem objektiven Bedarf, ihre kritiklose Erfüllung schadet mehr, als sie nützt. Jede Gesellschaft hat die Ärzte, die sie verdient, weil sie die Ärzte hat, die sie sich durch ihre vorgegebenen strukturellen Bedingungen geschaffen hat – die Ärzte sind keine eigene Rasse, sondern Bestandteil und Kinder unserer Zeit und ebenso schlecht wie jene – oder ebenso gut. Eine diskriminierte Ärzteschaft jedoch verfügt nicht über die Medizin, die am billigsten und frei von Nebenwirkungen ist:

Die Droge Arzt!

Die Werbefachleute der Milchbranche wissen es schon seit Jahren: Am besten schmeckt die Milch glücklicher Kühe. Sollte das für die „Medizin" nicht gelten?

Literatur

Brooks R (1976) Deckt das ärztliche Angebot der Praxis den Gesundheitsbedarf der Gesellschaft? Referat beim 21. Internationalen Kongreß für Allgemeinmedizin in Igls vom 20. bis 25.9.1976. Allg Med Int 5 (4) 149-151

Tutsch G (1976) Entspricht die Nachfrage des Patienten seinem objektiven Bedarf? Referat beim 21. Internationalen Kongreß für Allgemeinmedizin in Igls vom 20. bis 25.9.1976. Allg Med Int 5 (4): 152-154

8 Die Patient-Arzt-Beziehung

> Jeder Kranke und jeder Arzt bringen in ihre Begegnung Überzeugungen vom Wesen und Sinn der eigenen Existenz und des Menschen mit.
> Fritz Hartmann

8.1 Die Patient-Hausarzt-Beziehung
K.-J. Dreibholz

Die vielfältigen Aspekte der Patient-Arzt-Beziehung sind seit Jahren Gegenstand zahlreicher Untersuchungen gewesen, die Literatur zu diesem Komplex ist unübersehbar (z. B. Brown u. Freeling 1976; Siegrist u. Hendel-Kramer 1979; Shut u. Verhaak 1977). Viktor von Weizsäcker (1950) nannte sie den Kern einer anthropologischen Medizin. Für den Bereich des Hausarztes läßt sich sagen, daß die Patient-Arzt-Beziehung die Basis jeder guten Allgemeinmedizin darstellt (Brown u. Freeling 1976). Grol et al. (1985) zählen den Aufbau und die angemessene Handhabung der Patient-Arzt-Beziehung zu den vier Grundfertigkeiten des Hausarztes. Die Patient-Arzt-Beziehung ist zu sehen als Kommunikation zwischen zwei Personen, zwei menschlichen Subjekten. Dem Erkennen der Subjektivität des Kranken entspricht das Erkennen der eigenen Subjektivität des Arztes.

Das Muster der Patient-Arzt-Beziehung kann sehr variieren, und deshalb läßt sich die Patient-Arzt-Beziehung in der Allgemeinpraxis, wo sie überdies stark persönlich gefärbt ist, kaum reproduzieren oder lehren. Bei der Diskussion über die Patient-Arzt-Beziehung ist häufig die Rede davon, daß der Arzt der gesundheitliche Anwalt des Kranken sei. Dabei wird aber übersehen, daß es nicht unbedingt wünschenswert ist, wenn Ärzte sich wie Anwälte verhalten (Szasz 1975). *Die gute Patient-Arzt-Beziehung ist vielmehr einer Partnerschaft vergleichbar.* Eine solche Beziehung setzt nicht notwendigerweise die Gleichheit der Partner voraus, *sie verlangt aber die Aktivität und den Beitrag beider Beteiligter. Sie führt zu einer Kooperation:* Der Kranke bedarf des Arztes ebenso wie der Arzt des Kranken. Der Kranke agiert, indem er den Arzt aufsucht, er liefert diesem Informationen, der Arzt reagiert, indem er seine Hilfe bietet, der Kranke informiert den Arzt über die Wirksamkeit dieser Hilfe, was wiederum der Arzt bei seinen späteren Entscheidungen verwertet. Es herrscht also ein gegenseitiges Geben und Nehmen; Balint (1965) spricht von einer Investierungsgemeinschaft auf Gegenseitigkeit („mutual investment company"). In diesem Fall – dem Idealfall – ist die Patient-Arzt-Beziehung symmetrisch-interaktiv strukturiert. Die gegenseitige Abhängigkeit kann aber auch komplementär strukturiert sein: Je nach dem Rollenverständnis und Rollenverhalten dominiert einer der Partner die Interaktion, zumeist sicher der Arzt. Schematisch lassen sich diese Verhältnisse folgendermaßen darstellen (Abb. 1):

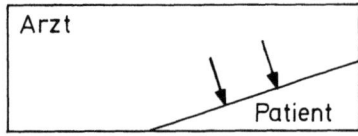 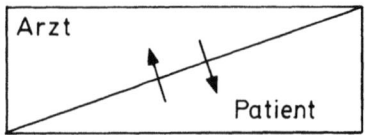

Abb. 1. Formen der Patient-Arzt-Beziehung: komplementär *(links)*, symmetrisch-interaktiv *(rechts)*. (Nach Zucha, persönliche Mitteilung)

Van Es (1975) stellt vier verschiedene Grundmuster der Patient-Arzt-Beziehung in der Allgemeinpraxis heraus, die diese Beziehung charakterisieren können:

a) *Persönlich;* in einer solchen Beziehung steht eine allgemeine zwischenmenschliche Ich-Du-Beziehung im Vordergrund.
b) *Funktionell (=sachlich);* eine solche Beziehung ist objektgerichtet auf die Beschwerden und die Erkrankung des Patienten; diese Art von Beziehung kann stark durch technische Aspekte der Medizin bestimmt sein.
c) *Instrumentell;* in dieser Beziehung wird der Kranke und auch der Arzt verdinglicht. Arzt und Patient können sich zum Erreichen eigener Ziele gegenseitig als Mittel benutzen.
d) *Konventionell;* diese Art von Patient-Arzt-Beziehung ist gekennzeichnet durch die graue unpersönliche Undifferenziertheit des Alltags.

Diese Grundmuster werden vor allem durch vier Variable beeinflußt:

- das Rollenverständnis und Verhalten des Kranken,
- das Rollenverständnis und Verhalten des Hausarztes,
- die Erwartungen des Patienten an den Hausarzt,
- die Erwartungen des Hausarztes an den Patienten.

Rollenverständnis und Verhalten von Patient und Hausarzt

Der Patient

Das Rollenverhalten des Patienten wird zum einen bestimmt von seinem allgemeinmenschlichen Verhalten: So wie er mit den Menschen seiner Umgebung umzugehen pflegt, so wird er auch mit „seinem" Hausarzt umgehen. Zum anderen wird das Rollenverhalten des Patienten bestimmt sein von seiner Grundeinstellung gegenüber Gesundheit und Krankheit. Als Hinweis sei hier das Stichwort vom gesunden Kranken und vom kranken Gesunden genannt. Die Einstellung zu Gesundheit und Krankheit ist weitgehend soziokulturell, aber auch sehr stark familientypisch geprägt (Huygen 1979). In dieser Einstellung zu Gesundheit und Krankheit liegen die Ursachen und Gründe für Angst, Depression und Regression, andererseits für Abwehr, Nichtwahrhabenwollen oder Bagatellisieren.

Parsons (1951) hat vier besondere Aspekte der Rolle des Kranken herausgearbeitet:

- die *Unfähigkeit des einzelnen* liegt nicht in seiner Hand, er ist daher nicht verantwortlich. Ein Heilungsprozeß von außen ist für seine Genesung erforderlich;

- seine Unfähigkeit ist die Grundlage für seine *Befreiung von den normalen Verpflichtungen;*
- Kranksein bedeutet also *die Möglichkeit, auf legitime Weise abzuweichen,* wobei die Legitimierung jedoch davon abhängt, daß der Kranke *seinen Zustand als etwas Unerwünschtes* ansieht, das überwunden werden muß;
- insofern erwartet man von dem Kranken, daß er *kompetente Hilfe* sucht und daß er bei den Versuchen, ihn gesund zu machen, mithilft.

Letzteres gilt insbesondere für psychische Probleme, von denen Szasz (1975) sagt, sie seien „Handlungen, die von fühlenden, intelligenten Menschen herbeigeführt werden, während körperliche Erkrankungen Ereignisse sind, die ohne Berücksichtigung des jeweiligen Sozialverhaltens der Menschen beschrieben werden können".

Hieraus wird deutlich, daß der Hausarzt es sowohl bei körperlichen als auch bei psychischen Problemen seiner Patienten als seine vornehmste Aufgabe ansehen sollte, *den Patienten aus seiner Passivität herauszulocken und dessen aktives Potential zur Selbsthilfe zu fördern;* auf jeden Fall muß vermieden werden, daß der Kranke in eine passive Patientenrolle hineingedrängt und darin gehalten wird.

Im Verhalten gegenüber dem Arzt skizziert der Bostoner Psychiater *Groves* (persönliche Mitteilung) vier extreme Patientenprofile:

a) *Der unselbständige Patient.* Er schiebt sich in den Vordergrund und klammert sich an den Arzt, häufig zu jeder Tages- und Nachtzeit.

b) *Der prominente Patient.* Auf Grund seiner Stellung im öffentlichen Leben beansprucht er Sonderrechte; er droht leicht mit dem Rechtsanwalt, er wird schnell persönlich, ist aber meist ein säumiger Zahler.

c) *Der besserwissende Patient.* Er ist grundsätzlich der Meinung, daß die Behandlung keinen Erfolg hat. Er benötigt aber ständig einen Arzt, den er auf diese Weise irritieren kann; dabei werden immer neue Symptome und Krankheiten „erfunden".

d) *Der unheilbare Patient.* Er spricht oft von Suizid und meint, an einer schweren, lebensbedrohenden oder unheilbaren Krankheit zu leiden. Er liebt diesen Zustand geradezu und wendet sich im Grunde gegen eine Änderung dieses Zustandes.

Es sind dies, wie gesagt, Überzeichnungen, denen der Hausarzt selten in reiner Form begegnen wird. Diese Patientenprofile berühren die Erwartungen des Patienten an den Arzt, auf die im nächsten Abschnitt näher eingegangen wird.

Der Hausarzt

Die Rolle des Arztes ist vorzugsweise bestimmt von den erlebten Vorbildern an Klinik und Universität, sie ist also weitgehend ein Produkt der Sozialisation zum Arzt. Die medizinische Profession zeigt – wie viele andere Professionen – bestimmte Merkmale, auf die Freidson (1979) näher eingegangen ist. Als zwei „Kernmerkmale" werden genannt:

- eine lange spezialisierte Ausbildung in abstraktem Wissen,
- eine Ausrichtung auf die Gemeinschaft oder den Dienst am anderen;
  mit anderen Worten: Expertentum und Dienstleistung.

Dabei bestimmt die Profession selbst ihre eigenen Normen; der Berufsausübende ist relativ unabhängig von der Bewertung und Kontrolle durch Laien.

Die Rolle des Hausarztes wird während der Weiterbildung durch individuelle Persönlichkeitsmerkmale des Arztes, die z. T. den obengenannten Patientenprofilen entsprechen, modifiziert. In der Literatur finden wir verschiedene Persönlichkeitsprofile des Arztes, die auch auf das Rollenverhalten des Hausarztes zu übertragen sind:

a) Der Vater. Ein solcher Arzt wird den Patienten weitgehend in dem Status eines unmündigen Kindes halten. Die Kooperation des Kranken erweist sich bei näherer Betrachtung als blindes Vertrauen. Der Umgangston zwischen beiden ist durchaus freundlich. Freundlichkeit sowie schulterklopfende väterliche Fürsorge gehören jedoch zum System der Sklaverei (Szasz 1975). Ein Arzt mit einem solchen Rollenverhalten wird Selbstkritik nicht nötig haben; er verweist gern auf sein Expertentum.

b) Der Patriarch. Der Patriarch wird vom Patienten stets in Verbindung mit dem Possessivpronomen sprechen. Er wird *seine* Patienten, *sein* Klientel, als Eigentum, als Betriebskapital betrachten. Der Patriarch wird jede Erwartung des Patienten an den Arzt für illegitim halten, Kooperation zwischen beiden wird sich auf einer Einbahnstraße abspielen. In diesen Zusammenhang gehört ein Zitat von V. von Weizsäcker (1950), der feststellte, daß die naturwissenschaftliche Medizin, die Machtstrukturen der bürgerlichen Gesellschaft und der Kapitalismus in einer Beziehung zueinander stehen, ähnlich wie die drei Seiten eines Dreiecks.

c) Der Technokrat/Bürokrat. Der Technokrat begreift seine Rolle in erster Linie als die eines Krankheits- oder Gesundheitsingenieurs. Er neigt dazu, Krankheit nicht nur zu managen, sondern auch zu bürokratisieren. Die Praxisorganisation wird perfekt sein, ihn interessiert der „Fall", nicht so sehr der kranke Mensch.

d) Der Retter, der Helfer. Dieses Rollenverständnis ist gekennzeichnet durch die apostolische Funktion des Arztes (Balint 1965). Diese Rolle neigt dazu, den Kranken zu zwingen, die Bewertung der Krankheit und der Symptome seitens des Arztes zu übernehmen. Allgemein gesprochen will der Retter dem Laiensystem die Wertmaßstäbe des professionellen medizinischen Systems aufdrängen. Dadurch kann zwar das Risiko von Kommunikationsstörungen gemindert werden, gleichzeitig wächst aber die Gefahr von Machtmißbrauch durch den Arzt und die Gefahr der Noncompliance (s. auch 8.1.3). Weiter ignoriert der Retter weitgehend das wichtige therapeutische Prinzip der Hilfe zur Selbsthilfe. Auf das sog. „Helfersyndrom" kommen wir im nächsten Abschnitt in anderem Zusammenhang noch kurz zurück.

Die Erwartungen von Patient und Hausarzt

Der Patient

Die Erwartungen des Patienten an den Hausarzt sind gleichfalls häufig untersucht und beschrieben worden. An erster Stelle steht die Erwartung, daß der Arzt sich für den Patienten interessiert, also ein allgemein-persönliches Interesse zeigt; an zweiter Stelle erwartet der Patient ein sympathisches und freundliches Auftreten, an dritter Stelle Fachkompetenz (Expertentum). Weitere Erwartungen des Patienten sind die gute Erreichbarkeit des Hausarztes, seine Bereitschaft zu Hausbesuchen und seine Bereitschaft, zuzuhören und mit sich reden zu lassen, den Patienten aufzuklären, zu informieren, die „Wahrheit" zu sagen. Die ärztliche Fachkompetenz steht demnach nicht an erster Stelle der Erwartungsskala des Patienten an einen guten Arzt; vielmehr führen persönlich-menschliche Qualitäten und Aspekte die Reihe der Erwartungen an den Arzt an. Mit anderen Worten: Der Patient erwartet vom Hausarzt Empathie, ein einfühlsames, gewissermaßen liebendes Verstehen, eine vorübergehende Übernahme der Wertvorstellungen des Kranken durch den Arzt, ein Sichhineinversetzen des Arztes in die Situation des Kranken. Kenner (1985) definiert den idealen Arzt als einen, der in seinem Patienten einen Bruder sieht.

Von diesen allgemeinen Gesichtspunkten zu trennen ist die Erwartung des Patienten an den Arzt im konkreten Einzelfall, bei jeder Konsultation. Die Eintrittskarte des Patienten beim Arzt drückt längst nicht in jedem Fall sein Problem aus; selbst wenn das Problem des Patienten schließlich im Laufe des Patient-Arzt-Kontaktes aus dem manchmal umfangreichen Komplex des oftmals uncharakteristischen Beschwerdeangebotes und einer nicht selten verwirrenden Vorgeschichte klar erkennbar und benennbar geworden ist (Problemdefinition), so wird die Erwartung des Patienten im Einzelfall sehr unterschiedlich sein können. Denkt der Patient z. B. an eine Facharztüberweisung oder an ein bestimmtes Medikament? Oder möchte er Arbeitsruhe erreichen? Oder wünscht er eine Beeinflussung anderer Familienmitglieder oder des Arbeitgebers durch den Hausarzt? Der Arzt hat damit zu rechnen, daß es dem Patienten schwerfallen kann, seine Erwartungen in Worte zu fassen, zu benennen, sei es aus Angst (vor Nichterfüllung bzw. Ablehnung oder Unverständnis seitens des Arztes) oder aus Scham (so etwas darf man eigentlich nicht verlangen) oder einfach, weil der Patient unbewußt denkt, der Arzt wisse schon, was er möchte. Grol et al. (1985) haben in ihrem Buch „Prävention somatischer Fixierung" die vielfältigen Möglichkeiten eingestandener und uneingestandener Erwartungen des Patienten an den Hausarzt ausführlich dargelegt. Sie haben dort ebenfalls illustriert, auf wie vielfältige Weise der Patient seinen Erwartungen an den Arzt Ausdruck verleihen kann, und wie er versucht, sie durchzusetzen und den Hausarzt in die Richtung der Erfüllung seiner Erwartungen zu lenken.

Der Hausarzt

Die Erwartungen des Arztes an den Patienten entsprechen im wesentlichen denen eines Gebenden gegenüber einem Nehmenden im allgemein-menschlichen Sinne. Der in den tradierten Formen und medizinischen Wertsystemen erzogene Arzt wird in erster Linie vom Patienten die Befolgung seiner Ratschläge, Anweisungen oder Verordnungen, d.h. eine gute Compliance, erwarten. Der Arzt wird also erwarten, daß seine Rolle als Fachmann, sein Expertentum, voll respektiert und seine Kompetenz anerkannt wird. Neben der Anerkennung wird er Vertrauen und sogar Dankbarkeit erwarten. Der Hausarzt wird selten die Tatsache reflektieren, daß der Patient auch die ureigensten Bedürfnisse des Arztes befriedigt. Der Arzt hat das Bedürfnis zu helfen, etwas zu tun, als kompetent zu gelten, er möchte nicht mit leeren Händen vor dem Patienten stehen, kurz, er möchte der vollkommene Arzt, der perfekte Helfer sein (s. auch Grol et al. 1985). Schmidbauer (1977) hat diese Zusammenhänge eingehend analysiert und das sog. Helfersyndrom beschrieben als „die Unfähigkeit, eigene Gefühle und Bedürfnisse zu äußern, verbunden mit einer scheinbar omnipotenten, unangreifbaren Fassade".

Im konkreten Fall erwartet der Hausarzt, daß der Patient sich öffnet, daß er Scheu oder Scham gewissermaßen zu Hause läßt, daß er das Wert- und Normsystem des Arztes akzeptiert und übernimmt, kurz, daß der Kranke die vom Medizinsystem gesetzten Regeln beachtet und einhält. Der Arzt erwartet, daß der Patient ihn versteht und seine Anordnungen mehr oder weniger kritiklos befolgt. Er erwartet schließlich, daß sich die Beschwerden tatsächlich bessern. Falls nein, so liegt es an der Uneinsichtigkeit oder an der fehlenden Compliance des Patienten. Auch für den Hausarzt ist es mitunter schwierig, seine Erwartungen an den Patienten deutlich zu machen. Auch der Hausarzt wird versuchen, den Patienten in die Richtung seiner Erwartungen zu lenken.

Der Hausarzt kann sich gedrängt, benutzt oder sonstwie manipuliert fühlen. Eine ganze Skala von Gefühlen von Ärger bis Frustration können dann eine angemessene Interaktion verhindern.

Für die Patient-Arzt-Beziehung ist von großer Bedeutung, ob sich die beiderseitigen Erwartungen entsprechen oder nicht. Voraussetzung dafür ist, daß die Erwartungen beider Partner deutlich und für den anderen verständlich geäußert werden. Fehlende Übereinstimmung kann zu einem Machtkampf führen, der die gesamte Interaktion bestimmt; beim Patienten löst dies häufig ein Gefühl der Kränkung aus, beim Arzt nicht minder. Die vielschichtigen und komplexen Probleme der Interaktion zwischen Hausarzt und Patient sind ebenfalls bei Grol et al. (1985) ausführlich dargestellt.

Probleme der Compliance

Die Literatur zum Thema Compliance ist sehr umfangreich. Im Rahmen unserer Erörterung kann dieses komplexe Problem nicht erörtert werden. Es soll nur ein Aspekt kurz gestreift werden, der mit der Patient-Arzt-Beziehung zusammenhängt.

Wenn der Arzt von Compliance spricht, dann ist gewissermaßen selbstverständlich die Compliance des Patienten gemeint. Über die Compliance des Arztes wird sehr viel seltener diskutiert. Die Patientencompliance, also die Bereitschaft des Patienten, den Anweisungen des Arztes zu folgen, wird abhängig sein einmal von der Schwere und Bedrohlichkeit sowie von der Akuität eines Krankheitsbildes. *Bei schweren, akut lebensbedrohenden Zuständen wird sie 100% erreichen, bei symptomarmen chronischen Erkrankungen die niedrigsten Werte.* Dabei geben nicht die objektiven medizinischen Maßstäbe den Ausschlag, sondern das subjektive Empfinden, die Ängste oder andere – oft irrationale – Vorstellungen des Patienten. Das Maß der Patientencompliance ist aber auch abhängig vom Grad der Arztcompliance, mit anderen Worten von dem Ausmaß, in dem die Erwartungen des Patienten erfüllt worden sind, in dem der Patient die Anordnungen des Arztes verstanden bzw. akzeptiert hat. Noncompliance beim Patienten wäre demnach auch als eine Art von Protest gegen die Noncompliance des Hausarztes zu definieren. Andererseits läßt sich einwenden, daß eine gute Patientencompliance auch gegeben sein kann aus Angst vor Strafe seitens eines Arztes (Vater bzw. Patriarch und unselbständiger Patient), der die Interaktion dominiert.

Shut u. Verhaak (1977) haben darauf hingewiesen, daß die Compliance des Patienten einen sehr spezifischen Ausdruck der Patient-Arzt-Beziehung darstellt und daß schlechte Patientencompliance fast immer einen Defekt in der Patient-Arzt-Beziehung signalisiert. Dabei kann die Interaktion gestört oder die „Macht" zwischen den Partnern ungleich verteilt sein.

Literatur s. unter 8.2.

8.2 Gefahren der somatischen Fixierung

K.-J. Dreibholz

Der Begriff der somatischen Fixierung ist in der Literatur relativ neu. Er wurde zu Beginn der 80er Jahre von der Forschergruppe um Huygen in Nijmegen eingeführt und ist nicht zu verwechseln mit dem aus der psychosomatischen Medizin geläufigen Begriff der Somatisierung. Unter somatischer Fixierung versteht man einen zyklischen Prozeß, in dessen Verlauf Beschwerden, Symptome, Probleme oder eine Erkrankung jedweder Art vom Patienten und/oder von seiten des Hausarztes eine einseitig somatische Aufmerksamkeit erfahren, während gleichzeitig die psychosozialen Aspekte der Beschwerden oder Erkrankung bewußt oder unbewußt übersehen und nicht beachtet werden. Dies gilt nicht nur für vage nervös-funktionelle Beschwerden, sondern in gleicher Weise für exakt diagnostizierbare Leiden, wie z. B. Herzinfarkt oder Karzinom. In ihrer Monographie über die somatische Fixierung (Grol et al. 1985) legen die Verfasser Wert auf die Feststellung, daß die somatische Fixierung nicht nur *intrapersonal* beim Patienten (innerer Zyklus), sondern auch *interpersonal* unter Einbeziehung des sozialen Umfeldes (äußerer Zyklus) ablaufen kann; weiter, daß als Sonderfall des äußeren Zyklus der Hausarzt (Arzt-Patienten-

Zyklus) einen entscheidenden Einfluß auf den Ablauf oder die Aufrechterhaltung der somatischen Fixierung nehmen und diese damit verfestigen kann. Beim intrapersonal *(im inneren Zyklus)* ablaufenden Prozeß der somatischen Fixierung wird der Patient beispielsweise bei Spannungskopfschmerzen nur von seinen Kopfschmerzen reden, alle möglichen Gedanken über die Ursache im somatischen Bereich erwägen und vom Arzt lediglich die Beseitigung seiner Symptome erwarten, während zugrundeliegende Frustration oder das Gefühl des Ärgers ausgeblendet werden, wobei die Beschwerden an Heftigkeit zunehmen und sich alle ärztlichen Maßnahmen als unwirksam erweisen. Bei einem Infarkt- oder Krebspatienten wird ausschließlich die Somatik zur Sprache kommen, Angst oder Depression oder das Gefühl der Ohnmacht bleiben unerwähnt, während diese psychosozialen Aspekte die somatischen Beschwerden eher verstärken. *Im äußeren Zyklus* verfestigt das soziale Umfeld einschließlich der eigenen Familie die einseitig somatische Betrachtung dadurch, daß lediglich die körperlichen Beschwerden bzw. der körperliche Zustand oder die somatischen Funktionen des Kranken betrachtet und berücksichtigt werden, familiäre Spannungen oder sonstige psychosoziale Aspekte, wie z.B. die Situation am Arbeitsplatz, geflissentlich übersehen werden oder eine unrichtige Deutung erfahren. Beispielsweise können die Familie oder die Arbeitskollegen einen Infarktpatienten schonen wollen, wodurch dieser immer mehr auf sein Organ Herz fixiert wird, seine Angst und Besorgtheit zunehmen und so die Herzbeschwerden sich verstärken. Im *Hausarzt-Patienten-Zyklus* schließlich ist es der Hausarzt, der den psychosozialen Kontext der Krankheit und die psychosozialen Probleme des Patienten skotomisiert. Die Gründe für eine einseitig somatische Betrachtungsweise sind vielfältig; sie stellen sich beim Patienten, seinem sozialen Umfeld oder beim Hausarzt jeweils anders dar.

Ein einseitig somatisches Herangehen seitens des Hausarztes an die Beschwerden oder Probleme des Patienten unter Außerachtlassung der Komplexität aller Krankheitserscheinungen steht einer Lösung des Problems oder der Heilung einer Krankheit im Wege; sie hält den Kranken über Gebühr in einer Patientenrolle fest und führt dazu, daß dieser sich nicht aus dem Labyrinth des Medizinbetriebes, in das er z.B. durch immer weiterführende Diagnostik geraten ist, befreien kann. Die Erkennung und die Prävention der somatischen Fixierung gehören deshalb zu den wichtigsten Aufgaben des Hausarztes.

Grol et al. (1985) beschreiben ausführlich die Konstellationen, die zur somatischen Fixierung führen und diesen Prozeß aufrechterhalten oder verstärken können. Weiter geben die Autoren Hinweise darauf, wie der Hausarzt auf einen solchen Ablauf aufmerksam werden kann, und sie liefern Strategien, das Risiko der somatischen Fixierung so gering wie möglich zu halten, zumindest im Hausarzt-Patienten-Zyklus. Dies kann dadurch geschehen, daß der Hausarzt die Patient-Arzt-Beziehung optimal gestaltet und handhabt in der Weise, daß er sein Tun und Lassen in jedem Abschnitt einer Konsultation und im Verlauf des gesamten Prozesses der Problemlösung reflektiert im Hinblick auf folgende Fragen:

- Bin ich gezielt und systematisch vorgegangen?
- Ist meine somatische Diagnostik ausreichend?
- Ist der psychosoziale Kontext hinreichend geklärt und zur Sprache gekommen und dem Patienten deutlich geworden?

– Ist die Therapie ausreichend?
– Habe ich Überflüssiges in Diagnostik und Therapie wirklich vermieden?

Beides, die Unterlassung erforderlicher (obligater) Maßnahmen und die Veranlassung überflüssiger Dinge sowohl bei der Diagnostik als auch bei der Therapie, können der somatischen Fixierung Vorschub leisten. Bei der Unterlassung erforderlicher Maßnahmen wird der Patient den Eindruck haben, nicht gründlich genug untersucht worden zu sein. In der Folge wird er dem Hausarzt immer wieder seine somatischen Symptome und Beschwerden präsentieren und zwar so lange, bis er das Gefühl hat, ernstgenommen zu werden. Er wird künftig die somatische Seite seiner Probleme besonders betonen – aus der Erfahrung heraus, daß der Arzt dem somatischen Aspekt der Beschwerden zu wenig Aufmerksamkeit widmet (Nota bene: Es gibt auch eine psychosoziale Fixierung!). Überflüssiges an somatischer Diagnostik und/oder Therapie führt eo ipso zu somatischer Fixierung, weil ein Zuviel beim somatischen Vorgehen automatisch ein Defizit an Interesse an den psychosozialen Aspekten der Beschwerden, Krankheiten und Probleme nach sich zieht. Darüber hinaus werden überflüssige diagnostische und therapeutische Prozeduren dem Patienten das Gefühl vermitteln, ernsthaft krank zu sein.

Literatur

Balint M (1965) Der Arzt, sein Patient und die Krankheit. Klett-Cotta, Stuttgart
Browne K, Freeling P (1976) The doctor-patient-relationship, 2nd edn. Churchill Livingstone, Edinburgh London New York
Es J van (1975) Patient en Huisarts. Een leerboek huisartsgeneeskunde. Bohn, Scheltema & Holkema, Utrecht
Freidson E (1979) Der Ärztestand. Enke, Stuttgart
Grol R et al. (1985) Die Prävention somatischer Fixierung. Eine Aufgabe für den Hausarzt. Springer, Berlin Heidelberg New York Tokio
Huygen F (1979) Familienmedizin. Eine Aufgabe für den Hausarzt. Hippokrates, Stuttgart
Kenner T (1985) Medizinische Ethik. Schweiz Ärzteztg 66: 1498–1504
Parsons T (1951) The social system. The Free Press of Glencoe, New York
Siegrist J, Hendel-Kramer A (Hrsg) (1979) Wege zum Arzt. Ergebnisse medizinsoziologischer Untersuchungen zur Arzt-Patient-Beziehung. Urban & Schwarzenberg, München Wien Baltimore
Schmidbauer W (1977) Die hilflosen Helfer. Über die seelische Problematik der helfenden Berufe. Rowohlt, Reinbek b. Hamburg
Shut H, Verhaak P (1977) Huisarts en Patient. Een kritische evaluatie van onderzoek op het gebied van de arts-patient-relatie. N.H.I., Utrecht
Szasz T (1975) Geisteskrankheit – ein moderner Mythos? Kindler, München
Weizsäcker V von (1950) Diesseits und jenseits der Medizin. Koehler, Stuttgart

8.3 Gesundheitsgefährdung durch Überdiagnostik, Übertherapie und Überbehütung

J. K. Gärtner

Die Faszination des Machbaren ist ein Problemkreis, der nicht nur die Medizin, aber eben auch die Medizin betrifft. Der angehende Arzt lernt im Krankenhaus weniger das, was er später selbst tun muß. Er lernt vorzugsweise, was mit den Kranken geschieht, deren Gesundheitsstörungen sich in einer ambulanten Praxis wegen ihrer Kompliziertheit oder ihres Schweregrades nicht klären und/oder behandeln lassen (Braun 1969). Die Mehrzahl der ambulanten Patienten leidet unter leichteren Gesundheits- oder auch nur Befindensstörungen.

Diagnostik soweit wie nötig, nicht soweit wie möglich!

Technisch aufwendige Verfahren sind oft nicht ungefährlich (z. B. Herzkatheterismus, Luftfüllung der Hirnventrikel, Untersuchung mit ionisierenden Strahlen, Anwendung von Kontrastmitteln u. a. m.), außerdem zeitaufwendig und teuer. Häufig sind sie für den Patienten schmerzhaft und flößen ihm Angst ein. Deshalb sollte der Umfang jeder Diagnostik dem Grundsatz folgen: Soviel wie nötig, nicht soviel wie möglich! Das ist leichter gesagt als getan, einige Hinweise erscheinen sinnvoll:

- eine Diagnose ist nur soweit erforderlich, als sich daraus therapeutische Konsequenzen ableiten lassen;
- subtile Diagnostik erfordert Zeit; so kann der optimale Zeitpunkt verpaßt werden, an dem eine fortschreitende Gesundheitsstörung sich leicht und schnell beheben läßt;
- intensive diagnostische Maßnahmen führen oft zu einer psychogenen Fixierung des Patienten an seine Befindensstörung (somatische Fixierung);
- die methodischen Bedingungen eines diagnostischen Verfahrens entsprechen nicht immer der Wirklichkeit des Lebens.

Die Empfindung des Patienten ist oft richtiger als der Laborwert

Ein Beispiel dafür ist die Histaminstimulation der Säurebildung im Magen. Sie führt immer zu einer maximalen Säureproduktion, falls nicht eine morphologisch-atrophische Gastritis oder eine Anazidität des Perniziosakranken vorliegt. Im Falle der Subazidität, wie sie häufig nach Infektionskrankheiten oder unter dem Einfluß von Ärger, Zeitverschiebung, Inappetenz, Ekel, auch bei Wachstumsschüben der Kinder (die sich teilende Zelle hat keine Funktion!) und bei Abneigung gegen bestimmte Speisen auftritt, täuscht die Methode mehr Salzsäure vor, als unter alltäglichen Bedingungen entsteht. Selbst Alkohol- oder Koffeinstimulierung sind insofern irreal, als kein Säureverbrauch im Prozeß der Verdauung erfolgt. Bekanntlich gelangt der normal angedaute Speisebrei neutral ins Duodenum. Eine gezielte Befragung des Patienten führt oft schneller zum richtigen Ergebnis und gibt ihm dazu das Gefühl aktiver Partnerschaft.

*Langzeitkenntnis des Patienten ist wichtiger als die Ausdehnung
der Diagnostik in der Breite*

So werden eine gute Kenntnis der Entwicklungsgeschichte des kranken Menschen in seiner Umwelt, die aktuelle Anamnese, die Befindens- und Verträglichkeitsbefragung in Verbindung mit einer gezielten Untersuchung in der Regel eine tragfähige Entscheidung, eine sinnvolle Therapie bei vertretbarem Risiko ermöglichen und so die Nachteile aufwendiger Diagnostik vermeiden.

Der Organismus kann mehr, als die moderne Medizin für möglich hält

Um Schäden durch Übertherapie zu vermeiden, ist stets daran zu denken, daß alle Lebewesen selbstregulierende, dynamische Systeme sind. Sie besitzen die Fähigkeit, kleinere Störungen der Gesundheit selbst zu beseitigen sowie an der Beseitigung größerer Störungen zumindest aktiv mitzuwirken. Schließlich entsteht Krankheit aus einem Mißverhältnis zwischen Reiz und Reizkompensationsmechanismus (Behr u. Herrmann, 1976). Eine massive Therapie im Sinne der Steuerung ist bei schweren Erkrankungen ebenso nötig wie segensreich. Das trifft meist für hospitalisierte Patienten zu. Was dort richtig ist, gilt nicht in gleichem Maße für die ambulante Praxis. Hier ist nämlich die Fähigkeit des Kranken zur Selbstregulation oft recht gut erhalten. Eine kritiklose Übernahme der Therapiemethoden des Krankenhauses würde hier zum Trainingsverlust, zur Inaktivierung der Selbstregulation führen. Es gibt viele Gesundheitsstörungen, bei denen ganz kleine Hilfen es dem energetisch-regulativen Streben ermöglichen, den Zustand der Gesundheit im Sinne eines aktiven Ausgleichs von Leistungsvermögen und Anforderungen wiederherzustellen. Bei der Organisationshöhe des Menschen ist der emotional-informative Einfluß – vom guten Wort bis zur gezielten Psychotherapie – eine wirksame Methode, die selbstregulierenden Kräfte zu aktivieren.

Zweiseitiger Therapieansatz: an Reiz und Reaktion denken

Eine einseitig auf den Krankheitserreger orientierte Therapie, sei sie chemisch oder antibiotisch, inaktiviert im Laufe der Zeit die Abwehrleistung des Organismus. Unter der eben zitierten Auffassung der Pathogenese sollte man stets äußere und innere Bedingungen einer Gesundheitsstörung durchdenken und einen zweiseitigen Therapieansatz anstreben. Als Beispiel kann bei wiederholten Infektionen der ableitenden Harnwege eine relativ kurze Bekämpfung des Erregers, gefolgt von einer Autovakzinebehandlung als Therapie der Wahl gelten. Bei allen Infektionen spielen daneben Einwirkungen im Sinne einer Verbesserung der unspezifischen Abwehr eine wichtige Rolle. Sie bringen insbesondere bei den banalen Erkältungskrankheiten bis zur Grippe mehr Erfolg, als der mißbräuchliche, aber weit verbreitete Einsatz von Sulfonamiden oder Antibiotika gegen Viren, gegen die sie völlig unwirksam sind. Solche Übertherapie bringt nur die Nebenwirkungen dieser Medikamentengruppen zur Geltung. Ähnlich ist die oft leichtfertig angesetzte Langzeittherapie mit Kortikosteroiden zu bewerten, so segensreich eine rasche

Kurzanwendung oft ist. Osteoporose, Infektanfälligkeit, Manifestwerden von Diabetes mellitus, Hypertonie und sicher einiges, was wir noch nicht wissen, sind unausbleibliche Folgen. Ein wenig mehr Nachdenken erschließt auch andere Wege zur Minderung des überreaktiven Charakters solcher Gesundheitsstörungen.

Anspruch auf Humanität zu Beginn und zum Ende des Lebens

Schließlich sei hier noch auf eine Form der Übertherapie hingewiesen, die zwar keine Gesundheitsgefährdung im engeren Sinne zur Folge hat, die aber die hochentwickelte biomedizinische Technik in den Ruf der Inhumanität bringt. Richtig angewendet verdient sie diesen Ruf ganz und gar nicht! Ich meine damit die künstliche Aufrechterhaltung eines scheinbaren Lebens auf biologischer Ebene. Dies gilt vorzugsweise für den Beginn und das Ende des Lebensprozesses. Niemand sollte vom Arzt eine aktive Beendigung des Lebens fordern, aber ebensowenig schreibt ihm der Eid des Hippokrates vor, Leben, das von Natur aus nicht lebensfähig ist, zur Qual seines Trägers unter der Faszination des Machbaren aufrechtzuerhalten.

Individuell dosiertes Training vermeidet Schäden durch verordnete Inaktivität

Abschließend soll die Gesundheitsgefährdung durch Überbehütung behandelt werden. Schäden hieraus entstehen oft nach der Übertherapie analogen Prinzipien: der Inaktivierung der Eigentägigkeit durch Unterforderung. In den 50er Jahren wurde eine keimfreie Aufzucht von Säuglingen gefordert und stellenweise auch praktiziert. Nach Ende dieses Lebensabschnittes erkrankten solche Kinder an sonst banalen Infekten schwer, weil ihre Immunabwehr nicht trainiert war. Muskeln atrophieren im Gips, unter Bettruhe, in der Schwerelosigkeit. Dabei kommt es auch zur Entmineralisierung der Knochen. Eine Fremdsprache wird verlernt, wenn sie nicht ständig geübt wird. Untätigkeit inaktiviert den Menschen von der biologischen bis zur sozialen Ebene. Gerade die biomedizinische Weltraumforschung lehrt uns, daß Monotonie, Mangel an Reizen und soziale Isolierung stärkere Stressoren sind als ein wenig zuviel vom Umgekehrten. Eine detaillierte Darstellung der Folgen körperlicher Unterbelastung geben Kraus u. Raab (1964) in „Krankheiten durch Bewegungsmangel". Selbst ein psychiatrischer Patient verhält sich um einiges gesitteter, wenn solch gesittetes Verhalten von ihm gefordert wird. So wird der Leitsatz vom Fördern durch Fordern auch für Erhaltung und Verbesserung der Gesundheit ein nützliches Grundprinzip. Das ist für die ärztliche Praxis aber nur die eine Seite. Die andere Seite besteht darin, jede Anforderung auf das Individuum und auf seine zu bestimmter Zeit gegebene Leistungsfähigkeit hin zu optimieren.

Weg vom Maximum - bewußt optimieren

Nur wenn die Medizin die drei Bereiche „Überdiagnostik, Übertherapie und Überbehütung" als Grenzfall des maximal Möglichen einstuft, für den Regelfall aber das individuelle Optimum anstrebt, werden die Fortschritte der Wissenschaft zur realen Verbesserung der Gesundheit der Gesamtbevölkerung führen und auch ökonomisch machbar bleiben.

Literatur

Behr W, Herrmann U (1976) Probleme der theoretischen Medizin. Verlag Volk und Gesundheit, Berlin
Braun RN (1969) Die Eigenständigkeit der Allgemeinpraxis. Österr Ärzteztg 10: 14-17 (Sonderdruck)
Kraus H, Raab W (1964) Krankheiten durch Bewegungsmangel. Barth, München

8.4 Sprechen in den Handlungssystemen der Medizin[1]

T. von Uexküll

Ärzte mußten doch schon immer mit ihren Patienten sprechen. Was hat sich geändert, daß dieses Sprechen zu einem Problem wurde, für das wir nach Lösungen suchen müssen? Nur wenn wir sehen, was sich geändert hat, können wir uns auch darüber Rechenschaft geben, ob die Methoden, die zur Lösung dieses Problems entwickelt und vermittelt werden, adäquate Methoden sind.

Sprechen als Problem

Ich will von einer Erfahrung ausgehen, die wahrscheinlich jeder macht, der mit einer Gruppe von Medizinstudenten in einem Anamnese- oder Interviewkurs Sprechen mit Patienten übt. Dabei wiederholt sich für die Teilnehmer der Gruppe immer wieder etwas sehr Überraschendes und Beunruhigendes: Die anfängliche Überzeugung, man müsse sich in dem Kurs nur spezielle Techniken des Befragens aneignen, aber Sprechen mit Patienten brauche man nicht zu üben; denn sprechen könne man - natürlich - mit allen Menschen, diese Überzeugung weicht einer Betroffenheit und Verunsicherung. Man stellt fest, daß Sprechen schwierig ist.

Diese Verunsicherung hat nichts mit den gewohnten Schwierigkeiten des Anfängers in einem Kurs zu tun, in dem theoretisches Wissen und praktisches Können,

---

[1] Der Aufsatz wurde mit nur geringen Veränderungen aus Heft 4 der Zeitschrift „Patientenbezogene Medizin", G. Fischer, Stuttgart, New York (1982) übernommen. Wir danken dem Verlag für die Erlaubnis.

kognitive und psychomotorische Inhalte, erlernt werden. Es sind Schwierigkeiten emotionaler Art, die jetzt auch im Umgang der Gruppenmitglieder untereinander auftreten. Das zeigt sich zunächst darin, daß das Interesse an dem Gespräch mit dem Patienten in den Hintergrund tritt. Es scheint nicht mehr zentrales Thema und Ziel der Gruppe zu sein, sondern eher Anlaß und Experimentierfeld für das Sprechen in der Gruppe. Die Gruppe entwickelt sich unübersehbar in die Richtung einer Selbsterfahrungsgruppe.

Dabei erleben sich die Gruppenmitglieder – und das ist wohl auch ein Hauptgrund für diese Entwicklung – als außerordentlich verletzlich. Sie gehen miteinander um wie mit rohen Eiern. Offenheit im Gespräch, Kritik, Anregung, Kommentar usw. werden als Gefahr erlebt, zu verletzen und verletzt zu werden. Diese Gefahr hat offensichtlich zwei Gesichter: Mit der Verletzung des anderen verletzt man auch sich selbst. Man erlebt Offenheit als „Aggression".

Gleichzeitig wird die Gruppe doppelgesichtig, als schützender und zugleich bedrohender Rahmen erlebt: Sie kann den einzelnen akzeptieren und in ihren Schutz aufnehmen, oder ihn ablehnen und isolieren.

Was ist da geschehen? Und was hat dieser Vorgang mit Sprechen und Gespräch zu tun? Ich meine sehr viel; denn damit ist eine vorher verdrängte Realität wieder erlebbar geworden: Die Realität des Gespräches oder das Gespräch als Realität, der man sich stellen muß, indem man mit dem anderen sich selbst in Frage stellt, und in der man von dem anderen nur so viel erfährt, wie man über sich selbst in Erfahrung bringt. Sprechen wird als Teilnehmen an einer neuartigen Realität erlebt.

Jetzt ist der Gruppenleiter mit dem Problem konfrontiert, wie er die Gruppe wieder zu dem Ziel der ursprünglichen Gruppenarbeit – dem Gespräch mit Patienten – zurückführen und wie er verhindern kann, daß sie zu weit in den Urwald der Selbsterfahrungsgruppen gerät. Um diese Grenze zu finden ist es notwendig, eine Reihe von Fragen zu beantworten:

1. Welche Funktion hat das Gespräch im Rahmen der Heilkunde?
2. Warum war es von anderen Formen der Kommunikation zwischen Arzt und Patient abgelöst? Warum und wofür ist es wieder wichtig geworden?
3. Wodurch unterscheidet sich „das Gespräch" von anderen Formen der Kommunikation, z.B. der Konversation, den Monologen, dem Frage-Antwort-Spiel usw.?
4. Was meint schließlich Selbsterfahrung im Rahmen des Gesprächs zwischen Patient und Arzt?

Ich will mit den ersten beiden Fragen beginnen. Wenn wir nicht dogmatisch voraussetzen wollen, was Heilkunde ist, bzw. was und wie sie sein soll, führen sie uns ein Stück weit in die Theorie. Dann müssen wir nämlich die Frage stellen, wie eine Heilkunde aussieht, für die und in der das Gespräch eine Funktion hat und – das ist die zweite Frage – wie eine Heilkunde beschaffen ist, in der andere Formen der Kommunikation das Gespräch ersetzen?

Medizin als Handlungssystem

Die Antwort auf die Frage nach der Beschaffenheit von Heilkunde setzt eine Analyse der Verhaltensweisen, Einstellungen und Eigenschaften von Kranken und Ärzten als Funktionsträger in einem gesellschaftlichen System und der Funktion ihrer Interaktion in diesem System voraus. Eine solche Analyse wurde erstmals von Parsons (1951) unternommen. Er bediente sich dazu des Modells der sozialen Rollen, mit dessen Hilfe er die Rolle „des Patienten", sowie die Rolle „des Arztes" analysiert hat. Damit hat er ein fruchtbares Forschungsfeld für die Medizin-Soziologie eröffnet, die in der Folgezeit manche seiner Begriffe modifizieren und differenzieren konnte.

Ich will auf diese größtenteils bekannten Untersuchungen nicht eingehen, sondern versuchen, den allgemeinen Rahmen zu rekonstruieren, von dem diese Untersuchungen ausgehen, indem ich nach der rahmengebenden Einheit frage, in der Rollen verankert sind. Diese Rahmen finde ich in dem Modell der „Handlung", bzw. des „Handlungssystems" (von Uexküll 1963); denn Rollen gibt es nur in einer Handlung. Nur in ihr sind sie z. B. als Rollen und Gegenrollen aufeinander bezogen.

In einer Betrachtungsweise, die von Handlungssystemen als Rollen determinierende Einheiten ausgeht, erscheinen Individuen als Akteure in Rollen, die überindividuell durch eine gesellschaftliche Verarbeitung der Sachzwänge, die dem Handlungssystem zugrunde liegen, festgelegt sind. *Sobald Individuen in solche Handlungssysteme eintreten, werden sie in Rollen verwickelt, die ihnen, von der Logik des Handlungszusammenhanges vorgeschrieben, Einstellungen, Eigenschaften und Verhaltensweisen unabhängig von ihren individuellen Einstellungen, Eigenschaften oder Verhaltensweisen „ansinnen".* In einem solchen Handlungssystem kann das gegenseitige Aufeinanderangewiesensein der Akteure als „Verzahnung" von Rollen und Gegenrollen beschrieben werden. Wenn Parsons (1951) die sozialen Merkmale „des Patienten" und „des Arztes" beschreibt, so analysiert er Einstellungen, Eigenschaften und Verhaltensweisen, die Individuen angesonnen werden, sobald sie als Akteure in die Rollen des hilfsbedürftigen Kranken und des Funktionsträgers für die gesellschaftlich gebotene Hilfeleistung verwickelt werden. Er beschreibt damit das allgemeine Grundschema eines Handlungssystems, das wahrscheinlich alle Gesellschaften in dieser oder jener Form für diese spezifische Aufgabe bereithalten.

Es bleibt dann einer genaueren Analyse vorbehalten, typische Variationen dieses allgemeinen Grundschemas aufzusuchen und ihre Strukturen zu beschreiben. Damit gewinnt man den Rahmen, in dem sich das gegenseitige Aufeinanderangewiesensein von Patient und Arzt nicht nur allgemein, sondern als konkretes Postulat nach einer, dem jeweiligen Handlungssystem konformen, Interaktion definieren und von analogen Postulaten anderer Handlungssysteme abgrenzen läßt.

Diagnose und Spielregel

Mit dem Konzept des Handlungssystems nehmen wir an, daß sich im Bereich sozialer Interaktionen ähnliche Regelhaftigkeiten auffinden lassen, wie sie sich in den Handlungsabläufen von Theaterstücken finden. Die Begriffe „Spielregel", „Rolle", „Gegenrolle", „Akteur" usw. beschreiben Abhängigkeiten, Zusammenhänge und Gegenseitigkeiten, die zwischen den Elementen eines einheitlichen Ganzen - eines Systems - herrschen. Hier wie dort hat jede Handlung ein zentrales Thema, das hinter dem vordergründigen Geschehen auf der Bühne Anfang und Ende des Stückes aufeinander bezieht und die dazwischenliegenden Schritte der Akteure bestimmt. *In dem Handlungssystem, in dem es Spielregeln, Rollen und Gegenrollen für die Akteure „Kranker" und „Arzt" gibt, ist dieses zentrale Thema das Ereignis „Krankheit". Dieses Ereignis wird aber nicht als individuelles, sondern als soziales Bedürfnis thematisiert,* d.h. als Bedürfnis, das nicht nur den Kranken, sondern, allerdings in verschiedener Weise, auch seine Mitmenschen ergreift.

Thematisieren heißt also, das Ereignis „Krankheit", das dem einzelnen schicksalhaft zustößt, ähnlich sozial zu integrieren, wie die ebenfalls dem einzelnen schicksalhaft zustoßenden Ereignisse „Hunger", „Durst", „Sexualität" sozial integriert wurden. Dafür werden die individuellen Bedürfnisse, die aus den Ereignissen entstehen, in gemeinsame, d.h. soziale Bedürfnisse eingebracht, *indem die Wege zur Bedürfnisbefriedigung als Rollen und Gegenrollen bestimmter Handlungssysteme festgeschrieben werden.* Jede Kultur entwickelt mit diesen Thematisierungen - und das ist für eine Analyse konkreter Handlungssysteme wichtig - ihre spezifische Definition für „Krankheit". Von dieser kulturspezifischen Definition lassen sich dann die speziellen Deutungs- und Handlungsanweisungen für den Umgang mit konkreten Krankheitserscheinungen ableiten.

Diese speziellen Deutungs- und Handlungsanweisungen nennen wir „Diagnosen". Heilkunde als „Handlungssystem" wird in den Spielregeln und Rollen konkret, die in ihren Diagnosen verankert sind. Medizinische Diagnosen lassen sich nämlich nicht nur als Deutungs- und Handlungsanweisungen für Ärzte, sondern zugleich als Spielregeln für die Interaktion zwischen Ärzten und Patienten verstehen. Eine Diagnose zeichnet mit dem, was sie von den Erscheinungen, die ein Kranker darbietet, wegläßt oder hervorhebt und interpretiert - wie eine Regieanweisung - das Bild eines konkreten Kranken als Gegenspieler für den Arzt. Damit schreibt sie beiden, bis ins Detail, Rolle und Gegenrolle für den Umgang miteinander vor. So werden z.B. bei einem als Herzkranker, als Asthmatiker oder als Hypertoniker gedeuteten Patienten bestimmte Züge seines Aussehens, seines Verhaltens und Reagierens für den Arzt in ähnlicher Weise verständlich, wie das Aussehen und das Verhalten eines Rollenträgers auf der Bühne für seine Gegenspieler. Das gilt nicht nur für die Ödeme und Brustschmerzen des Herzkranken, die Atemnot des Asthmatikers, das gerötete Gesicht des Hypertonikers, sondern zugleich für ihre Art, die Umwelt - und in dieser auch den Arzt zu erleben und auf sie zu reagieren.

Mit diesem allgemeinen Modell des Handlungssystems mit seinem zentralen Thema einer Theorie für Krankheit lassen sich drei verschiedene Handlungssysteme abgrenzen, die z.Z. das Gesundheitsverhalten in unserer Gesellschaft bestimmen. Jedem dieser drei liegt eine andere Theorie für Krankheit zugrunde, von der sich andere Diagnosen als Regieanweisungen für die Zusammenarbeit zwischen

Patient und Arzt ableiten lassen. *In jedem Handlungssystem ist eine spezifische Sprache für die Kommunikation zwischen Patient und Arzt als adäquat und funktionsgerecht vorgeschrieben.* Diese drei Handlungssysteme sind:

1. Die sog. naturwissenschaftliche Medizin;
2. die psychologische Medizin und,
3. wenn auch noch nicht in gleicher Weise formulierbar, aber in den ersten Umrissen deutlich erkennbar, das Handlungssystem einer psychosomatischen Medizin.

Ich will diese drei Systeme nacheinander darstellen und die Funktion beschreiben, die Sprechen jeweils darin hat.

Das Handlungssystem der naturwissenschaftlichen Medizin

Die allgemeine Theorie für Krankheit, die dem Handlungssystem der naturwissenschaftlichen Medizin zugrunde liegt und von der sich die Regieanweisungen für die Rollen von Patienten und Ärzten ableiten, entwirft ein räumliches Orientierungsschema für manuelle Eingriffe in den menschlichen Körper. Diese Theorie geht zweifellos auf sehr frühe Epochen der Heilkunde zurück und ist wahrscheinlich in allen Heilbehandlungssystemen als Bestandteil zu finden. Das Bild des Körpers, das die chinesische Volksmedizin für die Akupunktur entwickelt hat, ist ein Beispiel für ein derartiges räumliches Orientierungsschema für Handgriffe von Heilbehandlern. Solche Körperbilder waren früher in Vorstellungen über die Bedeutung von Körperteilen, Organen oder Säften für kosmische, religiöse oder magische Zusammenhänge eingebettet.

In den westlichen Kulturen hat sich dieses räumliche Orientierungsschema für manuelle Eingriffe von Heilkundigen in den Körper eines Kranken seit ca. 150 Jahren zu „der wissenschaftlichen Theorie" der Kausalzusammenhänge von Strukturen und Prozessen in einem komplexen Mechanismus *verselbständigt*. Von Ferber (1971) hat auf den inneren Zusammenhang dieser Entwicklung mit dem Entstehen der Industriekultur und der modernen Technik hingewiesen. Dieser Aspekt ist wichtig, um zu verstehen, wie es möglich war, daß *der Grundsatz des räumlichen Orientierungsschemas* für manuelle Eingriffe des Arztes im Laufe der stürmischen Weiterentwicklung zu dem hochkomplexen Theoriengebäude der modernen Medizin *konsequent beibehalten* wurde. Die zunehmende Verfeinerung der Möglichkeiten für direkte Eingriffe der menschlichen Hand durch technische Apparaturen und für indirekte Eingriffe durch Pharmaka erzwang parallel dazu eine *fortschreitende Differenzierung des Körpermodells* als mechanisches Gebilde und umgekehrt. So entstand das imponierende Theoriengebäude der Körpermedizin als Modell einer hochkomplexen chemischen Maschine.

Krankheit ist danach eine räumlich lokalisierbare Störung in einem technischen Betrieb, der zwar eine sehr komplexe, aber aufgrund des Modells doch überschaubare räumliche Struktur besitzt. Von dieser allgemeinen Theorie lassen sich dann die speziellen Theorien als Diagnosen für konkrete Störungsfälle, wie Kurzschlüsse, Rohrbrüche usw. ableiten. Wie ein Techniker auf der Basis eines Schaltbildmodells den Betriebsschaden eines Autos, eines Fernsehers oder Computers lokalisieren und danach die Reparatur planen und durchführen kann, so kann der Arzt eine

Krankheit, die als Betriebsschaden im menschlichen Körper – als Klappenfehler im Herzen, als Geschwür im Magen oder als Enzymdefekt in einem bestimmten Gewebe oder Transportsystem – lokalisiert wurde, mit gezielten technischen Eingriffen (chirurgischer oder medikamentöser Art) reparieren.

In diesem Handlungssystem schreiben die Diagnosen wie Regieanweisungen dem Arzt die Rolle des sachverständigen technischen Spezialisten vor, von dem alle Aktivität auszugehen hat. Die Gegenrolle des Patienten ist die des unwissenden Laien, der von den komplizierten Vorgängen in seinem Körper ebensowenig versteht wie von seinem Auto oder Fernsehapparat und der durch Informationen darüber höchstens beunruhigt und in seinem normalen Verhalten gestört würde. Er wird daher seiner Rolle am besten gerecht, wenn er als passives, willfähriges Objekt seinen Körper wie sein Auto oder seinen Fernsehapparat vertrauensvoll den Fachleuten zur Reparatur überläßt.

Die spezifische Sprache in diesem Handlungssystem ist die technische Terminologie der Naturwissenschaften. Mit ihr wurden sehr rasch alle früheren Formen, mit Kranken oder über Kranke zu sprechen, unwissenschaftlich.

Als adäquate Form der Kommunikation zwischen Patient und Arzt entwickelte sich konsequenterweise eine bestimmte Form des Frage- und Antwortspieles. Der computergerechte Fragebogen ersetzt die Anamnese. Daneben gibt es, um den Patienten in seine Rolle einzuweisen, den Monolog. Als Dialog kann das Gespräch nur zwischen Fachleuten, nicht über den Kranken, sondern nur über dessen Krankheit geführt werden. Dabei werden verschiedene Möglichkeiten der Interpretation des Betriebsschadens und seiner Lokalisation diskutiert.

Das zentrale Thema dieses Handlungssystems ist die soziale Integration des Ereignisses „Krankheit" in die Aufgaben und Kapazitäten einer technisch ausgerichteten Industriegesellschaft. Dafür wird Krankheit als lokalisierbarer Betriebsschaden in einer Körpermaschine definiert. Die Methode ihn zu beheben, ist der technische Eingriff direkter (chirurgischer) oder indirekter (pharmakologischer) Art.

Die Tatsache, daß diese Definitionen nicht den Erwartungen der Kranken an humane medizinische Betreuung entsprechen, darf nicht darüber hinwegtäuschen, daß es sich keineswegs um Erfindungen inhumaner Ärzte handelt, sondern um Eigenschaften und Verhaltensweisen, die funktionell der Struktur des Handlungssystems entsprechen und von diesem den einzelnen als seinen Rollenträgern „angesonnen" werden.

Das Handlungssystem der psychologischen Medizin

Um die Schwierigkeiten und Divergenzen zu verstehen, die in zunehmendem Maße das Funktionieren des Handlungssystems der naturwissenschaftlichen Medizin stören, muß man sich klar machen, daß eine medizinische Theorie nicht nur den Begriff „Krankheit" sondern auch „den Kranken" definiert. Mit dem Bild, das sie von Patienten zeichnet, entwirft sie ein spezifisches Menschenbild. Im Handlungssystem der naturwissenschaftlichen Medizin ist dieses Menschenbild eine Maschine, die von Technikern gewartet, und deren Störungen von technischen Experten diagnostiziert und behoben werden. Weizenbaum (1977) gibt eine eindrucksvolle Darstellung, wie weit der Zwang, den Menschen als Maschine zu interpretieren, die modernen Wissenschaften beherrscht.

Da man mit Maschinen nicht sprechen kann, bedeutet Sprechen in der naturwissenschaftlichen Medizin Sprechen über Maschinen und Maschinenschäden.

Die Tatsache, daß auch die Patienten Diagnosen stellen, die nicht nur ihren Körper und dessen Leiden, sondern auch den Arzt und dessen Verhalten interpretieren, daß sie mit dem Arzt sprechen wollen, hat in dem Theoriengebäude der sog. naturwissenschaftlichen Medizin keinen Platz. Die Schwierigkeiten, denen sie sich heute gegenübersieht, sind eine Folge dieses Defizits.

Diese Zusammenhänge können erst in der psychologischen Medizin gesehen und in ihrer Bedeutung für die Gesundheitsprobleme der Kranken genutzt werden. Auch für die psychologische Medizin läßt sich ein spezifisches Handlungssystem mit einem zentralen Thema und einem dazugehörigen Theoriengebäude abgrenzen. In ihm wird *der Kranke als „psychisches System" aufgefaßt, das im Verlaufe einer persönlichen Entwicklungsgeschichte durch eine schrittweise Sozialisierung seiner Bedürfnisse entstanden ist. Die Strukturen, die in diesem System während der einzelnen Phasen der Sozialisation entstanden sind, lassen sich* (ähnlich wie die Jahresringe eines Baumes) *zeitlich lokalisieren und als Elemente auffassen, die synchron aufeinander wirken*. Dieses allgemeine Bild des Kranken unterscheidet sich *grundlegend* von dem der naturwissenschaftlichen Medizin: Anstelle eines dreidimensionalen Orientierungsschemas, in dem sich Betriebsschäden räumlich lokalisieren lassen, haben wir es jetzt mit dem *Orientierungsschema einer Zeitgestalt* zu tun, in der *Entwicklungsstörungen in der Vergangenheit lokalisiert werden können.*

Auch das zentrale Thema dieses Handlungssystems hat eine andere Aufgabe als das zentrale Thema der naturwissenschaftlichen Medizin. *Es muß das Ereignis „Krankheit" in eine Gesellschaft integrieren, deren Aufgabe darin besteht, ihren Mitgliedern die für ihre Entwicklung erforderlichen Sozialisierungschancen zu bieten, um mündig zu werden.* Dafür wird „Krankheit" als - letztlich von der Gesellschaft zu verantwortende - *Folge eines Sozialisationsversagens* definiert. Von diesem allgemeinen Schema werden (wieder) die speziellen Diagnosen mit ihren Spielregeln und Rollenanweisungen für Patient und Arzt abgeleitet. Auch diese Diagnosen enthalten Regieanweisungen, wie durch Selektion und Interpretation von Phänomenen, die Kranke darbieten, konkrete Bilder von Patienten entstehen, die an spezifischen Störungen der seelischen Entwicklung leiden.

Solche *Störungen in der Geschichte der Bildung eines Menschen* (Bildung in der ursprünglichen Bedeutung des Wortes) sind nicht durch manuelle Eingriffe in den Körper des Patienten - sondern *nur durch Sprechen mit dem Patienten zu korrigieren*. Sprechen gewinnt in der psychologischen Medizin eine ähnlich fundamentale Funktion wie der manuelle Eingriff für die naturwissenschaftliche Medizin.

*Das Gespräch als diagnostische und therapeutische Methode
im Handlungssystem der psychologischen Medizin*

Um diese Zusammenhänge zu verstehen, müssen wir uns klarmachen, daß das Gespräch im Rahmen der Theorie der psychologischen Medizin das Medium darstellt, in dem sich die Sozialisation des einzelnen - und das heißt, wie wir sahen, *seine Bil-*

dung zum Menschen einer bestimmten Kultur – vollzieht. Das beginnt als averbaler Dialog zwischen dem Neugeborenen und der Mutter und setzt sich in verbaler Form in den Gesprächen der Kinder, der Adoleszenten und schließlich der sog. Erwachsenen mit bestimmten Menschen ihrer Umgebung fort. *In diesen Gesprächen müssen auf jeder Stufe Bedürfnisse* – z. B. Bedürfnisse nach Nahrung, nach Ausscheidung, nach sexueller Betätigung usw. – *in soziale Rollen übersetzt werden*, d. h. in Rollen, die jeweils eine kulturell vorgegebene Gegenrolle ergänzen.

H. G. Mead (1934) hat diesen Vorgang der Sozialisation individueller Bedürfnisse als „Rollentausch" beschrieben, bei dem das Kind in der Phantasie abwechselnd die Rolle des erwachsenen Gesprächspartners, z. B. der Mutter oder des Lehrers – und dann wieder seine eigene Rolle mit ihren gefühlsmäßigen Reaktionen durchspielt. Auf diese Weise erfährt es den inneren Zusammenhang von Rolle und Gegenrolle und lernt, die Spielregeln einer umgrenzten sozialen Szene zu beherrschen. Mit der Internalisierung dieser Szene und der Beherrschung ihrer Spielregeln erwirbt es ein Stück Autonomie seines Ichs.

Diese Transformation gelingt ohne Störungen aber nur mit verläßlichen und einfühlsamen Gesprächspartnern, die den Rollentausch der Szene in ihrer Phantasie mitvollziehen. Mit diesem Modell läßt sich eine Grundfunktion des Gesprächs, wie ich es hier verstehe, erfassen: Es konstelliert eine Szene, in der man sich in der Rolle des anderen – und diesen in der eigenen Rolle – erleben kann, in der „Fremderfahrung durch Selbsterfahrung" (Jauss, 1982) möglich wird und umgekehrt. Das setzt zweierlei voraus:

1. Die Gesprächspartner müssen über ähnliche szenische Erfahrungen verfügen und
2. ihre Erinnerung daran darf nicht emotional blockiert sein.

In dem Gespräch des Psychotherapeuten mit dem Patienten *soll die Szene der biografischen Situation, in der das fehlerhafte Programm entstand, wieder erlebt und neu verarbeitet werden.* Voraussetzung dafür ist, daß der Therapeut die Rolle erkennt, die der Partner (der Patient) spielen muß, und daß er die Gegenrolle, die dieser dem Therapeuten damit „ansinnt", übernehmen und solange durchhalten kann, wie es notwendig ist, die Szene mit dem Patienten wieder und wieder durchzuspielen.

Der Dualismus der heutigen Krankenversorgung

Die beiden Handlungssysteme, die ich beschrieben habe, definieren das Ereignis Krankheit und das Bedürfnis der Gesellschaft, dieses Ereignis sozial zu integrieren, auf sehr verschiedene Weise. Entsprechend verschieden sind die Spielregeln, die dort die Rollen und Gegenrollen für die Akteure „Kranke" und „Ärzte" festlegen. *Beide Handlungssysteme entwerfen ein durchaus verschiedenes Bild vom Menschen, das jeweils einen ganz anderen Aspekt in den Mittelpunkt des Interesses rückt. In jedem hat daher der Begriff „human" eine andere Bedeutung.*

Wir verstehen jetzt besser, warum mit dem Aufkommen der naturwissenschaftlichen Medizin Sprechen mit dem Kranken durch andere Formen der Kommunikation abgelöst wurde. Wir verstehen auch, warum mit der Entwicklung der psychologischen Medizin die Bedeutung des Gesprächs für die Heilkunde neu entdeckt wurde. Wir haben schließlich auch eine erste Antwort auf die Frage, was wir uns unter jener Realität des Gesprächs und den emotionalen Schwierigkeiten vorstellen sollen, von denen ich ausgegangen bin. Wir wissen aber noch nicht, wie weit es für den werdenden Arzt notwendig ist, mit diesen emotionalen Schwierigkeiten umgehen zu lernen, und wieviel Selbsterfahrung dazu notwendig ist. Wir müssen daher unsere Analyse noch einen Schritt weiter treiben.

Wir haben gesehen, daß die Handlungssysteme der naturwissenschaftlichen und der psychologischen Medizin grundlegend verschiedenartig sind. Wir müssen jetzt hinzufügen, daß sie sich auch *keineswegs ergänzen, sondern im Gegenteil ausschließen:* Die naturwissenschaftliche Medizin entwirft das Bild eines Körpers ohne Seele, während die psychologische Medizin das Bild einer Seele ohne Körper entwirft. Wer in der naturwissenschaftlichen Medizin über seelische Probleme spricht, ist unsachlich oder unwissenschaftlich; wer in der psychologischen Medizin über Körperprobleme sprechen will, leistet „Widerstand" oder ist unfähig, seine wirklichen Probleme zu „verbalisieren". Als Ergebnis haben wir *eine dualistische Krankenversorgung: Auf der einen Seite eine Medizin für einen Körper ohne Seele,* die über ein differenziertes System von Fachdisziplinen und hochspezialisierten Organkliniken verfügt – *auf der anderen Seite haben wir eine Medizin für eine Seele ohne Körper,* die ebenfalls beginnt, sich in Spezialdisziplinen aufzugliedern, und bereits entsprechend spezialisierte Neurosekliniken betreibt.

Das Handlungssystem einer psychosomatischen Patientenbetreuung

Die psychosomatische Medizin hat sich die Aufgabe gestellt, die Vorteile der körperlichen und seelischen Medizin ohne ihre Defizite zu verbinden. Das bedeutet, daß sie eine Theorie entwickeln muß, in der Körper und Seele als einander ergänzende Elemente gesehen werden können. Das klingt sehr abstrakt. Läßt sich von einer solchen Theorie ein konkretes Handlungssystem ableiten, und wenn ja, wie sehen in ihm Spielregeln und konkrete Rollen für Patient und Arzt aus? Vor allem, welche Funktion hat hier das Gespräch, wie läßt es sich beschreiben, und welche Rolle spielt Selbsterfahrung des Arztes dabei? Hier ist noch vieles im Fluß. Aber die ersten Konturen lassen sich erkennen.

Ich will versuchen, auf diese Fragen wenigstens eine vorläufige Antwort zu geben, indem ich wieder von den konkreten Erfahrungen ausgehe, welche die Studentengruppe macht, wenn sie das Gespräch als emotionale Realität erlebt. Diese Erfahrung entsteht aus Gesprächen mit körperlich Kranken, also *in einer ärztlichen Situation.* Aber die Partner (die Studenten) sind in dieser Situation *noch nicht* entweder auf das naturwissenschaftliche oder das psychologische Handlungssystem *festgelegt.*

Weiter ist wichtig, daß die emotionalen Spannungen und Schwierigkeiten, welche die Gruppe erlebt, durch Gespräche geprägt werden, in deren Verlauf sich die Studenten in der Phantasie mit der Situation eines organisch Kranken identifizieren. Das heißt, sie erleben diese Situation mehr oder weniger bewußt als existentielle Bedrohung, in welche die – in der naturwissenschaftlichen Medizin verdrängte – Möglichkeit von Sterben und Tod mit eingeht.

Die Situation ist ferner durch ihre Asymmetrie charakterisiert: Der Hilfsbedürftigkeit eines Patienten entspricht komplementär das Aufgerufensein des Arztes zu kompetenter, d.h. professioneller Hilfe. Für diese Asymmetrie ist der Unterschied an Wissen und technischem Können von großer Bedeutung, und zwar sowohl in der naturwissenschaftlichen wie in der psychologischen Medizin. Das ist einer der Gründe dafür, daß es Studenten, die diese Kompetenz noch nicht besitzen, schwer fällt, Gespräche mit Patienten zu führen. Aber kognitives Wissen und technisches Können sind nicht alles. *Ein spezifisches Bedürfnis der Situation verlangt, daß über Wissen und Können hinaus eine Partnerschaft zwischen Arzt und Patient entsteht.* Und hier finden wir – soweit ich es sehe – das zentrale Thema für ein Handlungssystem der psychosomatischen Medizin, in dem das Gespräch eine spezifische Aufgabe und Struktur hat. Auch für diese Gespräche ist Selbsterfahrung wichtig, auch Selbsterfahrung, wie sie in der Psychotherapie gefordert wird. Aber Selbsterfahrung hat hier einen anderen Schwerpunkt. Um deutlich zu machen, wie ich das meine, will ich versuchen, die Erfahrung in der Gesprächsgruppe genauer zu beschreiben:

Man findet sich plötzlich in einem Raum, in dem Menschen sich sowohl durch Offenheit wie durch ein Sichverschließen (Sichentziehen, Ablehnen, Überhören, Nichteingehen) gegenseitig verletzen können. Man erfährt, daß *die Gefahr dieses Sich-und-den-anderen-Verletzens nur dadurch vermieden werden kann, daß man ein Gespür für den richtigen Mittelweg entwickelt.*

Diese Realität – es ist die Realität des Arztes bei jeder Visite – ist beunruhigend. Man sucht sich ihr zu entziehen, sich unauffällig abzuschließen, indem man in Monologe, in Konversation oder in das Frage-Antwort-Spiel ausweicht. Auf diese Weise vermeidet man spüren zu müssen, was einen beunruhigt, und versäumt damit die Gelegenheit, sein Gespür zu entwickeln und zu üben. Das hat man jahrzehntelang so gut gelernt, daß man schließlich vergaß, daß es so etwas wie *die Realität des offenen Gesprächs* überhaupt gibt.

Diese Haltung wird zudem dem Arzt in der naturwissenschaftlichen Medizin durch Methoden des Sprechens mit Patienten nahegelegt, welche die emotionale Realität des Gesprächs mit seiner Bedrohung ausklammern: Er lernt, Symptome abzufragen und daraus das Bild des Betriebsschadens in einer Körpermaschine zu rekonstruieren. Aber solche Rekonstruktionen sind häufig verfrüht und auf alle Fälle unvollständig, wenn es um die Gesamtdiagnose des Leidens eines Kranken geht. *Partnerschaft kommt nur zustande, wenn der Arzt bereit ist, der Frage auf den Grund zu gehen, was in der Situation gespürt wird, in welcher man sich und den anderen als so verletzlich erlebt.*

Ich glaube, es ist zweierlei: Einmal wird die szenische Struktur des Gesprächs – als Rollentausch – gespürt: Um von dem anderen etwas erfahren zu können, muß man *gleichzeitig etwas von sich selbst erfahren*. So erlebt man ja auch in der eigenen Verletzlichkeit zugleich die Verletzlichkeit des anderen. In dieser Situation versucht man von sich selbst nur das preiszugeben, von dem man weiß, daß es von dem anderen akzeptiert wird. Da man aber nicht weiß, was dieser akzeptieren wird, verschließt man sich besser. Der andere hütet sich zu zeigen, was er akzeptieren würde, denn damit würde er ja etwas von sich preisgeben, von dem er nicht weiß, ob es der andere akzeptiert.

Neben dieser szenischen Struktur des Gesprächs wird die Gruppe als soziale Einheit erlebt, die Spielregeln gibt. Diese Spielregeln kann man zwar nicht rational formulieren. Man erlebt sie aber deutlich emotional als eine Realität, die mit Worten wie „Gruppennorm", „Grenzen", „Verpflichtungen", „Tabus" usw. nur unzureichend umschrieben werden kann. Diese Spielregeln bestimmen, was die Gruppe akzeptiert und was sie nicht akzeptiert. Auf diese Weise kann sie entscheidend dazu beitragen, daß *die Gesprächspartner lernen, das Risiko einzugehen, etwas von sich zu zeigen, um etwas von dem anderen zu erfahren.* Das gilt wohl für jedes Gespräch, und das gilt auch für Gespräche, die als diagnostische und therapeutische Methode der psychologischen Medizin erlernt werden müssen.

Im Gespräch mit körperlich Kranken sehen die Studenten aber noch etwas anderes: Sie sehen, was die Verletzlichkeit, die sie im Gespräch als szenischen Zusammenhang von Rolle und Gegenrolle an sich selbst erfahren haben, jetzt für den Patienten bedeutet; *daß ein kranker Körper einen Menschen aus der Welt der Gesunden ausschließt,* weil gemeinsame Zukunftsentwürfe zusammenbrechen, Partnerschaften nicht mehr tragen, und daß man – wie viele es ausdrücken – die Achtung der anderen und vor sich selbst verliert, weil man nichts mehr „leistet". Dann kann die *gesteigerte Verletzlichkeit* hinter Fassaden abgeschirmt werden, die zunächst jeden Kontakt abwehren. Es hilft dem Patienten, wenn der Gesprächspartner versteht, daß solche Fassaden nötig sind, um in ihrem Schutz die eingeschränkte Wirklichkeit neu zu ordnen.

In all dem erfährt man, daß zu der eigenen Wirklichkeit der eigene Körper gehört. *Plessner* (1976) hat darauf hingewiesen, daß der Mensch nicht nur Körper „ist", er sprach von „Futteralsituation", sondern auch einen Körper „hat", über den er als Fundament seiner Wirklichkeit verfügt. Auch dieses Fundament unserer Wirklichkeit hat sich erst im Verlauf unserer psychischen Entwicklung im Medium von Gesprächen gebildet, die als averbaler, dyadischer Dialog in den ersten Lebenstagen zwischen Neugeborenem und Mutter begannen, und in denen das Kind schließlich lernte, *dem fließenden, grenzenlosen Körpersein* die Namen zu geben, die einen Körper begrenzen, den man als Objekt in einer Welt fester Objekte „haben" muß.

Es ist eine in höchstem Maße angsterregende Erfahrung, erleben zu müssen, daß *dieses Gespräch, in dem Körper und Wirklichkeit organisiert werden, nie beendet* ist. Und daß *mit Verletzungen der Körperlichkeit die Organisation unserer Wirklichkeit zusammenbrechen kann. Stephanos* (1979) und andere Vertreter der Psychosomatik haben sich besonders mit diesem Ereignis der „Desorganisation" befaßt und betont, wie wichtig es ist, daß der Arzt in diesem Zustand auf die reduzierten Bedürfnisse des Kranken eingehen und ihm helfen kann, diese Desorganisation zu überwinden.

Dazu muß er in der Lage sein, *nicht nur die psychischen Bedürfnisse des Patienten zu verstehen, er muß auch eine Menge somatischer Medizin und deren Möglichkeiten beurteilen können, körperlich Kranken zu helfen.*

Hier werden die Strukturen jenes dritten Handlungssystems sichtbar, in dem psychosomatische Medizin praktiziert werden kann: *Das Bild, von dem es ausgeht, läßt sich als die frühe Organisation einer Wirklichkeit beschreiben, in der Objekte und ein eigener Körper entstehen.* Ein Rückfall in die Auseinandersetzungen, die mit dieser Organisation beendet wurden, wird vom Kranken als „namenlose" Bedrohung erlebt. Man ist ihr hilflos ausgesetzt, weil Bedrohungen nur durch Namengebung zu Objekten werden, von denen man sich als Ich distanzieren und als Subjekt mit Objekten umgehen kann. *Der körperlich Kranke muß lernen, diese desorganisierte Wirk-*

lichkeit neu zu ordnen. Um ihm dabei helfen zu können, ist es notwendig, die Zusammenarbeit zwischen Patient und Arzt neu zu strukturieren, und zwar als Gespräch zwischen zwei Partnern, von denen der eine anfangs hilflos und ängstlich ist, und von denen der andere helfen, orientieren und damit Angst bannen kann. Dieses Gespräch hat die gleiche Grundstruktur wie der Dialog zwischen dem Kind, das Sensationen erlebt, aber weder deuten noch beheben kann, und der Mutter, die den Sensationen Namen gibt (und sie damit in die soziale Wirklichkeit einordnet) und die nur dann für Abhilfe sorgen kann, wenn die Namen passen. Das heißt, *Mutter und Arzt müssen fähig und bereit sein, im Rollentausch die Wirklichkeit der Partner zu erfahren.* Im Laufe solcher Gespräche haben wir alle als kleine Kinder unseren Körper und unsere Wirklichkeit nach den Schemata unserer Kultur strukturiert und gelernt, unsere Bedürfnisse zu deuten und mit ihnen umzugehen, soweit es unsere Kräfte erlaubten.

Das Schema dieser Handlung läßt sich als dyadischer Regelkreis beschreiben, in dem zwei Partner mit verschiedenen Kompetenzen wechselseitig ihre Probleme definieren und füreinander lösen.

Menschwerdung im Gespräch

Ich will meine Überlegungen zusammenfassen: Ich ging von der Frage aus, ob Sprechen eine Funktion in der Medizin hat und wenn ja, welche das ist. In der Kommunikation zwischen Arzt und Patient spielt Sprechen sich in verschiedenen Formen ab, als Monolog, als Frage-Antwort-Sequenz, als Konversation und als Gespräch. Während bei den meisten dieser Kommunikationsformen Identität und Rolle der Partizipanten feststehen, sind sie im Gespräch offen und können nur in gegenseitigem Austausch von Darstellungen der jeweiligen individuell erlebten Wirklichkeit gefunden werden. Dabei gilt die Mead-Formel des Rollentausches oder der gegenseitigen Identifizierung mit dem Partner, in der Rolle und Gegenrolle als zusammenhängendes Kontinuum – als eine Szene, als ein „Wir" erlebt werden. *In dieser Szene erfahre ich von dem Gegenüber, wer er ist, wenn er mir zeigt, wer ich in seinen Augen bin; und er erfährt, wer ich bin, wenn ich ihm zeige, wer er in meinen Augen ist.*

Diese Realität des „Wir", in der sich Ich und Du im Gespräch differenzieren, ist unter verschiedenen Namen beschrieben worden. Die Psychoanalyse spricht von „Übertragung und Gegenübertragung". Laing (1971) betont, daß in der gemeinsamen Situation zweier Individuen deren jeweilige Erfahrung ihr jeweiliges Verhalten bestimmt. Berger u. Luckmann (1969) sprechen von einer Vis-à-vis-Situation.

Besonders anschaulich und eindrucksvoll hat Balint (1966) die noch undifferenzierte Welt des Körperseins und die Wichtigkeit des Dialogs mit dem Arzt als *„Neuanfang"* beschrieben. In jeder dieser Beschreibungen wird ein anderer Aspekt der gleichen Realität in den Mittelpunkt des Interesses gerückt. Ich habe mich bemüht, darzustellen, daß diese verschiedenen Aspekte des Gesprächs, aber auch die verschiedenen Möglichkeiten der Abwehr seiner Risiken mit Hilfe anderer Kommunikationsformen, funktional in den Handlungssystemen begründet sind, in denen Medizin sich verwirklicht.

Die systematische Erforschung des Gesprächs durch die Psychoanalyse führt zu der wichtigen Einsicht, daß das Gespräch das Medium darstellt, in dem sich die Sozialisation des einzelnen, seine „Menschwerdung" - als Mensch einer bestimmten Kultur - vollzogen hat. Damit ging Stufe für Stufe die *„Übersetzung" seiner individuellen Bedürfnisse in die sozialen Bedürfnisse* dieser Kultur einher. Im Gespräch zwischen Patient und Arzt können Situationen wieder lebendig werden, in denen diese „Übersetzung" mißlungen ist.

Damit läßt sich das Gespräch von anderen Formen des Sprechens wie Monolog, Konversation oder Frage-Antwort-Spiel abgrenzen. Im Gespräch muß der Arzt sich selbst, d. h. die Übersetzung seiner individuellen Bedürfnisse in die sozialen Bedürfnisse seiner Kultur, in Frage stellen und mit denen der Patienten vergleichen können. Dabei werden frühere und frühe Erfahrungen wieder lebendig und deren schicksalhafte Auswirkungen auf das spätere Leben verständlicher - wenn das Gespräch gelingt. Jetzt kann der Vergleich mit dem Schicksal der Patienten zu einem gemeinsamen Erleben führen. *Fremderfahrung durch Selbsterfahrung läßt sich daher als Definition des Gesprächs formulieren.*

Die Grenzen der psychologischen Medizin und des Gesprächs als ihrer Methode werden jedoch deutlich, wenn man sich klar macht, daß es sich um eine Heilkunde für eine Seele ohne Körper handelt. Ihr gegenüber stellt die naturwissenschaftliche Medizin eine Heilkunde für einen Körper ohne Seele dar. Unser heutiges Gesundheitssystem ist durch den Dualismus von zwei Medizinen gekennzeichnet, die sich nicht ohne weiteres ergänzen. Im Gegenteil, sie schließen sich zunächst gegenseitig aus.

Hier zeigt sich die Aufgabe, die einer psychosomatischen Medizin gestellt ist. Sie muß ein Handlungssystem entwerfen, in dem Körperliches und Seelisches als einander ergänzende Komponenten eines einheitlichen Geschehens erfaßt werden können.

In einem solchen Handlungssystem hat das Gespräch wiederum eine wichtige Funktion. Im Unterschied zu dem psychoanalytischen Gespräch, in dem körperliche Symptome nur als Ausdruck seelischer Konflikte verstanden werden, hat hier der *Körper als Raum körperlicher und seelischer Symptome* eine neue Bedeutung. Er eröffnet für das Gespräch eine neue Dimension.

Literatur

Balint M (1966) Die Urformen der Liebe und die Technik der Psychoanalyse. Huber-Klett, Stuttgart
Berger P, Luckmann T (1969) Die gesellschaftliche Konstruktion der Wirklichkeit. Frankfurt
Ferber C von (1971) Gesundheit und Gesellschaft. Stuttgart
Jauss R (1982) Ästhetische Erfahrung. Fremderfahrung durch Selbsterfahrung, Bd 3. Suhrkamp, Frankfurt/Main
Laing RD, Phillipson H, Lee AR (1971) Interpersonelle Wahrnehmung. Frankfurt
Mead HG (1934) Mind, self and society. Chicago
Parsons T (1951) Illness and the role of the physician. Am J Orthopsychiatry 21
Plessner H (1976) Die Frage nach der Conditio humana, Frankfurt
Stephanos S (1979) Das Konzept der „Pensée operatoire" und „das psychosomatische Phänomen". In: Uexküll von T (Hrsg) Lehrbuch der Psychosomatischen Medizin, München
Uexküll T von (1963) Grundfragen der Psychosomatischen Medizin. Reinbek b. Hamburg
Weizenbaum J (1977) Die Macht der Computer und die Ohnmacht der Vernunft. Frankfurt

8.5 Ethische Probleme des Arztes

H. Schaefer

Das Verhältnis von Arzt und Patient wird, bei aller Freiheit, die es genießt, zu einem guten Teil durch Normen bestimmt, welche dem Bereich der Ethik angehören.

Ethik und Recht

Ethische Normen werden dort entwickelt, wo es noch nicht zur normativen Fixierung durch Rechtsvorschriften gekommen ist. Der rasche Wandel der technischen Möglichkeiten in der Medizin bewirkt, daß das Recht immer in beträchtlichem Abstand den Sitten und dem Verhalten nachfolgt. Das trifft aber auf ethische Normen ebenfalls zu. Unter „Ethos" verstehen wir die in einer Gesellschaft sich herausbildende gemeinschaftliche Ansicht über ein zu forderndes Verhalten jedes Gliedes dieser Gesellschaft, soweit sich die Forderung eben noch nicht in Gesetzen niedergeschlagen hat. Auch dieser gesellschaftliche Konsens braucht Zeit zu seiner Ausbildung.

Ärztliches Ethos

Fast alle Probleme in der Medizin entstehen durch die Wechselwirkung von Arzt, Patient und Öffentlichkeit. Eine medizinische Ethik kann also keinesfalls nur eine ärztliche Ethik sein. Wenn der Arzt z. B. in ethisch anfechtbarer Weise bei der nicht voll berechtigten „Krankschreibung" oder bei fragwürdigen Therapien handelt, tut er das zumindest in Übereinstimmung mit dem Patienten, wenn nicht gar aufgrund seiner ausdrücklichen Aufforderung. Das Krankenhaus und die Krankenhauseinweisung werden fast ganz oder weitgehend vom Patienten her bestimmt. Ein Patient entscheidet, wann er zum Arzt geht und die „Patientenrolle" übernimmt und eine „Patientenkarriere" einschlägt. Ähnliche ethische Verantwortung trägt die Öffentlichkeit, die z.B. in der Diffamierung des Ärztestandes sicher in Konflikt mit der ethischen Grundforderung der Wahrhaftigkeit gerät, selbst wenn auf Seiten der Ärzte Fehlhandlungen nicht zu leugnen sind. Ärzte sind wohl keine besseren, aber sicher keine schlechteren Menschen, als sie sich in anderen Berufen finden.

Im folgenden ist dennoch vorwiegend vom ärztlichen Ethos die Rede. Es taucht dabei sofort die Frage auf, wie sich ethische Verhaltensnormen für den Arzt begründen lassen. Diese Begründung leitet die Gesellschaft in der Regel aus wenigen, allgemein anerkannten Maximen ab, bei denen der von Kant formulierte Grundsatz eine entscheidende Rolle spielt, daß unser Verhalten so beschaffen sein muß, daß es als Grundlage des Verhaltens *aller* Menschen gelten kann. In der Gesellschaft herrscht also in der Regel das Ethos der Reziprozität: jeder soll das tun, was er von den Handlungen der anderen Mitglieder der Gesellschaft selbst für sich erwartet. Dieses Prinzip der Reziprozität ist im übrigen unabhängig davon, wieviel Freiheit man dem Individuum zumißt und wieviel Verantwortung das Individuum angesichts dieser seiner Freiheit trägt.

Gerade für den Arzt lassen sich *Handlungsnormen* sehr leicht aus der Maxime der Reziprozität ableiten: er sollte mit seinen Patienten so umgehen, wie er selber von seinem Arzt behandelt zu werden wünscht oder wie er seine nächsten Angehörigen behandelt. Standardisierbare Normen freilich sind hier schwer zu definieren. Die Vorschriften, die in der Standesethik formuliert wurden, sind sehr allgemein und beschränken sich in der Regel auf die Forderung bestimmter allgemeiner Absichten und Grundhaltungen, wodurch sie im konkreten Fall oft wertlos sind.

Der Arzt im Konflikt zwischen Patient und Gesellschaft

Der ärztliche „Auftrag", den die arbeitsteilige Gesellschaft ihm erteilt, besteht primär darin, Krankheiten zu heilen und nach Möglichkeit auch zu verhüten. Dieser Auftrag scheint problemlos, denn er beinhaltet eine „Hilfe" für die Gesellschaft. Konflikte entstehen erst, wenn die Hilfeleistung am Patienten in Widerspruch gerät zu anderen Forderungen an den Arzt. Der Arzt ist nämlich nicht nur dem Patienten in seiner individuellen Not verpflichtet. Er hat auch Funktionen wahrzunehmen, die in ihrer Substanz hoheitlichen Funktionen entsprechen. So ist der Arzt vom Gesetzgeber u. a. dazu bestimmt worden, eine Beurteilung der *Arbeitsfähigkeit* des Sozialversicherten abzugeben, d.h. er ist der wesentliche Kontrolleur der *Krankenstände,* obgleich er tatsächlich das Krankheitsverhalten des Patienten selten korrigieren kann, weil Kriterien, die eine Kritik am Patienten rechtfertigen, kaum bestehen. Der Arzt muß dem Patienten zunächst einfach glauben. Ihm obliegt darüber hinaus die Garantierung einer wirtschaftlichen Verfahrensweise der Heilbehandlung. Weit entscheidender als diese ökonomischen Funktionen sind aber andere Tätigkeiten des Arztes für seine gesellschaftliche Rolle: er ist derjenige, der über Tod und Leben zu wachen hat – und das insbesondere auch über das Leben der noch ungeborenen Menschen. Zeugung, Geburt und Sterben bringen die bedeutsamsten ethischen Probleme mit sich.

Schon ökonomisch bedeutsame Entscheidungen können dadurch schwierig sein, daß jede von zwei entgegengesetzten Entscheidungen gute Gründe für sich hat oder beide unerwünschte Konsequenzen heraufbeschwören. Ein teueres Heilmittel kann im individuellen Fall wirksamer sein, ein Krankenhausaufenthalt mehr familiär als medizinisch begründet sein. Dramatisch wird die Entscheidungssituation, wenn massive Interessen miteinander im Widerspruch stehen, wie das z. B. beim *Schwangerschaftsabbruch* der Fall ist. Das ungeborene Leben wird von der Rechtsprechung nur halbherzig geschützt, seine Tötung in sehr weiten Grenzen zugelassen. Das Argument, das von kirchlicher Seite oft zu hören ist, es handle sich bei der Tötung des Fetus um Mord, ist sicher falsch, da der Tatbestand „Mord" rechtlich eindeutig fixiert ist und nur auf die absichtliche Tötung eines lebenden, und zwar bereits geborenen Menschen, zutrifft. Ein anderes Argument theologischer Art besagt, daß der Fetus bereits ein Mensch ist. Die Frage, wann ein werdendes Leben „menschlich" genannt werden muß, ist aber extrem schwierig zu beantworten, und die Theologie hat hierzu keinesfalls immer die gleiche Meinung vertreten. Der einzige Punkt der „Unstetigkeit" bei der Zeugung eines Menschen ist die Befruchtung der Eizelle. Alles, was danach kommt, entwickelt sich ohne Sprünge oder Unstetigkeiten kontinuierlich, so daß es völlig willkürlich wäre, hier einen bestimmten Zeitpunkt (etwa den

4. Monat der Schwangerschaft) herauszugreifen und als den *Augenblick der Menschwerdung* zu bezeichnen. Andererseits ist das wesentliche Kennzeichen des Menschen sein Bewußtsein, und das ist im Mutterleib sicher nur in sehr unvollständigen Vorformen vorhanden (Graber 1974), fehlt freilich aller Wahrscheinlichkeit nach nicht völlig und entwickelt sich mindestens ebenso wie der Leib kontinuierlich und ohne einen „Sprung", den man als Zeitpunkt der Menschwerdung betrachten kann. Ein letzter Gesichtspunkt, der das ethische Handeln des Arztes bestimmen könnte, entspringt der Analogie mit „natürlichen" Verhältnissen. Die Natur läßt es sicher zu, daß sich befruchtete Eier nicht einnisten und also verlorengehen. Man könnte in Analogie hierzu z. B. eine Empfängnisverhütung durch Behinderung der Innidation des befruchteten Eis als zulässig ansehen, obgleich nach der oben zitierten Ansicht im Augenblick der Befruchtung der Mensch bereits entstanden ist.

Der Arzt muß also seine Entscheidung ohne unbezweifelbare Kriterien des Handelns treffen. Die Gesellschaft müßte sich (was sie auch im § 218 des Strafgesetzbuches getan hat) entschließen, eindeutige Kriterien des Handelns willkürlich festzulegen. Die Bestimmungen des § 218 sind selber nicht weiter auf unbezweifelbare Weise begründbar.

Wird also der Arzt um „Hilfe" gebeten, so kann es geschehen, daß es problematisch wird, wem er in erster Linie verpflichtet ist, dem Patienten (z. B. der Schwangeren), der Gesellschaft, dem ungeborenen Leben.

Konflikte entstehen sogar dann, wenn der Patient bestimmte irreversible Eingriffe fordert, z. B. seine eigene Tötung oder auch nur operative Eingriffe, die der Arzt nicht verantworten kann, weil er unsicher sein muß, ob der gleiche Patient nach Ablauf einer gewissen Frist noch die gleiche Absicht hegen würde. Ein *Suizid* während einer Depression würde vom nicht mehr depressiven Patienten z. B. nicht mehr vorgenommen werden, was bei mißglückten Suizidversuchen oft bestätigt wurde. Der Arzt muß sich dann an die Regel halten, dem Patienten so zu helfen, wie er es für sich selbst für richtig halten würde. Die Hilfe zum Selbstmord ist in jedem Fall unstatthaft, obgleich sie nur dann strafbar ist (§ 216 StGB), wenn der Arzt die Tötung selbst vornimmt.

Die Manipulation des Lebens

Besondere ethische Probleme findet der Arzt vor, wenn er veranlaßt wird, menschliches Leben zu manipulieren. Zwei verschiedene Anlässe hierzu führen immer häufiger zu dieser Manipulation: das Sterben und die Ermöglichung einer auf natürliche Weise nicht erzielbaren Schwangerschaft.

Ärztliche Probleme entstehen in folgenden Bereichen:

1. *Lebensermöglichung:* Der Arzt steht oft vor der Frage, ob er, z. B. operativ, ein nicht selbständiges Leben ermöglichen muß, selbst wenn die „Lebensqualität" eingeschränkt ist. Diese Situation liegt z. B. bei einer Spina bifida oder schweren kindlichen Mißbildungen vor. Die meisten Ärzte entscheiden sich heute für eine Lebenserhaltung, obgleich sie viele Fragen aufwirft.
2. *Die Lebensverlängerung (aktive Euthanasie):* Sie ist nur dort absolut gefordert, wo ein Leben mit wenigstens minimalem Lebensgenuß erhalten oder wiederherge-

stellt werden kann. Der Grundsatz, daß der Arzt immer auf der Seite des Lebens zu stehen hat („Heiligkeit des Lebens", Illhardt 1980), ist nur in Grenzen vertretbar. Selbst konservative Theologen vertreten diesen Standpunkt nicht. Sterben ist natürlich. Es ist unnatürlich, dem Sterben, das offenbar von der Natur vorgezeichnet ist, um jeden Preis und unter allen Umständen entgegenzuwirken. Der Mensch hat ein Recht auf einen „würdigen Tod".

3. *Die unterlassene Lebensverlängerung (passive Euthanasie)* ist beim alten und lebensunfähigen Leben sicher erlaubt, fraglich nur bei jungen Menschen. Auch ein Tetraplegiker freut sich des Lebens, das man also nicht durch Unterlassung der Hilfe beim Eintritt des Unglücksfalls (z. B. beim Kopfsprung in seichtes Wasser) gefährden darf.
4. *Sterbehilfe* mit möglicher Lebensverkürzung ist erlaubt, wenn unerträgliche Leiden gelindert werden sollen. Eine Schmerztherapie verkürzt übrigens das Leben selten, verlängert es eher.
5. Die beabsichtigte *Lebensverkürzung* ist in keinem Fall ärztlich gerechtfertigt.

Schwierige Probleme ergeben sich neuerdings bei der künstlich *induzierten Schwangerschaft*. Eine künstliche Befruchtung *(Isemination)* vom Samen des Partners ist ohne Bedenken. Der Samen eines fremden Mannes führt zu psychologischen Problemen beim legalen Partner, steht aber biologisch der (doch erlaubten!) Adoption gleich. Ein *Retortenbaby* ist noch etwas Ungewöhnliches, aber eine Verletzung der Menschenwürde vermag ich nicht zu erkennen. Auch hier bleiben psychologische Probleme offen. Eine Leihmutter hingegen wirft die Frage der Herrschaft über die Leihmutter auf, die in ihrer Würde sicher verletzt ist; die Praxis scheint nicht vertretbar zu sein.

Es gibt zahlreiche Verwicklungen auf dem Gebiet der Sterbehilfe und der Hilfe bei der Lebenserzeugung, die ja nicht eigentlich „künstliche" Lebenserzeugung ist! Die Fragen der *Genmanipulation* am Menschen sind noch nicht spruchreif, die Methoden noch nicht entwickelt. Eine Darstellung der Probleme überschreitet den Rahmen dieses Buches. Ich verweise auf meine alle Probleme umfassende Monographie „Medizinische Ethik" (Schaefer 1983).

Literatur

Graber GH (1974) Pränatale Psychologie. Kindler, München
Illhardt FJ (1980) Sanctity of life – quality of life. Grundfragen medizinisch-ethischer Argumentation. Arzt und Christ 26: 201–214
Kant I: Werke (Theorie-Werkausgabe), Bd VII. Inselverlag, Wiesbaden 1957, S 140
Schaefer H (1983) Medizinische Ethik. Verlag Medizin, Dr. Fischer, Heidelberg

Weiterführende Literatur

Becher W (Hrsg) (1979) Medizinische Ethik. Evang. Presseverband in Hessen, Frankfurt
Doerr W, Jacob W, Laufs A (Hrsg) (1982) Recht und Ethik in der Medizin. Springer, Berlin Heidelberg New York
Gross R et al. (Hrsg) (1978) Ärztliche Ethik. Schattauer, Stuttgart New York

Müller H, Olbring H (Hrsg) (1982) Ethische Probleme in der Pädiatrie. Urban & Schwarzenberg, München Wien Baltimore
Rössler D (1977) Der Arzt zwischen Technik und Humanität. Piper, München
Schaefer H (1983) Medizinische Ethik. Verlag Medizin, Dr. Fischer Heidelberg. (Hier findet sich die umfangreichste Literatur)
Schmitz H (1973) Der Rechtsraum. Praktische Philosophie. In: System der Philosophie, Bd III/3. Bouvier-Grundmann, Bonn
Troschke J von, Schmitt H (1983) Ärztliche Entscheidungskonflikte. Enke, Stuttgart

9 Hilfe durch den Hausarzt

> Der Patient muß lernen, welche und wieviel Hilfe er von seinem Doktor erwarten kann und darf, und andererseits wieviel Angst, Unbehagen und Leiden er ohne Hilfe selbst ertragen muß; ferner, wann und unter welchen Umständen er das Recht hat, Hilfe und Erleichterung zu verlangen.
>
> Michael Balint

9.1 Humane Therapie in der menschlichen Dimension
E. Sturm

Fast bei jeder Krankheit gibt es in der „Ursachenkette" der Krankheitsentwicklung (Pathogenese) mehrere therapeutische Ansatzpunkte. Wir sprechen von „symptomatischer" oder „kausaler" Therapie, je nachdem, ob die Behandlung in der Kette näher oder entfernter von den „Krankheitsursachen" angreift. Wenn die Beschwerden den Kranken sehr belästigen und er schnell davon befreit werden möchte, wird der Arzt meist zunächst symptomatisch behandeln. Da der Kranke aber auch bleibend geheilt werden möchte, wird der Arzt in der Entstehungsgeschichte der Krankheit zurückgehen und versuchen, therapeutisch näher am Ursprung anzusetzen. Wenn wir nun behaupten (und es liegen ja Beweise dafür vor), daß Probleme und Konflikte in der menschlichen Dimension entscheidende Mitursachen oder Auslöser der Manifestation vor allem von chronischen Krankheiten sind, dann müssen wir so konsequent sein, mit unserer Therapie auch in dieser Dimension anzusetzen.

Dies soll an folgendem Beispiel demonstriert werden: Beim Ulkuskranken hat der Arzt die Möglichkeit, mit seiner Therapie an vielen Stellen der Krankheitsmanifestation anzusetzen. Um die Schmerzen möglichst schnell zu beseitigen, gibt er Medikamente, die sofort symptomatisch wirken, also Oberflächenanästhetika und/oder Antazida.

Mit einer Histaminblockade versucht er, die Ursachenkette wirksam zu unterbrechen. Er versäumt aber nicht, dem Kranken die auslösenden Genußmittel zu verbieten und ihn zu einer Änderung seiner streßreichen Lebensweise zu veranlassen, weil er weiß, daß die Erfolge einer überwiegend symptomatisch wirkenden Therapie von kurzer Dauer sein werden (Tabelle 1).

Bei der Auswahl der therapeutischen Ansatzpunkte darf der Arzt deshalb keinesfalls schematisch vorgehen und sich etwa auf die Methoden beschränken, die er besonders gut beherrscht. Die Kunst des Therapeuten ist es, zu erfassen, welche ursächlichen Faktoren in der Ursachenkette von besonderer Bedeutung waren, und mit seiner Behandlung dort anzusetzen. Manchmal genügen geringe Korrekturen an einer entscheidenden Stelle, in anderen Fällen muß die Therapie an mehreren Punkten angreifen, gelegentlich müssen alle Register gezogen werden. Dies kann aber nur *der* Hausarzt, der auch die humane Therapie in der menschlichen Dimension beherrscht (s. auch S. 31).

Tabelle 1. Ansatzpunkte für die Therapie beim Ulkuskranken

Pathogenese	Ziel der Therapie	Methode
Probleme	Konfliktbeseitigung	Konfliktlösung
Hetze, Streß	Streßabbau	Verhaltensänderung
Genußmittel	Reize ausschalten	Bohnenkaffee und Nikotin meiden
Diätfehler	Reize ausschalten	Magenschonkost
HCL-Überproduktion	Histaminblockade	β_2-Blockade (Cimetidin, Rantidin)
Hypersekretion	Vagusblockade	Atropin, Operation
Schleimhautentzündung	Entzündungshemmung	Adstringenzien als Rollkur
Übersäuerung	Pufferung	Milch, Antazida
Schmerzen	Oberflächenbetäubung	Anaesthesin-Tabletten

Leider ist im Einzelfall eine Analyse der Pathogenese nicht so einfach, wie es aufgrund dieses Textes und dieser Tabelle erscheint. Meist sind es nämlich mehrere „Ursachenketten", die sich in zyklischen Prozessen in sehr komplexer Weise bis zur Krankheitsmanifestation verstärken.

Was ist humane Therapie?

Die humane Therapie wurde – natürlich nicht unter diesem Namen – zunächst von Hausärzten intuitiv entwickelt und eingesetzt. Sie haben erkannt, daß ärztliche Hilfe im somatischen, psychischen und sozialen Bereich oft nicht ausreicht, um Krankheit zu bewältigen. Sie haben deshalb versucht, dem Bedarf ihrer Patienten an ärztlicher Hilfe auch in der menschlichen Dimension zu entsprechen.

Es ist nicht ganz leicht, die Prinzipien der humanen Individualtherapie in der menschlichen Dimension zu vermitteln: bei einer zu abstrakten Darstellung könnte Wichtiges unklar bleiben; wenn sie aber nur an Beispielen demonstriert wird, könnten Mißverständnisse entstehen.

Denn es geht dabei um eine Therapie sehr komplexer Art, bei der viele Faktoren im Spiel sind und mitwirken müssen. Inhalt, Vorgehen und Ziel der Therapie sind bei jedem Patienten völlig unterschiedlich, je nach seiner Individualität und Problematik. Mit gutgemeinten Ratschlägen und allgemeinen Lebensregeln ist kaum jemandem geholfen. Die individuelle Therapie muß in jedem Einzelfall erarbeitet werden. Worauf kommt es dabei an?

Wenn eine Krankheit wirksam beeinflußt und bleibend gebessert werden soll, dann muß der Arzt möglichst *alle* Faktoren erfassen und korrigierend behandeln, die an der Krankheitsentstehung direkt oder indirekt beteiligt sind. Nun bietet der menschliche Alltag, insbesondere das zwischenmenschliche Zusammenleben zahlreiche spannungsreiche oder enttäuschende Situationen, die entweder im Sinne von zahlreichen Mikrotraumen zu einer allmählichen Sensibilisierung führen oder aber durch tiefgreifende Frustration die Abwehr gegen Erreger und Noxen so beeinträchtigen, daß ein Mensch erkrankt. Bekanntlich kommt es nach einer Liebesenttäuschung nicht selten zum Ausbruch einer Tonsillitis. Selbstverständlich muß jede manifest gewordene Erkrankung nach wissenschaftlichen Erfahrungen behandelt werden. Eine eitrige Streptokokkentonsillitis würde allein durch die Rückkehr der Freundin niemals geheilt, sondern sie muß natürlich mit Penicillin behandelt werden. Denn wenn die Entwicklung der Krankheit einmal in Gang gekommen ist, genügt es nicht mehr, Mitursachen aus der menschlichen Dimension zu beseitigen.

Gerade diese Mitursachen müssen jedoch in alle therapeutischen Überlegungen und in die Behandlung einbezogen werden, wenn Rückfälle verhindert und wenn chronische Krankheiten wirksam behandelt werden sollen. Wer dies nicht tut, wird bei der Krankenbehandlung lediglich unbefriedigende Teilerfolge erzielen.

Es soll hier noch einmal besonders betont werden, daß sich der Hausarzt auch in der menschlichen Dimension keinesfalls nur auf symptomatische Therapie beschränken darf. Wenn er sich nämlich lediglich auf einen „schmerzenden" Einzelaspekt des individuellen Krankheitsschicksals konzentriert, wirkt seine Hilfe unvollständig und nur vorübergehend.

Er darf die Grundstörung nicht vergessen oder ausklammern. Humane Therapie muß stets auch ätiologisch wirksam sein und muß am Wesenskern des Kranken und an den Ursprüngen seines Krankseins ansetzen. Dies gelingt aber nur, wenn der Hausarzt den ganzen Menschen in seiner einmaligen Lebenssituation im Blickfeld hat.

Nach dem altbewährten Prinzip der Hausärzte, das im patientorientierten Konzept oben (s. S. 95) dargestellt wurde, muß der Kranke auch bei der humanen Therapie gefordert werden, statt ihn ausschließlich zu „fördern". Dann nämlich zeigt sich erst, zu welchen körperlichen, seelischen, geistigen und menschlichen Leistungen ein Mensch in der Lage ist. Dabei muß bemerkt werden, daß „Leistung" hier nicht im ökonomischen Sinne gemeint ist, sondern daß auch die Bewältigung einer Krankheit oder eines persönlichen Verlustes eine menschliche Leistung darstellt.

Zwar stellt der Hausarzt bei vielen seiner Patienten Überforderungen fest. In der Regel handelt es sich dabei jedoch um einseitige Überlastungen durch zwischenmenschliche Konflikte. Sie bewirken bekanntlich die stärksten Reibungsverluste und zehren enorm an den Kräften. Hier muß der Hausarzt ansetzen und darauf dringen, daß vor allem der familiäre Lebensbereich von Spannungen und Konflikten freigehalten wird, denn nur im konfliktfreien Feld können Kinder gesund heranwachsen und kann sich auch bei Erwachsenen jene Kreativität in allen Lebensbereichen frei entfalten, die ihrerseits den Menschen beglückt und gesund erhält, weil sie seinem Leben einen Sinn gibt.

Das Ziel der humanen Therapie des Hausarztes ist die Hilfe zur Selbsthilfe: der Patient soll lernen, gesundheitliche Problemsituationen auch ohne ärztlichen Beistand selbständig und verantwortungsbewußt zu bewältigen. Er soll sich dabei nicht ausschließlich auf die Hilfen von Familie und Gesellschaft verlassen, sondern unter Berücksichtigung der eigenen Möglichkeiten und Grenzen ein Optimum an menschlicher Wirkung nach innen und außen entfalten.

Auseinandersetzung mit der Psychotherapie

Aufgrund der bisherigen Andeutungen könnte vielleicht vermutet werden, daß es sich bei der humanen Therapie um eine spezielle Form der Psychotherapie handelt oder daß sie damit gleichzusetzen sei. Dies ist nicht der Fall. Humane Therapie, die ja den ganzen Menschen anspricht, muß natürlich stets auch die seelischen Belange berücksichtigen; sie unterscheidet sich aber von der Psychotherapie in folgenden entscheidenden Punkten:

- Humane Therapie basiert nicht – wie die Psychotherapie – auf seelischen Vorgängen und Befunden, sondern auf Befunden aus allen Dimensionen: Körper, Seele, Geist und Umweltbeziehungen.
- Humane Therapie beschränkt sich nicht auf seelische Beeinflussung, sondern setzt alle denkbaren Möglichkeiten, die das menschliche Leben bietet, zur Behandlung ein.
- Die Indikation zur Psychotherapie beschränkt sich auf Verhaltensstörungen, Neurosen und Psychosen. Selbstverständlich wird sich bei einer vertieften Diagnostik in der menschlichen Dimension immer wieder einmal eine Neurose oder Psychose herausstellen und sich daraus die Notwendigkeit zur Psychotherapie im engeren Sinne ergeben.
- *Jeder* Kranke wird durch sein Kranksein auch als Mensch betroffen. Auch ein Unfallverletzter benötigt evtl. humane Therapie. Das gleiche gilt für seelisch Kranke, denn jede Art von Krankheit betrifft mehr oder weniger den ganzen Menschen.

Das Ungenügen, einen Menschen nur aus *einer* Blickrichtung, entweder aus der körperlichen oder aus der seelischen, zu behandeln, wurde sowohl im psycho- als auch im somatotherapeutischen Bereich von einigen Ärzten deutlich erkannt: sie entwickelten aus der Inneren Medizin die Psychosomatik, während Psychotherapeuten verschiedener Richtungen ebenfalls humane Aspekte in ihre therapeutischen Konzepte aufnahmen, wie z. B. Frankl (1979) mit seiner Logotherapie.

Diagnostik in der menschlichen Dimension

Wie jede andere Behandlungsmethode beginnt auch die humane Therapie mit einer genauen Diagnostik. Eine ausführliche „humane Diagnostik" ist deshalb besonders wichtig, weil sie bei jedem Kranken entscheidende Ansatzpunkte für eine wirksame humane Individualtherapie liefert. In jedem Einzelfall müssen also folgende Fragen abgeklärt werden:

- Inwieweit haben bei diesem Kranken ungelöste Probleme oder unterschwellige zwischenmenschliche Konflikte zu streßauslösenden Dauerspannungen geführt?
- Aufgrund welcher genetischen Veranlagung oder erworbenen Verhaltensweise konnte sich die Dauerspannung in bestimmten Bereichen des Körpers, der Seele oder des Geistes krankhaft manifestieren (als körperliche Krankheit, als seelische Verstimmung oder als geistig-soziale Fehleinstellung)?
- Welcher gegenwärtige Konflikt oder welche spezielle ungelöste Problematik in-

nerhalb der Familie, des Berufes, der Nachbarschaft oder in sonstigen zwischenmenschlichen Beziehungen haben früher oder/und jetzt den Ausbruch einer Krise oder Krankheit ausgelöst?

Um zu einem zutreffenden Urteil zu gelangen, muß der Arzt alle Möglichkeiten der Individual-, Familien- und Umweltdiagnostik ausschöpfen, um sich ein genaues Bild von der Patientpersönlichkeit und seiner Lebenssituation zu verschaffen.

Im einzelnen muß sich der Hausarzt über folgende individuelle Gegebenheiten in der menschlichen Dimension Klarheit verschaffen:

- Welche Vorstellungen vom Leben hat dieser Mensch?
  Wie gedenkt er sein Leben zu führen?
- Welche Lebensziele möchte er (bewußt oder unbewußt) verwirklichen?
- Wie stehen die Chancen dafür?
- Sind die *inneren* Voraussetzungen dafür gegeben?
  • Aufgrund seiner genetischen Ausstattung?
  • Aufgrund seiner körperlichen, seelischen, geistigen und menschlichen Bildung?
  • Aufgrund seiner gesundheitlichen Belastbarkeit?
- Wie steht es mit den *äußeren* Bedingungen für die Verwirklichung?
  • Aufgrund der allgemeinen gegenwärtigen historischen Situation?
  • Aufgrund der gegenwärtigen kulturellen und sozialen Lage?
  • Aufgrund seiner speziellen Lebenssituation?
- Welche Kompromisse müssen geschlossen werden, damit der einzelne seine menschlichen Fähigkeiten optimal entfalten kann, ohne seine Gesundheit zu gefährden?
  • Was erscheint aufgrund der inneren Bedingungen erreichbar?
  • Was erscheint aufgrund der äußeren Situation erreichbar?
  • Müssen die Zielvorstellungen korrigiert werden?

Wo liegt der metaphysische Sinn der Krankheit?

Ehe der Arzt therapeutisch aktiv wird, sollte er außerdem abklären, inwieweit der Patient überhaupt bereit ist, ihm bei der Behandlung bis in die menschliche Dimension zu folgen. Die wenigsten Kranken wollen darüber nachdenken. Den meisten genügt eine symptomatische Verordnung zur Beseitigung von Beschwerden. Auch hier beginnt bereits die humane Therapie des verantwortungsvollen Hausarztes, der sich nicht auf die Ausschaltung von Warnsignalen einläßt, sondern jede Krankheitsmanifestation zum Anlaß nimmt, seine Patienten an den metaphysischen Sinn jeder Krankheit zu erinnern.

Er wird versuchen, ihnen zu verdeutlichen, daß jede Krankheit, ja sogar ein Unfall, für den betroffenen Menschen eine ganz persönliche Bedeutung besitzt.

Indem er gezwungen wird, seine gewohnten Tätigkeiten zu unterbrechen, wird ihm Gelegenheit geboten, seine individuelle Lebenssituation grundsätzlich zu überdenken und Bilanz zu ziehen. Jetzt kann und sollte er überprüfen, ob er sich im körperlichen, seelischen, geistigen und menschlichen Gleichgewicht befindet oder ob er andere Schwerpunkte setzen muß. Denn Krankheit zeigt doch an, daß die inneren und äußeren Gleichgewichte verschoben waren und vielleicht noch sind. Die meisten Patienten teilen die Denkweise des Hausarztes und sind zunächst durchaus bereit, ihre gegenwärtige Lebenssituation im Hinblick auf Gesundheitsgefährdung und Krankheitsverhütung kritisch zu analysieren. Inwieweit sie dann auch Konsequenzen für ihre weitere Lebensführung ziehen, steht auf einem anderen Blatt.

Motivierung und Einstieg

Der Hausarzt, der ja an einer langfristigen Gesunderhaltung seiner Patienten interessiert ist, wird gleichgültige Patienten darauf aufmerksam machen, daß ungelöste Spannungen, Konflikte und Frustrationen in der menschlichen Dimension unbedingt beseitigt werden müssen, wenn Krankheiten bleibend vorgebeugt werden soll. Und er wird ihnen seine Hilfe anbieten, diese Zusammenhänge aufzuklären und einer Lösung zuzuführen.

Um zu humaner Therapie zu motivieren, sind fast alle Mittel erlaubt: von der nüchtern-rationalen Erläuterung bis zur engagiert und emotional vermittelten Besorgnis des Arztes. Lediglich Angsterzeugung ist streng verboten, denn sie schlägt – wie in der Pädagogik – auf den zurück, der sie erzeugt, also auf den Arzt, der sie dann nicht mehr selbst zurücknehmen kann. Die Motivierung zur Behandlung in der menschlichen Dimension ist oft der schwierigste Teil der Arbeit des Hausarztes. Oft ist bereits viel gewonnen, wenn der Patient zur Einsicht gekommen ist, daß sein Kranksein mit seiner Lebenssituation oder mit speziellen Konflikten eng zusammenhängt. In der Regel ergeben sich aus der oben sehr verkürzt skizzierten Diagnostik in der menschlichen Dimension ganz eindeutige Hinweise auf Ereignisse im Leben des Kranken, die für die Krankheitsentstehung eine entscheidende Rolle gespielt haben. Wichtig ist nun, daß der Arzt erkennt, wo sich ein Ansatzpunkt zur Änderung der pathogenen Situation findet.

Das ist meist sehr viel schwieriger, als es im ersten Augenblick scheint. Denn die Aussicht auf eine erfolgreiche Therapie besteht nur dort, wo sich konflikträchtige Situationen verändern lassen. Leider lassen sich die gegebenen Konstellationen eines individuellen Menschenlebens nur selten verändern.

Die meisten Einflußgrößen, an denen eine Therapie ansetzen könnte, sind konstant und durch keine Therapie zu beeinflussen. So müssen sich z. B. Patient und Arzt mit einer gegebenen genetischen Veranlagung abfinden, an der überhaupt nichts zu ändern ist. Dasselbe gilt von der gegenwärtigen historischen und Umweltsituation (z. B. Krieg, Dürre, Arbeitslosigkeit). Auch an vielen partnerschaftlichen, familiären, beruflichen Verhältnissen läßt sich – sofern man keine Trennung will – nur selten eine grundsätzliche Änderung erreichen.

Aber in fast jeder Situation – sei sie noch so festgefahren oder verhärtet – läßt sich ein Weg finden, der es ermöglicht, ihre pathogene Wirkung abzuschwächen oder unwirksam zu machen. Allerdings muß der Hausarzt dem Kranken erklären, daß es fast allein bei ihm liegt, Änderungen herbeizuführen: *Er* wolle ja gesund werden! Er müsse den Anfang machen. Er könne kaum von anderen eine Verhaltensänderung erwarten, wenn er selbst nicht dazu bereit sei.

Leider beginnt mancher Ansatz zu humaner Therapie bereits an dieser Stelle zu versanden. Denn die Patienten – beeindruckt vom Engagement ihres Hausarztes, den sie nicht enttäuschen wollen – versprechen zwar hoch und heilig, daß sie sofort damit anfangen wollen, sich zu ändern. Sie verlassen das Sprechzimmer in der Regel auch mit den besten Vorsätzen. Wenn sie aber wieder in den Alltagstrott zurückgekehrt sind, haben viele alles vergessen oder verdrängt.

Einige merken bald, wie schwer es ist, eingefahrene Verhaltensweisen zu ändern oder gute Vorsätze zu verwirklichen und resignieren schnell. Nur sehr wenige machen einen ernsthaften Versuch, scheitern aber früher oder später an den diversen von außen an sie herantretenden Anforderungen und Versuchungen. Nicht selten spielt dabei auch eine Rolle, daß die Umwelt, insbesondere die Familie, nicht darauf gefaßt und oft auch nicht damit einverstanden ist, daß eingefahrene Gewohnheiten geändert werden sollen. Statt den bereitwilligen Kranken bei seiner schwierigen Verhaltensänderung zu unterstützen, hindern sie ihn daran.

Der an der Realität des Alltags orientierte Hausarzt sieht das vorher und baut Hilfen ein. Je nach Problematik entwickelt er mit vorausschauender Phantasie ein ganzes Register, angefangen von schriftlichen Kurzanweisungen, die an den Spiegel zu heften sind, über sprachliche Gedächtnisstützen und Eselsbrücken bis hin zu konkreten Vorschlägen, an die sich der Patient spätestens dann erinnert, wenn er sich in der entsprechenden Situation befindet. Außerdem sollte der Hausarzt, wenn er eine neue Therapie beginnt, dem Kranken Gelegenheit zu häufiger Rückkoppelung geben, indem er ihn, je nach Problematik und Situation zuerst in möglichst kurzen Abständen über seine ersten Versuche berichten läßt.

Bei diesen Gelegenheiten sollte der Arzt die Motivation verstärken, indem er lobt oder die Richtigkeit des eingeschlagenen Weges bestätigt oder aber auch Korrekturen anbringt. Fast alle Patienten benötigen positive Unterstützung und Zuspruch vom Arzt; denn Kritik und Frustration erfahren sie im Leben genug. Auch wenn der Patient noch gar nichts unternommen hat, darf der Arzt nicht ungeduldig werden, sondern er muß ihn ermutigen.

Zur Methodik der humanen Therapie

Wenn sich der Hausarzt auf die humane Therapie in der menschlichen Dimension einläßt, dann werden ihm von seinen Patienten alle nur denkbaren Probleme aus dem zwischenmenschlichen Alltag präsentiert. Ebenso wie bei der Psychotherapie wird der Hausarzt auch bei humaner Therapie mit eigenen Ratschlägen und Lösungsvorschlägen sehr zurückhaltend sein; der Patient muß „selbst darauf kommen" was zu tun ist. Denn es erscheint äußerst unwahrscheinlich, daß ein Patient ein ähnliches Problem auf die gleiche Weise lösen würde wie der Hausarzt. Die Aufgabe des Hausarztes besteht also „lediglich" darin, dem Kranken bei der Erarbeitung und Verwirklichung einer eigenen Lösung beizustehen. Wie ein chemischer Katalysator muß er diesen Vorgang zwar in Gang setzen und fördern, aber er darf nicht selbst in die Reaktion mit eingehen. Dies ist schwierig genug. Nachfolgend einige allgemeine Hinweise, wie der Hausarzt beim Einsatz humaner Therapie in der menschlichen Dimension methodisch vorgehen kann.

Hausbesuch

Das Erscheinen des Hausarztes bei Krankheit und in Notsituationen in der Wohnung des Kranken bringt bereits Erleichterung und Hoffnung, bevor er überhaupt etwas getan hat. Durch seinen Besuch, der sowohl fachmännische Beratung als auch persönliche Zuwendung zusichert, fühlt sich jeder Patient ermutigt, weil er nicht mehr allein und seinem Schicksal ausgeliefert ist.

Aktives Zuhören

Manchem Kranken ist auch schon damit geholfen, daß der Hausarzt bei der Schilderung seiner Probleme konzentriert und anteilnehmend zuhört. Dazu ist oft viel Geduld nötig! Vor allem kommt es aber darauf an, daß der Hausarzt signalisiert, wie gut er den Patienten versteht und wie er sich in seine Situation einfühlen kann. Nur bei erwiesenermaßen unlösbaren Situationen darf er sich darauf beschränken, dem Kranken die Schwierigkeit seiner Situation zu bestätigen. In der Regel sollten seine therapeutischen Bemühungen jedoch in irgendeiner Weise weiterführen.

Entwicklung von Alternativen

In allen festgefahrenen Situationen sollte der Hausarzt versuchen, den Kranken aus dem Gefängnishof seiner Gedanken zu befreien und mit ihm den ganzen Horizont alternativer Lösungsmöglichkeiten abzuschreiten. Durch verständnisvolle Zwischenfragen kann beim Patienten eine gewisse Horizonterweiterung und Distanzierung von starren Ansichten erzielt und ihm zu neuen Sichtweisen und Einsichten verholfen werden. Konkrete Alternativvorschläge darf der Hausarzt nur dann zur Diskussion stellen, wenn von seiten des Patienten gar nichts kommt.

Reduktion auf den sachlichen Kern

Viele Probleme sind dies nur scheinbar, weil sie sich vor dem Kranken wie unübersteigbare Gebirge auftürmen. In Wahrheit erscheinen sie nur deshalb so unüberwindlich, weil sie von emotionalen Begleiterscheinungen enorm aufgebläht wurden. Hier kann es schon helfen, wenn es dem Hausarzt gelingt, die Emotionen abzubauen und mit dem Patienten gemeinsam in etwas ernüchternder Weise über den eigentlichen Sachverhalt zu sprechen. Meist sind Patienten dankbar, wenn ihnen der Hausarzt nahebringt, daß man die Dinge auch ganz anders und weniger bedrohlich betrachten kann. Vor allem aber muß er versuchen, seinen Patienten die Angst vor dem unbekannten ungewissen Krankheitsschicksal zu nehmen. Gegen Angst nützt sachliche Information erfahrungsgemäß leider nur bedingt. Regelmäßiger Beistand über Jahre und bedarfsentsprechende Hilfe gegen Schmerzen und Beschwerden sind die wichtigsten Mittel, mit denen der Hausarzt die Angst des Patienten ganz allmählich abbauen kann.

Humane Therapie in der menschlichen Dimension   277

Modellhaftes Durchspielen

Wenn sich Patient und Hausarzt auf eine notwendige Verhaltensänderung geeinigt haben, dann läßt sich der Wille zur Verwirklichung auch dadurch verstärken, daß im Gespräch modellhaft durchdacht und durchgespielt wird, welche Widerstände dabei zu überwinden sind und welche positiven und negativen Konsequenzen aus dieser Änderung erwachsen. Ein solches Gespräch kann zugleich zur Vertiefung der Argumente für die Verhaltensänderung beitragen.

Paradoxe Therapie

Manchmal läßt sich den Verleugnungs- und Verdrängungstendenzen eines Patienten nur durch den psychologischen Trick einer „paradoxen Therapie" beikommen, indem man ihn - aber nur scheinbar - bestärkt, so wie bisher weiterzumachen. Es hängt von den Umständen ab, ob der Kranke die Folgen dann erst selbst erfahren muß oder ob er sie sich bereits ausmalen kann, wobei der Hausarzt nur bei mangelhafter Phantasie nachhelfen sollte.

Zielsetzung korrigieren

Jeder Mensch hat ein Lebensprogramm (Skript) entwickelt, nach dem er sich richtet, auch wenn es ihm nicht bewußt ist. Mancher reagiert mit Krankheit auf die Frustration, wenn es ihm z. B. nicht gelungen ist, dieses Programm wie geplant zu verwirklichen.

Dann muß der Hausarzt, der aus seiner Distanz nicht selten die Zielsetzung des Patienten deutlicher erkennt als dieser selbst, neue Einsichten fördern, daß beispielsweise

- entweder die Ziele angesichts der inneren Gegebenheiten zu hoch gesteckt waren,
- oder daß die äußeren Voraussetzungen fehlten, oder die Hindernisse zu groß waren oder
- daß es nicht auf den äußeren Erfolg ankommt, sondern „daß der, der strebend sich bemüht" darin den Sinn seines Lebens sehen kann.

Neubewertung

Sehr oft werden - vor allem von Patienten, die zu Depressionen neigen - die Aktiva ihres Lebensschicksal unterschätzt und ungenügend bewertet. Nichts von dem, was diese Menschen im Leben getan haben, war richtig, nichts ist geblieben, alles war negativ. Dem kann der Hausarzt aufgrund seiner meist sehr umfassenden Kenntnis der individuellen Biographie und Lebensumstände in der Regel widersprechen. Er wird nicht nur auf die äußerlich sichtbaren Erfolge, sondern vor allem auf die positiven zwischenmenschlichen Bindungen und die subjektiv verwirklichten inneren

Werte hinweisen. Noch besser ist es, wenn er den Patienten veranlassen kann, sich dieser Positiva selbst bewußt zu werden und eine evtl. dringend notwendige Revision seiner Werteskala vorzunehmen.

Änderung der Einstellung

Immer wieder einmal werden Patient und Hausarzt zu der enttäuschenden Schlußfolgerung gelangen, daß das zur Diskussion stehende Problem unlösbar ist. Es sieht dann so aus, als könne in einer solchen Situation keiner helfen. Dies ist jedoch ein Fehlschluß. Bereits die gemeinsame Feststellung, daß ein Problem unlösbar ist, hilft dem Kranken, das Krankheitsschicksal anzunehmen. Darüber hinaus gibt es in dieser Situation stets *eine* Hilfe, die sehr wesentlich sein kann: die Einstellung zum Problem zu ändern. Das ist zwar leichter gesagt als getan und gelingt ganz sicherlich nicht im Verlaufe eines einmaligen Gespräches. Aber es ist die einzige Möglichkeit, eine solche pathogene Situation zu entschärfen.

Unmethodische Begleitung

Wenn die Änderung der Einstellung mißlingt und der Hausarzt dem Patienten nun anscheinend überhaupt nicht mehr helfen kann, dann muß er sich darauf beschränken, den Kranken zu begleiten. Wenn er dabei aufmerksam bleibt und den Kranken auch zu Hause besucht, dann werden sich immer wieder therapeutische Ansatzpunkte ergeben. Oft sind es nur minimale Korrekturen der Lebensweise oder des zwischenmenschlichen Umganges, die eine spürbare Besserung einleiten. Bei dieser „unmethodischen Begleitung" kommt es darauf an, daß der Hausarzt die Beobachtung verschärft und verfeinert, damit er positive Verhaltensweisen verstärken und negative abblocken kann. Aber auch wenn keinerlei Änderung gelingen sollte, die Tatsache daß der Hausarzt ihn weiter begleitet und nicht aufgibt, bedeutet Trost und Hilfe.

Wahl der Therapieform

Von den zahlreichen Möglichkeiten humaner Therapieformen, von denen hier nur einige wenige kurz angedeutet werden konnten, wird der Hausarzt im Einzelfall die auswählen, die der Veranlagung und dem Wunsch des Patienten am ehesten entsprechen. Gesprächsbereite Patienten wird er in eine Selbsthilfe- oder Betroffenengruppe empfehlen. Andere, die es – manchmal sogar sehr brüsk – ablehnen, über sich selbst nachzudenken oder sogar zu sprechen, müssen erst allmählich zu der Einsicht geführt werden und lernen, daß jeder Mensch durch Anleitung in Reflexion und Kommunikation bei der Bewältigung gesundheitlicher Probleme zunehmende Erfahrung und Selbständigkeit gewinnen kann.

Dokumentation

Der Hausarzt erfährt im Verlaufe von Jahren von jedem Kranken sehr vielfältige Details. Damit darf er nicht leichtfertig umgehen und sie lediglich seinem in der Kapazität begrenzten und allmählich unweigerlich nachlassenden Gedächtnis anvertrauen. Da später sicherlich eine Gelegenheit kommt, darauf Bezug zu nehmen, empfiehlt es sich, die vielfältigen Befunde über Jahre hin sehr genau und systematisch zu registrieren und zu dokumentieren. Der Patient sollte eigentlich nie bereuen, daß er dem Arzt gegenüber offen war, sondern er muß das Gefühl vermittelt bekommen, daß der Hausarzt die Dinge, die für sein Leben von elementarer Bedeutung sind, nicht nur gut im Gedächtnis behalten hat, sondern daß er sie bei gegebenem Anlaß auch verwertet, um ihm zu helfen.

Inhaltliche Aspekte humaner Therapie

Das Spektrum der hausärztlichen Hilfe in der menschlichen Dimension ist so breit und umfassend wie das Leben selbst. Erfahrene Hausärzte können davon berichten, wie vielfältig die Probleme aus der menschlichen Dimension sind, die ihnen im Zusammenhang mit Gesundheit und Krankheit präsentiert werden und die gelöst werden müssen, wenn dem Kranken wirksam geholfen werden soll. Deshalb können nachfolgend nur einige Ausschnitte beispielhaft und natürlich in verkürzter Form dargestellt werden. Es gibt einige elementare Lebensbereiche, über die der Hausarzt mit jedem Kranken, der längere Jahre – womöglich wegen einer chronischen Krankheit – regelmäßig in seiner Behandlung steht, nicht nur oberflächlich, sondern ausführlich sprechen sollte:

- Familie,
- Partnerschaft,
- Beruf,
- Existenz,
- Integration,
- religiöser Glaube und Weltanschauung.

Alle diese Bereiche sind aufs engste mit Gesundheit und Krankheit verbunden; sie stellen deshalb das Kernstück jeder inhaltlichen Aktivität des Hausarztes in der menschlichen Dimension dar.

Hausarzt und Familie

Der familienärztlich tätige Hausarzt sieht den Kranken stets in seiner familiären Einbettung. Er muß versuchen, die vielfältigen positiven und negativen Einflüsse in der menschlichen Dimension in ihrer Bedeutung für die aktuelle Erkrankung diagnostisch zu erfassen und therapeutisch zu nutzen. Als Familienarzt wird der Hausarzt bei jeder vorgesehenen Verhaltensänderung die Familienangehörigen einbeziehen. Er wird sie – natürlich im Einverständnis mit dem Kranken – informieren und um Unterstützung bitten. So ist z. B. dieses Vorgehen bei der Therapie eines Alkoholkranken längst selbstverständlich. Beim Alkoholismus hat es sich gezeigt, daß bei dieser lawinenartig anwachsenden epidemischen Volkskrankheit eine auf den Betroffenen beschränkte Entzugsbehandlung keinesfalls ausreicht, sondern daß nur eine humane Therapie bleibenden Erfolg verspricht, die eine grundlegende Verhaltensänderung und evtl. sogar eine Nachreifung der Persönlichkeit anstrebt. Dies gelingt allerdings nur dann, wenn das gesamte soziale Netz, insbesondere die nächsten Bezugspersonen, also die Familienangehörigen, mitwirken.

Da eine Differentialdiagnostik von Familiensituationen den Rahmen dieses Beitrags sprengen würde, werden nachfolgend lediglich einige Hinweise gegeben, worauf es ankommt und welche Möglichkeiten der Hausarzt besitzt. (Zur Familiendiagnostik s. auch Kap. 5, S. 169.)

Dem Hausarzt stellen sich im Rahmen der humanen Therapie folgende Fragen:

- Wie ist das Klima in der Familie?
- Braucht die Familie einen Kranken?
- Welche Rolle spielt der Kranke?
- Wie steht er zu den Mitgliedern seiner Familie?
- Zu wem sind die Bindungen besonders eng, mit wem gibt es Spannungen?
- Bestehen Abhängigkeiten?
- Von wem kann er im Krankheitsfalle Zuwendung und Hilfe erwarten?

Aus diesen wenigen Stichworten geht bereits klar hervor, daß sich die Familienmedizin des Hausarztes im wesentlichen in der menschlichen Dimension abspielt. Ihre Anwendung erfordert umfassendes Grundlagenwissen in Psychologie, Soziologie und Familiensoziologie sowie praktische Erfahrungen in Familiendiagnostik und Familientherapie.

Hilfe beim Partnerkonflikt

Besonders pathogen wirken offene oder schwelende Partnerkonflikte, bei denen der Betroffene Angst haben muß, verlassen zu werden. Ehe der Hausarzt hierzu in irgendeiner Richtung aktiv wird, sollte er sich vergewissern, ob es sich um eine reparable Krise handelt oder ob das weitere Zusammenleben aussichtslos ist oder sich sogar pathogen auswirken könnte.

Eine genauere Analyse ergibt dann oft, daß sich die gegenseitige Sensibilisierung der Partner nur auf wenige umschriebene Bereiche bezieht und daß nach entsprechender „Desensibilisierung" ein weiteres Zusammenleben nicht nur als Kompromiß möglich ist, sondern in einer Vertiefung der Beziehung münden kann.

Nach Peseschkian (1977) kann man Partnerbeziehungsstörungen als „Konflikte zwischen von einander abweichenden Bewertungsmustern beschreiben, ... bei denen Einstellungen und Verhaltensmuster relativ stabil sind". Seine Differenzierungsanalyse unterscheidet zwei Grundfähigkeiten: die Erkenntnisfähigkeit und die Liebesfähigkeit (Emotionalität), aus der sich Einstellungen und Verhaltensmuster ableiten. Peseschkian nennt die Werthaltungen, Einstellungen und Erwartungen, die ein Mensch im Laufe des Lebens entwickelt hat und die sein Verhalten steuern, „Aktualkonzepte"; die davon ausgehenden abgeleiteten Verhaltensweisen bezeichnet er als „Aktualfähigkeiten".

Peseschkian schreibt, daß „der Großteil psychischer, psychosozialer und psychosomatischer Störungen auf Mißverständnisse zurückgeht, wobei weniger objektive Geschehnisse pathogen wirken als vielmehr ihre subjektiven Bewertungen und die Unterschiede bei sozialen Partnern. ... Hier zeigen sie sich als mehr oder weniger feste Einstellungen, die das gegenseitige Verständnis blockieren." Eine Ansammlung vieler, oft unterschwelliger Mißverständnisse wirken dann als Mikrotraumen im Sinne verletzender Erfahrungen.

Dadurch werden einzelne Persönlichkeitsbereiche für Konflikte sensibilisiert. Er spricht deshalb nicht allgemein von Streß oder einem streßempfindlichen Menschen, sondern unterscheidet, welche Aktualfähigkeiten besonders streßempfindlich bzw. widerstandsfähig gegen Streß sind. Der Streß ist damit abhängig von den im Verlauf der Lebensgeschichte erlernten psychosozialen Normen, die als Einstellungen, Erwartungen und Verhaltensstile mit dem emotionellen Leben korrespon-

Tabelle 2. Das Differenzierungsanalytische Inventar (Kurzform)

Aktualfähigkeiten	Patient	Partner	Spontanaussagen
Pünktlichkeit			
Sauberkeit			
Ordnung			
Gehorsam			
Höflichkeit			
Ehrlichkeit/Offenheit			
Treue			
Gerechtigkeit			
Fleiß/Leistung			
Sparsamkeit			
Zuverlässigkeit/Genauigkeit			
Liebe			
Geduld			
Zeit			
Vertrauen/Hoffnung			
Kontakt			
Sex/Sexualität			
Glaube/Religion			

Hinweis: + positiv ausgeprägt, − negativ ausgeprägt

dieren. Zur Therapie von Partnerkonflikten empfiehlt Peseschkian ein schrittweises Vorgehen unter aktiver Selbstbeteiligung des Patienten:

1. Stufe: Beobachtung/Distanzierung. Der Patient legt möglichst schriftlich Rechenschaft ab, über was oder wen und wann er sich ärgert und welche Anlässe ihm angenehm sind. Auf dieser Stufe beginnt ein Prozeß des Unterscheidenlernens. Man beginnt den Konflikt einzukreisen und inhaltlich zu beschreiben.

2. Stufe: Inventarisierung. Anhand eines Inventars der Aktualfähigkeiten (s. Tabelle 2) wird festgestellt, in welchen Verhaltensbereichen der Patient und der Partner positive, in welchen der eine oder der andere negative Eigenschaften hat.

3. Stufe: Situative Ermutigung. Um ein Vertrauensverhältnis aufzubauen, lernt der Patient einzelne positiv ausgeprägte Eigenschaften seines Partners zu verstärken und auf die damit korrespondierenden eigenen kritisch ausgeprägten Eigenschaften zu achten.

4. Stufe: Verbalisierung. Um aus der Sprachlosigkeit oder der Sprachverzerrung des Konfliktes herauszukommen, wird schrittweise die Kommunikation mit dem Partner nach festgelegten Regeln trainiert. Man spricht sowohl über die positiven als auch über die negativen Eigenschaften und Erlebnisse.

5. Stufe: Zielerweiterung. Die neurotische Einengung des Gesichtsfeldes wird gezielt abgebaut. Man lernt, den Konflikt nicht auf andere Verhaltensbereiche zu übertragen, sondern neue und bisher noch nicht erlebte Ziele anzusteuern (Peseschkian 1977)

Zur Einarbeitung in diese empfehlenswerte Methode wird auf die ausführliche Darstellung verwiesen (inzwischen bei S. Fischer, Frankfurt/Main, als Taschenbuch erschienen).

Beruf und Existenz

Langjährige Patienten erwarten von ihrem Hausarzt, daß er über ihre berufliche Situation voll informiert ist und daß er sie auch darauf anspricht. Dazu ist bei jeder akuten Krankheitsepisode Anlaß, weil zu entscheiden ist, ob die Berufstätigkeit fortgesetzt werden kann oder unterbrochen werden muß. Da der Hausarzt sich nicht erst aus aktuellem Anlaß zu informieren braucht, sondern in der Regel Vorkenntnisse sowohl über den Patienten als auch über die genaueren Umstände seiner Berufstätigkeit besitzt, kann er in dieser Hinsicht kompetent beraten und entscheiden.

Wenn man Urteile über Arbeitsunfähigkeit genauer analysiert, wird besonders deutlich, daß weniger die objektiv faßbaren Fakten (pathologische Körperbefunde oder belastende Berufstätigkeit) zu dieser Entscheidung beitragen, sondern daß subjektive Einflußgrößen aus der menschlichen Dimension (Einstellung, Grundhaltung, Betriebsklima) ausschlaggebend sind. Deshalb genügt es nicht, daß sich der Hausarzt über die äußeren Bedingungen der beruflichen Situation informiert, sondern er muß auch über die „inneren" Arbeitsbedingungen Bescheid wissen, damit er gerade auch hier pathogene Faktoren aufdecken und zu ihrem Abbau beitragen kann.

Dasselbe trifft für Fragen der Existenzsicherung zu, die ja nicht immer und ausschließlich beruflich erfolgen muß. Es ist erstaunlich, welche existentiellen Einschränkungen Menschen auf sich zu nehmen bereit sind, wenn sie ein ideelles Ziel verfolgen.

Es wäre also falsch, Fragen der Existenz auf die gängige Einschätzung von Vermögen und Besitz zu reduzieren. Die Sicherung der menschlichen Existenz erfolgt sowohl in wirtschaftlicher als auch in kultureller Hinsicht im Grunde durch die funktionierende Gemeinschaftsleistung der Gesellschaft, in der der einzelne aktiv mitwirkt und deren Produkte er passiv konsumiert.

Integration ins Leben

Für jeden Menschen gehört die aktive Integration in Familie und Lebensumwelt zu den wichtigsten lebenserhaltenden und gesundheitsbewahrenden Faktoren. Wie wichtig sie ist, wird bei all den Krankheitszuständen besonders deutlich, die mit Absonderung und Isolierung einhergehen, also mit der Abtrennung des Kranken von der gewohnten Lebenswelt. Dies beginnt bereits mit der Verordnung von Arbeitsunfähigkeit und Bettruhe, wird aber besonders deutlich bei Einweisung ins Krankenhaus oder in das Altenheim. Für viele Menschen, vor allem für Kinder und Ältere, bedeutet die Trennung von Bezugspersonen einen schweren Eingriff; deshalb sollte die Indikation zu jeder „Absonderung" nicht nur aus medizinischer Sicht gestellt, sondern auch aus menschlichen Überlegungen sehr genau abgewogen werden.

Integration heißt aber nicht nur passive Teilnahme am Zusammenleben, sondern verlangt stets aktive Beiträge des Menschen.

Es gehört zu den wichtigsten Aufgaben des Hausarztes, dafür zu sorgen, daß seine Patienten, vor allem chronisch Kranke und alte Menschen, aktiv ins Leben integriert bleiben und dort noch sinnvolle Aufgaben erfüllen, die ihnen das Gefühl vermitteln, daß sie noch gebraucht und geliebt werden; denn das hält sie gesund und am Leben.

Religiöser Glaube und Weltanschauung

Wenn der Hausarzt einen Menschen über lange Jahre begleiten soll, dann muß er wissen, vor welchem religiösen und weltanschaulichen Hintergrund die vielen kurzen oder längeren Gespräche geführt werden, bei denen fast alle Lebensbereiche zur Sprache kommen. Der Hausarzt darf in dieser Hinsicht nicht auf Vermutungen angewiesen sein oder alle diese Fragen ängstlich ausklammern. Er sollte sich vielmehr – ebenso wie bei anderen Problemen – über die Einstellung des Patienten zu diesem Thema genau informieren, damit er nicht während der Gespräche „schwimmt". Dabei muß er möglicherweise selbst Farbe bekennen, und er sollte dies auch tun. Ein Kranker erwartet von seinem Arzt nicht unbedingt die gleiche Konfession und politische Überzeugung; aber es würde ihn schon sehr beruhigen, wenn der Mensch, der ihm existenziell helfen soll, ihm seine Einstellung mitteilt, die in der Regel nicht in Widerspruch zu unserer 2000jährigen christlichen und abendländischen Kultur und ihren ethischen Errungenschaften (Nächstenliebe und Humanität, Freiheit und Verantwortung) steht. Im übrigen gilt das Wort von Max

Planck „Nichts hindert uns, die Weltordnung der Naturwissenschaft und den Gott der Religion zu identifizieren".

Damit kein Mißverständnis aufkommt: der Hausarzt ist kein Seelsorger, er soll weder in Konkurrenz zu Theologen noch in ihre Fußstapfen treten. Er wird sogar immer wieder einmal bei Gesprächen darauf hinweisen müssen, daß zur Beantwortung bestimmter Fragen nicht er, sondern der Pfarrer zuständig sei. Aber wenn der Hausarzt den ganzen Menschen betreuen soll, dann läßt sich der zentrale Bereich des Glaubens und der Weltanschauung nicht ausklammern, zumal auch hier entscheidende therapeutische Ansätze liegen. Es geht dabei im Grunde um die Frage nach dem Sinn des individuellen Lebens. Gerade der Hausarzt kann - wie auch der Theologe - einem Schwerkranken, einem Unheilbaren oder Sterbenden durch seine Einstellung und Haltung einen Sinn vermitteln, der über das gegenwärtige Dasein hinausweist und im Ertragen von Krankheit und Leid Erfüllung sucht und findet.

Wenn man diesen Gedanken zu Ende denkt - und das hat Frankl getan - dann ist Krankheit kein Scheitern, sondern offenbar der Versuch des Menschen, dem Leben im Ertragen von Leid doch noch einen Sinn zu geben.

Ehe ein Hausarzt mit einem Kranken über „letzte Fragen" spricht, muß er sich auch die psychologischen Nebenwirkungen klar machen: denn es könnte vom Patienten als versteckte Botschaft aufgefaßt werden, sich auf sein Ende vorzubereiten. Wenn dies nicht beabsichtigt ist, dann sollte sich der Hausarzt den Zeitpunkt sehr genau auswählen; denn er will ja den Patienten nicht unnötig verängstigen, sondern das Gegenteil bewirken.

Abschließend noch eine Bemerkung: Die humane Therapie wurde in diesem Abschnitt aus der subjektiven Sichtweise des Verfassers dargestellt. Es liegen ihr weder statistische Erhebungen aus der eigenen noch aus anderen Praxen zugrunde. Repräsentative Untersuchungen müssen jedoch dringend nachgeholt werden, um sowohl die Vielfalt als auch die Häufigkeit pathogener Problemkonstellationen in der menschlichen Dimension zu erfassen. Möglicherweise werden dadurch auch noch andere Schwerpunkte in den Vordergrund treten. Auf die Dringlichkeit dieser Forschungen wird in Kap. 10, S. 356 ff. nochmals hingewiesen.

Literatur

Frankl VE (1975) Anthropologische Grundlagen der Psychotherapie. Huber, Bern
Frankl VE (1979) Der Mensch vor der Frage nach dem Sinn. Piper, München Zürich
Peseschkian N (1977) Positive Psychotherapie, Theorie und Praxis einer neuen Methode. Fischer, Frankfurt/Main

9.2 Unterstützung der körpereigenen Krankheitsabwehr
D. Dieckhoff

Die Vorstellung einer kalkulierbaren Fähigkeit des Organismus zu autonomer Krankheitsabwehr beruht auf tradierten Erfahrungen der praktizierenden Ärzte seit dem Altertum: „medicus curat, natura sanat". In den zurückliegenden Jahrzehnten hat die naturwissenschaftlich orientierte Medizin durch Favorisierung der Krankheitsbekämpfung mit körperfremden biochemischen und physikalischen Instrumenten die Kenntnisse über die Selbstheilungskräfte des Organismus und den Gebrauch der Mittel zu ihrer Aktivierung weitgehend verdeckt, so daß in heutiger Zeit nur einzelne Fragmente der körperlichen Selbstheilungskraft bekannt sind, ein strukturelles Konzept der Selbstheilungskraft des Körpers jedoch fehlt. Die einzelnen hier zusammengetragenen Argumente für das Konzept einer *artspezifischen, allgemeinen Selbstheilungspotenz des menschlichen Organismus* sind, jedes für sich selbst als Schutz- und Abwehrmechanismus des Körpers stringent; ihre Deutung als Teilmanifestation einer ganzheitlichen Organisationsform der *autonomen körperlichen Krankheitsabwehr* ist jedoch nach unserem heutigen Wissensstand noch spekulativ. Mit den nachfolgenden Beispielen wird die Absicht verbunden, das Interesse an einer wissenschaftlichen Vertiefung unserer Kenntnisse der körperlichen Selbstheilung zu wecken, damit wir die Grundlagen für eine wissenschaftlich fundierte Nutzung der Selbstheilungskräfte des Körpers erhalten.

Verfügbarkeit der Selbstheilungskräfte des Körpers

Alle Einrichtungen, die dem Organismus zur Aufrechterhaltung seiner Struktur und seiner Funktion dienen, sind so weitläufig dimensioniert, daß sie im Falle einer Bedrohung des Organismus für ihren Funktionsbereich eigene Schutz- und Abwehrfunktionen übernehmen können (z. B. Aktivierung der Kompensationsmechanismen des Kreislaufs bei Störungen der Kreislaufhomöostase, s. auch nachfolgende Auflistung der Reaktionsmuster des Organismus).

Reaktionsmuster des Organismus bei der Auseinandersetzung mit Krankheitserregern

1. Elimination: Vernichtung und Ausscheidung,
   z. B. Bakteriolyse und Phagozytose.
2. Isolation: Neutralisation durch Abtrennung vom Organismus,
   z. B. narbiger Einschluß von Fremdkörpern, sog. Fremdkörpergranulom.
3. Abschwächung und Eingrenzung: die Schadensgröße von Noxen wird durch gemeinsame kompensatorische Reaktion aller körperlichen Regelsysteme limitiert,
   z. B. bei ausgedehntem pulmonalen Krankheitsprozeß Koordination der Regelsysteme von Kreislauf und Atmung zur Aufrechterhaltung des lebensnotwendigen Gasaustauschs.
4. Ausweitung: Ausweitung der Krankheitsabwehr auf alle verfügbaren Körperfunktionen,
   z. B. bei einer bedrohlichen traumatischen Verletzung werden die lokalen und allgemeinen Immunsysteme aktiviert, die metabolische Aktivität erhöht, Herz- und Kreislaufzentren in einen höheren Aktivitätszustand versetzt, hemmende Impulse an die Kerngebiete für motorische Bewegung ausgesandt und die Wahrnehmungsfähigkeit des Erkrankten verändert.

5. Rückzug: gefährdende oder ein Gefährdungsrisiko bergende Situationen werden beseitigt, z. B. Polydipsie der Diabetiker senkt bedrohliche Blutzuckerkonzentrationen durch Vergrößerung des Verdünnungsvolumens.
6. Änderung der Krankheitsdisposition:
z. B. Boosterung verstärkt bei Tetanusimpfungen den bei der ersten Impfung erworbenen Immunitätsgrad und verlängert die Dauer des Impfschutzes.

Bei Bedrohungen, gegen die keine ständigen Abwehreinrichtungen bereitgehalten werden, baut der Organismus aus inapparenten Vorstufen spezifische Abwehrmechanismen auf (z. B. Aufbau der Gerinnungsfaktoren aus inaktiven Vorstufen, bei hämorrhagischen Traumen).

Die spezifischen Eigenschaften der körpereigenen Abwehr werden durch genetische Faktoren (z. B. größere Anfälligkeit der dunkelhäutigen Menschen für Infektionskrankheiten, wie Tuberkulose), durch Disposition (Alter, Geschlecht, Allgemein- und Ernährungszustand, Begleiterkrankungen) sowie durch erworbene Funktionseigenschaften (z. B. Booster-Effekt) hervorgerufen. Die Effektivität der körpereigenen Krankheitsabwehr hängt ab von der Vollständigkeit des Bestandes an Abwehrinstrumenten, ihrer Abwehrwirksamkeit und ihrer Verfügbarkeit im Erkrankungsfall.

Bei den uns bekannten organischen Abwehreinrichtungen lassen sich *unspezifische von spezifischen Abwehrinstrumenten* unterscheiden. Äußeren und inneren Noxen stellt sich als erste Barriere die unspezifische Abwehr entgegen, die einen generellen Schutz gegen jede Art von Schädigung des Organismus über den Weg der Schleimhaut - bzw. Hautoberfläche bietet (z. B. mechanischer Schutz gegen Traumen und Keiminvasionen durch die Hornschicht der Haut; biochemischer Schutz durch saures pH auf der Oberfläche von Haut und Schleimhaut sowie durch bakterizide Wirkung eines Enzyms, Lysozym, in Sekreten ekkriner Drüsen). Erst nach Überwindung dieser Barriere tritt die spezifische Abwehr durch die verschiedenen Systeme des immunologischen Apparates in Aktion.

Instrumente der autonomen Krankheitsabwehr

Alle lokalen Vorgänge der Krankheitsabwehr werden begleitet von einer Vielzahl unterstützender Hilfen im ganzen Körper (s. nachfolgende Übersicht).

Sicherungssysteme des Körpers gegen Krankheitserreger von innen und von außen

1. Antibiotische und antitoxische Defensivsysteme:
Immunität, Paraimmunität, humorale und zelluläre Noxenelimination.
2. Sicherungssysteme gegen Störungen der Homöostase:
Fließgewicht: dynamisches Gleichgewicht zwischen allen Reaktionspartnern (im normalen Leistungsbereich der kontraktilen Muskulatur besteht ein Fließgewicht zwischen Verbrauch und Bereitstellung des chemischen Energieträgers Glykogen; der Reaktionsrhythmus wird durch das ADP-ATP-System reguliert).
3. Sicherungssysteme gegen Störung der Koordination aller Teilfunktionen des Organismus:
Kopplung der Wirkungsabläufe funktionell miteinander verbundener Organe (Denkmodell Regelkreis).

4. Verflechtung somatischer Reaktionen mit affektiven Einstellungen:
Angstreaktion bei Schmerzwahrnehmung.
5. Verstärkung lokaler Schutzreaktionen durch räumliches Schutzverhalten:
Schutzreflex (Kornealreflex).
6. Integrale Schutzreaktionen des Gesamtorganismus: komplementäre Erregung kortikaler, vegetativer und spinaler Zentren („general arousal reaction").
Beispiel: Reaktion auf bedrohlich empfundene („cortical arousal reaction") Situation mit erhöhter Wachheit („affectiv arousal reaction"), Herzklopfen („vegetativ arousal reaction") und muskulärer Fluchthaltung („spinal arousal reaction") (Birkmayer 1979).
7. Gesellschaftliche Einrichtungen zum Schutz der somatischen und psychischen Integrität des einzelnen Mitglieds: Krankenhäuser, Altenpflegeheime.

Im submikroskopischen und mikroskopischen Größenbereich der Zellen und Zellenverbände sind Mechanismen wirksam, die bestrebt sind, auch unter veränderten Funktionsbedingungen den lokalen Gewebestoffwechsel innerhalb tolerabler Grenzen konstant zu halten (Fließgleichgewicht zur Aufrechterhaltung der Homöostase). *Die Koordination* aller zur Krankheitsabwehr disponierten Funktionen innerhalb eines Organs bzw. von verschiedenen funktionell zusammenwirkenden Organen erfolgt nach methodischen Prinzipien, die aufgrund ihrer topologisch kreisförmig ausgelegten Steuerung *als Regelkreis* beschrieben werden (Kreislauf, Atmung, Glukosestoffwechsel u. ä.). Bei Schädigungen der Körperoberfläche besitzt der Organismus die Fähigkeit, dem erkrankten Körperteil eine solche räumliche Position zu geben, daß die Einwirkungskraft der Schädigung verringert wird (z. B. Abwehr-Flucht-Reflexe, Bewegungshemmung). Die affektiven Begleiterscheinungen: Angst, Schreck, sind Anzeichen einer Verknüpfung der vegetativen Abwehrmechanismen mit den übergeordneten kortikalen Zentren des Bewußtseins, sie dienen der *Festigung der bewußten, willensmäßigen Abwehrreaktion der Person*.

Durch das Auftreten sichtbarer *Krankheitszeichen* manifestiert sich nicht nur die Auseinandersetzung des Organismus mit seinen Aggressoren, diese Zeichen haben auch eine wichtige *Beziehungsfunktion im sozialen Umfeld* des Kranken. Sie verstärken in einer Art sozialer Rückkopplungsfunktion die Impulse zu affektiver und kommunikativer Zuwendung auf seiten der Angehörigen und halten sie aufrecht, solange die Regelgröße – die Erkrankung – anhält.

Anschließend will ich versuchen an zwei Beispielen, der metabolischen Reaktion Fieber und dem durch Krankheit ausgelösten Affekt Angst, unsere Kenntnisse über Selbsthilfevorgänge darzustellen.

Fieber – ein somatischer Selbstheilungsvorgang?

Am Beispiel des Fiebers, das allgemein als charakteristischer Ausdruck der körpereigenen Krankheitsabwehr gedeutet wird, zeigt sich, wie wenig bisher über das Wesen der Selbsthilfevorgänge im Körper gesichert ist.

Fieber ist eine Erhöhung der Körperkerntemperatur über die Grenzen der normalen tageszeitlichen Schwankungen (oral: 4.00 Uhr bis 6.00 Uhr = 31,1 °C, 18.00 Uhr bis 22.00 Uhr = 37,2 °C) hinaus; die Temperaturerhöhung ist nicht durch das motorische Verhalten der Erkrankten begründbar, sondern das Ergebnis einer Reaktion der peripheren und zentralen Thermoregulationssysteme auf Krankheitserreger. Mediator für die Reaktion der Thermoregulationssysteme scheinen - neben anderen z. T. noch nicht ausreichend gesicherten Faktoren - sog. Pyrogene, niedrigmolekulare basische Eiweißkörper, zu sein. Endogene Pyrogene liegen in inaktivierter Form im zellulären Abwehrapparat des Organismus (polymorphkernige Granulozyten, Zellen des RES u.a.) vor, sie werden aktiviert durch Kontakte mit exogenen Parasiten (Bakterien, Viren, Pilzen), durch Gewebeprozesse, die auf Antigen-Antikörperreaktionen (rheumatische Arthritis u. ä.) beruhen und durch nekrotisierende Gewebsprozesse, die eine Phagozytose auslösen (große Hämatome). Exogene Pyrogene stammen aus Produkten oder Bestandteilen von Viren und Bakterien (Cottier 1980).

Fragt man nach der Zweckmäßigkeit des Fiebers für die Krankheitsabwehr, dann wird man des Fehlens eines wissenschaftlichen Konzepts, das auf die Wirksamkeit der autonomen Krankheitsabwehr des Körpers gerichtet ist, gewahr. Bisher ist die biologische Zweckmäßigkeit von Fieberreaktionen im Verlaufe von Infektionskrankheiten wissenschaftlich noch nicht geklärt. Gesichert ist, daß hohe Temperaturen das Bakterienwachstum hemmen und sogar einige Mikroorganismen (Gonokokken, Poliomyelitisviren) töten; diskutiert wird auch eine Steigerung der Leukozytenfunktion und der Interferonproduktion (Fontana et al. 1982).

Nachteilige Folgen hat die gesteigerte Wärmeproduktion durch eine weitere zusätzliche Erhöhung der metabolischen Aktivität, die bei körperlich hinfälligen Personen, Kranken mit einer Herzfunktionsschwäche sowie bei Kranken mit Störungen der Sauerstoffsättigung des Blutes zu einem bedrohlichen Abfall der funktionellen Reserven der geschädigten Organe führen kann.

Eine teleologische Zweckmäßigkeit der Fieberreaktion läßt sich aus der Tatsache herleiten, daß durch den Temperaturanstieg - als Gefahrensignal - alle Kräfte des Organismus zu einer gemeinsamen Reaktion mobilisiert werden. Eine direkte Zweckmäßigkeit könnte mit der Annahme einer Aktivierung zusätzlicher Abwehrpotenzen postuliert werden; die gleichzeitige indirekte Zweckmäßigkeit kommt im Streben des Organismus nach Optimierung der Krankheitsabwehr über die tatsächliche Dauer der Krankheit hinaus zum Ausdruck (z.B. Bildung von „memory cells = Erinnerungszellen" bei der Erstimmunisierung, die innerhalb eines bestimmten Zeitraums bei erneuter Einwirkung des Antigens einen schnelleren und höheren Titeranstieg als bei der Erstimmunisierung besorgen (Brandis 1975).

Angstbewältigung - ein Symptom für psychische Selbstheilungsvorgänge?

Auch für die Abwehr psychischer Krisen, für die Eindämmung von Ängsten, die den Organismus überfluten und seine Lebenskraft lähmen könnten, stehen ihm eigene Mechanismen zur Verfügung. Wenn auch Heilung i. S. einer uneingeschränkten Wiederherstellung der ursprünglichen Erlebnisformen nach übereinstimmender Ansicht aller Therapeuten psychischer Erkrankungen nicht erreichbar ist, so können doch Dissonanzen im psychischen Gesamtgefüge so weit aus den höheren, die alltägliche Selbstverwirklichung bestimmenden Bewußtseinsstufen, in tiefere Bewußtseinsstufen verschoben werden, daß der von Ängsten Bedrohte wieder seine Lebensfreude zurückgewinnen kann und fähig ist, seine normalen sozialen Funktionen zu erfüllen.

Mit ihren Untersuchungen über die Bewältigungsformen von Angst hat die psychoanalytische Forschung die autonomen Abwehrmechanismen des Organismus gegen diese affektive Disposition aufgedeckt. Dem Organismus stehen gegen die Zersetzungskraft der Angst eine Anzahl von Schutzmechanismen (Verdrängung, Regression, Konversion, Reaktion, Projektion, Introjektion, Kompensation, Autoaggression, Sublimation, Rationalisation, Substitution, Isolation, Skotomisation) zur Verfügung, die durch ihre Funktion die subjektiv bedrohliche Schärfe der Angstinhalte abschwächen, sie aus den bewußten Erlebnisbereichen in die Bereiche des Unbewußten verdrängen oder ihnen einen neuen kreativen Sinn geben. Diese Schutzmechanismen, deren Bedeutung für die psychische Selbstheilung Anna Freud (1964) deutlich herausstellte, werden im Sinne eines lebenslangen Lernprozesses in täglichem Umgang mit den Ängsten geübt und betätigt. Bei psychisch Gesunden ist der Aktionsgrad der Abwehrmechanismen dem Ausmaß der psychischen Belastungen durch die Ängste angemessen; die Abwehrmechanismen werden rechtzeitig mobilisiert und in einem normalen Verhältnis zur Dauer der Angsteinwirkung in Funktion gehalten. Sie passen sich wechselnden Stärken der Ängste an und belassen dem Organismus die Fähigkeit, die Ursachen der Ängste einer realistischen Prüfung zu unterziehen. Da die Grenzen zwischen normaler und abnormer psychischer Reaktion fließend sind und der Arzt wenig Einsicht in den Realitätshintergrund der Ängste seiner Patienten besitzt, ist es schwierig, bei einem Kranken aus seiner Art der Bewältigung von Angst auf seinen Bestand an gesunden psychischen Abwehrmechanismen zu schließen.

Selbstheilungskräfte des Körpers im Therapiekonzept

Mit der Unterstützung körpereigener Selbstheilungspotenzen werden neue Schwerpunkte in die hausärztliche Therapie gesetzt. Eine von Verantwortungsgefühl getragene Zurückhaltung mit medikamentöser oder apparativer Therapie schränkt die Fremdbeeinflussung des Krankheitsverlaufs ein und vertraut auf die Leistungsfähigkeit der körpereigenen Abwehrkräfte. Die Unterstützung des ubiquitären Abwehrsystems des Körpers anstelle eines prozessualen monofaktoriellen Vorgehens durch Arzneimitteltherapie mobilisiert alle dem Körper zur Verfügung stehenden Widerstandskräfte. Die Selbstheilungskräfte sind in allen Kontaktbereichen des Organismus mit Krankheitserregern wirksam. Sie aktivieren die somatische Krankheitsabwehr, wecken den Heilungswillen, stärken die Widerstandskraft bei körperlichen und seelischen Schwierigkeiten und lösen heilungsbegünstigende Verhaltensformen aus.

Bei therapeutischen Interventionen mit medikamentösen oder apparativen Mitteln werden jeweils nur einzelne Faktoren des interaktionellen Prozesses zwischen Krankheitserregern und Organismus vom Therapeutikum getroffen, pathogene Begleitreaktionen des Körpers können daher persistieren oder sich bei einer medikamentösen Schwächung des Abwehrsystems zu einer eigenständigen Krankheit hin verstärken (z. B. Antibiotika, bei einem banalen Infekt der oberen Luftwege verabreicht, lähmen die Abwehrkräfte des Körpers gegen eine Erregerausbreitung in den Darm- oder Harntrakt). Auch dispositionelle Haftbedingungen einer Noxe durch körperliche Schwäche oder pathogene Verhaltensweisen bleiben bei jeder auf einen

Krankheitserreger gerichteten Intervention unbeeinflußt; eine Veränderung der gesamten Abwehrlage des Kranken, seiner somatischen und psychischen Reaktionsweisen, kann nur aus den Widerstandsquellen innerhalb des Organismus herbeigeführt werden.

Nutzung der Selbstheilungskräfte des Körpers in der hausärztlichen Praxis

Erfahrene Hausärzte haben seit jeher bei nichtbedrohlichen Erkrankungen im Initialstadium ein abwartendes Verhalten gezeigt, um den Selbsthilfeeinrichtungen des Körpers Zeit und Gelegenheit zur Entwicklung ihrer Wirksamkeit zu geben. Der Begriff „abwartendes Verhalten" kennzeichnet hausärztliche Strategie bei unklarer Entwicklungstendenz einer Erkrankung; dem Körper wird Gelegenheit zum Einsatz der eigenen Abwehrkräfte gegeben, die Aktivierung der Selbstheilungskräfte wird nicht durch partiell toxische Pharmaka verzögert oder erschwert.

Bei der „geführten Selbstbehandlung" wird dem Kranken die Freiheit eingeräumt, in Abstimmung mit dem Arzt die eigenen therapeutischen Möglichkeiten, die i. allg. eine diätetische oder physikalische Unterstützung der körpereigenen Selbstheilungskräfte sind, zu nutzen. Eine Vielzahl von Ansätzen zur Unterstützung der Abwehr- und Selbstheilungskräfte des Patienten läßt sich in der hausärztlichen Therapie begründen:

1. Krankheitsprävention durch Information über Risiken und gesundheitsgefährdende Vorgänge (Hinweis auf Herzinfarktrisiko, wenn die körperliche Leistungsfähigkeit durch übertriebene Steigerung der körperlichen Aktivität hochgetrieben wird).
2. Wenn es von der Krankheitssituation aus zu verantworten ist, Voranstellung einer „abwartenden" Phase vor die therapeutische Intervention, um die Selbstheilungskräfte des Körpers zuzulassen (nichtinfizierte oberflächliche Schürfwunden heilen erfahrungsgemäß ohne Verbände am besten).
3. Bemessung der aktiven therapeutischen Maßnahmen nach der erwartungsmäßigen Potenz der körpereigenen Abwehrkräfte des Kranken (ohne dringende Notwendigkeit keine antibiotische „Abschirmung" bei lokalen Sanierungsmaßnahmen).
4. Meidung von Arzneimitteln, die normale Funktionsweisen des Organismus verändern (metabolische Funktion der Leber: Barbiturate schwächen durch Induktion der hepatischen Metabolisierung die Cumarinwirkung ab, die Dosis von Cumarinen muß daher erhöht werden; beim Weglassen der Barbiturate kann es infolge einer verminderten Metabolisierung der Cumarine zu einer Blutung kommen).
5. Verstärkung und Stabilisierung des Abwehrpotentials der Kranken (Erhöhung des Immunpotentials durch Boosterung).
6. Anpassung des Behandlungsplans an die natürlichen biologischen Lebensrhythmen des Körpers (Verabreichung von Nebennierenrindenhormonen in den Morgenstunden).
7. Abbau zusätzlicher körperlicher und psychischer Belastungsmomente; Anregung der Stoffwechselvorgänge, die die antigen-spezifischen und antigen-unspezifi-

schen Krankheitsabwehrvorgänge aktivieren (Schutz vor körperlicher Überlastung, eiweißreiche Kost, ausreichende Sauerstoffzufuhr).
8. Wechsel von monofaktorieller, prozessual ausgerichteter Therapie auf ein ganzheitlich orientiertes Konzept, das neben dem somatischen Anteil der Erkrankung auch seine psychischen und sozialen Komponenten einbezieht (Behandlung alter Menschen in ihrer normalen Umgebung).

Wenn der Patient bereit ist, die Selbsthilfekräfte seines Körpers zu nutzen, kann der Hausarzt eine Vielzahl von Anleitungen und Unterstützungen geben. Im allgemeinen wird er sich nicht auf eine Maßnahme beschränken, sondern dem Patienten ein ganzes Bündel von Angeboten zukommen lassen. Diese Angebote sollten mit dem Hinweis, wie sie der Patient in seiner eigenen Wirklichkeit nutzen kann, verbunden werden. Bei degenerativen Alterserkrankungen sind physikalische Behandlungen am Wohnort mit Unterrichtung über zusätzliche Selbstbehandlungen für den Patienten nützlicher als eine „Kur" in einem Ort mit anderem Klima, da sich nach Ablauf der „Kuren" häufig schwere Umstellungsbeschwerden einstellen.

Nachfolgend einige Beispiele einer Therapie, die die autonomen Selbstheilungskräfte des Körpers zweckmäßig unterstützt.

Stärkung der unspezifischen Abwehr

Die unspezifische Abwehr wird durch Anleitung zu gesunder Lebensführung, d. h. zur Optimierung der „res non naturalis" (Einflußformen der Atmosphäre, Ernährung, körperliche Mobilität, Schlafen und Wachen, Ausscheidungen und Gemütsbewegungen) auf natürliche Weise stabilisiert. Auch durch Maßnahmen, die die metabolische Aktivität des Organismus erhöhen, durch äußere mechanische Reize (Krankengymnastik, Massagen, Einreibung von lokalen Gewebsreizstoffen, Hydrotherapie) und durch atmosphärische Reize (Licht, Luft, Temperatur) läßt sich eine Aktivitätssteigerung der unspezifischen Abwehr herbeiführen.

Einwirkungen auf die spezifische (immunologische) Abwehr

Die Leistungsfähigkeit der immunologischen Abwehrsysteme kann dadurch verbessert werden, daß günstige somatische und psychische Voraussetzungen für ihre Wirksamkeit vorbereitet werden.

Eine gesundheitsbewußte Lebensweise, eine regelmäßige (nicht übertriebene) Beanspruchung der ergotropen Organsysteme führt über zentrale Schaltstellen zu einer Verbesserung der Anpassungsreaktion des Vegetativums auf Umwelteinflüsse und zu einer Erhöhung der immunologischen Abwehrbereitschaft. Geläufig ist eine immunologische Abwehrschwäche als Folge eines reduzierten körperlichen Allgemeinzustands bei Unterernährten sowie bei Personen mit schweren Systemkrankheiten. Durch Abstellung oder Kompensation häufiger Ursachen immunologischer Abwehrminderung (Stoffwechselkrankheiten: Diabetes mellitus; Endokrinum: chronischer Hyperadrenokortizismus bei jahrelanger Glukokortikoidmedikation; toxische Einwirkungen: chronischer Alkoholismus) läßt sich die Wirksamkeit des Immunsystems wieder herstellen. Defizite an einzelnen biochemischen Bausteinen des Immunsystems sind häufig auf ärztliche Maßnahmen zurückzuführen [z. B. eine verminderte enterale Resorptionskapazität für Eiweißkörper und Metallsalze durch Medikamente, welche die Magen-Darm-Passage beschleunigen (Cholinergika) oder verlangsamen (Anticholinergika)].

Das körperliche Abwehrsystem ist, wie neue Untersuchungen zeigen, durch Lernprozesse beeinflußbar; eine bewußte Bereitschaft zur Krankheitsabwehr kann eine Verstärkung der Abwehrreaktionen vorbereiten (Adler 1981). Andererseits können außergewöhnliche psycho-physische Belastungen, wie Konflikte mit den nächsten Bezugspersonen, unvorhersehbare zerrüttende Ereignisse, die Reaktionsfähigkeit des Immunsystems derart schwächen, daß eine Verschiebung des Gleichgewichts zwischen Abwehrpotenz und Penetranzenergie der Noxen eintritt (Amkraut u. Soloman 1974).

Berücksichtigung der biologischen Lebensrhythmen des Körpers

Die Lebensfunktionen des Menschen sind, ebenso wie die Vorgänge in der ihn umgebenden Natur, einem gesetzmäßig wiederkehrenden Rhythmus unterworfen. Die *ergotrope Leistungsfähigkeit* des Körpers weist einen 4phasigen Verlauf auf, bei den meisten Menschen liegen die Leistungshöhepunkte zwischen 10.00 Uhr und 11.00 Uhr vormittags und zwischen 16.00 Uhr und 17.00 Uhr nachmittags, ihre Leistungstiefpunkte finden sich bei 3.00 Uhr nachts und bei 15.00 Uhr nachmittags (Lermer 1983). Diese periodischen Schwankungen spiegeln sich auch in der Aktivitätsstärke der vegetativen Organsysteme wider, deshalb sollten therapeutische Einwirkungen auf diese Organsysteme deren funktionelle Rhythmizität berücksichtigen (z. B. sind bei medikamentöser Senkung eines akut dekompensierten Blutdrucks morgens und mittags höhere Arzneimitteldosen erforderlich als abends).

An der tageszeitlichen *Schwankung der Enzymaktivität* in der Leber, die sich bis zum Faktor 1:100 verändern kann, wird deutlich, welches Ausmaß die Aktivitätsschwankungen der vegetativen Organe erreichen können (von Mayersbach 1979). Durch Anpassung der Therapie an die Aktivitätsperiodik der Zielorgane wird eine ungünstige Beeinflussung der Funktionen dieser Organe weitgehend vermieden, andererseits läßt sich der zirkadiane Verlauf der Wirkstoffkonzentration an Arzneimitteln im Blut bei Kenntnis der tageszeitlichen Metabolisierungsrhythmen im voraus bestimmen.

Auch die Intensität der Schmerzwahrnehmung, ein Schlüsselsignal für die Aktivierung der körperlichen Schutzmechanismen, unterliegt tagesrhythmischen Schwankungen. Untersuchungen der *Chronorhythmik der epikritischen Schmerzqualität* durch Bestimmung der Zahnschmerzschwelle zeigen einen Gipfel der Reizempfindlichkeit zwischen 20.00 Uhr und 8.00 Uhr und einen Tiefpunkt der Reizempfindlichkeit zwischen 12.00 Uhr und 18.00 Uhr. Die Schwankungsbreite der Reizempfindlichkeit beträgt 30% über bzw. unter den Tagesmittelwert (Pöllmann 1980). Die Wahrnehmungsintensität für protopathische Schmerzqualitäten dagegen hat ihr Maximum in den Nachtstunden. Tageszeitliche Schmerzschwankungen in dieser Größenordnung müssen bei der Therapie berücksichtigt werden; um den gleichen analgetischen Effekt zu erreichen, sind nachts höhere Analgetikadosen erforderlich als tagsüber.

Eine sinnvolle *zeitliche und leistungsmäßige Ordnung aller einzelnen Funktionen* benötigt der Organismus für das ökonomische Zusammenspiel aller Substrate. Erst diese enge funktionelle Kopplung macht es dem Organismus möglich, eine bedrohliche Funktionsminderung eines einzelnen Organs durch Intensivierung der Funktion anderer Organe zu kompensieren. Wenn ein Organ durch Erkrankungen seinen funktionellen Rhythmus verändert, dann nötigt dieses Ereignis den Organismus, neue Proportionalitäten in der rhythmischen Kopplung seiner Organfunktionen aufzubauen. (Die Proportionalitätsgröße von Herzfrequenz zu Atemfrequenz ist 1:4; wenn durch Erkrankung des Erregungsbildungssystems des Herzens eine Tachykardie ausgelöst wird, dann tritt, je nach Frequenz der Tachykardie, eine neue konstante Proportionalität zwischen Herzfrequenz und Atemfrequenz auf.)

Zur Diagnostik der körpereigenen Krankheitsabwehr

Eine Vielzahl von Hinweisen gibt Auskunft über die potentielle Wirksamkeit der körpereigenen Krankheitsabwehr. (Die Überprüfung der Abwehrfähigkeit des Kranken sollte sich nicht auf seine Person beschränken, sondern auch Informationen von seinen Angehörigen miteinbeziehen.)

Nachfolgende Daten geben Auskunft über das Ausmaß der körpereigenen Abwehrfähigkeit:

1. Spezifische Anamnese: Häufig Erkältungskrankheiten? Dekompensierte Stoffwechselkrankheiten?
2. Unspezifische vegetative Symptome: Nächtliches Schwitzen? Juckreiz? Inappetenz? Schwächegefühl?
3. Ausbreitung und Stärke der Reaktion der peripheren Lymphknoten bei Infektionskrankheiten.
4. Reaktion der Blutsenkung und der neutrophilen Leukozyten.
5. Heftigkeit der Krankheitsprogredienz.

Selbsthilfe verlangt vom Kranken eine *bewußte Auseinandersetzung mit den Ursachen und Vorgängen seiner Krankheit*. Nicht jeder Patient besitzt die Fähigkeit, die mentalen Eigenschaften, die körperlichen Voraussetzungen oder die notwendigen Kenntnisse, ein begünstigendes Milieu für seine eigenen Selbstheilungskräfte herbeizuführen. Die Art, wie der Patient mit seiner Krankheit umgeht, vermittelt dem Hausarzt einen Einblick in dessen *Selbsthilfefähigkeit*. Der Hausarzt sollte daher sein Augenmerk darauf richten:

1. in welchem Umfang der Patient eine gesundheitliche Gefährdung seines Organismus erkennen kann (z. B. Risikopotenz von Übergewichtigkeit),
2. ob der Patient die Ausdrucksformen (Symptome) einer gesundheitlichen Gefährdung richtig deuten kann (z. B. Polydipsie als Ausdruck des Diabetes mellitus – und nicht als Form individueller Trinkgewohnheit),
3. ob der Patient ein ausreichendes Verständnis für die Ursachen seiner Krankheit aufbringen kann (z. B. Anerkennung des Zusammenhangs zwischen Ausmaß des Nikotinabusus und Stärke von hypotonen Kreislaufregulationsstörungen),
4. ob der Patient imstande ist, aus den gewonnenen Einsichten in den Mechanismus

seiner Gesundheitsschädigung Konsequenzen für sein Lebensverhalten zu ziehen (z. B. Beharrlichkeit bei der Behebung einer Herzleistungsschwäche durch ein spezifisches Training),
5. ob die psychischen Reaktionen des Patienten dem Ausmaß der somatischen Schädigung adäquat sind (z. B. Flucht vor der eigenen Verantwortung bei Krankheiten, die durch eigenes Risikoverhalten ausgelöst wurden).

Renaissance ärztlichen Denkens

Die Aufgabe dieser Darstellung war es, durch Skizzierung einzelner Realisationsformen der körpereigenen Krankheitsabwehr *die außerordentliche Bedeutung dieses Phänomens* für das ärztliche Denken aufzuzeigen. Dem Hausarzt war *seit jeher vertraut,* daß letzten Endes die Stabilität der körperlichen Krankheitsabwehr über den Ausgang einer Krankheit entscheidet; seine ätiologische Deutung von Krankheit sieht als Ursache aller nichttraumatischer Erkrankungsformen des Organismus eine Schwäche der Abwehrkräfte bzw. ein Versagen der kompensatorischen Regulationsmechanismen des Körpers, das „primum movens" eines Krankheitsprozesses ist für den Hausarzt also das unzulängliche Verhalten des Organismus selber und nicht die pathogene Potenz der Noxe.

Eine entgegengesetzte Deutung des Wesens von Krankheit wird von den Anhängern der mechanistisch-naturwissenschaftlich orientierten Medizin vertreten, diese machen zum Ausgangspunkt ihres ärztlichen Denkens die Wirksamkeit der pathogenen Potenz der Noxen und beurteilen die körperlichen Abwehrvorgänge vorrangig unter dem Gesichtspunkt einer passiven Reaktion des Körpers auf das Verhalten der Aggressoren. Eine derart unterschiedliche Deutung der Krankheitsätiologie führt ebenfalls zu unterschiedlichen Schwergewichten in der Therapie: in der hausärztlichen Medizin Favorisierung der körpereigenen Abwehr durch Unterstützung ihrer Hilfsquellen (z. B. Optimierung der körperlichen Existenzbedingungen, Substitution unzureichender Grundelemente des Körpers), bei den mechanistisch-naturwissenschaftlich orientierten Ärzten Etablierung einer körperfremden Krankheitsabwehr durch Wirkstoffe, die ihrer Herkunft nach körperfremd sind. Die Therapieresultate werden von den einen auf die Wirksamkeit der körperlichen Krankheitsabwehr zurückgeführt, die anderen deuten sie als Erfolg der Heilungspotenz ihrer Arzneimittel.

Die Thematik der körpereigenen Krankheitsabwehr bietet der Allgemeinmedizin ein bisher weitgehend brachliegendes Feld für wissenschaftliche Exploration. Die Instrumente für die Forschung und notwendige Grundkenntnisse von physiologischen und pathogenen Reaktionsformen des Organismus sollten von den einzelnen fachlich spezialisierten medizinischen Wissenschaftsgebieten übernommen werden; es wird die Aufgabe der allgemeinmedizinischen Forschung sein, deren Forschungsergebnisse auf ihre Vereinbarkeit mit dem eigenen Konzept vom Wesen der Krankheit zu überprüfen und eigene Forschungsprogramme zu entwickeln, die das Ziel haben, *unter den normalen Lebensbedingungen des Menschen die Stärken und Schwächen seiner körpereigenen Krankheitsabwehr zu identifizieren und Mittel zu finden, sie einer exakten Analyse zuzuführen.*

Es ist das Ziel jeder hausärztlichen Betätigung, *dem Kranken einen eigenen, unab-*

hängigen Zugang zu seiner Krankheit zu öffnen, indem ihm seine Krankheit als Teil seiner Wirklichkeit gedeutet wird. Dieses ärztliche Vorgehen wird dem Kranken wie auch seinem Arzt *eine neue Dimension des Heilens* erschließen, in der der Arzt nicht mehr alleine der Kundige ist, sondern in der die Erfahrung realisiert wird, daß Patient und Arzt, jeder mit seinen eigenen Mitteln, gemeinsam aufgerufen sind, der Krankheit von ihrem Ursprung her, nämlich der Natur des Menschen, Widerstand zu leisten.

Literatur

Adler R (ed) (1981) Psychoneuroimmunology. Academic Press, New York
Amkraut A, Soloman GE (1974) From the symbolic stimulus to the pathophysiologic responses: Immune mechanisms. Int J Psychiatr Inn Med 5: 541–560
Birkmayer W (1979) Der Mensch zwischen Harmonie und Chaos. Deutscher Ärzte-Verlag, Köln
Brandis H (Hrsg) (1975) Einführung in die Immunologie. Fischer, Stuttgart
Cottier H (1980) Pathogenese. Ein Handbuch für die ärztliche Fortbildung, Bd 1. Springer, Berlin Heidelberg New York
Fontana A, Lüthy R, Siegenthaler W (1982) Infektion. In: Siegenthaler W (Hrsg) Klinische Pathophysiologie. Thieme, Stuttgart
Freud A (1964) Das Ich und die Abwehrmechanismen. Internat. Psychoanalyt. Verlag, Wien (TB Kindler, München)
Lermer S (1983) Rhythmen, Zyklen und Perioden unserer „inneren Uhr". Musik und Medizin 1: 5–9
Mayersbach H von (1979) Die Zeitstruktur des Organismus. In: Biologische Rhythmen. 12. Deidesheimer Gespräch, 22./23. April 1978. Edition Cantor, Aulendorf
Pöllmann L (1980) Der Zahnschmerz – Chronobiologie, Beurteilung und Behandlung. Hauser, München Wien
Prokop O, Geserick G (1983) Besondere Dispositionen für Infektionskrankheiten. In: Brüschke G (Hrsg) Handbuch der Inneren Erkrankungen, Bd 5. Fischer, Stuttgart

9.3 Therapieerfolg und Aktivierung des Patienten

H.-D. Basler

Aktivierung des Patienten wird häufig in Zusammenhang gesehen mit seiner Bereitschaft, die ärztlichen Empfehlungen und Anordnungen zu befolgen. So wird z. B. der Patient als aktiv bezeichnet, der regelmäßig die vom Arzt verordneten Medikamente einnimmt, oder der, wenn es aufgrund seines Gesundheitszustandes erforderlich erscheint, auf den Tabak verzichtet, oder seine Ernährungsgewohnheiten umstellt. Der aktive Patient ist somit der kooperative Patient, der die Hilfe des Arztes sucht bzw. die Hilfsangebote des Arztes akzeptiert. Wird Aktivität in diesem Sinne verstanden, kann sie unter dem Aspekt der Compliance abgehandelt werden (vgl. Basler 1985). Es stellt sich dann die Frage: Wie kann der Patient für eine aktive Mitarbeit in der Therapie motiviert werden, bzw. wie kann die aktive Mitarbeit des Patienten langfristig aufrechterhalten werden?

Aus der Sicht des Patienten würde diese Fragestellung allerdings die Thematik unangemessen eingrenzen. Eine Erkrankung stellt eine Person vor *zahlreiche Anforderungen,* wobei die Mitarbeit in der Therapie nur *ein* Problem darstellt, das vielleicht noch nicht einmal als das bedeutsamste angesehen wird. Beim Infarktpatienten stehen in der akuten Krankheitsphase z. B. *Schmerzen* und *Todesangst* im Vordergrund. Das Erlebnis der *Isolation* auf der Intensivstation mit der völligen Abhängigkeit von medizintechnischen Apparaturen bestimmt sein Fühlen und Denken. Ist der erste *Schock* überwunden, kommt die Sorge auf, in Zukunft den *Arbeitsanforderungen* nicht mehr gewachsen zu sein, möglicherweise den Arbeitsplatz zu verlieren, oder aber die Familie durch die erforderliche Rücksichtnahme zu sehr zu belasten. Weitere Belastungen, die nach der Genesung auftreten können, sind möglicherweise der mit einer Umschulung verbundene *Statusverlust,* der durch den verringerten Aktivitätsradius hervorgerufene *Verlust* wichtiger Freunde und Bekannter oder die häufig berichtete Störung sexueller Funktionen als Folge einer übermäßigen ängstlichen Schonhaltung. Nicht mehr zu rauchen oder regelmäßig das verordnete Präparat einzunehmen, repräsentieren nur einen Aspekt der Anforderungen, mit denen sich der Patient konfrontiert sieht.

In ähnlicher Weise stellt sich für das insulinpflichtige junge Mädchen nicht nur die Frage nach einem ausgewogenen Verhältnis von Nahrungszufuhr und Insulingabe, sondern es muß sich damit auseinandersetzen, daß seine *Lebenserwartung* verringert ist, daß an den Gefäßen Spätschäden auftreten werden, die möglicherweise zur Erblindung führen, daß es an vielen Aktivitäten Gleichaltriger nicht oder nur eingeschränkt teilnehmen kann, daß ein Kinderwunsch sich nur unter erhöhten Schwierigkeiten erfüllen läßt, daß die Berufswahl eingeengt ist oder daß viele harmlose Vergnügen, wie der Konsum von Eis, Bonbons oder Limonade, mit erhöhten Risiken verbunden sind. In regelmäßigen Abständen muß es zur erneuten Einstellung eine Fachklinik aufsuchen und wird dadurch von seiner Familie und seiner vertrauten Umgebung getrennt. Trotz all seiner Bemühungen kann ein hypoglykämischer Schock niemals völlig ausgeschlossen werden.

Der Patient fühlt sich somit zahlreichen krankheitsbedingten Anforderungen ausgesetzt, die in unterschiedlichen Phasen der Erkrankung unterschiedliches Gewicht für ihn haben können. So mag für die an einem Mammakarzinom operierte Patientin zu einem frühen Zeitpunkt die Belastung durch die Auseinandersetzung mit dem drohenden Tod, zu einem späteren Zeitpunkt die durch die Chemotherapie verursachte Übelkeit, zu einem noch späteren Zeitpunkt die durch die Brustamputation ausgelöste Beziehungsstörung zum Partner im Vordergrund stehen. Mit allen diesen Belastungen sieht sich der Kranke oder die Kranke konfrontiert. Ich möchte daher die Fragestellung über die Compliancethematik hinaus erweitern und mich damit auseinandersetzen, *in welcher Weise der Arzt unter Berücksichtigung der individuellen Ausgangslage des Patienten eine aktive Auseinandersetzung mit der Krankheit fördern kann, so daß der Patient ermuntert wird, psychische und physische Kräfte in den Dienst der Genesung zu stellen.*

Die individuelle Bewältigung der Krankheit

In den letzten Jahren wurden zahlreiche empirische Untersuchungen durchgeführt, um herauszufinden, welche Bewältigungsstrategien Patienten in ihrem Krankheitsprozeß einsetzen und in welcher Weise bestimmte Strategien zur Bewältigung der Krankheit beitragen (vgl. die Übersicht bei Florin 1985). In die Studien gingen unterschiedliche Auffassungen darüber ein, was unter einer „guten" Krankheitsbewältigung zu verstehen ist. So wurden als Kriterien z. B. die Überlebensdauer bei Karzinompatienten (Pettingale 1984), die Menge der verlangten Schmerz- und Beruhigungsmittel bei operierten Patienten (Frey et al. 1983), die psychische Stabilität oder die soziale Interaktion (Bosse-Steuernagel 1981) herangezogen. Es erscheint plausibel, daß die Ergebnisse der Untersuchungen hierdurch ebenso beeinflußt wurden wie durch die Heterogenität der untersuchten Krankheitsbilder oder die Heterogenität der eingesetzten Erhebungsmethoden. Dennoch scheinen generalisierende Aussagen aufgrund der z. Z. vorliegenden Befunde möglich (vgl. Kallinke 1982).

Bewältigung von Problemen

So wird ein *aktiver problembezogener* von einem eher *passiven emotionsbezogenen* Bewältigungsstil unterschieden. Beim problembezogenen Bewältigungsstil steht das Bemühen im Vordergrund, sich der vorliegenden Anforderung zu stellen, eine gedankliche Auseinandersetzung zu führen, nach Informationen zu suchen, unterschiedliche Aspekte des Problems zu beleuchten, um Unterstützung bei anderen zu werben und die Situation neu zu bewerten. Eine Neubewertung wird z. B. dadurch gefördert, daß sich die Aufmerksamkeit bewußt auf die verbliebenen positiven Dinge des Lebens richtet und der verbliebene Freiheitsspielraum ausgeschöpft wird. Auch philosophische oder religiöse Interpretationen des Ereignisses können zu einer entlastenden Neubewertung führen, z. B. wenn ein religiöser Mensch die Krebserkrankung als eine durch Gott auferlegte Prüfung interpretiert, die es zu bestehen gilt. Problembezogene Bewältigungsversuche sind häufig mit starken negativen Emotionen wie Angst, Ekel, Scham, Ärger oder Verzweiflung verbunden.

Bewältigung von Emotionen

Der emotionsbezogene Bewältigungsstil hat die Funktion, eine Person vor der Überschwemmung durch diese negativen Emotionen zu schützen. Angst z. B. kann so übermächtig werden, daß eine Lösung des ängstigenden Problems nicht mehr möglich erscheint. Die Person verliert die Hoffnung, durch eigene Kraft die durch die Erkrankung drohende Gefahr zu verringern. In dieser Situation können psychische Abwehrmechanismen eingesetzt werden, die dazu dienen, das Problem aus dem Bewußtsein auszublenden und auf diese Weise eine relative psychische Stabilität aufrechtzuerhalten. Häufig anzutreffende Abwehrmechanismen sind die der *Verleugnung*, der *Bagatellisierung* oder der *Isolierung*. Wenn es gelingt, die Krankheit und die dadurch hervorgerufene Bedrohung zu verleugnen, ist aus der Sicht des

Patienten die Gefahr nicht mehr existent. Er kann sein Leben weiter wie bisher führen, braucht weder sein Verhalten noch seine Lebensperspektiven zu verändern. Jeder Arzt ist sicherlich schon einmal diesem Phänomen begegnet, wenn er versuchte, einen Patienten schonend auf eine infauste Prognose vorzubereiten und der Patient sich bei der nächsten Zusammenkunft so verhielt, als hätte dieses Gespräch nicht stattgefunden. Durch Wahrnehmungsabwehr vermag es der Patient, sich vor massiven Unlusterlebnissen zu schützen. Ähnlich ist es mit der Bagatellisierung. In diesem Fall wird die Krankheit zwar wahrgenommen, aber in ihren Auswirkungen verharmlost, so daß auch hier wie bei der Verleugnung keine adäquaten Bewältigungsmaßnahmen eingeleitet werden. Viele essentielle Hypertoniker oder Diabetiker akzeptieren zwar die Diagnose, verhalten sich aber weiterhin so, als sei die Erkrankung nicht vorhanden. Von Isolierung schließlich wird gesprochen, wenn die Bedrohung zwar erkannt, hierdurch aber keine affektive Resonanz ausgelöst wird. Der Krebskranke z. B. weiß dann zwar um seinen Zustand, erlebt ihn aber als etwas, was ihn selbst gar nicht betrifft – vergleichbar der fehlenden Resonanz auf Nachrichten über die Unfalltoten auf den Autobahnen an jedem Wochenende.

Emotionen wie Angst, Ekel, Scham sind nicht nur als Belastungen und daher als negativ zu bewerten; ihr positiver Aspekt ist darin zu sehen, daß sie Handlungen motivieren, die zur Beseitigung des Unlustzustandes führen können. Daraus folgt, daß ein Patient, der sich aufgrund der psychischen Abwehr durch die Krankheit nicht betroffen fühlt, gar keine oder nur geringe Initiative ergreifen wird, um die ihm drohende Gefahr anzugehen. *Somit muß ein ausschließlich emotionsbezogener Bewältigungsstil*, obwohl er einen Patienten kurzfristig vor einer Destabilisierung schützen kann, *aufgrund seiner langfristigen Konsequenzen als unerwünscht angesehen werden.*

Konsequenzen der psychischen Abwehr

Dennoch kann der emotionsbezogene Bewältigungsstil nicht als völlig ineffektiv bezeichnet werden. Insbesondere in der ersten Zeit nach einem Unfall, nach einem schwerwiegenden Verlust oder nach einer massiven Beeinträchtigung kann es sinnvoll sein, Abwehrmechanismen einzusetzen, um nicht in Angst, Hilflosigkeit und Hoffnungslosigkeit zu versinken. So konnte z. B. festgestellt werden, daß sich Infarktpatienten, die ihre Erkrankung leugneten, in der akuten Phase besser fühlten als nichtleugnende Patienten; erst langfristig zeigten sich negative Auswirkungen der Verleugnung: *geringe Bereitschaft zur Mitarbeit und zur Übernahme von Eigenverantwortung* im Prozeß der Rehabilitation (Garrity et al. 1976). Ähnliche Beobachtungen konnten auch an Schlaganfallpatienten gemacht werden (Krantz u. Dekkel 1983). Somit liegt der Schluß nahe, daß ein fortwährendes Ausweichen vor den krankheitsbedingten Belastungen eine Anpassung an die Krankheit verhindert und damit den Prozeß der Genesung beeinträchtigt. Kurzfristig jedoch kann hierdurch ein Abgleiten in Hilflosigkeit und Depression verhindert werden.

Emotionsbezogene Bewältigungsstile werden i. allg. als passiv bezeichnet und den aktiven problembezogenen Bewältigungsstilen gegenübergestellt. Diese Kennzeichnung als passiv ist allerdings mißverständlich. Sigmund Freud, der die Lehre von den Abwehrmechanismen entwickelte, hat bereits darauf hingewiesen, daß die fortwährende Kontrolle der Wahrnehmung erhebliche Kraft erfordert. So kann es z. B. für einen Krebskranken *sehr anstrengend* sein, seine Erkrankung nicht wahrhaben zu wollen. Er muß alle Signale, die ihn an sein Leiden erinnern könnten, bewußt vermeiden. So wird er allen Gesprächen über Krebs auszuweichen versuchen, in Zeitschriften entsprechende Artikel überblättern, andere Krebskranke meiden und mögliche eigene Symptome bewußt übersehen. Die ständige hierdurch hervorgerufene Wachsamkeit und Anspannung kann sich bis zur Erschöpfung hin steigern. *Darüber hinaus wird wahrscheinlich – zumindest bei einem großen Teil der Patienten – eine absolute Kontrolle der Angst doch nicht gelingen,* so daß die Patienten unruhig und nervös erscheinen. *Es wäre günstiger, die für die Abwehr erforderliche Kraft langfristig in problembezogene Bewältigung einfließen zu lassen.*

Kontrolle von Problemen und Emotionen als aktives Handeln

Florin (1985) weist allerdings darauf hin, daß eine zeitweilige Verleugnung der Problembearbeitung sogar in hohem Maße dienlich sein kann, nämlich dann, wenn es hierdurch gelingt, von der Belastung Abstand zu nehmen und somit Raum zu schaffen, sowohl für Erholungsphasen als auch für die Konzentration auf Probleme, deren Bearbeitung vordringlich erscheint. Florin hält die Frage, ob Abwehrprozesse im Umgang mit krankheitsbedingten Belastungen sinnvoll sind, für falsch gestellt. Die Frage sollte eher lauten, „wie und in welcher Verbindung mit aktiven Lösungsversuchen sie günstige Auswirkungen auf das langfristige Wohlbefinden der Patienten haben". In der Streßforschung wurde gefunden, daß die Bewältigung von Streß gefördert wird, wenn Phasen der Anspannung und Phasen der Entspannung in rhythmischem Wechsel aufeinanderfolgen (Selye 1968; Lazarus u. Launier 1978). In ähnlicher Weise soll auch bei der Bewältigung krankheitsbedingter Belastungen *eine hohe Flexibilität,* d.h. die Verfügbarkeit von sowohl emotionsbezogenen als auch problembezogenen Bewältigungsstilen, die günstigsten Adaptationseffekte erkennen lassen.

Die verunglückte Bewältigung: Hoffnungslosigkeit und Depression

Hoffnungslosigkeit und Depression sind Anzeichen einer mißlungenen Bewältigung. Wenn die psychischen Kräfte einer Person nicht ausreichen, ihre negativen Emotionen durch Abwehrprozesse zu kontrollieren und wenn andererseits auch keine problembezogenen Bewältigungsmöglichkeiten zur Verfügung stehen, erlebt sich diese Person als hilflos. Da sie keine Möglichkeit sieht, der Gefahr zu begegnen, gibt sie auf und verfällt der Inaktivität. Sie erlebt die durch die Krankheit bedingte Gefahr grundsätzlich als nicht kontrollierbar. Hilflosigkeit als absoluter Kontrollverlust stellt sich somit unter der Bedingung ein, daß weder der emotionsbezogene noch der problembezogene Bewältigungsstil verfügbar sind.

Im Rahmen der Streßforschung konnte wiederholt aufgezeigt werden, daß die Überzeugung, Kontrolle über eine Bedrohung ausüben zu können, die Personen aktivierte und sie zur Problemlösung motivierte (vgl. Lazarus u. Folkman 1984). Daß die Kontrollüberzeugung auch den Gesundheitszustand beeinflußt, konnte durch Langer u. Rodin (1976) bzw. Rodin u. Langer (1977) nachgewiesen werden. So fanden sie, daß *im Gefolge einer gesteigerten Aktivität und Mitsprache von alten Menschen* in Pflegeheimen nicht nur ihre Zufriedenheit anstieg, sondern auch *Morbidität und Mortalität zurückgingen*. Auch bei Kindern im Krankenhaus (Melamed u. Siegel 1975) und bei Unfallpatienten (Frey et al. 1983) konnte ein Zusammenhang zwischen krankheitsbezogenen Kontrollüberzeugungen und Genesungsverlauf festgestellt werden.

Kontrollüberzeugung und Depression sind konträre Zustände. Seligman (1979) z. B. definiert *Depression als Mangel an Kontrollüberzeugungen*. Depression ist für ihn eine erlernte Hilflosigkeit, die auf der Erfahrung beruht, einer Gefährdung machtlos, d. h. ohne jegliche Kontrollmöglichkeit, gegenüberzustehen.

Hilflosigkeit und Depression sind prognostisch sehr ungünstige Kriterien. Patientinnen mit metastasierendem Brustkrebs, die sich noch 3 Monate nach der Operation in einem Zustand von Depression und Hilflosigkeit befanden, zeigten in einer katamnestischen Untersuchung nach 10 Jahren deutlich *schlechtere Überlebensraten* als Patientinnen, die entweder verleugneten oder aber Kampfgeist erkennen ließen (Pettingale 1984). Auch bei Infarktpatienten (Froese et al. 1974) und bei Patienten nach einer Operation am offenen Herzen (Davies-Osterkamp u. Möhlen 1978) wirkte sich eine depressive Haltung negativ auf den Heilungserfolg aus. Der Grund liegt möglicherweise darin, daß durch die Depression jegliche aktive Auseinandersetzung mit der Gefährdung verhindert wird. Eine Depression ist verbunden mit Grübeleien und ineffektiven Wunschphantasien, durch die eine Anpassung an die Realität unmöglich wird.

Hilfen zur aktiven Problembewältigung

Ziel der Unterstützung des Patienten durch den Arzt sollte es sein, Einstellungen von Hilflosigkeit und Hoffnungslosigkeit, die durch den Begriff der Depression zu beschreiben sind, zu verhindern, bzw. depressiven Patienten dabei zu helfen, wieder Mut und Hoffnung zu gewinnen, um ihnen auf diese Weise eine aktive Bewältigung der krankheitsbedingten Belastungen zu ermöglichen. Aktivität bedeutet unseres Erachtens nicht nur, Probleme anzugehen, sondern auch, negative Emotionen, möglicherweise durch den Einsatz psychischer Abwehrmechanismen, zu kontrollieren.

Akzeptieren der Abwehr

Wenn Patienten zur Kontrolle ihrer Ängste die ihnen vom Arzt vermittelten Informationen abwehren, können sie hierdurch beim Arzt selbst heftige Ärgerreaktionen hervorrufen. Wer hat sich nicht bereits über den essentiellen Hypertoniker oder über den Diabetiker geärgert, der offensichtlich nicht verstehen will, daß es für seine Gesundheit wichtig ist, eine Diät einzuhalten oder regelmäßig ein verordnetes Präparat einzunehmen? Wer kennt nicht den Infarktpatienten, der, kaum aus der Rehabilitationsklinik entlassen, sich trotz der Empfehlung, Streß zu vermeiden, mit doppeltem Einsatz in seinem Beruf engagiert? Mangelnde Kooperation mit dem

Arzt sollte nicht allein durch mangelnde Bereitschaft des Patienten erklärt werden, sondern auch durch seine Angst, sich den Folgen der Krankheit zu stellen. *Das sollte der Arzt akzeptieren und den Patienten erst allmählich und dosiert mit den aus medizinischer Sicht notwendigen Konsequenzen der Erkrankung konfrontieren.* Es ist darauf zu achten, daß die Aufklärung und Information des Patienten *in kleinen Schritten* erfolgt und daß *ängstigende Reizworte vermieden* werden.

Verständnis für emotionale Reaktionen

Dennoch ist es selbst durch geschickte und schonende Aufklärung nicht möglich, zu verhindern, daß negative Emotionen wie Angst, Trauer, Ärger oder Verzweiflung ausgelöst werden. Der Arzt sollte dem Patienten vermitteln, daß er großes Verständnis für diese emotionalen Reaktionen hat, daß er sie akzeptiert und daß er sie als normale Antwort auf eine schwere seelische Erschütterung versteht. Wenn er dem Patienten die Bereitschaft signalisiert, auch über seine Ängste, seinen Ekel, seine Schamgefühle zu sprechen, schafft er dadurch bereits eine Atmosphäre, die emotional entlastend wirkt und die depressiven Haltungen vorbeugt. Während eines solchen Gespräches kann eine klientenzentrierte Gesprächsführung von großem Nutzen sein.

Vorbereitung auf Belastungen

Den Mut zur Auseinandersetzung mit den Belastungen kann der Arzt dadurch fördern, daß er *unter Berücksichtigung des gesundheitlichen und emotionalen Zustandes des Patienten über üblicherweise auftretende Belastungen informiert* und auch Informationen darüber gibt, wie sie möglicherweise zu bewältigen sind. So könnten manchem Infarktpatienten sexuelle Probleme erspart bleiben, wenn er nach seiner Heimkehr aus der Rehabilitationsklinik über den Zusammenhang von Angst und sexueller Funktionsstörung aufgeklärt würde.

Einbezug der Familie

Weiterhin kann der Patient dadurch gestützt werden, daß seine *Familienmitglieder oder sonstigen Bezugspersonen* in die Beratung einbezogen werden. Die häufig beobachtete Beziehungsstörung zwischen den Partnern nach einer Mammaamputation der Frau sollte für den Arzt Anlaß sein, mit den Partnern gemeinsam ein vorbereitendes Gespräch zu führen. Auch die Partner von Infarktpatienten sind von den durch die Krankheit bedingten Änderungen der täglichen Routinen unmittelbar betroffen. Auch mit ihnen kann ein stützendes Gespräch sinnvoll sein, um ihnen neue Kraft für ihren Alltag zu geben.

Umlenkung der Aufmerksamkeit

Wenn der Patient davon berichtet, daß er zu grüblerischem Denken neigt, sollte der Arzt mit ihm beraten, wie er seine Grübeleien stoppen kann. Hierbei kann auf bewußtseinsnahe Kontroll- und Abwehrmechanismen negativer Emotionen zurückgegriffen werden. So kann sich der Patient bewußt auf andere für ihn positive Dinge konzentrieren, indem er es lernt, Abstand von seinen Sorgen zu nehmen und seine Aufmerksamkeit auf angenehme und anregende Tätigkeiten umzulenken. Durch Ablenkung und Zerstreuung kann er Kraft gewinnen, sich anschließend wieder seinen Problemen zuzuwenden.

Delegation von Verantwortung

Der Arzt sollte auch daran denken, daß er nicht allein verantwortlich für den Patienten ist, und bereit sein, Verantwortung zu delegieren. Viele Patienten schätzen wegen der emotionalen Stützung den Kontakt zu Selbsthilfegruppen, wobei es sich bewährt hat, daß der Arzt dieser Gruppe weiterhin als Berater zur Verfügung steht. Selbsthilfegruppen erfüllen eine wichtige kommunikative Funktion. Sie regen den Patienten an, die nach der Erkrankung häufig zu beobachtende soziale Isolierung aufzugeben und sich anderen Menschen wieder zuzuwenden. Oftmals aber reicht der Mut der Patienten nicht aus, von sich aus Kontakt zu der Gruppe herzustellen. Hier kann der Arzt Hilfestellung geben.

Diese Hilfestellung bezieht sich auch auf die Bahnung des Kontaktes zu anderen Institutionen, wie z. B. zum Sozialamt oder Arbeitsamt, die den Patienten in seiner sozialen und beruflichen Rehabilitation fördern können. Einige Patienten werden sicherlich auch von Entspannungstechniken, wie z. B. dem autogenen Training oder Muskelentspannungsverfahren, profitieren können. Falls in der Praxis nicht selbst derartige Angebote gemacht werden, sollte auf entsprechende Kurse an Volkshochschulen oder psychologischen Beratungsstellen hingewiesen werden.

Individuell aktivieren!

Nach bisher vorliegenden Erkenntnissen kann von keinem Bewältigungsstil gesagt werden, er sei anderen unter allen Bedingungen überlegen, um dem Patienten in der Auseinandersetzung mit seiner Krankheit zu helfen. Sicher ist allerdings, daß *Hilf- und Hoffnungslosigkeit zu Passivität führen und den Therapieerfolg unmöglich machen*. Für alle Patienten gilt daher die Forderung, *sie in ihrer Hoffnung auf Besserung ihres Leidens zu unterstützen und ihnen Vertrauen in ihre Fähigkeit zur aktiven Mitarbeit und zur Bewältigung der krankheitsbedingten Probleme zu vermitteln*. Ihnen sollte ein umfangreiches Repertoire an Verhaltensweisen zur Verfügung stehen, um sich zum einen *der durch die Krankheit entstandenen Belastungen zu stellen und zum anderen Probleme auszuklammern und trotz der Krankheit das Leben zu genießen*. So ist nicht generell zu sagen, ob der Arzt den Patienten eher darin unterstützen sollte, sich mit den krankheitsbedingten Belastungen auseinanderzusetzen, oder ob er ihm eher helfen sollte, seine Aufmerksamkeit auf für ihn erfreuliche Dinge umzulenken und seine Krankheit – zumindest vorübergehend – zu vergessen. Es gilt, die individuelle Ausgangslage des Patienten während des Beratungsgespräches zu berücksichtigen.

Zusammenfassend soll noch einmal betont werden: Krankheit, insbesondere bei progredientem und chronischem Verlauf, stellt den Patienten vor zahlreiche Anforderungen. Auch wenn die individuellen Reaktionen der Patienten sehr unterschiedlich sind, können doch typisierend zwei Reaktionsweisen beschrieben werden, die als *problembezogener* und *emotionsbezogener Bewältigungsstil* bezeichnet werden.

Kennzeichnend für das problembezogene Herangehen ist das aktive Bemühen um Problemlösungen, auch wenn es mit negativen Emotionen wie Angst, Scham, Ärger oder Verzweiflung verbunden ist. Emotionsbezogenes Handeln dient der Kontrolle dieser negativen Emotionen durch den Einsatz psychischer Abwehrmechanismen.

Wenn für den Patienten weder problembezogenes noch emotionsbezogenes Handeln möglich ist, resultiert ein absoluter Kontrollverlust, der einhergeht mit Gefühlen von Hilf- und Hoffnungslosigkeit und der als Zustand der Depression zu beschreiben ist. Depression führt zur Inaktivität des Patienten und verhindert einen Therapieerfolg. Ziel des Arztes sollte es daher sein, der Hilf- und Hoffnungslosigkeit vorzubeugen und aktive Bewältigungsweisen, die der Kontrolle von Problemen und der Kontrolle von Emotionen dienen, zu unterstützen. Anzustreben ist, dem Patienten ein umfangreiches Repertoire an aktivem Verhalten zu ermöglichen, wobei die individuelle Ausgangslage zu berücksichtigen ist. Die Möglichkeiten, wie der Hausarzt den Patienten unterstützen kann, sind sehr vielfältig.

Literatur

Basler HD (1985) Compliance – Die Kooperation in der Therapie. In: Basler HD, Florin I (Hrsg) Klinische Psychologie und körperliche Krankheit. Kohlhammer, Stuttgart
Bosse-Steuernagel G (1981) Identifikation von Auseinandersetzungsstrategien mit chronischer Krankheit und deren Auswirkungen auf psychisches und somatisches Befinden. Dissertation, Münster
Davies-Osterkamp S, Möhlen K (1978) Postoperative Genesungsverläufe bei Patienten der Herzchirurgie in Abhängigkeit von präoperativer Angst und Angstbewältigung. Med Psychol 3: 247–260
Florin I (1985) Bewältigungsverhalten und Krankheit. In: Basler HD, Florin I (Hrsg.) Klinische Psychologie und körperliche Krankheit. Kohlhammer, Stuttgart
Frey D, Havemann D, Roger O (1983) Kognitive und psychosoziale Determinanten des Genesungsprozesses von Unfallpatienten. Abschlußbericht. Institut für Psychologie der Universität Kiel
Froese A, Hackett TP, Cassem NH, Silverberg EL (1974) Trajectories of anxiety and depression in denying and nondenying acute myocardial infarction patients during hospitalization. J Psychosom Res 18: 413–420
Garrity TF, McGill A, Becker M et al. (1976) Report of the task group of cardiac rehabilitation. In: Weiss SM (ed) Proceedings of the National Heart and Lung Institute working conference on health behavior (DHEW Publication No. 76-868). US Government Printing Office, Washington D.C.

Kallinke D (1982) Psychotherapie bei chronischen körperlichen Krankheiten. In: Bastine R, Fiedler P, Grawe K, Schmidtchen S, Sommer G (Hrsg) Grundbegriffe der Psychotherapie. Edition Psychologie, Weinheim

Krantz DS, Deckel AW (1983) Coping with coronary heart disease and stroke. In: Burish TG, Bradley LA (eds) Coping with chronic disease. Academic Press, New York

Langer EJ, Rodin J (1976) The effects of choice and enhanced personal resposibility for the aged. J Pers Soc Psychol 34: 191-198

Lazarus RS, Folkman S (1984) Coping and adaptation. In: Gentry WD (ed) The handbook of behavioral medicine. Guilford, New York

Lazarus RS, Launier R (1978) Stressrelated transactions between person and environment. In: Pervin LA, Lewis M (eds) Perspectives in interactional psychology. Plenum Press, New York

Melamed B, Siegel LJ (1975) Reduction of anxiety in children facing hospitalization and surgery by use of filmed modeling. J Consult Clin Psychol 43: 511-521

Moos RH (1982) Coping with acute health crisis. In: Millon T, Green C, Meagher R (eds) Handbook of clinical health psychology. Plenum Press, New York

Pettingale KW (1984) Coping and cancer prognosis. J Psychosom Res 28: 363-364

Rodin J, Langer EJ (1977) Long-term effects of a control-relevant intervention with the institutionalized aged. J Personal Soc Psychol 35: 897-902

Seligman ME (1979) Erlernte Hilflosigkeit. Urban & Schwarzenberg, München

Selye H (1968) Streß beherrscht unser Leben. Econ, Düsseldorf

9.4 Die Antwort des Arztes auf das Angebot des Patienten

M. B. Clyne

Wenn wir untersuchen wollen, auf welche Weise Patienten mit ihren Gesundheitsproblemen fertig werden und wie sie ihre Krankheiten bewältigen, so müssen wir erst einmal klären, welche Art Gesundheitsprobleme wir meinen: Es gibt *individuelle* und *Gruppen*gesundheitsprobleme. Im ersten Falle betrachten wir den Kranken als Individuum und seine Krankheit als etwas, das wir in ihm und an ihm diagnostizieren und behandeln. Im zweiten Falle betrachten wir Gesundheit und Krankheit als soziale Phänomene, wie z. B. Epidemien, statistische Morbiditäten und Mortalitäten, für die wir epidemiologische und soziale Lösungen suchen. Aber es gibt auch individuelle Gesundheitsprobleme, die primär vom Individuum überhaupt nicht als solche empfunden werden (die also vom Betroffenen nicht als Beschwerden vorgebracht werden), sondern die von anderen (Ärzten, Krankenschwestern, Familienmitgliedern usw.) konstatiert werden, deren Befund den Betroffenen überraschen kann und die von ihm manchmal gar nicht als „krank sein" akzeptiert werden (u. a. Befunde, die in Routinetesten gefunden wurden, z. B. Zucker im Harn, erhöhter Blutdruck, Präkarzinomzellen im Abstrich, gewisse psychische Verhaltensweisen).

Weiterhin gibt es auch individuelle Gesundheitsprobleme, die zwar als solche empfunden werden, die aber der Erkrankte dem Arzt nicht vorträgt. Der Kranke verleugnet oder verneint sie, behandelt sie selbst oder geht damit zum Heilpraktiker.

Das Angebot des Patienten

Wir werden uns im folgenden nur mit solchen Gesundheitsproblemen beschäftigen, die dem Erkrankten Beschwerden verursachen und ihn somit zum Arzt bringen. Betrachten wir einen Patientbericht, der die Art illustriert, wie ein Mensch ein Gesundheitsproblem vorbringt.

Patientbericht 1

Ein Patient, der zusammen mit seiner Frau ins Sprechzimmer kam, erzählte dem Arzt, daß er erkältet sei und daß seine Frau ein Wiederholungsrezept für ihre Tabletten (Antiepileptika) benötige. Er und seine Frau sahen niedergeschlagen aus. Der Arzt schrieb das Rezept für die Frau aus und fragte den Patienten, wie es denn um seine Erkältung stünde. Dieser sprach ganz kurz davon und sagte dann etwas erregt: „Sie wissen ja noch gar nicht, Herr Doktor, daß ich vor ein paar Tagen eine Überdosis Tabletten genommen hatte und dann ins Krankenhaus gebracht wurde". Der Arzt wartete und der Patient fuhr fort: „Zwischen mir und meiner Frau klappt es nämlich nicht. Wir denken schon daran, uns zu trennen. Können Sie mir vielleicht etwas geben, das meine sexuellen Triebe vermindert?" Seine Frau sagte dann mit einem traurigen Gesicht: „Ja, ich arbeite sehr schwer und bin immer müde".

Wenn wir uns den Bericht ansehen, so bemerken wir, daß sich das Gesundheitsproblem des Patienten auf drei verschiedenen Ebenen bewegte: Die erste war seine Erkältung und das Wiederholungsrezept für seine Frau, dann war es die Nachricht von seinem Suizidversuch, und drittens war es die gestörte Beziehung zu seiner Frau sowie seine und ihre sexuellen Schwierigkeiten.

Wir sehen hier, wie sich hinter der einfachen und legitimen Symptomatik einer Erkältung und der Bitte um das Wiederholungsrezept mehrschichtig – schulmedizinisch gesehen – nicht so einfache Symptome verbergen. Nachdem der Patient etwas Vertrauen gewonnen hatte, sprach er von seiner Verzweiflung, die ihn zu der Überdosis veranlaßt hatte, und dann von den sexuellen und Beziehungsstörungen zwischen ihm und seiner Frau. Und das Letztere war es auch in der Tat, was ihn eigentlich zum Arzt geführt hatte und wofür er ein Heilmittel suchte, wie sich im weiteren herausstellte.

Diese Präsentation von Symptomen und Beschwerden, wie unsere Patienten sie uns vorbringen, hatte Balint (1964) das *Angebot* des Patienten genannt, und es ist dieses Angebot, auf das wir eine Antwort geben müssen und auch geben. Eine der Schwierigkeiten zwischen Arzt und Patient besteht oft darin, daß der Patient wohl versucht, uns klarzumachen, was in ihm vorgeht, aber gleichzeitig auch fühlt, daß wir Ärzte habituell eine andere, nämlich eine medizinische Sprache sprechen, die dem Patienten nicht ganz zugänglich ist. Deswegen bringen unsere Patienten ihre Angebote oft in pseudomedizinischen Termini vor. Ein Patient mag sagen: „Ich habe Kreislaufstörungen" oder „Herzstechen", obwohl „Kreislaufstörungen" überhaupt nichts besagt und „Herzstechen" wohl nicht mehr oder weniger ist als ein stechendes Gefühl in der linken Brustseite.

Aber selbst Termini, deren Bedeutung uns Ärzten ganz selbstverständlich ist, können zu Unverständnis und Mißverständnissen führen. Boyle (1970), ein englischer Arzt, hatte Patienten nach den Definitionen ihrer Symptome gefragt, derentwegen sie zum Arzt gekommen waren. Er fand, daß selbst solche „allgemeinverständlichen" Begriffe wie Obstipation von Patienten nicht so wie vom Arzt definiert wurden. 10% der Patienten dachten, daß Obstipation dasselbe sei wie Flatulenz. Manche glaubten sogar, es sei identisch mit Durchfall. Viele Patienten, die über Nierenschmerzen klagten, wußten überhaupt nicht, wo die Nieren liegen.

Kommunikation zwischen Arzt und Patient ist also nicht immer einfach, weil das, was die Patienten sagen und was sie meinen, zwei verschiedene Dinge sein können (Mosak u. Gushurst 1971). Aber die Schwierigkeiten, die im Verstehen des Angebotes des Patienten von seiten des Arztes und der Kommunikation zwischen Arzt und Patient liegen, gehen noch weiter und tiefer.

Unser Patientbericht zeigt ganz klar, wie vielschichtig das Angebot des Patienten sein kann, und zwar nicht nur auf der Ebene des Sprechens (der verbalen Ebene), sondern auch auf der des Verhaltens (der Ebene der Körpersprache).

Die niedergeschlagene und betrübte Miene des Patienten, die dem Arzt aufgefallen war, zeigte ein Bedrücktsein des Patienten an, das durch die dann geäußerte Beschwerde einer Erkältung kaum erklärt werden konnte. Aber noch mehr: Im allgemeinen hatte der Patient früher den Arzt nie mit „Kleinigkeiten" aufgesucht und die Frau hätte, wie üblich, ihr Wiederholungsrezept von der Sprechstundenhilfe verlangen können. Hätte der Arzt sich also darauf beschränkt, nur die Erkältung und das Rezept für die Frau als das Angebot des Patienten zu betrachten, so wäre diese Konsultation wie viele verlaufen, die als „Trivialitäten" abgetan werden und die von geringem Interesse sind. Aber diesmal hatte der Arzt nicht nur die Miene und das Verhalten des Patienten beobachtet, sondern der Patient selbst war in der Lage weiterzusprechen und seine Problematik (und damit sein Leiden) erweitert und vertieft darzustellen, vielleicht ermutigt durch seine frühere Kenntnis des Arztes, vielleicht auch durch die abwartende und nicht eingreifende Art des Arztes. Das ist nicht immer, ja eigentlich relativ selten der Fall. Es bleibt oft bei solchen Angeboten wie der Erkältung unseres Patienten, obwohl hinter den zuerst vorgebrachten Beschwerden, andere, tiefer gelagerte, die als peinlich, unangenehm, schmerzhaft empfunden werden, zurückgehalten werden. Offenbar verbirgt sich also hinter vielen Angeboten unserer Patienten mehr Ungesagtes und Latentes als Gesagtes und Manifestes.

Die Antwort des Arztes

Der Begriff eines „Angebotes" des Patienten schließt schon stillschweigend eine „Antwort" (sei es Annahme oder Ablehnung) des Arztes ein. Diese Antworten können überaus vielfältig sein, und wir werden uns im folgenden damit beschäftigen, welche Art Antworten möglich sind, welche gewöhnlich gegeben werden und welche vom Standpunkt des Patienten aus gesehen, vielleicht die nützlichsten sind.

Eins müssen wir von vornherein klarmachen: Ohne uns mit dem Patienten in gewisser Weise gleichzeitig sowohl auf einer körperlichen (somatischen) wie einer emotionalen (psychischen) Ebene abzugeben, können wir ihm nicht mehr als eine partielle und selten zufriedenstellende Antwort auf sein Angebot geben. Auch Patienten, die rein körperlich krank sind, zeigen emotionale Aspekte und psychische Folgen ihrer körperlichen Krankheit. Dies gilt noch viel mehr für Patienten mit psychosomatischen Krankheiten, die ja heute einen Großteil unserer ärztlichen Arbeit ausmachen und die ohne ein Verständnis ihres emotionalen Inhaltes weder vollständig diagnostizierbar noch behandelbar sind. Und dies trifft natürlich am meisten für jene Kranken zu, die uns ihre emotionalen Störungen direkt und unmittelbar präsentieren – wie der oben zitierte Patient. Für die Zwecke unserer weiteren Diskussion können wir wohl mit Recht annehmen, daß die *schulmedizinischen* Antworten von Ärzten auf die Angebote („Gesundheitsprobleme") ihrer Patienten, immer ähnlich sein werden. Fast alle Ärzte, die eine Eisenmangelanämie diagnostizieren und ihre Ursache gefunden haben (z.B. Blutverlust, falsche Diät), werden einen ähnlichen therapeutischen Rat und ähnliche Rezepturen geben.

Aber welche Antwort kann auf die emotionale Botschaft gegeben werden, die im Angebot des Patienten enthalten ist? Eine Vorbedingung ist natürlich die Wichtigkeit, die wir der emotionalen Botschaft zuweisen: Ist sie von primärer Bedeutung, wie im Patientbericht 1; ist sie sekundär oder vielleicht ganz unbedeutend, wie im Falle eines plötzlichen Herzstillstandes, wo somatische Notmaßnahmen getroffen werden müssen? Die relative Häufigkeit von wichtigen emotionalen Botschaften in einer Patientengruppe oder in einer Praxis wurde in der Literatur, je nach der medizinischen Weltanschauung des berichtenden Arztes zwischen 10 und 90% geschätzt, so daß man wohl sagen kann, daß jeder Arzt seinen eigenen Maßstab anlegen wird (und vielleicht auch soll), mit dem er die Bedeutung von emotionalen Botschaften mißt.

Zum Psychotherapeuten überweisen?

Nehmen wir an, daß die emotionale Botschaft im Angebot des Patienten vom Hausarzt als das *primäre* Problem angesehen wird. Eine mögliche Antwort wäre dann, den Patienten zum Psychotherapeuten weiterzuleiten, der ja schließlich Fachmann auf diesem Gebiet ist. Aber es gibt nun einmal nicht genug Psychotherapeuten, um allen Patienten, die emotionale Störungen haben, zu helfen. Zweitens sind die emotionalen Probleme oft hinter somatischen Symptomen verborgen und mögen dem Psychotherapeuten unzugänglich sein. Und drittens erwarten Patienten, die mit psychischen Problemen zum Arzt kommen, daß ihnen dort und sofort geholfen wird, und wir wissen ja auch, daß das Eisen sich am besten schmieden läßt, wenn es heiß ist. Außerdem besteht ein Vertrauensverhältnis zwischen Patienten und ihrem Hausarzt, das es den Patienten ermöglicht, ihre Konflikte und schmerzlichen Probleme offen vorzubringen. Sie hätten aber Schwierigkeiten, sie einem anderen, Fremden darzulegen. Und dazu kommt noch, daß viele Patienten, die bereit sind, ihre psychischen Probleme ihrem Hausarzt anzubieten, sich scheuen würden, zum Psychotherapeuten zu gehen, weil sie das ihrer Meinung nach zum „eingebildeten Kranken" oder „Psychofall" abstempeln könnte. Und – last but not least – der Patient erwartet zu Recht die körperliche ärztliche Untersuchung, die die erlernte und erprobte Basis unseres ärztlichen Handwerks ist. Diese kann uns viele Hinweise auf gestörte Emotionen geben, z.B. ein unangemessenes Zögern oder überenthusiastisches Drängen, sich auszuziehen und untersucht zu werden, Erröten, Verkrampftheit. Solche mit körperlichen Untersuchungen verbundenen Symptome („Körpersprache") sind dem Psychotherapeuten i. allg. nicht zugänglich.

Kann der Hausarzt emotionale Hilferufe ablehnen?

Eine weitere Möglichkeit wäre, das emotionale Angebot des Patienten abzulehnen, mit anderen Worten, sich diagnostisch und therapeutisch auf das organische Bild zu beschränken. Das geht wohl manchmal und mag dem Patienten auch helfen. Aber wie oft kommen Patienten immer wieder, weil die körperliche Untersuchung, der Befund (ob positiv oder negativ) und die „Beruhigung" („Jetzt weiß ich wenigstens, was mir fehlt", oder „Na, jetzt weiß ich, daß mir nichts fehlt") entweder unwirksam oder nur von kurzer Wirksamkeit sind.

Ein weiterer Patientbericht mag diese Schwierigkeiten demonstrieren:

Patientbericht 2

Eine Patientin, 46 Jahre alt, hatte den Arzt seit Jahren häufig wegen einer Vielzahl von Beschwerden aufgesucht. Sie hatte um Kreislaufmittel gebeten, sie klagte über unregelmäßige Menses, Muskelschmerzen, Schwindel und Magenschmerzen. Jeder dieser Beschwerden wurde vom Arzt mit Eifer nachgegangen und alle möglichen Untersuchungen, Durchleuchtungen usw. wurden durchgeführt, aber alle körperlichen Befunde waren normal. Eines Tages kam sie zum Arzt und klagte über Klaustrophobie und über böse Träume. Der Arzt gab ihr zuerst Sedativa, aber sie kam wieder mit wechselnden Beschwerden, wie Muskelrheumatismus, Erkältung, Bronchialkatharrh und Metrorrhagie. Ein Gynäkologe versuchte, sie mit Hormonpräparaten zu behandeln, und nahm dann eine Hysterektomie vor. Die Blutungen hörten dann auf, aber sie fühlte sich auch weiterhin krank. Sie kam sehr oft in die Sprechstunde und beklagte sich weiter über Erkältungen, Schmerzen, Schwäche und Schwindelanfälle. Körperliche Untersuchungen waren immer „o. B.".

Der Arzt fühlte, daß der Patientin eine Gelegenheit gegeben werden sollte, sich auszusprechen. Sie erzählte ihm dann, daß sie eine Tochter hatte, die 4 Jahre nach der Heirat geboren wurde. Sie hatte sich mehr Kinder gewünscht, hätte auch nichts gegen Empfängnis unternommen, aber es kam zu keiner Schwangerschaft mehr.

Seit der Geburt der Tochter hatte die Mutter viele Aufregungen erlebt. Das Kind war von Anfang an immer kränklich gewesen; immer war etwas mit ihm nicht in Ordnung. Im Alter von 18 Monaten erkrankte es schwer an Masern, so daß der Arzt 3 Wochen lang täglich kommen mußte. Auch danach kränkelte das Kind dauernd, so daß die Mutter ganz erschöpft war. Sie sagte, daß sie und ihr Mann nur für das Kind gelebt hätten. Einige Jahre nach der Geburt der Tochter begannen bei der Mutter die Blutungen, die am Ende zu der erwähnten Hysterektomie führten. Zur Zeit der Aussprache mit dem Arzt war die Tochter 21 Jahre alt. Sie hatte ein paar Verehrer, und die Mutter erzählte, daß sie es als schmerzlich empfinden würde, die Tochter zu verlieren, obwohl es eines Tages natürlich doch dazu kommen würde.

Nach dieser Schilderung schien die Patientin sich erleichtert zu fühlen. Sie war eine unauffällige Frau, die gewöhnlich wenig Gefühlsregungen zeigte. Von den Sorgen, die ihre Tochter ihr gemacht hatte, sprach sie mit großer Entrüstung, nickte, gestikulierte, als wollte sie dem Arzt auch ohne Worte zeigen, daß die Tochter die Quelle all ihres Kummers sei.

Der Arzt sah die Patientin noch ein paarmal, und dann kam die Patientin viel seltener. Von Muskelrheumatismus, Schmerzen, oder Schwindel war nicht mehr die Rede. Sie fühlte sich einigermaßen wohl.

Wir können aus der Krankengeschichte einige Schlußfolgerungen ziehen, die uns das Leiden der Patientin verständlich machen. Es ist ziemlich klar, daß die Patientin und ihr Mann sexuell gehemmt waren, wie man es oft bei Menschen findet, die sich nicht sehr dringend Kinder wünschen, keine Verhütungsmittel verwenden und doch keine Kinder bekommen. Das einzige Kind hatte sich als eine Quelle großer Sorgen erwiesen, und die Patientin hatte das Gefühl, daß die Geburt und das Kind eigentlich für ihr Kranksein verantwortlich seien. Aber gleichzeitig lösten bei ihr diese Gedanken, daß das geliebte Kind auch die Ursache ihres Leidens sei, schwere Schuldgefühle aus.

Möglichkeiten zur Aussprache bieten

Sie hatte Mühe, sich das einzugestehen, und der Arzt mußte ihr während des Gesprächs dauernd weiterhelfen. Wenn sie von ihrer Aufopferung für das Kind sprach, klang es, als ob sie Buße für eine furchtbare Sünde leisten müsse.

Es war eine große Erleichterung für die Patientin, daß sie diese Gefühle einem unvoreingenommenen, interessierten Zuhörer darbieten konnte. Nun brauchten die aufgestauten Emotionen nicht mehr in körperlichen Symptomen zum Ausdruck kommen.

Diese Situation ist für die Praxis typisch. Eine Patientin kommt und wird sach- und fachgerecht behandelt. Das Leiden (die Symptome) ist anscheinend geheilt, aber die Patientin kommt nun mit neuen Beschwerden. Jede neue Beschwerde ist im Grunde genommen trivial, doch ebenso unbestreitbar wie die vorige. Solche Patienten machen uns Ärzte ärgerlich. Das Tragische liegt darin, daß diese Patienten viel besser wissen, woran es fehlt und was wirklich behandelt werden sollte, als wir Ärzte es bereit sind zuzugeben. Die Patientin des obigen Berichtes ist ein Beispiel dafür. Nachdem sie alle körperlichen Untersuchungen hinter sich hatte, nachdem die Befunde alle normal waren, in anderen Worten, nachdem man ihr Angebot abgelehnt hatte, wurde sie in ihrer Verzweiflung etwas mutiger und bot etwas anderes an. Sie beklagte sich über Klaustrophobie und schlechte Träume, d.h. sie deutete dem Arzt an, daß ihr Problem nicht in ihrem körperlichen Zustand lag, sondern in ihrer Seele, in ihren Gefühlen. Der Arzt verstand das Signal damals nicht und gab ihr als Antwort auf ihr Angebot Sedativa, die sie zum Schweigen bringen sollten. So mußte sie wieder auf ihre körperlichen Beschwerden zurückgreifen, die schließlich in einer Hysterektomie gipfelten.

Nachdem der Arzt diesmal verstanden hatte, daß die Probleme der Patientin zumindest zu einem großen Teil im Seelischen lagen, war seine Antwort *der Patientin zu erlauben, über ihre psychischen Probleme* (die Klage über das ersehnte Kind, das ihr das Leben schwer machte und die damit verbundenen Schuldgefühle) *zu einem mitfühlenden und nicht moralisierenden Zuhörer zu sprechen, so daß die unterdrückten Gefühle zum Vorschein kommen und von ihr mit Hilfe des Arztes später besser bewertet und verstanden werden konnten.*

Die Botschaft erkennen und darauf eingehen

Ist es möglich, allgemeingültige Hinweise auf die für unsere Patienten nützlichsten Antworten des Arztes auf das Angebot zu geben?

Der erste Schritt zu einer vernünftigen Antwort wäre wohl, zu erkennen, daß *viele unserer Patienten entweder Konflikte und Probleme haben, die sie krank machen oder ihre somatische Krankheit unerträglich werden lassen.* Viele Patienten sind sich ihrer seelischen Konflikte nicht bewußt oder haben Angst oder fühlen Scham, über sie zu sprechen.

In den meisten Fällen erkennen wir schon, daß emotionale Konflikte oder Schwierigkeiten im Patienten gegenwärtig sind. Manchmal fühlt der Arzt, daß er nicht geneigt ist darüber zu sprechen und zuzuhören oder daß er nicht die Zeit hat, darauf einzugehen. Es gehört bestimmt auch einiger Mut von seiten des Arztes dazu, solche Themen anzuschneiden, die der Patient nicht direkt angeboten hat. Aber in Fällen, wo der Patient Emotionen zeigt, wäre es schon nützlich erst einmal sich selbst zu fragen, ob ein Konflikt vorliegen könnte, der mit der vorgebrachten Krankheit verbunden sein könnte.

Patientbericht 3

Eine 24jährige Patientin kam wegen Unterleibsbeschwerden zum Gynäkologen. Sie war schon bei vielen Gynäkologen gewesen und war oft untersucht und „behandelt" worden. Auf eine Frage des Arztes antwortete sie in schroffer und abweisender Art und Weise (und das war dem Arzt aufgefallen): „Zwischen mir und meinem Verlobten ist alles in Ordnung". Das ließ den Gynäkologen aufmerken und daran denken, daß die zwischenmenschliche Beziehung zwischen der Patientin und ihrem Verlobten, besonders in der sexuellen Sphäre, gestört sein könnte. Weitere Gespräche bestätigten diese Vermutung und halfen der Patientin.

Es hilft also Patienten anscheinend schon, wenn sie über ihre Konflikte oder emotionalen Schwierigkeiten sprechen können. Wie kann man aber die Patienten zum sprechen darüber bringen?

Sympathie und Empathie äußern

In vielen, wenn nicht in den meisten Fällen (und diese Einschränkung bedeutet, daß es Patienten gibt, die nicht darüber sprechen wollen und können) sind zwei Schritte (oder Antworten) des Arztes notwendig: Der Arzt muß *erstens einmal sagen, daß er mit dem Patienten fühlt,* mit anderen Worten, ihn als einen Leidenden betrachtet. Wir fühlen oft mit unseren Patienten, aber zeigen das vielleicht nur mit einem Blick oder einer Geste an. Mimik und Gesten können aber vom Patienten unterschiedlich gedeutet werden. *Klare, einfache Worte haben eine bessere Chance, richtig verstanden zu werden* („Das muß wohl schlimm für Sie sein", „Ja, Sie haben's nicht leicht"), oder wie es der Arzt angeht, *Sympathie* (= mitfühlend) auszudrücken.

Der gesprochene Ausdruck der Sympathie ebnet den Weg zum *zweiten Schritt,* der eigentlich gleich danach folgen sollte, nämlich *das Sicheinfühlen* (= Empathy) *in den Patienten.* Das ist schon schwieriger. Es ist relativ leicht, sich selbst zu sagen:

„Dieser Patient, trotz der unsinnigen Art und Weise in der er sein Sichkrankfühlen beschreibt, leidet ja, denn er kommt bestimmt nicht zum Vergnügen in die Sprechstunde des Arztes". Es ist schon viel schwieriger zu verstehen, was der Patient eigentlich sagen will. Dazu gehört einmal, daß wir dem Patienten zuhören (und ihn auch betrachten), wenn möglich ohne ihn zu unterbrechen und ohne Fragen zu stellen, die ein neues Thema anschneiden. Die Fragebogentechnik (wann? wie? wo? usw.) hilft dabei nicht. Es fällt bestimmt keinem Menschen leicht, einem anderen, sei er auch Arzt, Böses, Dunkles, Beschämendes, Schmerzhaftes zu erzählen. Es gibt durchaus Fragetechniken, die eine Brücke zwischen Arzt und Patient in dieser Situation bauen können. In Patientbericht 3 z. B., als die Patientin schroff und erregt sagte: „Zwischen mir und meinem Verlobten ist alles in Ordnung", genügte es zu sagen: „Wie meinen Sie das?", d.h. der Arzt bat sie, ihre Aussage zu konkretisieren. Man kann z. B. auch einen Patienten, der herumdruckst und nicht mit der Sprache herauskann, sagen: „Sie haben es nicht leicht, Sie können sich nicht öffnen und um Hilfe bitten".

Um empathisch vorzugehen, muß der Arzt also versuchen, *das zu verstehen, was der Patient auch unausgesprochen zu vermitteln versucht*. Das ist keine leichte Aufgabe. Man kann falsch deuten, aber man wird zu seinem Erstaunen finden, daß die Patienten, bei denen man auf der falschen Spur ist, einem vergeben und sich geneigter zeigen, offen zu sprechen, weil sie fühlen, daß hier jemand ist, der versucht, sie zu verstehen. Wenn man wirklich nicht weiß, was der Patient meint, kann man auch einmal schweigen (ein freundliches, nicht verbissenes Schweigen) oder dem Patienten sogar sagen: „Na schön, kommen Sie nächste Woche wieder" und sich in der Zwischenzeit überlegen, was man aus den Aussagen und dem Benehmen des Patienten schließen kann.

Die Frage der Ärzte, die immer wieder auftaucht, ist: „Ja, und wenn der Patient seine Problematik aufgerollt hat, was soll und kann ich dann tun?" Die Möglichkeit, sich einmal frei aussprechen zu können, bringt vielen Patienten schon Erleichterung und mag genügen, dem Patienten eine Gelegenheit zu geben, über seine Probleme besser nachzudenken. Wenn das nicht genügt und die Symptomatik des Patienten und seine zwischenmenschlichen Beziehungsstörungen sich nicht verbessern, so kommt es darauf an, *ob der Arzt sich genügend Kenntnisse auf dem Gebiet der Gesprächstherapie erworben hat um weiterzumachen* oder ob er den Patienten zum Psychotherapeuten überweisen will. In diesem Stadium, wenn die Patienten eine Gelegenheit hatten sich auszusprechen, sind sie meistens mehr geneigt, sich für Psychotherapie zu entscheiden als vorher. Am Anfang, wenn der Arzt nur weiß, daß anscheinend nichts Organisches vorliegt, sondern wahrscheinlich eine psychische Störung, zieht er oft eine Art Rangierhebel, indem er sagt: „Ja, organisch ist alles in Ordnung; es ist wohl eine seelische Störung und Sie sollten zum Psychotherapeuten gehen". Der Patient fühlt sich somit oft bloßgestellt und abgelehnt.

Auf die seelische Problematik eines Patienten einzugehen und ihm die Möglichkeit zu geben, darüber zu sprechen, bedeutet viel für Patienten, und sie sind auch immer sehr dankbar dafür. Aber der Arzt gewinnt auch dadurch, wenn er Patienten besser verstehen kann. Die medizinische Praxis ist dann nicht mehr eine dauernde und ermüdende Wiederholung von anscheinend uninteressanten Fällen, sondern wird zu einem zwischenmenschlichen Erlebnis, das dem Arzt neue faszinierende medizinische und psychologische Felder eröffnet.

Patienten machen also ihren Ärzten ein *Angebot* ihrer Symptomatik, in dem sich
– ob die Symptomatik organisch oder seelisch ist – eine emotionale Botschaft verbirgt, die großen Einfluß auf das Krankheitsgeschehen hat. Die *Antwort* des Arztes
auf die emotionale Botschaft kann verschiedenartig sein: er kann zum Psychotherapeuten überweisen, emotionale Botschaften insgesamt ablehnen oder dem Patienten die Möglichkeit geben, über seine emotionalen Schwierigkeiten zu sprechen.
Dazu ist es jedoch nötig, daß der Arzt die Botschaft erkennt, daß er darauf eingehen
will und kann und daß er dem Kranken sowohl seine Sympathie wie auch seine
Empathie vermittelt.

Literatur

Balint M (1964) Der Arzt, sein Patient und die Krankheit, 3. Aufl. Klett, Stuttgart
Boyle CM (1970) Difference between patients' and doctors' interpretation of some common medical terms. Br Med J II: 286–289
Mosak HH, Gushurst R (1971) What patients say and what they mean. J Psychother 25: 428–436

9.5 Hilfsmöglichkeiten bei unlösbaren Problemen

H. Csef

> Gott gebe mir die Gelassenheit, Dinge hinzunehmen, die ich nicht ändern kann, und den Mut, Dinge zu ändern, die ich ändern kann, und die Weisheit, das eine vom anderen zu unterscheiden.
> Friedrich-Christoph Oetinger (1702-1782)

Unlösbare Probleme – ärztliche Aufgabe und Herausforderung

Bei „unlösbaren Problemen" ist der Hausarzt in besonderer Weise herausgefordert
und durch die Not des Kranken angerufen. Es ist nicht nur die Gefahr, daß der Arzt
selbst sich durch die Unlösbarkeit in Frage gestellt fühlen kann und möglicherweise
in gescheiterten Lösungsversuchen zum „hilflosen Helfer" (vgl. Schmidbauer 1977)
wird. Er sieht sich vielmehr mit einer Dimension von Not, Leiden und Kranksein
konfrontiert, die ihn als Person und Mitmensch fordert. Keine Therapiefibel und
kein Lehrbuch kann ihm dafür direkte Lösungsvorschläge unterbreiten. Und doch
ist er hier – und gerade hier – als Arzt gefragt. Der Kranke begegnet ihm und wartet
auf eine Antwort. Daß es ärztliche Antworten auf „unlösbare Probleme" gibt und
daß sich gerade hierin die besondere *„Sinnstruktur der ärztlichen Handlung"* (von
Gebsattel 1953) offenbart, belegt die ärztliche Erfahrung. Betrachten wir die von
V. E. von Gebsattel aufgewiesenen „drei Sinnstufen in der Begegnung von Arzt und

Krankem": 1. *Angerufensein durch die Not eines Begegnenden* (elementar-sympathetische Sinnstufe); 2. *diagnostisch-therapeutische Sinnstufe* (Handeln); 3. *die personale Sinnstufe* (personale Kommunikation, Partnerschaft, existentielle Begegnung, Transzendenz, mitmenschliche Verbundenheit). Jede Begegnung von Arzt und Patient bewegt sich mehr oder weniger in allen drei Sinnstufen. Sie sind dialektisch aufeinander bezogen, ergänzen sich und vollziehen sich in jeweilig anderen Kommunikationsweisen. Die *personale Kommunikation* darf aus anthropologischer Sicht als die alle anderen Handlungs- und Kommunikationsweisen umfassende, ganzheitliche und integrierende Begegnungsform gelten (s. auch Christian 1952; Wyss et al. 1982; Sturm 1983).

Bei unslösbaren Problemen sind die Lösungsmöglichkeiten der „zweiten Sinnstufe" - wie kurativ-ärztliches Handeln, Restitution oder „technisch"-therapeutische Möglichkeiten - in besonderer Weise (s. unten) begrenzt. Deshalb werden sich die ärztlichen Hilfsmöglichkeiten vorwiegend aus der personalen Begegnung ergeben. Was ist damit konkret für die hausärztliche Praxis gemeint?

Als *Leitfaden* sollen im folgenden vier Grundfragen den Bezug zur Praxis vermitteln:

1. *In welchen Bereichen* seiner ärztlichen Tätigkeit wird der Hausarzt mit unlösbaren Problemen konfrontiert?
2. Welche *Grunddimensionen des Arztseins* aus anthropologischer Sicht werden dabei besonders „berührt"?
3. Welche *ärztlichen Grundhaltungen* werden bei unlösbaren Problemen vor allem verlangt?
4. Welche *konkreten „Handlungsanweisungen"* können in der hausärztlichen Praxis hilfreich sein (Möglichkeiten, Orientierung)?

Phänomenologie des Unlösbaren

Unlösbare Probleme entspringen oft dem Kranken oder Leidenden selbst - im Bereich der sog. unheilbaren und chronischen Krankheiten (auf die grundlegende Problematik der Begriffe „unheilbar" und „chronisch" kann hier nur hingewiesen werden, vgl. Gödan 1974). Hier gilt das Leitmotto: „Höchstes ärztliches Können und Wirken setzt da ein, wo die Heilbarkeit der Krankheit aufhört" (zit. nach Schneble 1984). Im einzelnen können vor allem folgende Krankheiten oder Lebenssituationen des Notleidenden für den Hausarzt unlösbare Probleme aufwerfen:

- Krebserkrankungen (s. Kübler-Ross 1978a und b, 1980, 1982, Sporken 1984),
- Endstadien progredient verlaufender chronischer Erkrankungen.
Das Verhältnis von akuten zu chronischen Erkrankungen hat sich in diesem Jahrhundert erheblich gewandelt, hin zu einem deutlichen Überwiegen der chronischen Krankheiten (Sauter-Servaes 1982), so daß nicht selten „unser Jahrhundert als das der chronisch Kranken" (Schneble 1984) angesehen wird,
- schwere Erbkrankheiten, wie z.B. Chorea Huntington und viele neurologische Systemerkrankungen,
- irreversible Unfallfolgen und angeborene wie erworbene Behinderungen sowie Schwerbeschädigte,

- psychisch Kranke mit chronischen Verlaufsformen,
- unlösbare Probleme im Umgang mit erheblich eingeschränkten alten Menschen,
- sterbende Menschen,
- suizidal gefährdete Menschen.

Darüber hinaus wird der Hausarzt oft ganz hautnah in vielfältige „unlösbare Probleme" hineingezogen, die in dem Verhältnis *Individuum (Subjekt) - Umwelt* entstehen. Sei es nun das „soziale Elend" in Gestalt von Delinquenz, Kriminalität, Armut, Arbeitslosigkeit bis hin zu Problemen der Integration von Gastarbeitern und Ausländern, sei es die krankmachende Destruktivität, die ihre Wurzeln in pathogenen zwischenmenschlichen Beziehungen hat, seien es Berufskrankheiten oder Zivilisationskrankheiten, seien es die Folgen der „Umweltverschmutzung" oder Krankheiten durch „Schadstoffe" der Umwelt - all das sind Möglichkeiten, die schließlich in eine Begegnung in der hausärztlichen Praxis münden, in der ein Mensch seine Not, sein Leiden oder seine Beschwerden klagt. Und sehr schnell ahnt und „wittert" meist der Hausarzt die „Zusammenhänge", nimmt die Verschränkung von Individuum und Umwelt im Krankwerden und Kranksein wahr. Hier eröffnet sich das weite und schwer faßbare Gebiet der „Sozialmedizin" (Schaefer u. Blohmke 1972) oder der „*Umweltmedizin*" bzw. „*Humanökologie*" (Schipperges 1978). Doch gerade in diesem Bereich stoßen Arzt und Patient schnell an eine Grenze. Jenseits dieser Grenze dehnt sich der Bereich des Unlösbaren oder vorläufig bzw. scheinbar Unlösbaren aus: der an einer Berufskrankheit leidende Arbeiter bleibt in seinem Beruf; der arbeitslose Alkoholiker trinkt weiter und bleibt arbeitslos, verprügelt Frau und Kinder und lehnt eine „Behandlung" ab, während die Frau an psychosomatischen Erkrankungen leidet; der Verwahrloste, Kriminelle oder delinquente/dissoziale Mensch bleibt in seinem „Milieu"; die geschlechtskranke Prostituierte wartet auf die Zeit, bis sie wieder „anschaffen" kann; die Luft wird nicht besser und trotz aller epidemiologischer Erkenntnisse werden die „Schadstoffe" in Boden, Wasser, Luft und Lebensmitteln nicht weniger. Sind dies Klischees oder „Bilder" eines Arztes, der am „Puls der Zeit" fühlt?

Ein „Heer" von ca. 2 Millionen Alkohol-, Medikamenten- und Drogensüchtigen mit all ihren Folgekrankheiten werfen ebenso unlösbare Probleme auf wie jährlich ca. 13000 Selbstmorde, ca. 27000 Unfalltote und Hunderttausende Schwerverletzte (Geißler 1983). Der nach einem Autounfall Querschnittsgelähmte klagt seine Not und sein Leiden ebenso wie der rückfällig gewordene Süchtige. Hier sind kausale oder grundlegende „Lösungen" des „Übels an der Wurzel" oft nicht möglich. Wie soll und kann der Hausarzt trotzdem helfen, wo er schon nicht „heilen" kann?

Grunddimensionen im Umgang mit unlösbaren Problemen

Fragen wir uns in einem zweiten Schritt, welche *Grunddimensionen* ärztlichen Handelns und der Arzt-Patient-Beziehung gerade bei diesen „unlösbaren Problemen" erlebt und durchlitten werden.

Dialogische Grenzerfahrung –
Möglichkeiten und Grenzen der Arzt-Patient-Beziehung

Arzt und Patient werden bei unlösbaren Problemen in besonderer Weise einer gemeinsamen „*Grenzerfahrung*" ausgesetzt und mit Gefühlen der Ohnmacht, Hilflosigkeit und Aussichtslosigkeit konfrontiert. Diese Gefühle, die der Kranke in seinem Kranksein meist erlebt (Jacob 1978), bleiben dem Arzt dann erspart, wenn er in der Genesung des Kranken einen Therapie- oder Heilerfolg sieht. Bei den oben aufgezeigten unlösbaren Problemen jedoch kann sich der Arzt selbst ohnmächtig fühlen und in bewußten oder unbewußten gefühlsmäßigen Reaktionen auf diese Ohnmacht antworten, so daß es möglicherweise zu „Beziehungsstörungen" oder Konflikten in der Arzt-Patient-Beziehung kommt.

Auf eine äußerst fruchtbare und wirksame Methode und damit oft auch einen Ausweg aus dem „unlösbaren Dilemma" sei bereits hingewiesen: Die Beziehungsdiagnostik in *Balint-Gruppen* eröffnet die wertvolle Möglichkeit, in diesen Gruppen die Wirksamkeit des *Arztes als Droge* bzw. Arznei zu verbessern. Dem Motto der Deutschen Balint-Gesellschaft folgend – „Arzt, hilf Dir selber! So hilfst du auch deinem Kranken noch!" – kann der für diese Möglichkeit offene Arzt ganz im Sinne des Gründers Michael Balint „aus einem guten Arzt ein besserer Arzt werden". Die hohe Effektivität von Balintgruppen erweist sich besonders bei Problempatienten bzw. schwierigen Patienten und bei Patienten mit den o. g. unlösbaren Problemen (s. hierzu Beitrag 8.6 von Clyne sowie Luban-Plozza 1974; Strecker 1981; Knoepfel 1980; Stucke 1982; Clyne 1981; Büttner 1982; Habermann 1982; Mayer 1982).

Ärztliches Ethos – jenseits von Technik und Machbarkeit

Nicht alles, was im ärztlichen Handeln „technisch lösbar" und „machbar" wäre, ist auch moralisch-ethisch vertretbar und kann sowohl der „Individualethik" des Kranken (vgl. Kap. 5) als auch der ärztlichen Berufs- und Standesethik widersprechen. Was auf den Kongressen als Brennpunkte *medizinischer Ethik* heiß diskutiert wird, begegnet dem Allgemeinmediziner als menschliches Leid (vgl. Sauter-Servaes 1981; Furch 1981; Ehrhardt 1982; Gross 1984). Gerade in schwierigen Situationen, die sehr unterschiedliche und unter der Ärzteschaft selbst sehr umstrittene Handlungsmöglichkeiten zulassen – z. B. passive/aktive Sterbehilfe, umstrittene Operationen bei Schwerkranken, Abtreibung, homologe oder heterologe Insemination, In-vitro-Befruchtung – wird oft der Hausarzt um Rat und Entscheidungshilfe gefragt. Bei all diesen schwierigen und möglicherweise unlösbaren Problemen ist der Hausarzt in erster Linie auf der „personalen Sinnstufe" nach von Gebsattel (1953) aufgerufen und als Person und Mitmensch angesprochen. Die Individualethik des kranken Menschen und das ärztliche Ethos des Praktikers durchdringen sich hier im Idealfall in einer personalen Begegnung.

Scheinlösungen

Wie das einleitende Motto von F.C. Oetinger ankündigt, erfordert es sehr viel Weisheit und Besonnenheit, das Lösbare vom Unlösbaren zu unterscheiden. Vordergründige Lösungen sind oft „Scheinlösungen" und der erste Schritt zum Scheitern. Eine subtile Analyse von „Scheinlösungen" und Situationen, in denen der Lösungsversuch selbst das Problem ist, findet sich z.B. bei Watzlawick et al (1974). Stellen wir uns ein infertiles Ehepaar vor, bei dem die Ehefrau von einem übersteigerten, fast „krankhaften" Kinderwunsch getrieben ist und jede nur derzeit verfügbare Möglichkeit, zu einem Kind zu kommen, anstrebt (z.B. heterologe Insemination). Hier erfordert es vom Hausarzt viel Geschick, Geduld und Weisheit, mit dem „Drängen" seiner Patientin umzugehen. Möglicherweise bieten sich andere Lösungsmöglichkeiten an (z.B. Adoption, Zuwarten bei psychischen Hintergründen der Infertilität, Erhellung der subjektiven Bedeutung eines „überwertigen" Kinderwunsches usw.), die auf lange Sicht der Lebensphilosophie der Patientin und des Ehepaares gerechter werden.

Existentielle Bewältigung und Sinnfindung

Aus anthropologischer Sicht muß die Frage der Lösbarkeit eines Problems eingebettet sein in das umfassendere Thema der *Bewältigung*. Bei unlösbaren Problemen bleibt auf dem Hintergrund der personalen Existenz die Möglichkeit der Bewältigung erhalten. Sie mag darin liegen, daß sich der leidende Mensch mit der Unlösbarkeit abfindet, daß er sein „Schicksal" - sein Leiden und seine Krankheit - annimmt. Dieses Annehmen schließt meist sog. „Trauerarbeit" und die Notwendigkeit von Sinngebung und Sinnfindung (Frankl 1975a, b; Wyss 1984) mit ein. Bewältigung ist nach Wyss (1973, 1976, 1982) ein existentieller „Kommunikationsmodus", der eine ganzheitliche Gestalt und integrierende Funktion hat.

Das Thema der Unlösbarkeit von Problemen hat eine eminente *zeitliche Dimension* angesichts des „medizinischen Fortschritts": Was heute unlösbar erscheint, kann in wenigen Jahren lösbar sein - die Medizingeschichte und die Erfahrungen der Fortschritte der Medizin in diesem Jahrhundert liefern eine Fülle von eindrucksvollen Beispielen.

Ärztliche Grundhaltungen

Unlösbare Probleme erfordern vom Arzt eine Reihe von *Grundhaltungen* - ebenso wie Notfälle, Kriseninterventionen oder der prophylaktisch-vorsorgende Auftrag des Arztes gewisse spezifische Grundhaltungen verlangen. Die medizinisch-anthropologischen Auffassungen von der *„inneren Haltung"* (Zutt 1963; Wyss 1973; Wyss et al. 1982) und des *„Umgangs"* (von Weizsäcker 1949, 1951) bilden hier den Verständnishorizont. Bei unlösbaren Problemen scheinen für den Hausarzt folgende Grundhaltungen von wesentlicher Bedeutung zu sein:

Patientenorientierte Medizin – der Kranke als Partner

Die in diesem Lehrbuch vertretene Auffassung einer *„patientenorientierten Medizin"* (s. Beitrag 3.5 sowie Balint 1962; Engelhardt 1971; Luban-Plozza 1974; Luban-Plozza u. Pöldinger 1980; Sturm 1983; Wesiack 1984; und vom *„Kranken als Partner"* (von Gebsattel 1954; Wyss et al. 1982) impliziert hier folgende Haltung: Nicht das „unlösbare Problem" soll und darf im Mittelpunkt stehen, sondern der ganze Mensch und seine Person. Das bedeutet in praxi auch, daß der Hausarzt versuchen sollte, den auf das unlösbare Problem fixierten Blick des Patienten auf das Ganze zu lenken, d. h. ihm zu einer umfassenderen Perspektive und einem neuen Horizont zu verhelfen.

Der Arzt als Arznei – personale Leidenshilfe

Da bei unlösbaren Problemen keine Medikamente oder technischen Eingriffe Hilfe bringen, ist der *Arzt selbst* das beste und wirksamste *Heilmittel*, das seine Wirkung in der Beziehung zum Patienten und in der Begegnung mit ihm entfaltet. Es ist die vielgerühmte „Droge Arzt" (Jores 1956; Balint 1957), die hier Wege eröffnen kann.

Dialog und „tragende Beziehung"

Die „Droge Arzt" wirkt in der Beziehung. Damit diese Beziehung dem Kranken hilft, muß es eine *„tragende Beziehung"* (Schottländer 1958; Bräutigam 1961) sein. Dies erfordert Vertrauen und die Bereitschaft zu einem *„nie endenden Dialog"* (Gadamer 1984) – d. h. bei unlösbaren Problemen, daß der Arzt dem Notleidenden und Hilfesuchenden trotz aller Unlösbarkeit „die Hand hinhält", für ihn bereit und offen ist, ihm Herz und Ohr für das Gespräch offen hält und dem Patienten das „Wiederkommen" ermöglicht.

Wege zum Vertrauen

„Vertrauensbildende Maßnahmen" werden die Tragfähigkeit der Beziehung erhöhen. Doch wie stiftet man Vertrauen? Vertrauen erfordert Annehmen des anderen als Mensch und Person (Wyss 1970, 1977; Erikson 1973; Luhmann 1973; Jacob 1983), personale Begegnung, Echtheit und Wahrheit. Im praktischen Umgang mit dem Patienten erscheint folgendes Arztverhalten geeignet, Vertrauen zu fördern oder zu erwecken: *intensive Zuwendung und Offenheit für den Patienten sowie Annahme seiner selbst als Person.* Nur dann wird sich der Patient anvertrauen! Fühlt sich der Patient als Person abgelehnt oder nicht ernst genommen, „genichtet", verunsichert und in Frage gestellt durch den Arzt oder hat er gar Angst vor dem Arzt, so ist das Vertrauensverhältnis gestört, und damit sind die Beziehungsmöglichkeiten eingeschränkt. In der Begegnung sind weiterhin wichtig: *umfassende Gesprächsbereitschaft* – der Patient wird oft nur dann „Wesentliches" mitteilen, wenn er die Bereitschaft des Arztes zum Zuhören spürt –; Hören mit dem „dritten Ohr" (Reik

1976; Wyss 1982), d.h. die „eigentliche" oft noch verborgene Klage heraushören; *dem Aufklärungsbedürfnis des Patienten nachkommen; auftretende Widersprüche, Mißverständnisse und Befürchtungen des Kranken besprechen und klären; Zuverlässigkeit im „Da-sein" für den Kranken; Einhalten von Versprechungen bzw. Verzicht darauf, Erwartungen im Patienten zu erwecken,* deren absehbare Nichterfüllung zu einer baldigen Enttäuschung führen wird.

Nicht zuletzt gilt jedoch für die partnerschaftliche und patientenorientierte Arzt-Patient-Beziehung der Grundsatz: *Das Vertrauensverhältnis ist ein wechselseitiges* (Prinzip der „Gegenseitigkeit" im Umgang nach von Weizsäcker 1949 u. 1951 sowie Christian 1952), *und Vertrauen und Verantwortung sind unauflösbar miteinander verschränkt.* In dem Maße, in dem der Patient spürt, daß der Arzt *Verantwortung für ihn übernimmt* und *ihn als Kranken und als Person ernst nimmt,* in dem Maße vertraut er ihm auch und vertraut sich ihm an. Und je mehr sich der Kranke dem Arzt anvertraut, um so mehr wächst dessen Verantwortung für diesen Menschen. Der Schriftsteller Antoine de Saint-Exupéry (1956) hat den engen untrennbaren Zusammenhang von Vertrauen und Verantwortung treffend mit folgenden Worten beschrieben: „Du bist zeitlebens für das verantwortlich, was du dir vertraut gemacht hast."

Bewältigungsmöglichkeiten eröffnen - Kommunikation und Transzendenz

Bewältigung als Daseins- und Lebensbewältigung hat aus medizinisch-anthropologischer Sicht (von Weizsäcker 1949, 1951; von Gebsattel 1954; Hartmann 1973, 1977; Wyss 1976, 1982; Sturm 1983) eine personale und existentielle Dimension. Die umfassende ganzheitliche Sicht der Existenzbewältigung geht über die Frage der Lösbarkeit/Unlösbarkeit hinaus. Sie transzendiert das Problem. Durch diese transzendierende Funktion werden „Möglichkeiten" eröffnet. Die *Bewältigungsmöglichkeiten* (vgl. „Coping", s. Beitrag 6.2) bilden einen „Übersteig", sie führen aus der Enge und Einschränkung heraus. Existentielle Bewältigung kann sich durch Erleben von „Sinn", durch Sich-Abfinden und Verzicht oder durch neue Einstellungen, Haltungen und Ziele (Orientierung) vollziehen. Neu erschlossene „Zielsetzungen und Werte" (Sturm 1983) oder Kommunikationserweiterung (*Wyss* 1982) fördern wesentlich diesen Prozeß des Bewältigens - gerade bei vordergründig unlösbaren Problemen. Die *Coping-Forschung* - eine in der gegenwärtigen psychosomatischen Medizin fruchtbare Richtung - versucht, konkrete und differenzierte Schritte in der „Praxis" der Krankheitsbewältigung aufzuzeigen (Coping Styles und Coping Strategies nach Z.J. Lipowski - vgl. Heim 1975, 1983; „Bewältigungsformen"; Gaus u. Köhle 1979).

Sinnfindung und Sinngebung

Das Suchen, Finden und Erleben von „*Sinn*" - sei es Sinn des erlittenen „Schicksals" oder Sinn der Krankheit - ist ein entscheidender Modus der Bewältigung. Sinn bedeutet aber vor allem Entwurf in die *Zukunft* und ist oft mit dem Erleben von Hoffnung verknüpft (s. unten). Der Kranke mit unlösbaren Problemen fragt

z. B.: „Welchen Sinn hat mein Leben noch?" – „Wozu soll ich eigentlich noch weiterleben?" – „Warum gerade ich?" – „Hat es einen Sinn, das alles auszuhalten und durchzustehen?" Diese Fragen aus tiefster Not verlangen nach einer Antwort. *Sinngebung* und Hilfe bei der *Sinnfindung* sind hier eine „große Aufgabe" des Hausarztes (Frankl 1975a, b; Jacob 1978; Wyss 1982, 1984; Sturm 1983). In Situationen, in denen der Arzt weder heilen noch helfen kann, vermag er doch ein *„existentieller Begleiter"* zu sein. Der Arzt ist oft der entscheidende Wegbegleiter durch Leid, Not und Sterben. Begleitung „auf dem letzten Weg" als „nie endender Dialog" (Gadamer 1984) bis ins Sterben gibt dem Hausarzt eine besondere Aufgabe und Würde (vgl. Sporken 1975, 1984; Kübler-Ross 1978a, b, 1980, 1982).

Heilende Hoffnung – Überwindung von Resignation

Eine besondere Erlebnisdimension bei unlösbaren Problemen ist die *Hoffnung*. Hoffnung – als eine fundamentale anthropologische Kategorie (von Gebsattel 1954; Revers 1966; Plügge 1979; Stumpfe 1981) – eröffnet Zukunft und erschließt Möglichkeiten. Hoffnung weist über das unlösbare Problem hinaus und ist somit ein wesentlicher Wegbereiter zu möglicher „Bewältigung".

Die ebenso tiefgründigen wie auch feinsinnigen Ausführungen von Plügge (1979) zur Hoffnung verweisen auf ihre daseinsbegründende Funktion gerade in lebensbedrohlichen Situationen – ist doch die Gefährdung geradezu konstitutives Merkmal der Hoffnung. Die Frage des Hoffen-Könnens taucht nicht zuletzt gerade deshalb bei Schwerkranken, unheilbar Kranken, chronisch Kranken und Sterbenden auf. Auf die Frage: „Was ist das also nun für eine Hoffnung, an der unsere unheilbaren und sterbenden Patienten so unverrückbar festhalten, daß sie ihre Vernunft ihr zum Opfer bringen?" gibt uns Plügge folgende Antwort, die sich in der ärztlichen Erfahrung immer wieder bestätigt: „Diese Hoffnung hat eine aufbauende Wirkung, sie ermöglicht, aus der bisherigen ichbezogenen Haltung herauszutreten; sie stiftet neue Bezüge und Verpflichtungen; sie verschafft eine innere Selbständigkeit und eine Freiheit von der Gefangenschaft der Krankheit, die vor dem Zusammenbruch nicht erlangt werden konnte ... Das Heil-Sein der Person ist also der Gehalt. Das gibt dieser Hoffnung das Merkmal einer formalen Offenheit, bezeugt aber andererseits ihren transzendentalen Charakter" (Plügge 1979). Dieses Offen-Sein in der Hoffnung transzendiert die Frage von Gesundung/Nichtgesundung oder Unheilbarkeit. Für den Kranken kann subjektiv die Hoffnung offenbleiben – und der Arzt sollte diese Fähigkeit zum Offen-Sein erkennen, wahrnehmen und akzeptieren, d.h. den Kranken „so sein lassen". Plügge unterstreicht dies und berichtet von der Erfahrung, die „viele Carcinom- und sonstige unheilbare Kranke uns vermittelten, daß die Kranken unbewußt bestrebt sind, das Ziel der Hoffnung *nicht* zu präzisieren, sondern es offen zu lassen, und daß der Arzt gut daran tut, sich danach zu richten" (Plügge 1979). Dieselbe Auffassung vertritt der bekante Psychosomatiker Jores (1979), der die Bedeutung des „Prinzips Hoffnung" (E. Bloch) für Gesundheit und Krankheit wie folgt „radikalisiert": „Wenn Hoffnungslosigkeit Tod bedeutet, so bedeutet Hoffnung Leben ... Die psychologische Betrachtung zeigt uns, daß der Tod eines Menschen eintritt, wenn er in den Zustand einer tiefen Hoffnungslosigkeit verfällt. Hoffnung meint hier aber die Hoffnung auf Entfaltung seiner Möglichkeiten, Hoffnung auf Leben". Die Entfaltung von Möglichkeiten geht über das „unlösbare Problem" hinaus und transzendiert dasselbe. Sie erweitert den Horizont. „Welche Möglichkeiten stehen mir offen?" oder „Was ist mir ‚trotz allem' noch möglich?" – diese Fragen stellen sich sinnvollerweise Patienten mit unlösbaren Problemen bzw. schweren Krankheiten.

Taucht in der Arzt-Patient-Beziehung das Phänomen auf, daß „die Hoffnung schwindet" und auch der letzte Funken Hoffnung verblaßt, so kann sich das Bewußtsein einschleichen, es handele sich um einen „hoffnungslosen Fall". Dann ist eine differenzierte Wahrnehmung der Beziehungssituation erforderlich, wie sie z. B. in Balint-Gruppen geübt werden kann (s. oben). Hier stellt sich die entscheidende Frage, ob eigentlich den Kranken oder den Arzt in erster Linie die Hoffnung verlassen hat. Hierzu schreiben Mayer-Scheu und Kantzky (1980): „... es scheint, daß das Wort vom ‚hoffnungslosen Fall' *weit mehr die Lage des Arztes als die des Patienten meint.* Die bloße Information über den Zustand und die Prognose der Aussichtslosigkeit kann in der Tat gleichbedeutend sein mit der Todesankündigung, die den Tod gibt. Die Alternative kann aber nicht die unverblümte Täuschung des Patienten oder eine verschwiegene Verlogenheit sein, die es dem Patienten unmöglich macht, seine Gefühle auszuleben und seine Fragen zu stellen. Dieses Verhalten läßt ihn allein in dem bedrückenden Widerspruch zwischen geheuchelter Hoffnung der Therapeuten und seiner immer größer werdenden Angst angesichts der ausbleibenden Erfolge."

Die Frage nach der Hoffnung ergibt sich verständlicherweise oft im Zusammenhang mit dem Thema „Wahrheit am Krankenbett". Der Hausarzt wägt in seiner Verantwortung fein ab: Ist die Wahrheit dem Kranken zumutbar? Wie, in welcher Weise und Form wird diese „Wahrheit" vermittelt? Wird durch sie Hoffnung offen gelassen oder weitgehend zerstört? Mattern (1979) legt den Hausärzten für diese schwierige Situation folgende Worte ans Herz: „Hoffnung ist eine Grundgegebenheit des menschlichen Lebens".

Gemeint ist die fundamentale Hoffnung nach Plügge, welche Gegenwart aushält und sie in Geduld zu überwinden hilft. Für die Wirkungskraft der fundamentalen Hoffnung gibt es viele Beispiele, auch für die Verzweiflung bei ihrem Zusammenbruch. So ist die Wahrheitsvermittlung und Stützung der Hoffnung ein Prozeß mitmenschlicher Zuwendung. Wahrheitsvermittlung, die die Hoffnung zerstört, ohne einen Weg der Verarbeitung aufzuzeigen, ist existentiell falsch" (H.Mattern, zit. nach Luban-Plozza et al. 1983, S.11).

Konkrete Hilfsmöglichkeiten für die Praxis

Entsprechend dieser Grundhaltungen können im ärztlichen Alltag folgende praktische Maßnahmen sinnvoll sein („*Handlungsanweisungen*" als mögliches/hilfreiches Arztverhalten bei unlösbaren Problemen):

- Das verbal ausgedrückte *Angebot zur langfristigen Beziehung,* zur *Begleitung,* zum *Beistand,* d.h. zur „*tragenden Beziehung*": d.h. bildlich gesprochen „die helfende Hand hinhalten" und nicht angesichts der unlösbaren Probleme die Hand zurückziehen; z.B. „Meine Türe steht Ihnen immer offen", „Sie können mich jeder-

zeit anrufen oder zu mir kommen" oder einfach „Ich bin für Sie da, wenn Sie mich brauchen!"
- *Gesprächsbereitschaft* verbal und nonverbal signalisieren.
- Für das Vertrauensverhältnis ist von höchster Bedeutung, daß der Arzt *nichts verspricht oder in Aussicht stellt, was er nicht halten kann!* (Echtheit, Aufrichtigkeit, Wahrhaftigkeit, Authentizität).
- In bestimmten Situationen (s. oben) den Patienten im Gespräch *zu einem „aktiven Sich-Abfinden" und Akzeptieren* seiner Lage *bewegen* (Themen: *Verzicht* und *„Trauerarbeit"*).
- Bei vielen unlösbaren Problemen stellt sich die Frage nach dem *„Sinn des Lebens"* und dem *„Lebenswillen"* (Sinn und Wunsch zum „Weiterleben"). Der Arzt kann hier helfen durch eine dialogische „Sinngebung" und „Sinnfindung" (Frankl 1975, 1984, 1985; Bochnik u. Gärtner-Huth 1984a–c; Wyss 1984; Längle 1985).
- Diese Sinnfindung konkretisiert sich in *„Lebenszielen"* (Nahziele und Fernziele) und insbesondere in einer *„Neuorientierung"*, d.h. einer neuen Perspektive für das zukünftige Leben – soweit „Zukunft möglich ist". Im Sterben – d.h. beim ärztlichen „Sterbebeistand" – steht jedoch im Vordergrund, dem Sterbenden „seinen eigenen Tod" zu ermöglichen (vgl. Sporken 1973, 1975, 1984; Lüth 1976; Mattern 1979).
- *Religion* und Möglichkeiten der *Transzendenz* sind für viele Menschen für das Erleben von „Lebenssinn" von entscheidender Bedeutung. Die Möglichkeiten der „Seelsorge" sollten dem Patienten eröffnet oder nahegebracht werden – soweit er Offenheit und Bedürfnis danach zeigt (vgl. Sporken 1975, 1984; Biser 1974, 1978, 1985; Mayer-Scheu u. Kautzky 1980). Kooperation mit Seelsorgern ist wichtig (vgl. auch Beitrag 4.3).
- *Selbsthilfegruppen* können sehr hilfreich sein (z.B. AA-Gruppen für Alkoholiker, Selbsthilfegruppen für Krebskranke oder Stomaträger; „Patientenclubs"). Die Einbeziehung von Laienhelfern ist jedoch auch häufig konfliktträchtig und problematisch – je nach Herkunft, Motiven und Beweggründen sowie ideologischen oder weltanschaulichen Orientierungen.
- Die *Einbeziehung der Angehörigen* ist gerade bei unlösbaren Problemen von sehr großer Bedeutung (vgl. Richter 1970; Wirsching et al. 1981; Luban-Plozza u. Spiess 1982; Wirsching u. Stierlin 1982; Luban-Plozza 1983).
- Mitverantwortung und *Mitwirkung des Patienten* sollten unbedingt gefördert und als notwendig dargestellt werden (s. auch Beiträge 6.2 und 9.4).
- Das *autogene Training* kann bei vielen unlösbaren Problemen als zusätzliche, begleitende Hilfe dienen (z.B. bei Krebspatienten, bei Schmerzzuständen oder Schlafstörungen von chronisch Kranken und Schwerkranken; bei sinnvoll erscheinenden Einstellungsänderungen, Korrektur von Fehlhaltungen, Aufgabe von schädigenden Gewohnheiten; Möglichkeiten von „formelhaften Vorsatzbildungen"; s. auch Stokvis u. Wiesenhütter 1966; Hoffmann 1977; Wiesenhütter 1979; Schultz 1982; Thomas 1983).
- *Für den Arzt selbst* gibt es eine äußerst hilfreiche und wirksame Möglichkeit, seiner Aufgabe bei unlösbaren Problemen gewachsen zu sein: die *Balint-Gruppe*. Dort kann er „schwierige Fälle" besprechen, seine Wahrnehmungsfähigkeit insbesondere hinsichtlich Gefühlen in der Arzt-Patient-Beziehung verbessern und

insgesamt seine Beziehungsmöglichkeiten und damit seine heilende Kraft erweitern. Gerade bei unlösbaren Problemen hilft die Balint-Gruppe dem Arzt, eigene Ohnmachtsgefühle, Ängste oder auch unbewußte Omnipotenzgefühle und übersteigerte Idealforderungen an sich selbst überhaupt erst wahrzunehmen und im Gruppenprozeß zu bewältigen. So hilft sich der Arzt selbst und ermöglicht sich dadurch, mit den unlösbaren Problemen seiner Patienten besser umgehen zu können.

Vertrauen und Verantwortung –
Sinn und Hoffnung: heilsame Wirkungen des „Unsichtbaren"

Wie im einzelnen die Hilfsmaßnahmen auch immer aussehen mögen, die *Grundpfeiler* bei unlösbaren Problemen sind folgende: tragfähige Arzt-Patient-Beziehung, erlebbarer *Lebenssinn* und *Lebenswille* trotz des unlösbaren Problems, wechselseitiges Vertrauensverhältnis sowie unauflösbare Verflechtung von *Vertrauen und Verantwortung* – und immer wieder: die *Hoffnung*. In den Grenzsituationen und Lebenskrisen, in die unlösbare Probleme eingebettet sind, offenbart sich in besonderer Weise die tiefe Wahrheit, die in den Worten von Paracelsus enthalten ist:

„Der ist ein Arzt, der das Unsichtbare weiß,
das keinen Namen hat, das keine Materie hat
und doch Wirkung."

Literatur

Balint M (1957) Der Arzt, sein Patient und die Krankheit. Klett, Stuttgart
Balint M, Balint E (1962) Psychotherapeutische Techniken in der Medizin. Huber und Klett, Bern Stuttgart Wien
Biser E (1974) Das Heil als Heilung. Zur Grundlegung einer therapeutischen Theologie. In: Strolz W (Hrsg) Die Heilkraft des Heiligen. Herder, Freiburg
Biser E (1978) Prolegomena zu einer therapeutischen Theologie. In: Steinhausen M (Hrsg) Grenzen der Medizin. Hüthing, Heidelberg, S 114–121
Biser E (1985) Theologie als Therapie. Zur Wiedergewinnung einer verlorenen Dimension. Verlag für Medizin Dr. Ewald Fischer, Heidelberg
Bitter W (Hrsg.) (1974) Alter und Tod – annehmen oder verdrängen. Klett, Stuttgart
Bochnik HJ, Gärtner-Huth C (1984) Besinnungstherapie: Psychotherapie zur Freiheit. Psycho 10: 228–236
Bochnik HJ, Gärtner-Huth C (1984) Besinnungstherapie: Praxis einer freiheitsorientierten Hilfe zur Selbsthilfe. Hintergrund: Ein therapieorientierter diagnostischer Prozeß. Psycho 10: 316–330
Bochnik HJ, Gärtner-Huth C (1984) Besinnungstherapie: eine ärztliche und psychotherapeutische universell integrierbare Methodik. Psycho 10: 400–408
Bräutigam W (1961) Psychotherapie in anthropologischer Sicht. Enke, Stuttgart
Büttner H-D (1982) Die Wirkung der Balint-Arbeit auf den Arzt. Psychother Med Psychol 32: 92–94
Clyne MB (1981) Michael Balint's Leistung für die Allgemein-Medizin. In: Eicke D (Hrsg) (1981) Die Psychologie des 20. Jahrhunderts, Bd III. Kindler, Zürich

Condrau G (1985) Der sterbende Patient - eine Herausforderung für den Arzt. Hexagon-Roche 3: 15-24
Ehrhardt HE (1982) Der Arzt im Spannungsfeld von Medizin, Ethik und Recht. Dtsch. Ärztebl 79: 75-87
Engelhardt K (1971) Der Patient in seiner Krankheit. Thieme, Stuttgart
Engelke E, Schmoll H, Wolff H (Hrsg) (1979) Sterbebeistand bei Kindern und Erwachsenen. Enke, Stuttgart
Erikson EH (1973) Ur-Vertrauen gegen Ur-Mißtrauen. In: Erikson EH (Hrsg) Identität und Lebenszyklus. Suhrkamp, Frankfurt, S 62-75
Frankl VE (1975a) Anthropologische Grundlagen der Psychotherapie. Huber, Bern Stuttgart Wien
Frankl VE (1975b) Der Mensch auf der Suche nach Sinn. Herder, Freiburg
Frankl VE (1977) Das Leiden am sinnlosen Leben. Herder, Freiburg
Frankl VE et al. (1984) Sinn-voll heilen. Herder, Freiburg
Frankl VE (1985) Der Mensch vor der Frage nach dem Sinn. Piper, München Zürich
Friedrich H (1978) Familie und Krankheitsgeschehen bei chronischen Erkrankungen. Psychosozialmed 1: 108-125
Furch W (1981) Medizinische Ethik - weltweit in Gefahr. Dtsch Ärztebl 78: 2447-2450, 2495-2501
Gadamer H-G (1984) persönliche Mitteilung
Gaus E, Köhle K (1979) Psychische Anpassungs- und Abwehrprozesse bei lebensbedrohlich Erkrankten. In: Uexküll T von (Hrsg) Lehrbuch der psychosomatischen Medizin. Urban & Schwarzenberg, München Wien Baltimore, S 745-760
Gebsattel VE von (1953) Zur Sinnstruktur der ärztlichen Handlung. Studium Generale 6: 461-471
Gebsattel VE von (1954) Prolegonema einer medizinischen Anthropologie. Springer, Berlin Göttingen Heidelberg
Geißler H (Hrsg) (1983) Daten des Gesundheitswesens. Ausgabe 1983. Kohlhammer, Stuttgart Berlin Köln Mainz
Gödan H (1974) Ärztliche und seelsorgerliche Führung „chronisch" und „unheilbar" Kranker. In: Bitter W (Hrsg) Alter und Tod - annehmen oder verdrängen?. Klett, Stuttgart, S 97-107
Gross R (1984) Der Arzt zwischen Technologie und Ethik. Dtsch Ärztebl 81: S 3660-3666
Habermann F (1982) Die Wirkung der Balint-Arbeit auf den Patienten. Psychother Med Psychol 32: 89-91
Hartmann F (1973) Ärztliche Anthropologie. Das Problem des Menschen in der Medizin der Neuzeit. Schünemann, Bremen
Hartmann F (1977) Ärztliche Antworten auf elementare menschliche Leidensverfassungen. Therapiewoche 27: 6919-6933
Heim E (1975) Psychisches Verhalten bei terminalen Krankheiten. Schweiz Med Wochenschr 105: 321-329
Heim E (1983) Die Arzt-Patient-Beziehung bei schwerer Krankheit. In: Böhme W (Hrsg) Lebenskrise Krankheit. Herrenalber Texte, Bd 47. Tron, Karlsruhe, S 9-20
Heim E, Augustiny K, Blaser A (1983) Krankheitsbewältigung (Coping) - ein integriertes Modell. Psychother Med Psychol 33: 35-40
Höver E (1979) Sterbebeistand durch den Hausarzt. Z Allgemeinmed 55: 1257-1260
Hoffmann B (1977) Handbuch des autogenen Trainings. Grundlagen - Technik - Anwendung. Deutscher Taschenbuch Verlag, München
Jacob W (1978) Kranksein und Krankheit. Anthropologische Grundlagen einer Theorie der Medizin. Hüthig, Heidelberg
Jacob W (1983) Die Vertrauensbildung zwischen dem Arzt und dem Kranken. Dtsch Ärztebl 80: 60-68

Jores A (1979) DerTod des Menschen in Psychologischer Sicht. In: Sborowitz A (Hrsg) Der leidende Mensch. Personale Psychotherapie in anthropologischer Sicht. Wissenschaftl. Buchges., Darmstadt, S 417-428

Knoepfel H-K (1980) Einführung in die Balint-Gruppenarbeit. Fischer, Stuttgart New York

Köhle K, Simon C, Urban H (1979) Zum Ungang mit unheilbar Kranken. In: Uexküll T von (Hrsg) Lehrbuch der psychosomatischen Medizin. Urban & Schwarzenberg, München Wien Baltimore, S 811-831

Kübler-Ross E (1978a) Was können wir noch tun? Antworten auf Fragen nach Sterben und Tod, 4. aufl. Kreuz, Stuttgart Berlin

Kübler-Ross E (1978b) Interviews mit Sterbenden, 7. Aufl. Kreuz, Stuttgart

Kübler-Ross E (1980) Leben bis wir Abschied nehmen, 2. Aufl. Kreuz, Stuttgart Berlin

Kübler-Ross E (1982) Verstehen, was Sterbende sagen wollen. Kreuz, Stuttgart

Kutzschenbach P von (1979) Unheilbare und Sterbende. Die Betreuung in der Allgemeinpraxis. Z Allgemeinmed 55: 1261-1263

Längle A (Hrsg) (1985) Wege zum Sinn. Logotherapie als Orientierungshilfe. Piper, München Zürich

Luban-Plozza B (Hrsg) (1974) Praxis der Balint-Gruppen. Beziehungsdiagnostik und Therapie. Lehmanns, München

Luban-Plozza B, Pöldinger W (1980) Der psychosomatisch Kranke in der Praxis. Erkenntnisse und Erfahrungen, 4. Aufl. Springer, Berlin Heidelberg New York

Luban-Plozza B, Spiess W (1982) Die Familie: Risiken und Chancen, 2. Aufl. Antonius, Solothurn

Luban-Plozza B, Kraak L (1982) Der Arzt als Arznei. Das therapeutische Bündnis mit dem Patienten, 2. Aufl. Deutscher Ärzteverlag, Köln-Lövenich

Luban-Plozza B (1983) Familienkonfrontation als Therapiehilfe. Psychosom Med 12: 16-31

Luban-Plozza B, Mattern H, Wesiack W (1983) Der Zugang zum psychosomatischen Denken. Hilfen für den niedergelassenen Arzt. Springer, Berlin Heidelberg New York Tokyo

Lüth T (1976) Der Tod zu Hause. In: Lüth T (Hrsg) Sterben heute – ein menschlicher Vorgang? Hippokrates, Stuttgart

Luhmann N (1973) Vertrauen. Thieme, Stuttgart

Mayer W (1982) Die Wirkung der Balint-Arbeit auf die Krankheit. Psychother Med Psychol 32: 85-88

Mayer-Scheu J, Kautzky R (Hrsg) (1980) Vom Behandeln zum Heilen. Vandenhoeck & Ruprecht, Göttingen

Mattern H (1979) Der Hausarzt im Grenzbereich zwischen Leben und Tod. Z Allgemeinmed 55: 1247-1252

Norpoth K (1979) Sterbehilfe. Hilfe beim Sterben oder Hilfe zum Sterben. Z Allgemeinmed 55: 1253-1256

Plügge H (1979) Über die Hoffnung. In: Sborowitz A (Hrsg) Der leidende Mensch. Personale Psychotherapie in anthropologischer Sicht. Wissenschaftl. Buchges. Darmstadt S 429-444

Reik T (1976) Hören mit dem dritten Ohr. Die innere Erfahrung eines Psychoanalytikers. Hoffmann & Campe, Hamburg

Revers WJ (1966) Über die Hoffnung. Die anthropologische Bedeutung der Zukunft. Jahrb. Psychol Psychother Med Anthropol 14: 175-185

Richter HE (1970) Patient Familie. Einstellung, Struktur und Therapie von Konflikten in Ehe und Familie. Rowohlt, Reinbek

Saint-Exupéry de A (1956) Der kleine Prinz. Rauch, Düsseldorf

Sauter-Servaes H (1981) Die neuen Probleme der medizinischen Ethik. Dtsch Ärztebl 78: 1533-1536

Sauter-Servaes H (1982) Chronisch Kranke – Herausforderung der Medizin. Dtsch Ärztebl 79: 74

Sborowitz A (Hrsg) (1979) Der leidende Mensch. Personale Psychotherapie in anthropologischer Sicht. Wissenschaftl. Buchges., Darmstadt
Schaefer H, Blohmke M (1972) Lehrbuch der Sozialmedizin. Thieme, Stuttgart
Schaefer H (1979) Plädoyer für eine neue Medizin. Piper, München
Schaefer H (1983a) Medizinische Ethik. Fischer, Heidelberg
Schaefer H (1983b) Die Individualität der Krankheit. Allgemeinmed Int 1: 12-18
Schipperges H (1971) Entwicklung moderner Medizin, 3. Aufl. Stuttgart
Schipperges H (1973) Die moderne Medizin und der Tod. Therapiewoche 34: 2736-2742
Schipperges H (1976) Die Medizin in der Welt von morgen. Düsseldorf Wien
Schipperges H (1978) Medizin und Umwelt. Analysen - Modelle - Strategien. Hüthig, Heidelberg
Schmidbauer W (1977) Die hilflosen Helfer. Über die seelische Problematik der helfenden Berufe. Rowohlt, Reinbek
Schneble H (1984) Was bedeutet uns heute Sozialmedizin? Versuch einer Standortbestimmung. MMG 9: 186-194
Schottländer F (1958) Rückzug der Liebe. Psyche 12: 241
Schroembgens HH (1972) Der Unheilbare und der Sterbende in der Allgemeinpraxis. Medizin Heute 23: 7-10
Schultz JH (1982) Das autogene Training, 17. Aufl. Thieme, Stuttgart
Sporken P (1971) Darf die Medizin was sie kann? Patmos, Düsseldorf
Sporken P (1973) Menschlich Sterben. Patmos, Düsseldorf
Sporken P (1975) Umgang mit Sterbenden. Patmos, Düsseldorf
Sporken P (1984) Begleitung in schwierigen Lebenssituationen. Ein Leitfaden für Helfer. Herder, Freiburg Basel Wien
Steinhausen M (Hrsg) (1978) Grenzen der Medizin. Hüthig, Heidelberg
Stokvis B, Wiesenhütter E (1966) Der Mensch in der Entspannung. Hippokrates, Stuttgart
Strecker HJ (1981) Die Balint-Methode und ihr Einfluß auf das Selbstverständnis des praktizierenden Arztes. Psychosom Med 10: 5-15
Stucke W (1982) Die Balint-Gruppe. Deutscher Ärzte-Verlag, Köln-Lövenich
Stumpfe K-D (1981) Psychosomatische Auswirkungen des Glaubens und der Hoffnung. Dtsch Ärztebl 78: 1685-1689
Sturm E (1983) Renaissance des Hausarztes. Konzept für eine wissenschaftliche Grundlegung hausärztlicher Tätigkeit und für eine Wissenschaft vom Patienten. Springer, Berlin Heidelberg New York Tokyo
Thomas K (1983) Praxis der Selbsthypnose des autogenen Trainings (nach I. H. Schultz). Formelhafte Vorsatzbildung und Oberstufe, 6. Aufl. Thieme, Stuttgart
Watzlawick P, Weakland JH, Fisch R (1974) Lösungen. Zur Theorie und Praxis menschlichen Wandels. Huber, Bern Stuttgart Wien
Weizsäcker V von (1949) Arzt und Kranker. Köhler, Stuttgart
Weizsäcker V von (1951) Der kranke Mensch. Eine Einführung in die Medizinische Anthropologie. Köhler, Stuttgart
Wesiack W (1984) Grundzüge der psychosomatischen Medizin, 2. Aufl. Springer, Berlin Heidelberg New York Tokyo
Wiesenhütter E (1979) Lehrbuch der Entspannung. Hippokrates, Stuttgart
Wirsching M, Stierlin H, Haas B, Weber G, Wirsching B (1981) Familientherapie bei Krebsleiden. Familiendynamik 6: 2-23
Wirsching M, Stierlin H (1982) Krankheit und Familie - Konzepte, Forschungsergebnisse, Behandlungsmöglichkeiten. Klett, Stuttgart
Witzel L (1974) Das Verhalten Sterbender. In: Bitter W (Hrsg) Alter und Tod - annehmen oder verdrängen? Klett, Stuttgart, S 81-96
Wyss D (1970) Strukturen der Moral. Untersuchungen zur Anthropologie und Genealogie moralischer Verhaltensweisen, 2. Aufl. Vandenhoeck & Ruprecht, Göttingen

Wyss D (1973) Beziehung und Gestalt. Entwurf einer anthropologischen Psychologie und Psychopathologie. Vandenhoeck & Ruprecht, Göttingen
Wyss D (1976) Mitteilung und Antwort. Untersuchungen zur Biologie, Psychologie und Psychopathologie von Kommunikation. Vandenhoeck & Ruprecht, Göttingen
Wyss D (1977) Grundhaltungen im therapeutischen Gespräch. In: Vogel T, Vliegen J (Hrsg) Diagnostische und therapeutische Methoden in der Psychiatrie. Thieme, Stuttgart, S 182-190
Wyss D (1980) Zwischen Logos und Antilogos. Untersuchungen zur Vermittlung von Hermeneutik und Naturwissenschaft. Vandenhoeck & Ruprecht, Göttingen
Wyss D et al (1982) Der Kranke als Partner. Lehrbuch der anthropologisch-integrativen Psychotherapie, Bd I und II. Vandenhoeck & Ruprecht, Göttingen
Wyss D (1984) Biographie als Sinngebung des Sinnlosen? Z Klin Psychol Psychother 32: 100-111
Zutt J (1963) Auf dem Wege zu einer anthropologischen Psychiatrie. Gesammelte Aufsätze. Springer, Berlin Göttingen Heidelberg

Weiterführende Literatur

Balint M (1957) Der Arzt, sein Patient und die Krankheit. Klett, Stuttgart
Frankl VE (1975) Der Mensch auf der Suche nach dem Sinn. Herder, Freiburg
Hartmann F (1977) Ärztliche Antworten auf elementare menschliche Leidensverfassungen. Therapiewoche 27: 6919-6933
Wyss D et al. (1982) Der Kranke als Partner. Lehrbuch der anthropologisch-integrativen Psychotherapie, Bd I. Vandenhoeck & Ruprecht, Göttingen

9.6 Hilfe zur Selbsthilfe

E. Hesse

Die Gruppenselbsthilfe

Unter dem Oberbegriff „Selbsthilfe" werden in der Literatur alle individuellen und kollektiven Behandlungsformen Betroffener verstanden, die der Vorbeugung und besseren Bewältigung von Krankheiten, psychischen und sozialen Problemen ohne Inanspruchnahme bezahlter professioneller Dienste dienen (Trojan 1981).

Die individuellen Formen der Gesundheitsselbsthilfe hat Grunow beschrieben (s. S. 194) und diese definiert als „individuelle Eigenleistung und gegenseitige Hilfeleistungen", die im Alltag zur Gesunderhaltung und zur Krankheitsbewältigung erbracht werden. Sie beruhen auf der praktischen Erfahrung der Bevölkerung und nicht auf spezieller Ausbildung und werden unentgeltlich und informell in der Familie, am Arbeitsplatz, im Freundeskreis und in der Nachbarschaft erbracht. „Die Kenntnis bereits erfolgter Laienhilfe sowie der vorhandenen Selbsthilfemöglichkeiten des Patienten und seiner Angehörigen ist ein wichtiger Bestandteil ärztlicher Kompetenz." Wissen wir doch von jenem Eisbergphänomen in der hausärztlichen

Versorgung, das anschaulich beschreibt, wie nur ein kleiner Teil der in der Bevölkerung auftretenden Gesundheitsstörungen dem Hausarzt vorgestellt wird. Van de Lisdonk (1985) fand mit Hilfe einer Tagebuchmethode, daß nur 10% der Menschen, denen körperliche Beschwerden bewußt werden, auch ärztliche Hilfe in Anspruch nehmen, oder mehr noch, daß in den 98% der Tage, an denen Beschwerden im Tagebuch notiert wurden, die Patienten sich selbst zu helfen wußten. In diesem Beitrag soll auch bewußt nicht die Rede sein von den jahrzehntelang geübten Hilfestellungen, die der Hausarzt seinen Patienten gibt, in dem er Nachbarschaftshilfe initiiert und Familienmitglieder zur gemeinsamen Hilfe motiviert.

Es soll von den kollektiven Behandlungsformen berichtet werden – der Gruppenselbsthilfe. Hierzu würden auch lose Formen der Selbsthilfe wie Bürgerinitiativen oder Lebensgemeinschaften, z. B. Kommunen, gehören. Auch diese sollen keine Darstellung finden, sondern hier soll die Rede sein von der Selbsthilfe außerhalb des Familienverbandes, von Selbsthilfezusammenschlüssen mit folgenden Definitionsmerkmalen (nach Trojan):

1. Betroffenheit der Mitglieder durch gemeinsames Problem,
2. keine oder geringe Mitwirkung professioneller Helfer,
3. keine Gewinnorientierung,
4. gemeinsames Ziel ist die Selbstveränderung und/oder soziale Veränderung,
5. die Arbeitsweise: Betonung gleichberechtigter Zusammenarbeit.

So verstandene Selbsthilfezusammenschlüsse lassen verschiedene Zielrichtungen zu, z. B. nach außen als „Hilfen für Behinderte", wie die Rheumaliga, der Ilcoclub, der Diabetikerbund usw. oder mit Zielrichtung mehr nach innen als psychologisch-therapeutische Selbsthilfegruppe. Hier versuchen Menschen im kontinuierlichen, gemeinsamen Gespräch – ohne Mitwirkung eines therapeutischen Experten – ihre persönlichen Probleme und psychosozialen Konflikte zu lösen. Dabei bedienen sie sich des offenen Gesprächs, in dem Spontaneität, Selbstbeobachtung und Selbstaktualisierung eine katharsische Entlastung bringt und eine aktive Neugestaltung seelischer Vorgänge zuläßt, die dann nach ausreichend langer Beteiligung auch im Alltag wirksam werden können. Dabei ist das Selbsthilfeprinzip keine wechselseitige Fremdhilfe, sondern wechselseitige Selbsthilfe: indem jeder einzelne nur von sich redet, gibt er dem anderen Gelegenheit zur freien Assoziation, zur Selbstbeobachtung.

Das Erfolgsgeheimnis der Gruppen ist einfach. Die Gruppe kann mehr als der einzelne. Sie steigert die Chance des einzelnen, seine Probleme zu lösen. Deswegen ist sie attraktiv. Die Gruppen sind im offenen Erfahrungsaustausch in der Lage, die psychosoziale Kompetenz des einzelnen zu steigern. Das ist auch einsichtig: viele Augen sehen mehr als zwei. Die Begabung in einer Gruppe ist größer als die eines einzelnen, und durch vielfältige Kombination und wechselseitige Ergänzung der unterschiedlichen Begabungen kommt es zu einer weiteren Steigerung. Zu diesem Teamvorteil (Möller 1981) kommt ganz entscheidend der Milieuvorteil. Eines der tiefgreifenden und ursprünglichen Verlangen des Menschen ist das Bedürfnis nach Beziehung. Leider ist in unseren Familiengruppen heute – zumindest in der Stadt – durch die vaterlose „Mutter-Einzelkind-Union" eher eine Beziehungsunfähigkeit entstanden. Die Anlage des Menschen zum Gruppenwesen hat sich durch eine jahrmillionenwährende Evolution herausgebildet. Die menschlichen Fähigkeiten entfalten sich am stärksten in der Gruppe. Die kleine, überschaubare Gemeinschaft ist unsere natürliche und deswegen optimale Umwelt.

Dieses Kernstück der Selbsthilfe, die Gruppe, ist eingebunden in ganz unterschiedliche Organisationsformen der Trägerschaft. Die umfangreichste Informationsquelle über all die verschiedenen Selbsthilfezusammenschlüsse in der Bundesrepublik ist die Sammlung „Wie lebst Du denn?" aus dem Verlag Gesundheit, Berlin, August 1982 und Möllers Buch „Selbsthilfegruppen" aus dem Jahre 1978.

Um welche Patienten geht es? Hausarzt und Selbsthilfegruppen

Es herrscht Übereinstimmung in der Literatur (Grunow s. S.194f.; Trojan 1981; von Ferber, im Druck), daß höchstens 3-4% unserer Bevölkerung Kontakt zu Selbsthilfegruppen haben oder hatten. Die gleichen Untersuchungen haben aber auch ergeben, daß etwa ein Drittel der Befragten bei entsprechender Notwendigkeit Selbsthilfegruppen in Anspruch nehmen würden. Ich möchte beschreiben, wie hilfreich Selbsthilfegruppen auch in bezug auf hausärztliches Handeln sein können, um zu zeigen, welch ungeheures Potential hausärztlicher Hilfen wir ungenutzt lassen.

Den Hausärzten fällt die Aufgabe zu - begründet durch die Nähe zu ihren Patienten - Krankheiten rechtzeitig, möglichst im Entstehen, zu entdecken, also präventiv zu wirken. Bei der koronaren Herzkrankheit z. B. kennen wir recht genau deren jahrzehntelange Entstehungsgeschichte. Wir folgen da der von Balint postulierten Krankheits-Entstehungs-Vorstellung von der „Grundstörung": „Krankheit", sagt Balint, „ist ein kontinuierliches Sichausformen eines zunächst unorganisierten Krankheitsprozesses um ein Symptom herum". Daraus folgernd kann man mit van Eijk (s. Abb.1) einen Teufelskreis beschreiben: Ein einschneidendes Ereignis - manchmal auch nur Mikrotraumen - stiftet beim Menschen Verwirrung. Es hängt von seinem problemlösenden Vermögen ab, ob er angemessen reagiert. Ist dies der Fall, so wird die Verwirrung abnehmen und die Gesundheit sich stabilisieren. Ist jedoch das problemlösende Vermögen des einzelnen und auch das seiner Familie unzureichend, so wird er mit einem Unbehagen, dem er meist unbewußt ein körperliches Symptom zuordnet, den Hausarzt aufsuchen. Werden hier oder bei anderen Beratern keine Lösungswege erarbeitet und Lösungen erreicht, bleibt die Verwirrung oder nimmt gar zu. Fehlverhalten kann die Folge sein; beides vergrößert nach den Vorstellungen des Streßkonzeptes die Empfänglichkeit für somatische Erkrankungen. Spätestens hier wird dann der Patient in den gegliederten Medizinbetrieb geraten - wiederum in der Regel über den Hausarzt. Mehr noch - das manifeste Krankheitsereignis, z. B. ein Infarkt, ist wiederum ein einschneidendes Ereignis, das Verwirrung stiftet. Hier schließt sich dann der Teufelskreis.

Unsere Aufgabe im Praxisalltag ist also *das Erkennen einer Störung* in oder um den Menschen. Die wichtigste Erkenntnis kann der Hausarzt aus der einfühlenden Beobachtung des Gesamtverhaltens seines Patienten ziehen. Die Veränderung im Erscheinungsbild oder in den Ausdrucksformen des Patienten müssen wir bemerken. Unsere Aufgabe ist es, das Präsentiersymptom des Patienten zu dechiffrieren; dabei ist unser Code die Veränderung in unserem Patienten, dessen Anamnese wir

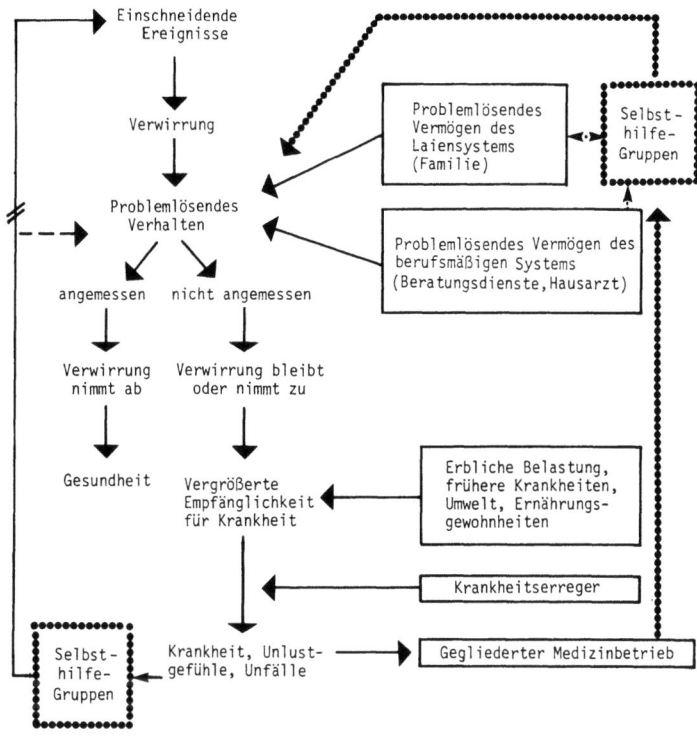

Abb. 1. Entstehen einer Krankheit und die Folgen. (Nach van Eijk)

miterleben. Hausärzte haben es mit langwierigen Krankheitsprozessen, nicht mit Krankheitsbildern zu tun. Ist es erst zu definierten Krankheitsbildern gekommen, so ist unsere Aufgabe - zusammen mit dem Patienten - für die Wiedererlangung seiner Gesundheit zu sorgen. Für mich heißt das, den Patienten in die Lage zu versetzen, sein Leben zu leben; sein Leben muß einen Sinn haben, den er ihm gibt; er muß für sich in der Lage sein, etwas leisten zu können, was er sich vorgenommen hat, für sich und seine Familie und für seine Umwelt.

So verstehen wir hausärztliche Rehabilitation. Wollen wir beide Ziele - Prävention und Rehabilitation - besser als bisher verfolgen, so ergibt sich für uns ganz zwangsläufig die Notwendigkeit zur Kooperation - wie ich meine zur Gesundheitssicherung im gemeindenahen Verbund.

Es besteht Übereinstimmung in der Literatur, daß mindestens 40% der Patienten, die die hausärztliche Praxis aufsuchen, unter seelisch bedingten Beschwerden leiden, und zwar sind diese Störungen mit erheblichem Leidensdruck verbunden. Nach eigenen Untersuchungen können diese Patienten mit seelischen Problemen in den folgenden Diagnosegruppen beschrieben werden:

1. „Abweichendes Verhalten" unserer Patienten liegt dann vor, wenn es nicht den gesellschaftlich akzeptierten Normen in Familie, Freizeit und am Arbeitsplatz altersadäquat entspricht.

2. „Abhängigkeitserkrankungen" werden verstanden als psychische, körperliche und soziale Abhängigkeit vom Alkohol, Psychopharmaka, Opiaten und Halluzinogenen. Diese Patienten sind nicht mehr in der Lage, sich ohne fremde Hilfe aus dem Karriereverlauf herauszulösen. Der eigengesetzliche Verlauf der Sucht erlaubt, sie von allgemeinen Verhaltensstörungen abzutrennen.
3. „Partnerkonflikte" werden verstanden als das Ergebnis einer chronisch zerstrittenen, zweigeschlechtlichen Partnerschaft zwischen dauernd zusammenlebenden Paaren, wobei keine oder ungenügende soziale Fertigkeiten zur Lösung von Partnerkonflikten beiderseits vorhanden sind. Die Partner sind nicht mehr in der Lage, angemessen ihre Gefühle auszudrücken und lassen z. B. sexuelle Probleme ungelöst.
4. „Soziale Krise" wird verstanden als das Ergebnis unterschwelliger oder umgeleiteter Rollenkonflikte. Natürlich sind auch äußere schicksalhafte Krisensituationen gemeint.
5. „Überforderungssyndrom" ist definiert als unüberwindbar scheinende Anhäufung psychischer Alltagsüberforderungen mit affektiven und vegetativen Störungen.
6. Schwangerschaftskonflikte.
7. „Psychische Devianz" liegt bei Patienten vor, die ausgeprägt oder angedeutet wirkliche psychiatrische Krankheitsbilder bieten.

Diese Patienten kommen in die Praxis überwiegend mit Präsentiersymptomen (Hesse 1984), wie Kopfschmerz, Rückenschmerz, Herzschmerzen, Schwindel oder Befindlichkeitsstörungen wie Reizbarkeit, innere Unruhe, Vergeßlichkeit, Müdigkeit, Grübelei, Konzentrationsschwäche. Hausärztliche Aufgabe ist es dann, in einer gezielten Stufendiagnostik den somatischen Inhalt dieser Klagen zu verifizieren und den dahinter verborgenen Konflikt nicht zu übersehen, ja mehr, ihn zu erkennen und zu beschreiben. Hat sich doch durch die Art des Hausarztes und das Miteinander zwischen Patient und Arzt im Laufe der Jahre, nicht zuletzt durch immer wieder in Erfüllung gegangene kleine Prognosen, ein Vertrauensverhältnis eingestellt, das das ärztliche Gespräch als klärendes, diagnostisches und therapeutisches Instrument zugleich wirksam sein läßt. Ich bediene mich dabei gerne der Hilfen der „Positiven Psychotherapie" nach Peseschkian (1977) und habe dies 1984 beschrieben. Nach eigenen Untersuchungen gelingt es so dem erfahrenen Allgemeinarzt in etwa der Hälfte der Fälle, seinen Patienten aus den genannten Diagnosegruppen die richtige Hilfestellung zu geben, indem er in der menschlichen Dimension auf sie eingeht. In den Fällen aber, in denen die Konsequenz dieses Gesprächs eine Verhaltensänderung beim Patienten wäre, reichen unsere Möglichkeiten nicht aus. Hier kommen uns die Selbsthilfegruppen zu Hilfe.

„Anders helfen"

Nach dem Erkennen und Beschreiben eines Konfliktes, sei es, daß er aus seiner Grundstörung entstanden ist, oder aus äußeren Umständen und Krankheitsprozessen, muß ich den Patienten motivieren, in einer geeigneten Gruppe sich helfen zu lassen. Relativ einfach ist diese *Motivationsarbeit* bei äußeren Gebrechen. Die „Hilfen für Behinderte" werden in der Regel gerne und dankbar angenommen. In der Bundesarbeitsgemeinschaft „Hilfe für Behinderte", Kirchfeldstraße 149, 4000 Düsseldorf 1, sind 36 Behindertenselbsthilfeverbände mit über 300000 Mitgliedern zusammengeschlossen. Diese Arbeitsgemeinschaft sieht ihre Aufgabe darin, für ein gleichberechtigtes Leben behinderter Menschen in dieser Gesellschaft einzutreten.

Nachfolgend eine Übersicht über die angeschlossenen Vereinigungen, die in nahezu allen deutschen Großstädten angetroffen werden.)

Bundesarbeitsgemeinschaft Hilfe für Behinderte

Die BAG „Hilfe für Behinderte" ist die Dachorganisation von 36 Behindertenselbsthilfeverbänden mit über 300000 Mitgliedern. Sie sieht ihre Aufgabe darin, für ein gleichberechtigtes Leben behinderter Menschen in dieser Gesellschaft einzutreten.

Anschrift: Bundesarbeitsgemeinschaft
„Hilfe für Behinderte"
Kirchfeldstraße 149
4000 Düsseldorf 1

Angeschlossene Vereinigungen sind:

Allergien und Asthma	Kehlkopflose
Allergiekrankes Kind	Krebskranke Frauen
Anthroposophische Heilpädagogik	Legasthenie
Aphasie	Lernbehinderung
Autismus	Mukoviszidose
Blinde	Multiple Sklerose
Blinde Geistesarbeiter	Muskelkrankheiten
Bluterkrankheit	Phenylketonurie
Conterganschäden	Psoriasis
Diabetes	Psychisch Kranke
Dialysepatienten	Rheuma
Epilepsiekranke	Sehbehinderungen
Freundeskreis Camphill	Selbsthilfe Körperbehinderter
Geistig Behinderte	Skoliose
Herz-Kreislauf-Behinderte	Spastische Lähmungen
Hör-Sprach-Geschädigte	Spina bifida und Hydrozephalus
Ileostomie-Kolostomie-Urostomie	Stotterer
Impfschädigungen	Zöliakie

Als Hausarzt habe ich mir Informationen und Kontaktadressen über die einzelnen in meiner Region wirksamen Gruppen besorgt. Was aber noch wichtiger ist – es gibt inzwischen eine ganze Reihe meiner Patienten, die in den verschiedenen Gruppen Mitglieder sind, und die es gelernt haben und nunmehr gerne bereit sind, über sich und die Gruppenselbsthilfe zu sprechen. So kann ich z. B. einem traurigen älteren Herrn mit einem frischen Anus praeter die Telefonnummer eines gleichartig betroffenen Mitgliedes des Ilcoclubs an die Hand geben, und aus Erfahrung mit diesem Kontaktmann weiß ich, daß er ihn aufsuchen wird und von sich und seiner Art mit der Krankheit umzugehen reden wird, und dabei wird er Motivationshilfen geben. Genauso geht das mit der Rheumaliga, dem Diabetikerbund, dem Parkinson-Kranken, den Patienten mit Multipler Sklerose oder Muskeldystrophien sowie der Psoriasis. Die Anzahl der Patienten, die diese Hilfen für Behinderte nötig haben, ist in einer hausärztlichen Praxis naturgemäß nicht sehr groß. Die Hilfe jedoch, die dem einzelnen aus diesem Gruppenbesuch erwächst, ist unermeßlich. Es sind einmal die technischen Hilfen, die bei der Bewältigung von Alltagsproblemen gegeben werden können; wichtiger sind aber vielleicht die ideellen Hilfen, die aus der Solidarität und der Hoffnung entspringen – aus der Solidarität der Betroffenen untereinander und der Hoffnung, die entsteht, angesichts der Gelassenheit, die viele Patienten erworben haben, trotz einer deutlichen Behinderung. Chronisches Kranksein wird so nicht nur erleichtert, sondern manchmal zu einer Chance für neue Aktivitäten in Gemeinschaft mit neuen Freunden. Chronisches Kranksein bedeutet auch im Rahmen der koronaren Herzkrankheit das Leben nach dem Infarkt. Jüngste Forschungsergebnisse von Badura (in Druck) zeigen, daß die Beratungsthemen beim Hausarzt sich überwiegend auf die Krankheit selber und Medikamenteneinnahme, auf körperliche Belastung im Alltag und auf die Wiederaufnahme der Arbeit beschränken. Gewichtskontrolle, Rauchgewohnheiten, Trinkgewohnheiten, Sexualität, nervliche Belastungen in der Familie und vieles mehr sind Themen der Selbsthilfegruppen sowie der Infarkt-Sportgruppen. An diesem Beispiel wird gut deutlich, wie sich hausärztliche Hilfe und Gruppenselbsthilfe ergänzen können.

Ganz überraschend ist, daß die Industrie für sich die Gruppenselbsthilfe entdeckt hat: Basler u. Haehn (1985) haben eine Gruppenselbsthilfemethode entwickelt zur Gewichtsreduktion und zur Blutdruckkontrolle. Diese Methode wird von der Industrie mit Film- und Übungsmaterial belebt. Auf diese Weise kann leicht jeder Kollege – vielleicht in Zusammenarbeit mit seinen Mitarbeitern – vorsichtige Versuche machen. Ähnlich ist es mit dem Diabetes: Es gilt heute beinahe als sicher, daß eine Zuckereinstellung nahe der Norm mikrovaskuläre Komplikationen verhindern kann. Die Stoffwechseleinstellung läßt sich gemessen am HBA-1-Wert signifikant verbessern durch Schulungsmaßnahmen, die der Arzt in Gruppen in seiner Praxis mit den Helferinnen gemeinsam durchführen kann. Eine Schwabinger Studie hat gezeigt, daß so etwa 2 Mio. Typ-II-Diabetiker in der Bundesrepublik Deutschland zu erreichen wären. Die Zusammenarbeit mit dem Diabetikerbund bietet sich geradezu an. Während in den obengenannten Beispielen Motivationsarbeit nicht schwer ist und z.T. durch Mitpatienten übernommen werden kann, ist, um wirksame Arbeit zu leisten, in den zuletzt genannten Unternehmungen der Gruppenselbsthilfe eine Menge an Motivationsarbeit zu leisten, um eine Compliance zu erreichen, die zu positiven Ergebnissen führt. Doch sind die zuletzt genannten Unternehmungen nicht mehr Selbsthilfe im eigentlichen, oben beschriebenen Sinne. So sind die Weight-Watchers eine weltweite Organisation, die sich Hilfen zur Gewichtsreduktion deutlich bezahlen läßt – ebenfalls eine interessante Ergänzung.

Entsprechend dem Verständnis der Krankheitsentstehung aus der Grundstörung würden diese Hilfen für Behinderte jedoch noch immer ein Kurieren am Symptom sein. Immer wieder beobachten wir, daß zwar bei den Weight-Watchers z.B. das Gewicht deutlich reduziert wird, sobald aber diese Gruppenselbsthilfe nicht mehr wirksam wird, eine Gewichtsaufnahme erfolgt. Das heißt, eine grundlegende Veränderung des Verhaltens des Patienten hat nicht stattgefunden. Sicher hat der Patient mehr Informationen über die Ernährung und seine Ernährungsgewohnheiten erhalten, aber selten hat er sein Verhalten bezüglich des Essens wirklich verändert.

Hierzu bedarf es dann der psychologisch-therapeutischen Gesprächsgruppe, in der er in Erfahrung bringt, wie er sich heute anders gegen das ihn beeinträchtigende Unbehagen, gegen die Angst und Spannung wehren kann, die Ursachen für ungeordnetes Eßverhalten. Diese Arbeit wird in den Großstädten z. B. von den Anonymusgruppen geleistet, deren bekannteste die Anonymen Alkoholiker sind. Aber in jeder deutschen Großstadt gibt es auch Gruppen, die nach dem gleichen Prinzip arbeiten: die Alanons = Angehörige von Suchtkranken, die OAs = Overeaters, die NAs = Narcotics und die EAs = Emotions-Anonymus.

Die „Emotions-Anonymus" sind eine Gemeinschaft von Männern und Frauen aus allen Berufen und Gesellschaftsschichten, die sich immer wieder treffen, um ihre seelischen Probleme zu lösen. In regelmäßigen, wöchentlichen Meetings versuchen sie, eine neue Lebensweise zu lernen und zu üben. Die einzige Voraussetzung für die Zugehörigkeit ist der Wunsch, emotional gesund zu werden und diese Gesundheit zu erhalten. In diese Gruppen kann ich, vor allem in der Großstadt, Patienten vermitteln, denen ich verstanden habe, klarzumachen, daß eine Verhaltensänderung notwendig ist. Sich zu verändern, ist gar nicht so einfach, und es gehört Mut dazu. Mut ist nicht gerade eine weitverbreitete menschliche Stärke, und so wird in aller Regel zunächst gerade der Patient, der der Veränderung am meisten bedarf, *Widerstand* gegen den Bereich aufbauen, der ihn verändern soll – die Gruppe. Obwohl in meiner Region seit nunmehr 10 Jahren Selbsthilfegruppen arbeiten, ist es nicht selbstverständlich, daß die Patienten dem Rat, in die Gruppe zu gehen, gerne und auf Anhieb folgen. Vielmehr ist es so, daß sich der Widerstand vielfältige Argumente sucht. Regelmäßig kommt als erstes die Frage: „Wer ist denn der Leiter?" und Skepsis begegnet mir, wenn ich dann die Elemente der Gruppenselbsthilfe erkläre. Gerade die Entscheidungsfreiheit eines jeden einzelnen in der Gruppe ist etwas, was die Patienten verlernt haben. So lebt der Patient in seiner passiven Rolle schlecht, und manchmal bedarf es einer ganzen Reihe von Motivationsgesprächen, um diese Passivität zu überwinden. Ich bediene mich auch hier regelmäßig der Hilfe durch Selbsthilfegruppenmitglieder, die entweder zufällig im Wartezimmer sind, oder in der nahegelegenen Teestube auf Anruf zur Verfügung stehen, und immer wieder verwundert mich, wie selbstverständlich dann in dieser Gesprächsebene eine Motivation zur Selbsthilfe gelingt. In den Großstädten ist diese Nähe zu Teestuben bzw. Beratungsstellen ebenfalls zu haben, seit die Anstrengungen nach der Psychiatrieenquête Modellvorhaben in fast allen deutschen Großstädten zur Folge hatten. Diese Beratungsstellen sind besetzt mit Fachärzten, Sozialarbeitern, Sozialpädagogen, Schwestern, Psychologen und Pädagogen mit dem Ziel, umfassende Hilfe für einzelne und ganze Familien zu gewähren. Diese Beratungsstellen arbeiten stadtteilmäßig und sind angeschlossen an Tag- und Nachtkliniken der großen Psychiatrischen Krankenanstalten. In vielen Fällen mache ich mir dieses Netzwerk zunutze und suche die Kooperation. Meine Praxis empfinde ich dann als Eingangsstufe in dieses Netzwerk, die immer noch niedriger ist, als die der Beratungsstellen selber, trotz deren Bemühungen um Bürgernähe.

Ein weiterer wichtiger Grund für Widerstand gegen die Gruppe ist die Angst vor der Offenheit. Gerade die Menschen, die der Gruppenselbsthilfe bedürfen, haben Störungen im Kommunikationsbereich und haben es bisher nicht üben können, ehrlich zu sein und offen auszusprechen, was in ihnen vorgeht: weder in der Familie noch im Freundeskreis, und so ist es nicht verwunderlich, daß gerade sie Angst vor der Offenheit in einer fremden Gruppe haben. Es ist aber überraschend und faszinierend zu sehen, wie schnell sich Menschen diesbezüglich ändern können, wenn diese Furcht vor Offenheit nach eigener Überwindung ehrlichem Vertrauen gewichen ist.

Meist unausgesprochen besteht in den Motivationsgesprächen für die Gruppe eine Angst vor dem „Klatsch". Es ist eine Furcht vor der Stigmatisierung, die jedes Anderssein in unserer Gesellschaft noch mit sich bringt. Es ist aber auch die falsche Vorstellung von Gesundheit und Heilsein, nämlich gesund = konfliktfrei. Sicher ist es ein wesentlicher Schritt des Reifungsprozesses, der in einer Gruppe erreicht werden soll, einzusehen, daß die Fähigkeit, Konflikte zu lösen ein Ausdruck von Gesundheit ist. Dennoch – diese Einsichten erfordern eine kontinuierliche Tätigkeit in der Gruppe und sind nicht sofort zu haben. In der Großstadt kann man diesem Argument des Widerstandes begegnen, indem man Gruppenadressen anderer Stadtteile aussucht. Auf dem Lande haben wir Gruppen in jedem Dorf initiiert, so daß man hier auch in die Nachbarschaft gehen kann.

Ein beinahe größeres Hindernis im Rahmen der Motivationsarbeit zum Gruppenbesuch ist die weitverbreitete Allmachtsvorstellung unserer Mitmenschen: „Ich schaff das schon allein." Sie entspringt dem Leistungsdenken unserer Gesellschaft nach dem Motto: „Die anderen schaffen es ja auch alleine". Auch hier ist es die Aufgabe der Gruppe, im Laufe der Zeit eine Selbsterfahrung zu bewirken, die eine ehrliche Selbsteinschätzung erst möglich macht.

Immer wieder entsteht Widerstand aus mangelnder Information. Es ist gerade unsere hausärztliche Aufgabe, aus eigener Informiertheit heraus angemessen über die Tätigkeit der Selbsthilfegruppen in unserem Raum zu informieren, um auch wirklich motivieren zu können.

Und noch ein Letztes: Immer muß auf dem Wege zur Selbsthilfe auch der Gewinn, den Krankheit mit sich bringt, bedacht werden. Unsere Patienten müssen lernen, auf diesen falschen Gewinn zu verzichten. Unsere krankheitsorientierte Medizin und entsprechend auch die Verwaltungsstellen und die politischen Gremien belohnen die Krankheit in einem Maße, daß es sich bei uns wohl lohnt, krank zu werden; eine Unzahl verwöhnender Fachkliniken – auch im psychosomatischen Bereich – zementieren diese Einstellung, so daß der oft begonnene Weg über die Selbsthilfegruppen wieder verlassen wird.

So verstandenes „Helfen" bedeutet also Erkennen von Störungen in und um unsere Patienten, Beschreibung des Konfliktes und Motivation zur Selbsthilfe. Hierzu muß sich der Hausarzt der vorhandenen Ressourcen seiner Umgebung bedienen, die in den Großstädten in einer schillernden Vielfalt verfügbar sind.

Anders auf dem Lande. Hier finden sich nahezu keine Strukturen der Selbsthilfe, keine Gruppen, bis auf ganz vereinzelt die der Anonymen Alkoholiker und die des Guttemplerordens. Doch gibt es Gruppenstrukturen im Rahmen der Volkshochschule, die nur scheinbar mit psychologisch-therapeutischen Hilfen nichts zu tun haben. Deutlich wird aber beim autogenen Training, wie sehr sie Gruppenselbsthilfe vorbereiten. Mit Hilfe der Volkshochschulen hat sich die Kenntnis vom autogenen Training erheblich verbreitet, jedoch sind die Gruppen, in denen autogenes Training geübt werden soll, erfahrungsgemäß zu groß, als daß sie leicht in eine Selbsthilfegruppe zu überführen wären. Aber diese Ansätze haben das Terrain für Gruppenselbsthilfe über Jahrzehnte bereitet, und wir können sie als erfahrbare Motivationshilfen für Gruppenselbsthilfe ausnutzen. Wo es keine verwertbaren Gruppen zur Selbsthilfe gibt, ist es nach eigenem Beispiel und eigener Untersuchung dem Hausarzt möglich, solche Strukturen zu schaffen.

„Du allein kannst es tun, aber Du kannst es nicht allein tun!"
Wie initiiere ich Selbsthilfegruppen?

Am einfachsten ist es sicher, sich der Hilfe eines gruppenerfahrenen Sozialarbeiters zu bedienen. Wir haben das getan, indem wir einen Sozialarbeiter 3 Jahre lang in der Praxis – zusammen mit einem Kollegen am Ort – beschäftigt haben. Man könnte bei entsprechender Konstellation Sozialarbeiter aus dem Gesundheitsamtsbereich, aus der Arbeitsmedizin, aus der Krankenhausmedizin finden, aber es gibt auch bei näherem Hinsehen in unserer Wohnregion immer wieder arbeitslose, gruppenerfahrene Sozialpädagogen, Sozialarbeiter und Psychologen, die des Anstoßes bedürfen, um eine Selbsthilfegruppe zu initiieren. Nur um die Initiative geht es eigentlich, die Schaffung von räumlichen Möglichkeiten, die geeignet sind, der Gruppe das Gefühl der Eigenständigkeit zu geben. Bei entsprechender Kompetenz, z. B. nach Teilnahme an einer Balint-Gruppe, ist es für den Hausarzt eine lohnende Aufgabe, dies selbst zu übernehmen.

Unsere Zusammenarbeit mit dem Sozialarbeiter kam sehr schnell an den Punkt, wo eben eine Gruppe zu initiieren war. Wir hatten damals 20 Patienten eingeladen, sich in unserem Wartezimmer zu treffen. Von diesen 20 kamen zu Beginn 12, und von diesen 12 haben 9,6 im statistischen Sinne das Jahr über regelmäßig teilgenommen. Anfangs war es die Aufgabe des Sozialarbeiters, eine Atmosphäre der Offenheit zu schaffen, Ehrlichkeit, die sich von üblichen Kaffeekränzchen mit guten Ratschlägen unterscheidet. Das ging nicht zuletzt deswegen gut, weil nach einer gewissen Zeit die ersten Patienten, die wir in eine Fachklinik – z. B. in eine psychosomatische Klinik – eingewiesen hatten, mit Gruppenerfahrung zurückkamen und so die Gruppen beleben konnten. Das gab dem Sozialarbeiter nach spätestens einem halben Jahr Gelegenheit, sich aus der Gruppe wieder zurückzuziehen, und sie als Selbsthilfegruppe weiterlaufen zu lassen. Als dann regelmäßig etwa 15 Teilnehmer zur Gruppe kamen, haben wir eine neue Gruppe gegründet. Dies geschah in einem öffentlichen Informations- und Gründungsmeeting, in dem ein Gruppenmitglied öffentlich seine Lebensgeschichte und seine Veränderungen der letzten Monate darstellte, ergänzt durch ein theoretisches Referat durch einen Arzt oder Sozialarbeiter. So kam es, daß nach und nach durch Mund-zu-Mund-Propaganda und durch die lokale Presse immer mehr Interesse an dieser Arbeit entstand. Inzwischen stehen unseren Patienten 22 Selbsthilfegruppen zur Verfügung, und ein Gesamttreffen dieser Gruppen gibt uns 4mal im Jahr die Gelegenheit, die Entwicklungen der einzelnen Gruppen zu beobachten.

Unsere Gruppen sind offen, d. h. sie nehmen jederzeit neue Gruppenmitglieder auf, und sie sind heterogen – in ihnen befinden sich verschiedene Menschen mit verschiedenen Störungen. Sie versuchen gemeinsam im kontinuierlichen Gespräch, ohne Mitwirkung eines „Experten", ihre persönlichen Probleme und psychosozialen Konflikte zu lösen. Dabei kommt ihnen das offene Gespräch im oben beschriebenen Sinne, in dem Spontaneität, freie Assoziation und die Aktualisierung der eigenen Situation verlangt werden, zugute. Die Gruppen sind sehr sensibel dafür, wann jemand aufhört, von sich zu reden – von seinen Gefühlen und von seinen augenblicklichen Empfindungen. Dabei ist Kontinuität, d. h. seine Mindestdauer des Besuchs dieser Gruppen, Voraussetzung, denn nur im Laufe der Zeit können die beschriebenen Widerstände abgebaut werden.

Da die Störungen meist multifaktoriell sind, bedarf es eben längerer Zeit, um Einsichten und Erfahrungen, die durch freie Assoziationen in den Gruppen erworben wurden, in den Alltag zu übertragen. Ich wiederhole noch einmal: Das Konzept der Gruppenselbsthilfe zeichnet sich aus durch *Selbstbestimmung* des einzelnen in der Gruppe, durch *Wahrhaftigkeit* und durch *Solidarisierung* als wirksamste Hilfen beim Abbau von Widerstand gegen mich selber und durch das Prinzip *Hoffnung,* der Resignation und Verzweiflung weichen müssen (Moeller 1981).

Praktisch sieht die Gruppenarbeit so aus, daß am Abend jeder der Teilnehmer von sich selbst berichtet, sei es von aktuellen Erlebnissen, sei es von länger zurückliegenden Ereignissen, die ihm für die jetzige Situation von Bedeutung zu sein scheinen. Die Gruppe unterstützt den jeweiligen Sprechenden durch Zuhören, durch Berichte anderer, die ähnliche Erfahrungen gemacht haben, durch Anbringen gegebenenfalls notwendiger Kritik. Es werden 10 Gruppenregeln zugrundegelegt:

1. Sei Dein eigener Chairman. Bestimme selbst, was Du sagen willst. Sprich oder schweig, wann Du willst. Richte Dich nach Deinen Bedürfnissen im Hinblick auf das Thema und was sonst für Dich wichtig sein mag.
2. Störungen haben Vorrang! Unterbrich das Gespräch, wenn Du nicht teilnehmen kannst, z. B. wenn Du gelangweilt, ärgerlich oder aus einem anderen Grunde unkonzentriert bist.
3. Wenn Du willst, bitte um ein „Blitzlicht". Wenn Dir die Situation in der Gruppe nicht mehr transparent ist, dann äußere zunächst Deine Störung und bitte dann die Gruppenmitglieder, in Form eines „Blitzlichtes" auch kurz ihre momentanen Gefühle zu schildern.
4. Es kann immer nur einer sprechen. Es darf nie mehr als einer sprechen. Seitengespräche sind zu unterlassen.
5. Beachte Deine Körpersignale. Um besser herauszubekommen, was Du im Moment fühlst und willst, horche in Deinen Körper hinein. Er sagt Dir mehr als Dein Kopf.
6. ICH statt MAN oder WIR. Zeige Dich als Person und sprich mit ICH, „man" oder „wir" sprichst Du für andere, von denen Du gar nicht weißt, ob sie das wünschen.
7. Eigene Meinung statt Fragen. Wenn Du eine Frage stellst, sage, warum Du sie stellst. Auch Fragen sind oft eine Methode, um sich und seine Meinung nicht zu zeigen.
8. Sprich direkt! Wenn Du jemand aus der Gruppe etwas mitteilen willst, sprich ihn direkt an und zeige ihm durch Blickkontakt, daß Du ihn meinst.
9. Gib Feedback, wenn Du das Bedürfnis hast. Löst das Verhalten eines Gruppenmitgliedes angenehme oder unangenehme Gefühle bei Dir aus, teile es ihm sofort mit und nicht später einem Dritten.
10. Wenn Du Feedback erhältst, höre ruhig zu, versuche zunächst nur zu schweigen und ruhig zuzuhören, zu prüfen, ob Du auch richtig verstanden hast, was er

meint. Sprich dann zunächst von Deinen Gefühlen, die das Feedback ausgelöst hat und gehe dann erst auf den Inhalt ein.

Einer besonderen Erwähnung bedarf an dieser Stelle noch einmal das Großgruppentreffen, das Forum der Selbsthilfegruppen in unserer Region. Es findet einmal im Quartal statt und gibt den Gruppenmitgliedern, den die Arbeit koordinierenden Professionellen, den Sozialarbeitern, den Suchtkrankenhelfern und den Ärzten in unserer Region Gelegenheit, das Wachsen und die Entwicklung dieser Gruppen zu beobachten. Es gibt andererseits den Gruppen Gelegenheit, persönliche Kontakte zu den Kollegen dieser Region aufzubauen und damit ein wenig von der obengenannten Asymmetrie abzubauen. Hier wird wie nirgendwo sonst die Vernetzung zwischen den verschiedenen professionellen Hilfen und der Laienhilfe auf engstem Raum in der Gemeinde deutlich. Weitere Information und Hilfestellung bei der Gründung von Selbsthilfegruppen erteilt die:

Deutsche Arbeitsgemeinschaft Selbsthilfegruppen e. V. c/o Friedrichstr. 28, 6300 Gießen

oder:

Nationale Kontakt- und Informationsstelle zur Anregung und Unterstützung von Selbsthilfegruppen,
Albrecht-Achilles-Str. 65, 1000 Berlin 31, Tel. 030/8 91 40 19.

Was ist zu beachten? – Die Hindernisse

Nachdem ich die Schwierigkeiten in der Motivationsarbeit, die Hindernisse, die es also beim Patienten zu überwinden gibt, beschrieben habe, möchte ich noch einmal auf den Widerstand aus den Reihen der Fachleute – auch dem Kollegenkreis – eingehen:

Auch hier steht im Vordergrund der Kritik die Fragwürdigkeit nichtgeleiteter Hilfsangebote. Dazu kommt im gleichen Atemzug die Frage nach der Kontrolle. „Selbsthilfegruppen kann man doch nicht kontrollieren!" Wozu auch? Seit dem Jahre 1935 die Amerikaner Bill und Bob sich in einer Gruppe der Anonymen Alkoholiker zusammengefunden haben, hat sich die Gruppenselbsthilfe weltweit wie ein Wirbelsturm ausgebreitet. Natürlich geht hier und da mal eine Gruppe, die sich unter falschem Aspekt zusammengetan hat, wieder auseinander, aber im Grunde ist ein geradezu explosionsartiges Wachsen auch in unserem Lande zu beobachten. Es steht heute zweifelsfrei fest und ist wissenschaftlich gesichert, obwohl auch hier die Forschung seit einigen Jahren und von relativ wenigen Leuten betrieben wird, daß die Selbsthilfevereinigungen, die sich nach dem Prinzip der psychologisch-therapeutischen Gesprächsgruppe kontinuierlich um die Veränderung der eigenen Verhaltensweisen und des sozialen Umfeldes bemüht sind, erfolgreich sind und nicht der Kontrolle bedürfen. Ich habe oben, indem ich von dem Gesamttreffen unserer Gruppen berichtete, nicht von Kontrolle gesprochen, sondern von Information, und ich habe der Gemeindenähe, also der überschaubaren Einheit das Wort geredet. Während in einer Großstadt notwendigerweise die verschiedensten Selbsthilfegruppen und das mehr oder weniger engmaschige Netz um eine psychiatrische Klinik herum für den Hausarzt schwerer zu überschauen oder gar zu beeinflussen ist,

ist es sehr leicht einsehbar, daß in einer ländlichen Region eine vom Hausarzt mitinitiierte Gruppenstruktur – sei es im Bereich der Hilfen für Behinderte als auch im eigentlichen Sinne der psychologisch-therapeutischen Gesprächsgruppe – gut zu überschauen ist. Der ländliche Raum jedoch bedeutet, daß es nicht mehr möglich ist, sehr spezielle Betroffenheit in einer Gruppe zu bearbeiten. Ich habe geschildert, daß in unseren Dörfern die heterogenen, offenen Gruppen sich installiert haben, in denen zwar eine Betroffenheit des einzelnen, aber keine gleiche Betroffenheit herrscht. In einer Untersuchung einer Mannheimer Arbeitsgruppe (Schauwecker 1983) waren als Interessenten für Selbsthilfegruppen Menschen mit folgenden Beschwerden herausgefunden worden:

1. depressive Verstimmungen,
2. Körperbeschwerden, die häufig seelisch mitbedingt sind,
3. Isolierung,
4. Minderwertigkeitsgefühle,
5. Kontaktprobleme,
6. Gefühle von Ärger,
7. Schamgefühle.

Es ist völlig egal, woher z. B. meine Kontaktprobleme kommen, ob aus dem Verlust eines Organs durch Krebserkrankung oder durch meine Alkoholkrankheit oder lediglich durch meine Isolierung, meine Kontaktunfähigkeit, die ich aus meinem Urmißtrauen beziehe; seine Kontaktprobleme kann der Krebskranke wie der Alkoholkranke in der gleichen Gruppe bearbeiten. Es ist ein wenig wie beim Unterschied zwischen dem Tante-Emma-Laden und dem Supermarkt. Im Supermarkt muß ich wissen, was ich erwerben will, und wenn ich es nicht weiß, muß ich es mich lehren lassen. Daraus folgert, daß hausärztliche Arbeit im Bereich der Großstadt lediglich viel intensiver sein muß als im ländlichen Bereich, wenn sie annähernd gleiche Erfolge haben will.

Die oft gehörte Bemerkung: „Die sind doch viel zu kaputt, um sich selber zu helfen" mag aus dem oft erlebten Antiprofessionalismus der Selbsthilfegruppen in den Großstädten entsprungen sein. Auch mögen Erfahrungen in geleiteten Gruppen zu dieser Meinung beigetragen haben. Hier ist es immer wieder zu Parteibildungen gekommen, zu Sündenböcken, die dann von der Gruppe eliminiert wurden. In den von uns beobachteten Selbsthilfegruppen ist dies ganz selten der Fall und hat mich in den 10 Jahren der kooperativen Tätigkeit zu keinem Eingreifen veranlaßt.

Nicht ganz unberechtigt scheint mir der Widerstand, der sich formuliert in der Angst vor dem Sektierertum. Diese Angst wird auch in der Fachliteratur immer wieder beschrieben, und ich könnte mir vorstellen, daß dies in der Großstadt eine Rolle spielt. Für uns ist das Großgruppentreffen – das Forum im regionalen Verbund – eindeutig ein Korrektiv.

Der Einwand, Selbsthilfegruppen seien eine Angelegenheit der unteren sozialen Schicht und damit für die mittleren und gehobenen sozialen Schichten nicht wirksam, läßt sich nicht halten. Er ist mehrfach widerlegt worden. In unserer Region sind die Gruppen in ihrer sozialen Struktur völlig komplex zusammengesetzt; der habilitierte Physiker sitzt in einer Gruppe neben dem Bauhilfsarbeiter, und beide haben sich zu ihrem Problem menschlicher Reifung sehr wohl gegenseitig etwas zu sagen (von Ferber, im Druck).

Auch gruppeneigene Hindernisse gilt es zu beachten und zu überwinden. Hat unsere oben beschriebene Motivationsarbeit erst einmal dazu geführt, daß unser Patient mit einer gewissen Regelmäßigkeit die Gruppe besucht, dann tritt bei ihm in den allermeisten Fällen eine solche Erleichterung ein, und der Gruppenbesuch findet mit soviel Freude statt, daß eigentlich von Widerstand nicht mehr die Rede ist. Dennoch beobachten wir mit einer gewissen Regelmäßigkeit, dann, wenn der Patient in der Gruppe in die Nähe seiner eigentlichen Grundstörung, z. B. seiner Kontaktschwäche kommt, daß ihm das Krisenhafte in ihm selber ein Unbehagen schafft. Wenn er bis dahin nicht gelernt hat, dieses Unbehagen mit der Gruppe zu besprechen, um es aufarbeiten zu können, dann wird er wegbleiben. Er wird aber bewußt oder unbewußt in die hausärztliche Praxis kommen; dort darf die Chance, dieses Unbehagen zu besprechen, nicht vertan werden. Es ist in unserer Gesellschaft leider allzu verbreitete Art der Konfliktlösung vor dem Konflikt davonzulaufen. Natürlich wird eine Gruppe, auch wenn sie offen ist, durch das Wegbleiben einzelner Mitglieder beeinträchtigt. So kann es unbewußt zu einem Widerstand gegen die Gruppe kommen, der sich dann gelegentlich in äußeren Veränderungen dokumentiert: andere Anfangszeiten, veränderte Dauer der Sitzungen. Möller (1981) bezeichnet dies als das „Agieren mit dem Arrangement."

Widerstand kommt auf, wenn in mir Neid, Scham, Schuld, Wut, Haß, Rivalität, Kränkung und manchmal auch Angst aufkommen, und ich nicht in der Lage bin, dies auszusprechen, in die Gruppe einzubringen. Gelingt es in einer Gruppe immer wieder nicht, die Mitglieder zur Äußerung gerade dieser Gefühle anzuhalten, um deren Ursprung nachzuspüren, sammelt sich ein destruktives Potential, das die Gruppe zerfallen oder in scheinbar sanfter Betulichkeit steril werden läßt. Dies erkennt die Gruppe eigentlich bald selbst und sollte dies auf einem Großgruppentreffen besprechen.

Ein weiteres Hindernis ist der mangelnde Kenntnisstand über Gruppenprozesse und die Aufgaben des einzelnen Gruppenmitgliedes dabei. Manchmal muß der Hausarzt den Gruppenmitgliedern verdeutlichen,

1. daß jedes Gruppenmitglied in der Gruppe seinen eigenen Weg suchen muß,
2. daß auch ein passives Gruppenmitglied ein Teil der Gruppe ist und eine Rolle spielt in dem gruppendynamischen Prozeß und
3. muß immer wieder bewußt gemacht werden, daß die Gruppe kein Parlament ist, in dem debattiert werden soll, sondern ein Übungsfeld für Verhaltensänderung, d. h. ich muß in der Gruppe meine Mitmenschen erleben lernen und nicht nur über sie reden.

So weit von den Schwierigkeiten einzelner in der Gruppe, die vom Hausarzt zu beobachten und zu interpretieren sind. Dies könnte man als *Nachsorge* bezeichnen. Indem der Hausarzt sich um die Fortentwicklung einzelner in der Gruppe bemüht, sorgt er gleichzeitig mit für eine ruhige Entwicklung der Gruppe. So wird Nachsorge wieder zur Vorsorge.

Dabei ist es natürlich notwendig, daß ein Verständnis zwischen den Gruppen und den Ärzten und den in unserem Falle dazwischengeschalteten Sozialarbeitern herrscht, so daß der Hausarzt wirklich als Gradmesser von Veränderungen dienen kann. Es darf eben nicht ein Antiprofessionalismus entstehen, der verhindert, daß die Patienten in die hausärztliche Praxis zurückkommen und dort ihre normalen

Alltagsbeschwerden und die normalen häufigen Erkrankungen vorstellen. Nur durch diese Rückkopplungen wird vermieden, daß es zu Reibungen in diesem Netzwerk kommt.

„Wandel des Arztens"

Die Erfolge der Medizin in der zweiten Hälfte des vergangenen Jahrhunderts sind unbestritten: Der Anteil der Infektionskrankheiten an allen Todesursachen ist von 50 auf 1% gesunken, und die mittlere Lebenserwartung des Menschen ist seit Louis Pasteur von 35 auf 70 Jahre, also um das Doppelte angestiegen. Diese stürmische Entwicklung wurde von allen Menschen mitgetragen und so kam es, daß wachsende Hygiene den Sieg über die Infektionskrankheiten erbrachte. Die Menschen haben nach den Erkenntnissen der Medizin ihr Verhalten geändert.

Wenn wir nun die Todesursachenstatistik unserer Jahre ansehen, so ist die Frage berechtigt, ob nicht neuerlich eine solche Umwälzung in der Medizintheorie in unseren Anschauungen über Krankheitsprozesse und Krankheitsursachen erreicht werden muß. Die nichtmenschliche Umwelt, die Natur hat an Bedeutung verloren; der Mensch ist für den Menschen eine Gefahr geworden. Die moderne Streßforschung hat uns gezeigt, daß nicht das, was uns widerfährt, krankmacht, sondern die Art, wie wir auf Konflikte in unserem Leben reagieren. Nur wenige Formen falschen Verhaltens sind es, die unser Leben bedrohen: das Zigarettenrauchen, Hetze, Ehrgeiz und Spannung, Fehlernährung und Übergewicht, Alkohol- und Drogenmißbrauch sowie unzureichendes körperliches Training. Warum ist es aber nicht möglich, daß wie im vergangenen Jahrhundert diese Gefahren durch kluges Verhalten der Menschen gebannt werden können? Die Antwort ist einfach. Das Leben nach den Regeln der Hygiene ging mit einer Verbesserung der Lebensqualität Hand in Hand und war ein Symbol wachsenden Wohlstandes, was den Menschen Befriedigung verschaffte. Heute ist das, was scheinbare Befriedigung bringt, lebensgefährlich geworden. Die Überforderung im Alltag bringt Anspannung, und so wird der einzelne zur Quelle des Ärgers für den anderen. Die Folge davon ist, daß immer mehr Menschen hilflos werden, und immer mehr Menschen darauf mit Krankheit antworten. Krankheiten und seelische Störungen, die sich letztlich an den Organen manifestieren. Was tun wir dagegen, wir Hausärzte? Nun wir versuchen, die somatischen Erkrankungen nicht zu übersehen und fördern Selbstvertrauen und das Wachsen der Persönlichkeit in unseren Patienten. Doch immer wieder machen Menschen andere Menschen durch Gleichgültigkeit krank. Ganz sicher würden diese, wenn es ihnen bewußt würde, ihr Verhalten ändern wollen. So stellt sich uns Hausärzten die Aufgabe, unseren Patienten ihr falsches Verhalten im Gespräch vor Augen zu führen und ihnen die Möglichkeit zu bieten, das Fehlverhalten zu ändern.

Gelingt es, ärztliches Handeln in die Strukturen eines gemeindenahen Verbundes einzubeziehen und damit den Selbsthilfegedanken und die Selbsthilfegruppe zu einem festen Bestandteil unseren „Arztens" zu machen, so muß notwendigerweise ein Gutteil der immer noch vorhandenen Asymmetrie zwischen Patient und Hausarzt zugunsten eines partnerschaftlichen Verhältnisses sich verändern. Der Hausarzt muß ein bißchen mehr Co-Patient, der Patient ein bißchen mehr Co-Therapeut für sich selber werden. Jeder für sich bedarf eines neuen Selbstverständnisses, und über allem steht die Bereitschaft und die Fähigkeit zur Kooperation. In einem doppelten Sinne (Abb. 1) hat die Selbsthilfegruppe dann Einfluß auf Krankheitsentstehung: Selbsthilfegruppen sind in der Lage, das problemlösende Verhalten ihrer Mitglieder zu steigern. Sie sind zweitens in der Lage, im Rahmen der Rehabilitation Unbehagen durch stattgehabte Krankheiten und Organdefekte zu erleichtern und zu beseitigen. Auf diese Weise wird Krankheitsentstehung behindert und die Heilung bestehender Erkrankungen erleichtert. Nachsorge wird zur Vorsorge.

Literatur

Basler HD, Haehn KD et al. (1985) Verhaltensänderung adipöser essentieller Hypertoniker. Allgemeinmedizin 14 (1): 18
Ferber C von, Badura B et al. (im Druck) Forschungsverbund Laienpotential, Patientenaktivierung und Gesundheitsselbsthilfe. Integrierter Abschlußbericht. Springer, Berlin Heidelberg New York Tokyo
Grol R, Eijk J van et al. (1985) Die Prävention somatischer Fixierung. Springer, Berlin Heidelberg New York Tokyo, S 8
Hesse E (1984) Hilfe beim Partnerkonflikt. Allgemeinmed Int 13 (2) 59-63
Lisdonk E van de (1985) Das Eisbergphänomen in der hausärztlichen Versorgung. Allgemeinmedizin 14 (3/4): 90
Moeller ML (1978) Selbsthilfegruppen. Rowohlt, Reinbek
Moeller ML (1981) Anders helfen, Selbsthilfegruppen und Fachleute arbeiten zusammen. Klett-Cotta, Stuttgart, S 18
Peseschkian N (1977) Positive Psychotherapie. Fischer, Frankfurt/Main
Schauwecker CH (1983) Selbsthilfegruppen für Menschen mit chronischen körperlichen Krankheiten. In Studt H (Hrsg) Psychosomatik in Forschung und Praxis. Urban & Schwarzenberg, München
Trojan A, Kickbusch I (1981) Gemeinsam sind wir stärker. Fischer, Frankfurt/Main, S 135

9.7 Streß und Entspannung

H. Zeier

Die ganzheitliche Betrachtung des Menschen versucht, körperliche und geistig-seelische Vorgänge nicht zu trennen, sondern in ihrer gegenseitigen Abhängigkeit zu erfassen. Wechselwirkungen zwischen Körper und Psyche, bzw. Gehirn und Geist (Eccles u. Zeier 1980), äußern sich auch in den Phänomenen Streß und Entspannung, die sich weder rein psychologisch noch rein physiologisch, sondern nur psychophysiologisch verstehen lassen. Streßbewältigung und Entspannung sind bis zu einem gewissen Grade erlernbar, beispielsweise durch systematisches Verhaltenstraining, das sich auf die Grundsätze der Lerntheorien und der Verhaltensmodifikation stützt.

342 H. Zeier

Was ist Streß?

Das Erleben von *Bedrohungen und Belastungen* des körperlichen und geistig-seelischen Wohlbefindens sowie die Ungewißheit, ob man diesen Bedrohungen und Belastungen gewachsen ist, bewirkt psychophysiologische Vorgänge, die man als *Streß* bezeichnet. Die auslösenden Reize heißen Stressoren. Sie bewirken Verhaltensäußerungen, sog. Streßreaktionen. Streß selber dagegen ist eine innere, nicht direkt sichtbare Reaktion des Organismus. Er entscheidet, ob etwas als Streß erlebt wird oder nicht. Dieses Erleben ist willentlich kaum direkt beeinflußbar und hängt vor allem von der persönlichen Bedeutung der jeweiligen Situation ab (s. Abb. 1).

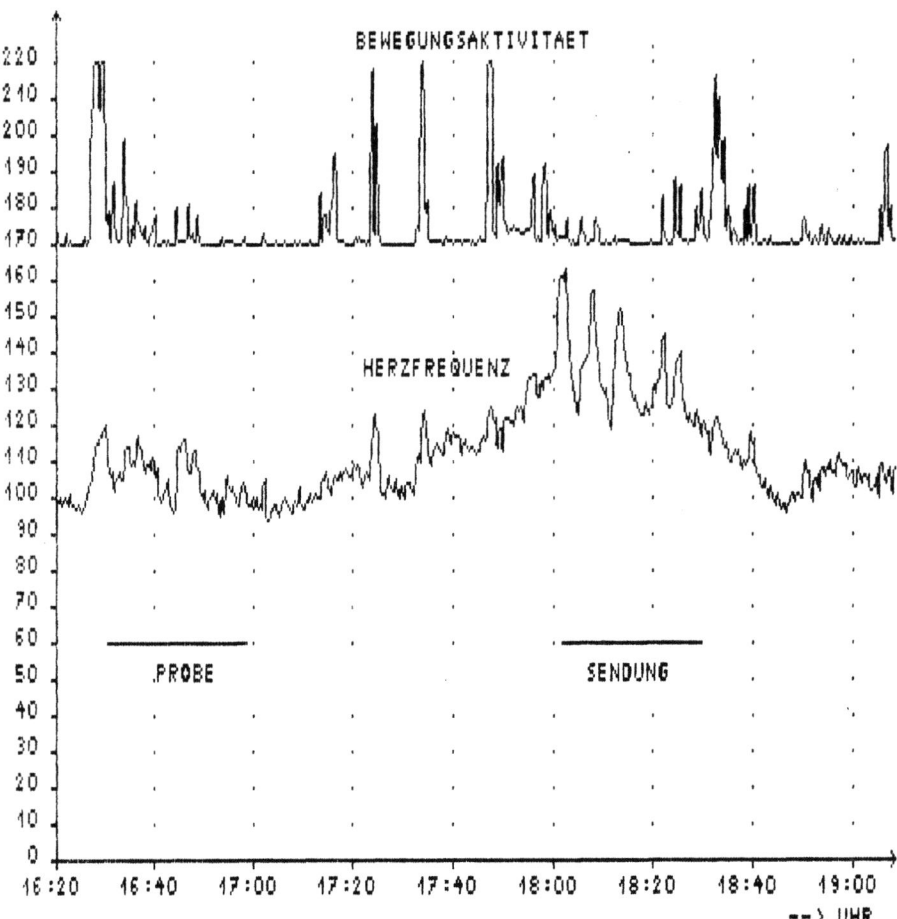

Abb. 1. Ein professioneller Fernsehmoderator zeigte bei der Probe keinen merklichen Anstieg der Herzfrequenz, sondern es kam erst zum Anstieg der Kurve, als die eigentliche Sendung begann. Die obere Kurve, die schon kleinste Körperbewegungen anzeigt, beweist, daß psychische Erregung und nicht etwa körperliche Aktivität die markanten Herzfrequenzsteigerungen bewirkt

Die physiologische Reaktion auf Streß beschrieb Hans *Selye* treffend als Alarmreaktion, Anpassungsreaktion und Erschöpfungsreaktion. Die *verhaltensmäßig* beschreibbaren *Streßreaktionen* lassen sich in *Kampf- und Fluchtreaktionen* einteilen. Die aktive Auseinandersetzung mit Streß bezeichnet man als Kampfreaktion. Sie ist häufig begleitet von *Nervosität, Gereiztheit, motorischer Unruhe und Aggressivität.* Kampfreaktionen können auch zu chronischen Verkrampfungen führen, die man meist erst dann merkt, wenn dadurch Muskelbeschwerden entstanden sind. Weiß man dagegen nicht, mit welchem Kampfverhalten man in einer Streßsituation allenfalls Erfolg haben kann, kommt es häufig zur Fluchtreaktion. Das Spektrum dieser Reaktionsweise reicht von *Vermeidungsverhalten, Selbstunsicherheit und Resignation bis hin zur Depression.*

Wie läßt sich Streß bewältigen?

Erfolgreicher Umgang mit Streß kann zu einer gewissen *Immunisierung* führen, auf ähnliche Weise wie wir Immunität gegen Krankheitserreger erwerben. Streß läßt sich aber nie völlig ausschalten, sondern höchstens verringern. Er gehört zum Leben und ist eine Folge unserer Freiheit und der Leistungsfähigkeit unseres Nervensystems. Je undeterminierter das Verhalten ist und je differenziertere Erwartungen ein Nervensystem bilden kann, um so größer ist die Ungewißheit, ob man den erkannten Bedrohungen und Belastungen gewachsen ist. Die Frage: „Guter oder schlechter Streß?" ist deshalb falsch gestellt. Streß an sich ist weder gut noch schlecht, sondern einfach eine Eigenschaft des Lebens. Wer sich dem Risiko Leben aussetzt, muß Streß und Gefahr in Kauf nehmen. Die von Selye postulierte Unterscheidung zwischen Distreß und Eustreß vermengt die Konzepte Streß, Motivation und Arousal.

Wie jemand Streß erlebt und verarbeitet, hängt letztlich von seiner Persönlichkeit ab, also von angeborenen und erworbenen Faktoren, die sowohl seinen physiologischen als auch seinen kognitiven Verhaltensstil (Wahrnehmungs-, Fühl- und Denkgewohnheiten) formen. Um Streß zu bewältigen, müssen wir in erster Linie *Ungleichgewichte verkraften* können. Dies zu erlernen, ist eine wichtige Aufgabe der Erziehung. Ungleichgewichte verschiedenster Art bilden das Salz des Lebens. Sie machen das Leben spannend, erzeugen Arousal und Verhaltensaktivität. Ohne Ungleichgewichte dagegen wäre das Leben todlangweilig. Motivation entsteht durch Ungleichgewichte zwischen den subjektiven Bildern unseres Istzustandes und gewünschten Sollzuständen. Das subjektive Bild des Istzustandes umfaßt Wahrnehmungen und Vorstellungen über unser eigenes Haben, Sein und Können sowie über jenes der Umwelt. Der gewünschte Sollzustand besteht aus den Erwartungen, die wir gegenüber uns selbst und unserer Umwelt haben. *Vermeidbarer Streß entsteht, wenn wir unsere Situation und unser Verhalten falsch beurteilen* (Abb. 2).

Falsche Beurteilungen und Erwartungen ergeben sich:

- durch falsche Einschätzung der aktuellen Situation und Nichtermittelnkönnen des dazu passenden Verhaltens,
- falsche Einschätzung der Folgen unseres Verhaltens (viele soziale Schwierigkeiten beruhen gerade auf derartigen Mißverständnissen),

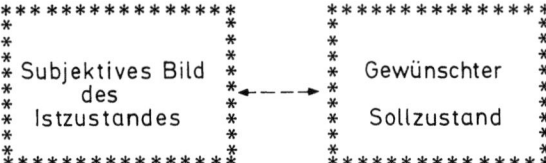

Abb. 2. Ungleichgewichte zwischen subjektiven Bildern unseres Istzustandes und gewünschten Sollzuständen sind die treibenden Kräfte unseres Verhaltens

- falsche Beurteilung der eigenen Möglichkeiten,
- falsche oder zu hohe Erwartungen, die wir selbst oder andere an uns stellen.

Derartige Fehler beruhen vielfach auf Informationsdefiziten. *Wir müssen deshalb lernen, das eigene Verhalten und seine Folgen zu analysieren.* Dieses Rezept kann als eigentliche *Grundregel zur Streßbewältigung* bezeichnet werden. Situationsanalysen führen zur Erkenntnis, *welches Verhalten in welcher Situation angezeigt ist. Wirkungsanalysen* liefern die Information, wie sich die Umwelt verhält und beeinflußt werden kann, wie wir mit unserer Umwelt umgehen müssen. Sie zeigen uns ferner die eigenen Möglichkeiten auf und schärfen die Fähigkeit *das eigene Verhalten zu beobachten.* Dazu gehört auch die Beobachtung der Streßreaktionen und der Körpersignale, die Aufschlüsse über die Streßanfälligkeit vermitteln. Ferner die ständige Überprüfung, ob unser Verhalten die Mitmenschen streßt, was man ebenso wie eigenen Streß zu vermeiden suchen sollte.

Einige Verhaltenstips

Die auf den Lerntheorien fußende Disziplin der Verhaltensmodifikation zeigt, wie sich menschliches Verhalten ändern läßt (Zeier 1984). Die folgenden Verhaltenstips zur Bewältigung des Alltagsstresses entstammen einem Programm (Sandoz AG 1982), das diese verhaltenswissenschaftlichen Grundsätze anwendet.

1. *Planen des Tagesablaufes:* Am Morgen sollte man zuerst ganz in Ruhe das Tagespensum festlegen und die einzelnen Ziele nach ihrer Wichtigkeit einordnen, d.h. Prioritäten setzen nach dem Motto „Beschäftige dich heute nicht mit dem, was sich morgen von selbst erledigt". Ein gut strukturierter Tagesplan erleichtert die Arbeit und vermindert den Streß, wirkt also als „Antistreßagenda".
2. *Mach mal Pause:* Wenn man etwas erledigt hat, sollte man eine kurze Pause einlegen. Dadurch merkt man, wie gut es vorwärts geht. Ferner entkrampfen Pausen festgefahrene Situationen, auch im Umgang mit anderen Menschen. Sie bringen eine Art Urlaubsstimmung in den Alltag.
3. *Belohne dich:* Für das Erreichen seiner Ziele sollte man Belohnungen aussetzen, indem man sich etwas Besonderes gönnt oder sich einfach mit einem Kompliment verbal bestätigt. Man kann sich aber auch belohnen, indem man anderen eine kleine Freude macht. Dabei ist nicht nur aufgabenorientiertes, sondern auch zwischenmenschliches Verhalten zu beachten und durch Belohnungen zu verstärken.

4. *Mach am Feierabend einen dicken Punkt:* Am Ende der Arbeitszeit sollte man Feierabend machen und das Unerledigte auf die Liste des nächsten Tages setzen. Eventuell notwendige Überstunden sind im voraus einzuplanen, man ist dann rechtzeitig darauf eingestellt und fühlt sich nicht frustriert. Man sollte nach Arbeitsschluß auch nicht zu lange über begangene Fehler und Fehlentscheidungen nachgrübeln, sondern lediglich überlegen, wie es das nächste Mal besser gemacht werden kann.
5. *Tu etwas beim Nichtstun:* Wenn wir abends faul vor dem Fernseher liegen oder die Zeitung lesen, so kann dies sicher helfen, abzuschalten und sich zu entspannen. Wichtig ist aber, daß wir einen gewissen Anteil der Freizeit aktiv verbringen. Man sollte deshalb auch die Freizeit planen und erreichbare Ziele setzen. Dadurch lassen sich Frustrationen vermeiden, die durch Langeweile oder Orientierungslosigkeit entstehen. Wichtig ist vor allem auch *genügend körperliche Aktivität,* insbesondere wenn man einen bewegungsarmen Beruf ausübt. Vernünftig betriebener Sport wirkt sich positiv auf das körperliche und psychische Befinden aus. Hier liegt eine sehr große Bedeutung des Sports.

Als Streßpuffer und Mittel zur Verhinderung von Ungewißheit wirken auch ein regelmäßiger Tagesablauf sowie stabile Beziehungen zur physikalischen und sozialen Umwelt. Für die Lebenszufriedenheit ist schließlich eine positive Verhaltensbilanz von Bedeutung. Wir sollten mehr Aktivität und Energie für das Herbeiführen von Positivem einsetzen können, als wir für das Beseitigen oder Verhindern von Negativem aufwenden müssen.

Körperliche und geistige Aktivität ist ein grundlegendes Merkmal menschlichen Lebens. Kurze Aufregungen, egal ob positiv oder negativ empfunden, verträgt i. allg. jeder. Spannung und Ungleichgewichte gehören nun einmal zum Leben. *Dauernde Anspannung ist ebenso schädlich wie dauernde Spannungslosigkeit und Langeweile.* Entscheidend ist die Dynamik, d.h. der Wechsel zwischen Spannung und Entspannung. Ähnlich wie wir dem Körper eine Sauna zumuten, dürfen wir auch die Psyche in Wechselbäder stürzen, was die psychische Belastbarkeit stärkt. Wenn aber Streß zu chronischer Kampfbereitschaft führt, kann man versuchen, die Verspannung durch ein Entspannungstraining zu lösen. *Entspannungstraining* ist aber nur *eine* von mehreren Möglichkeiten, die Streßbewältigung zu erleichtern. Wenn Streß dagegen Fluchtreaktionen und insbesondere depressives Verhalten bewirkt, ist eher *Verhaltensaktivierung,* also ein aktives Verhaltenstraining angezeigt.

Wie kann man sich entspannen?

Im normalen Tagesrhythmus sollte in erster Linie der *Schlaf* für Entspannung sorgen. Gesunder Schlaf ist die natürlichste und wohl beste Art zu entspannen. Bei Schlafstörungen können Entspannungsübungen helfen. Schlafstörungen sind aber immer ein Hinweis auf psychische Probleme, die sich nicht allein mit Entspannungsübungen lösen lassen. Eine weitere natürliche Art sich zu entspannen, ist das *Ausüben wenigstens einer beglückenden Tätigkeit,* beispielsweise ein Hobby, das voll absorbiert. In irgendeinem kleinen Bereich sollte jeder etwas Besonderes leisten können, was sein Selbstwertgefühl stärkt. Wenn nicht alle dasselbe Ziel, sondern individuell maßgeschneiderte Ziele anstreben, hilft dies überdies mit, den innerhalb einer Gesellschaft herrschenden Verteilungskampf zu entschärfen. Von großer Bedeutung sind auch *körperliche Betätigung* und Sport. Beispielsweise haben Untersuchungen gezeigt, daß ein regelmäßig durchgeführtes Turnprogramm ebenso entspannend wirkt wie im gleichen Ausmaße praktizierte klassische Entspannungsübungen.

Zum Erreichen von Entspannung werden auch verschiedenste *Übungen* angepriesen. Gemeinsames Merkmal aller Entpsannungsmethoden ist das Binden der Aufmerksamkeit, wodurch das Bewußtsein von den Alltagsproblemen abgelenkt wird. Entspannung läßt sich aber nur erlernen, wenn man regelmäßig übt. Die Entspannungsreaktion muß zunächst in einer Situation eingeübt werden, die man als angenehm empfindet, damit man diese Entspannungsreaktion bei Bedarf auch unter Belastung auslösen kann.

Das Vorhandensein einer *Unzahl von Entspannungsmethoden* legt den Schluß nahe, daß keine ideal ist oder daß, je nach Person, die eine oder andere Methode zweckmäßiger und erfolgreicher ist. Es gibt denn auch bis heute keine Untersuchung, die die Überlegenheit einer bestimmten Methode gesichert nachgewiesen hat. Entspannungsübungen sind zwar *kein Ersatz für fehlende psychische Belastbarkeit und fehlende Alltagsfertigkeiten*. Sie lassen sich aber als ein wertvolles, unterstützendes Hilfsmittel einsetzen, im Sinne einer psychohygienischen Maßnahme. Das Hauptproblem liegt in der Motivation: Wie kann man jemand dazu bringen, *regelmäßig zu üben?* Welches die im Einzelfall angezeigte Methode ist, entscheidet sich an dieser Frage.

Streß und Entspannung sind Eigenschaften des Lebens. Um damit umgehen zu können, müssen wir in erster Linie die Dynamik zwischen beiden Zuständen erleben. Gewisse Verhaltenstechniken können helfen, diese Dynamik besser zu bewältigen und gezielt zu beeinflussen. Derartige Verhaltenstechniken müssen aber in die Gesamtpersönlichkeit und den Lebensstil integriert sein, damit sie den gewünschten Effekt erzielen. Diese Integration läßt sich am ehesten bewerkstelligen, wenn es gelingt, auf natürlich vorhandene Fähigkeiten zurückzugreifen und dann ständig weiterzuentwickeln. Derartig verstandene Streßbewältigung ist nicht nur Lebensaufgabe, sondern auch Entwicklungschance.

Literatur

Eccles JC, Zeier H (1980) Gehirn und Geist. Reihe Geist und Psyche, Bd 2225. Kindler, München

Sandoz AG (Hrsg) (1982) Gesundheit lehren. Sandoz AG, Basel

Zeier H (Hrsg) (1984) Lernen und Verhalten, Bd 1: Lerntheorien; Bd 2: Verhaltensmodifikation. Beltz, Weinheim Basel

10 Vermittlung eines zeitgemäßen Menschenbildes

> Es wird immer wichtiger, dem werdenden Menschen eine volle Beziehung zu der ihn umgebenden Wirklichkeit des Lebens zu vermitteln, eine reiche Beziehung, in der die Forschung jenseits unserer naiven Erfahrung ihre Stelle hat, ohne daß sie dem Menschen die Heimat raubt, in der er mit seinem ganzen Wesen wurzeln sollte.
>
> Adolf Portmann

Einleitung

Während in Kapitel 3 die inhaltlichen Leitlinien für den Aufbau einer medizinischen Anthropologie angedeutet wurden, soll nun in diesem Schlußkapitel skizziert werden, welche Aufgaben eine „allgemeine Lehre vom gesunden und kranken Menschen" zu erfüllen hat und *wer* sie *wie* vermitteln könnte.

Neben vielen anderen Ärzten, die oben zitiert wurden, hat sich vor allem Paul R. Vogler nach seiner Emeritierung als Direktor der 3. medizinischen Klinik der Charité und Professor an der Humboldt-Universität Berlin mit ganzer Kraft für eine neue Lehre vom Menschen eingesetzt. Er hat die Herausgabe einer „Neuen Anthropologie" in Gang gebracht, ist aber leider allzu früh 1969 verstorben. So erschienen dann unter der Herausgeberschaft von H.-G. Gadamer in der zitierten Reihe eine biologische, eine psychologische, eine philosophische, eine Sozial- und eine Kulturanthropologie, aber keine medizinische Anthropologie.

Vogler hatte nun in einem Vortrag zusammengefaßt, was er sich unter „integraler Anthropologie" vorstellt und welche Möglichkeiten er sah zur Überwindung der Zersplitterung der Medizin und der Humanwissenschaften in Einzeldisziplinen - gerade auch im Hinblick auf die Lehre. Wegen seiner grundlegenden Bedeutung möchten wir diesen Vortrag, der vor 1969 gehalten wurde und 1972 mit dem Titel „Disziplinärer Methodenkontext und Menschenbild" als Einführung im ersten Band der „Neuen Anthropologie" erschienen ist, fast ungekürzt übernehmen, auch wenn unwesentliche Einzelheiten, z. B. in der Genetik, inzwischen anders gesehen werden.

Wir danken dem Thieme-Verlag für die Überlassung der Druckrechte.

10.1 Integrale Anthropologie als Aufgabe aller Humanwissenschaften

P. Vogler †

Bewußtseinsänderung durch wissenschaftliche Modellbildung

Eine der Konvergenztendenzen moderner Wissenschaften drängt auf Arbeit am Menschenbild, denn die Zeit politisch korrumpierter anthropologischer Vorstellungen hat an der spezifisch humanen Bemühung um ein Selbstverständnis nichts ändern können. Der Frage nach der menschlichen Leistungsfähigkeit kann nur die umfassende Analytik entsprechen, mit der eine Reihe großer Disziplinen an den Gegenstand herantreten: Genetik, Medizin, Biologie überhaupt, Psychologie, Sozialwissenschaft, Philosophie und Ethnologie. Sie tragen die moderne Anthropologie und haben ihr einen Raum weit über Humangenetik und Anthropometrie hinaus erobert. Auch außerhalb ihrer läßt sich kaum eine Disziplin ohne anthropologische Problematik auffinden.

So erleben Anthropologie und Menschenbild gegenwärtig eine Renaissance, die gewiß auch eine rasche Rehabilitierung der beiden Begriffe bringen wird, die aber auf den neuen Inhalten und veränderten Methodenkontexten der beteiligten Wissenschaften beruht.

Forschungsziele und Methoden der an der Anthropologie beteiligten Disziplinen unterliegen den Entfaltungsgesetzen moderner Wissenschaft: der autonomen Entfaltung eigener Methodenkontexte; der Schwerpunktsetzung in den Forschungsaufgaben; der Ablösung vom humanitären Bezug; der Potenzierung des Einzelwissens, das sich in 30 Jahren vertausendfachen wird; dem *immer größer werdenden Defizit an Integration,* das sich vielfältig zu „Überrollungsproblemen" auswächst.

Bei einem solchen Phänotyp von Forschung fragen sich die Fakultäten, *wie die Lehre dem folgen soll,* eine Lehre, die auf ein Grundverständnis der Methodik und eine rational und gedächtnismäßig beherrschbare Gliederung der Inhalte bedacht sein muß, die also heute *extrem kürzen und auswählen* muß, um überhaupt noch irgendein Bildungsziel zu erreichen. Wie aber sollen die Disziplinen ihrer weiteren Lehraufgabe Herr werden, eine breite, aufgeschlossene, wissenschaftlich interessierte Öffentlichkeit zu informieren, zu der gerade die übrigen Fakultäten gehören; wie sollen sie verantwortliche Popularisierung in Wirtschaft, Politik und Gesellschaft zuwege bringen? Diese Aufgaben werden gegenwärtig nur sporadisch gelöst. Irrtümer, breite Informationslücken und Skotomierungen durchsetzen die Räume des allgemeinen Bewußtseins und der öffentlichen Meinung. Der durchgebildete einzelne muß zum halben Spezialisten werden, wenn er sich über ein Gebiet informieren will, das nicht das seine ist. Eine solche Wissenschafts- und Bewußtseinsstruktur verstärkt die *Forderung nach einem anthropologisch fundierten Menschenbild.*

Wie steht es nun um die Möglichkeit einer integralen Anthropologie? Werden unter diesem schillernden Sammelnamen nicht nur *einzelwissenschaftliche Befunde aus ihrem Theorie- und Methodenkontext herausgerissen* und zu einer bunten Reihe verbunden, ist nicht jeder Versuch, Ergebnisse der einzelnen empirischen Wissenschaften aus ihrer Theorie- und Methodenrelativität auf die gemeinsame Ebene einer neuen Anthropologie zu transponieren, von vornherein zum Scheitern verurteilt? Wie wäre das überhaupt zu bewerkstelligen? Dieses Problem wollen wir hier behandeln. Ein Beispiel aus einer biologischen Wissenschaft, der Medizin, und innerhalb dieser wieder aus der Hämodynamik wird zugleich *die bewußtseinsändernde Wirkung wissenschaftlicher Modellbildung aufzeigen* und einen Beleg liefern zu der Frage, ob das Weiterarbeiten in bisherigen Methodenkontexten der Gewinnung fundamentaler anthropologischer Erkenntnisse entgegensteht. Wir müssen das Beispiel genau ausführen.

Hämodynamik

Auf einem internationalen Symposion in Würzburg, Juli 1963, hat der Direktor des Instituts für animalische Physiologie in Frankfurt a. M., Wezler, seinen Ausführungen über den „Diastolischen Herztonus" folgende Worte von Kaspar vorausgeschickt: „Kühner, als das Unbekannte zu erforschen, kann es sein, das Bekannte zu bezweifeln." Er führte dann aus, daß im Lauf der letzten Jahre Erfahrungen, gewonnen in Versuchen an Kalt- und Warmblüterherzen, ihn davon überzeugt hätten, daß es gerade für die Physiologie, für die Pathologie und Pharmakologie des Herzens nötig ist, „... unsere Denkformen zu zerbrechen und uns aus der Herrschaft einer Theorie zu befreien, die einige nur fragmentarische Erkenntnisse zu einem System von Zwangscharakter gemacht hat". Anschließend legte Wezler einem Gremium von 22 Kreislaufforschern aus der ganzen Welt seine experimentellen Ergebnisse über den diastolischen Herztonus vor, die in der Tat geeignet sind, zusammengehalten mit anderen Ergebnissen moderner Wissenschaft, uns zu einer *Revision unserer Auffassung von Herz und Kreislauf zu veranlassen*.

Es erschien William Harvey als eine großartige Naturbemächtigung, das wesentliche Getriebe im Organismus, die Ernährung, den Stoffwechsel aller Organe im Bild eines einfachen Röhrensystems darstellen zu können, mit dem Herzen als einzigem Motor, als Druck- und Saugpumpe: das damals noch völlig unerschlossene Geschehen in einem lebendigen Körper, simplifiziert zu der Alltäglichkeit eines Pumpwerkes; eine geistesgeschichtlich erstaunliche Übertragung des Blickwinkels einer damals heraufkommenden Technik. Erstaunlicher allerdings, wie lange die Physiologie trotz aller widersprüchlichen Befunde daran festgehalten hat, dieses Modell in all seiner Unzulänglichkeit beizubehalten, ja sich und aller Welt zu suggerieren, es sei Wirklichkeit. Weder klinische Beobachtungen, wie etwa das langsame Fortschreiten einer Blutvergiftung, noch offenbare physiologische Absurditäten, wie die 20000 mkg Herzleistung pro Tag, machten nachbetende Wissenschaftler, beflissene Populatoren oder eine unendlich geduldige Laienschaft stutzig. Drei Jahrhunderte beharrte das Dogma. Noch unsere Generation kennt die kombinierten Glasröhrenfiguren, die den Kreislauf und seine Pumpstation verdeutlichen sollen.

Unüberlegt wurde hingenommen: Dieser kleine Herzmuskel soll eine Flüssigkeitsmenge von 6–8 Litern von dem spezifischen Gewicht 1060, der Viskosität von 4,6–4,7 mit einer Kraftleistung von 20000 mkg pro Tag durch ein Röhrensysten vom stark wechselndem Volumen hindurchtreiben. Man versuche einmal, mit der etwa herzgroßen Faust eine solche Pumpbewegung auch ohne jedes tatsächliche Pumpen auszuführen und sehe zu, wann man ermüdet. Das Herz aber sollte das in gleichmäßigem Rhythmus den ganzen Tag tun, die Nacht, heute, morgen, alle Tage und Nächte. Es ist das ständige Erlebnis des Arztes, vor Herzen zu stehen, denen man absolut nicht eine solche Saug- und Pumpfunktion zutraut und die trotzdem mitsamt dem Organismus, zu dem sie gehören, weiterleben. Bei schwer Dekompensierten hört trotz des Vollaufens der Gewebe und der fast vollkommenen Zirkulationsstörung das Herz zunächst nicht zu schlagen auf. Ein zerdehnter Herzmuskel, ein Riesenherz, kann in einem kompensierten Kreislauf stehen, obzwar unfähig, wie das Röntgenbild zeigt, Pumpkontraktionen auszuführen. Daß Vernunft keine Rolle spielt, wenn dogmatisiert wird, läßt das Beispiel der Durchströmung der Leber auch den Laien erkennen. Sie steht ja im Kreislauf. Wer könnte sich ernsthaft vorstellen, daß bei einem Kapillardruck von praktisch null dieses ferne Herz durch die Mesenterialarterien des Darmes, durch den Dschungel ihrer kapillären Verzweigungen das Blut in die Pfortaderkapillaren hinein und dann durch die Lebervene hinauf zur Leber treiben könnte, wo es dann zum zweitenmal in ein solches kapilläres Dschungelgebiet verteilt, wieder gesammelt und durch die Lebervene nach oben, zum rechten Herzen gebracht werden sollte? Dies, um eine der absurden Folgerungen jener Modellbildung auszuführen, deren es Dutzende gibt. Aber das Dogma stand ungerührt, von der Wissenschaft bis zum Allgemeinbewußtsein. Noch finden sich Reste davon in unseren Lehr- und Handbüchern. Nun allerdings können wir jenes Würzburger Symposion als den *endgültigen Abschluß eines 300jährigen Irrtums* ansetzen; nun erst wird eine nach allen Seiten gesicherte, völlig neue Darstellung der Blutbewegung und der Rolle des Herzens *auch für den Laien* möglich.

Zwar hatte schon August Bier gesehen, daß selbst unter den schwierigsten Umständen blutbedürftige Körperteile arterielles Blut anlocken. W. R. Hess fand den Ernährungsreflex, der sich je nach der Intensität seiner Auslösung in die nähere und weitere Umgebung fortsetzt. Er führt zur Engerstellung einiger Stromgebiete, auch in Milz und im Venensystem, zur Verstärkung der Herztätigkeit, zur Adrenalinankurbelung und zur Weiterstellung der Gefäße im Ursprungsgebiet des Reflexes. Auf diese Weise bekommt jedes Organ die Blutmenge, die es jetzt und hier nötig hat. Dieser Ernährungsreflex ist ein Mantelgesetz vielfältig ablaufender, einzeln studierbarer Vorgänge. Sein Komplement ist der Entlastungsreflex, der Kreislauf und Atmung ökonomisiert, überschüssige Leistungen vermeidet und nichttragbare Leistungen verhindert.

Das alles vollzieht sich etwa so: Die Stoffwechselbedürfnisse der Gewebe erfüllen sich in den Kapillaren. Das erste anstoßgebende venöse Blutquantum wird aus einem Blutspeicher auf nervalem Wege mobilisiert, weil irgendwo eine erhöhte Anforderung auftaucht. Peripherie und Venensystem entwickeln nun aktive Kräfte, die den Blutstrom zum Herzen fördern und ihn regulieren. Wir sehen, bis zu welchen Graden im gestauten Arm bei der Venenpunktion der Venendruck steigt, wie der Strahl herausgepreßt wird, obwohl durch die Binde die Aspirationskraft des Herzens ausgeschaltet ist. Dies mag einen Begriff geben von der „vis a tergo", die hinter dem Kreislauf, hinter Herz und Gefäßen steht und sich etwa unter dem Bilde von Gebirgsbächen, die zu immer größeren Einheiten zusammenschießen, fassen läßt. *Im Organismus ist das alles nun gesteuert.* Das venenmotorische Zentrum steuert den Tonus der Gefäßwände, aber auch vom arteriellen System gehen reflektorische Steuerungen des Venentonus aus. Vom Zusammenspiel dieser Venenmotorik mit dem System der Ernährungs- und Entlastungsreflexe hängt das Schicksal des Herzkranken ebenso ab wie vom Zustand des Herzmuskels.

Nun die Peripherie: Die Blut- und Lymphgefäße existieren ja nicht isoliert. Sie haben sich entwicklungsgeschichtlich aus dem Bindegewebe herausdifferenziert, sie sind eingesponnen in das Gitterfasernetz, in das feinste Faserwerk des elastischen Bindegewebes. Hier stoßen wir auf den zweiten verhängnisvollen Irrtum William Harveys, der Kreislauf sei ein in sich geschlossenes Röhrensystem. Die moderne Gewebeforschung, Histologie und Anatomie haben erwiesen, *daß der Kreislauf in der Peripherie offen ist,* daß dort osmotisch der regste Austausch herrscht, daß auch ein direkter Flüssigkeits- und Zellentransport besteht und die Interzellularsubstanzen des Bindegewebes die strukturelle und funktionelle Fortsetzung des Kapillarsystems darstellen. Wir haben also als letzte Einheit des Kreislaufs nicht mehr die Kapillaren anzusehen, sondern das Gewebe, die extravaskulären Lücken im Gewebe.

Die Hämodynamik hat nun jeden einzelnen der Teilkreisläufe, also Lungenkreislauf, Nierenkreislauf, Leberkreislauf usw., für sich untersucht und festgestellt, wieviel Automatik in diesen Kreislaufprovinzen liegt. Der Schlußstein ist allerdings durch die Entdeckung Wezlers gesetzt worden. Nach der herrschenden Lehre, die noch heute in Physiologiebüchern steht und auch in der Klinik noch maßgebend ist, verhält sich das Herz in der Diastole völlig passiv. Der Füllungsdruck von den Hohlvenen her entfaltet die schlaffen Ventrikelwände und stößt auf rein passive Widerstände. Wezler konnte nun nachweisen, daß die Füllung des Herzens am Ende der Diastole von einer aktiven Widerstandskomponente des Herzmuskels, vom Tonus des Myokards, entscheidend mitbestimmt wird. Die Stärke dieser aktiven diastolischen Myokardtätigkeit variiert ungemein. Jede einzelne Füllung kann im Prinzip von der vorigen verschieden sein oder auch der vorigen auf lange Strecken gleichbleiben, der aktive Widerstand kann auf längere Strecken an- und absteigen.

Dieser diastolische Tonus ist von den Änderungen des Herzschlags, von den Druckänderungen des arteriellen und venösen Systems und von extrakardialen Regelungsvorgängen hormonaler oder vegetativer Natur völlig unabhängig; er ist eine physiologische Grundtatsache. Die aktive Variation des Tonus schafft die beste Ausgangsstellung für die Systole des Herzens. Wir erkennen heute: *das Herz ist im wesentlichen ein regulierendes Organ.*

Das sind die wichtigsten neuen Tatsachen, die zu einem neuen Modell führen müssen. Dieses Modell der Tätigkeit von Herz-Ader-System und Peripherie wird sich in keiner Weise mehr so simpel formulieren lassen wie das Modell Harveys. Die Hämodynamik könnte bereits darangehen, es zu formulieren, vielleicht in Zusammenarbeit mit Zoologie und Physik.

Die Frage ist nun: *Sind diese Ergebnisse anthropologisch relevant, oder ist es gleichgültig, welche Vorstellungen von Herz, Gefäßen, Blutlauf und Peripherie geformt und dem öffentlichen Bewußtsein eingegeben werden?* Ist es gleichgültig, mit welchen Vorstellungen von diesem Zentralgebiet der Physiologie ein jeder von uns herumläuft, ist es gleichgültig, welche Vorstellungen andere Disziplinen entwickeln und mit welchen Vorstellungen ihre Wissenschaftler leben? Sehen wir zunächst von der Angstvorstellung ab, die den Unwissenden überkommt, wenn er sich die unerhörte Leistung, die von jenem kleinen Muskel gefordert wird, vorstellen soll, und die einfach von ihm abfällt, wenn er die Dinge neu begreift. Kann es beliebig sein, mit welchem Modell einer lebt, mit dem mechanischen der Druck- und Saugpumpe oder mit dem beinahe pflanzlichen Modell, wie es sich in der modernen Forschung abzeichnet? Wird sich hier nicht auch das Körpererleben und das Lebensgefühl ändern? Lassen sich nicht viele kleine Beobachtungen in ganz anderer Weise verstehen, wenn sie sich keinem System kommunizierender Röhren mehr einpassen müssen, ganz abgesehen von dem Wegfall eines Stückes Preisgegebenheit und einer veränderten Deutung von Soma, Psyche und Kosmos?

Ganz allgemein *werden die Modelle in Medizin und Biologie lebendiger, nähern sich mehr Wachstumsmodellen und entfernen sich von den Modellen technischer Abstraktion.* Der Mensch als rauchende Fabrik, das war ein Konzept des ausgehenden 19. Jahrhunderts. Ein neues pflanzliches Modell würde sich auch z. B. vom Lymphstrom herstellen lassen, dessen aktive Kräfte wir gerade kennengelernt haben. *Die Ergebnisse, von denen hier berichtet ist, wurden innerhalb eines Teilgebiets der Medizin entwickelt.* Es besteht aber kein Zweifel, daß sie anthropologisch relevante Resultate zeitigten.

Genetik

Die Fehleinschätzungen der Hämodynamik betreffen jeden persönlich, sozusagen privat in seinen Körpererlebnissen, in seinem Denken, in seinem seelischen Befinden. Ein weitertragendes Beispiel bietet sich etwa in der Genetik an. Es ist für die Einschätzung von Geistigkeit heute beinahe entscheidend, ob jemand sich der Evolutionsproblematik gegenüber kritisch einstellt oder den Neodarwinismus in irgendeiner Variante wissenschaftsgläubig akzeptiert. Eine Information der hier gemeinten intellektuellen Öffentlichkeit wird dringlich. Fehlargumentationen, in der Weltauffassung verwurzelt, laufen hier, wie sich leicht zeigen läßt, weiter bis in konkrete Entscheidungen von Wirtschaft und Politik. Der Sozialdarwinismus ist zwar geschlagen, aber in vielen bewußten oder unterbewußt wirksamen Einstellungen lebendig. Sehr ärgerlich wirken sich die *fehlerhaften Modellbildungen* der Evolutionslehre in den nichtbiologischen Disziplinen bis in rein technische Bezirke aus, die fast immer auf *mangelnde Information* zurückgehen. Trotz aller entgegenstehenden wissenschaftlichen Befunde läuft hier ein Gedankengut der ersten Jahrzehnte des 19. Jahrhunderts unreflektiert weiter, das in seinen Modellen *die Welt und alles Humane simplifiziert und verfälscht.* Bei respektablen Wissenschaftlern nichtbiologischer Disziplinen findet man gelegentlich *unerträglich vereinfachende Vorstellungen* über die Abstammungslehre, während doch in Wahrheit der Neodarwinismus und einige seiner späteren Varianten keine Theorie mehr darstellen, die sich unbesehen übernehmen ließe. Extrapolationen sind relativiert, einige Grundannahmen erschüttert. Nicht einmal, daß die paläontologischen Befunde schon das ganze Gebäude gefährden, ist bekannt. Wir meinen darüber hinaus das elementare Faktorenpaar der ungerichteten Mutabilität der Organismen und der Selektion, das eine kausale Erklärung der Evolution, des gesamten stammesgeschichtlichen Geschehens, abgeben sollte. Die Stammesentwicklung würde danach in immer verbesserten Anpassungen an die Umwelt geschehen, in einer stetig wachsenden Differenzierung der Merkmale und Formen. Die Paläontologie zeigt nun – und ihr muß ja eine große Beweiskraft zugebilligt werden, ihr, die doch sämtliche stammesgeschichtlichen Realien in Händen hält –, daß das nicht der Fall ist, sondern daß ein neuer Bauplan vom Range einer Klasse oder Ordnung völlig unvermittelt auftritt, ohne

Bindeglieder, die die Annahme rechtfertigen würden, er sei aus einer anderen Klasse oder Ordnung allmählich durch Mutation oder Selektion herausgewachsen (Schindewolf). Sie zeigt, daß die verschiedenen Entfaltungswege überhaupt nicht ineinander überführbar waren; in den Bauplänen solcher biologischen Einheiten sind Organe und Funktionsgefüge vielmehr alternativ angelegt. Man kann von einem unvermittelten Umklappen von dem einen in einen neuen Zustand sprechen. Die Paläontologie zeigt auch auf andere Weise, daß die Stammesentwicklung keine Summe von Anpassungen sein kann. Ihre Befunde lehren, daß Anpassungsspezialisierung zur Überspezialisierung und zum Absterben führt, niemals aber zu einem Fortschritt in der Stammesentwicklung. Die Genetiker, Entwicklungsphysiologen und Embryologen, die Zoologen und Botaniker, die das gesamte Gebiet beherrschen, nicht nur den hier einzig erwähnten Sektor der Phylogenese, sollten der Öffentlichkeit die nötige Aufklärung nicht länger vorenthalten. Mit bewundernswerter Offenheit stellt die neue Propyläen-Weltgeschichte die Probleme der Entwicklung dar. Der Zoologe Adolf Portmann tritt dort den „... dürftigen Versuchen entgegen, mit den heutigen Kenntnissen der Genetik das Problem des Ursprungs bedeutender organischer Typen, damit auch das des Menschen, lösen zu wollen. Meine eigene Skepsis", so sagt er, „gegenüber diesen vorschnellen Lösungsversuchen ist nicht größer, wo es um den Ursprung des Menschen geht, als wo es sich um die Genese der Vögel oder der Säuger, der Tintenfische oder der Insekten handelt." Die Soziologen haben ohnehin ihr Wort gesprochen: Die Übertragung des Denkstils des damaligen England, Malthus' Bevölkerungstheorie, freier Wettbewerb, Utilitarismus und Aktualitätsprinzip wurden von Darwin auf die Biologie übertragen. *Die Einwände gegen die Mutations-Selektions-Theorie werden heute von Disziplinen erhoben, die eigenständig ihren spezifischen Methodenkontext entwickeln.*

Moderne Genetik kann aber auch ein Beispiel dafür liefern, daß rein logische, szientivistische Disziplinen mit Notwendigkeit zu anthropologischen Folgerungen und Kontakten führen. Ausdrücklich thematisiert wird dort das Problem des genetischen Zustandes und der evolutiven Aussichten des Menschen. Die Richtung der Evolution ist vollkommen ungewiß, das Problem einer möglichen Einwirkung auf sie ungelöst. Entgegen dem popularwissenschaftlichen Darwinismus sollte man der Wahrheit nicht ausweichen, daß es kein biologisches Gesetz oder irgendeine Naturnotwendigkeit gibt, die eine Fortsetzung der Evolution zwangsläufig zur Folge hätte. Evolution garantiert nicht einmal den Fortbestand der Gattung Mensch, und jeder naive Fortschrittsglaube, heutzutage Kind des primitiven Darwinismus, Säugling technischen Fortschritts, kann nur versinken vor der Notwendigkeit dieser Erkenntnis. Wieweit der Mensch hier Aktivität beweisen soll, muß dringlich entschieden werden. Die Vorstellung, die Welt wird es schon irgendwie machen, hat eine fatale fatalistische Komponente.

Die Mutationsbeispiele nämlich, die wir beobachten können (und alle anderen sind hypothetisch), gehen sämtlich negativ aus; sie ergeben eine lange und beliebig vermehrbare Liste von Erbkrankheiten und Verstümmelungen. Die Mutanten der Drosophila, mit der die Genetiker so gerne experimentieren, sind den wild lebenden Arten unterlegen. Das bedeutet, daß der Zufall den Genotypus der Art nicht verbessern, nicht positiv evolutionieren kann. Und was im „Überleben des Geeignetsten" der Geeignetste bedeutet, ist bei der heutigen soziologischen und biologischen Gesamtlage problematisch geworden. Jedenfalls wagt das heute kein Genetiker so ohne weiteres zu beantworten. Die Hilfs- und Kettentheorie von der Umweltänderung, auf die dann eine neue Genkombination eben gerade passen würde, trägt in manchem geradezu apokalyptischen Charakter.

Unterdessen wächst unentwegt die Hypothek genetischer Krankheit und Abnormität. Weit entfernt, die Mutationen einzuschränken, sehen wir zu, wie unsere Technik unüberlegt und unnötig die Mutabilitätsrate erhöht. Während die Schäden durch hochenergetische Strahlung sich auf Strahlenerkrankung und schließlich auf den Tod des Individuums „beschränken" und eine Gefahrenschwelle aufweisen, die zu überschreiten vermieden werden kann, gibt es bei der genetischen Schädigung keine solche Gefahrenschwelle. „Die Zahlen der induzierten Mutationen sind der Menge der angewandten Strahlung direkt proportional, und es gibt keine minimale oder ‚Sicherheitsdosis' der Strahlung, unter der keine Schädigung erfolgt." So Dobzhansky, dessen Gedanken und Formulierungen wir hier etwa gefolgt sind.

Wenn der Mensch nun die Entwicklung seiner Lebensbedingungen kontrollieren und bewußt gestalten muß (die atomare Gefahr ist dabei bekanntlich keineswegs die bedeutendste), wird er von der Genetik erfahren wollen, wie er seine Gene überhaupt einschätzen kann. Wir versuchen, die Trennlinie umweltbedingt – genbedingt – genauer zu ziehen. Das Wissen ist beträchtlich, aber nicht ausreichend. Die Hereditätstabellen sind unvollständig und mit Ungewißheiten durchsetzt. Was die Umwelt aus Genen machen kann, hat die Verhaltensforschung zu klären unternommen; sie hat schöne Erfolge, aber von dem anthropologisch nötigen Wissen ist sie noch weit entfernt.

Wie das einzelne Gen, wie die Genkombination prognostisch einzuschätzen ist, bleibt völlig ungewiß. Da viele Merkmale gleichzeitig beurteilt werden müssen, ergibt sich nicht eine Gentabelle, sondern ein phänomenologisches Verfahren als einziger Ausweg. Dieses Ergebnis ist für die Anthropologie von größter Wichtigkeit. *Letztlich kann nur die ganze Person beobachtet und verstanden werden.* Die Gene, die Genkombinationen, welche die Entwicklung etwa einer bestimmten Hautfarbe, einer möglichen Intelligenz veranlassen, entziehen sich uns. Die Einschätzung der Genotypen kann nur durch die Bewertung der entsprechenden Phänotypen durchgeführt werden.

Die Gene bestimmen im übrigen nur die Reaktion des Organismus gegenüber seiner Umwelt, und jedes Merkmal ist grundsätzlich veränderlich und steuerbar. *Menschliche Entwicklung bedeutet das Zusammenwirken des genetisch Gegebenen mit dem zivilisatorisch Einwirkenden, sei es Fortschritt oder Regression.* So indiskutabel die Ansicht mancher Sozialwissenschaftler ist, die Gene könnten außer Betracht bleiben, so sicher ist andererseits, daß *die zivilisatorischen Wandlungen sehr viel schneller geschehen als die genetischen und daß in der zivilisatorischen Entwicklung uns vieles davongelaufen ist.* Der Mensch ist heute vorwiegend damit beschäftigt, seinen eigenen Fehlentwicklungen in der Technik, bei der Ausbeutung der Erdenergien, seinen psychologischen und soziologischen Fehlentscheidungen zu entrinnen oder sie zu kompensieren. Weltraumforschung begründet man heute mit der notwendigen Erschließung „ungenutzter und unverseuchter" neuer Lebensräume, Eingriffe in die genetische Erbsubstanz versucht man mit der irreversiblen menschlichen Erbentartung durch Fremdstoffe und Fremdkräfte (Friedrich Wagner) plausibel zu machen.

Natürliche Auslese, automatisch, mechanisch und blind, hat aufgehört, effektiv zu sein. Die Selektion kann nicht mehr das tun, was wir wünschen. Die Vererbung defekter Gene wird nicht hintangehalten. Angesichts einer solchen Bilanz zweifelt in der modernen Genetik niemand mehr daran, daß wir etwas tun müssen. Die Bedenken gegenüber Eugenik und Euthenik beginnen sich zu lösen. Aber wissen wir, welche genetischen Ausrüstungen für den Menschen die besten sind? Wir können diese Frage nur dann beantworten, wenn wir uns über Wünschenswertes, über Ziele verständigen. Eine überlegene Kenntnis der menschlichen Biologie würde unmißverständlich klarmachen, welche Organisationsform für den Organismus des gegenwärtigen Menschen optimal ist und durchgeführt werden sollte, meint Dobzhansky. Doch sei die Biologie allein offensichtlich unfähig, auch nur die biologische Evolution des Menschen zu planen, geschweige denn eine kulturelle Evolution. *Bei der Planung menschlicher Evolution einschließlich der biologischen Evolution müsse die Biologie durch das geistige und kulturelle Erbgut des Menschen geleitet werden.* Religion, Philosophie, Kunst, das ganze angehäufte Wissen und die Erfahrung des Menschen seien hier unerläßlich. Unerläßlich, so lautet doch die Folgerung, ist ein korrigierender Begriff vom Menschen. Wir stehen vor der Wahl, wie das Dobzhansky ausdrückt, „zwischen einem kulturellen und biologischen Zwielicht oder einer progressiven Anpassung der menschlichen Gene an seine Kultur beziehungsweise der menschlichen Kultur an seine Gene". Natürlich muß die Kultur den Genen angepaßt werden, solange man die Gene nicht modifizieren kann.

Wir sehen, Genetiker, die auch über Genetik, nicht nur über Gene nachdenken und sich die Lage innerhalb ihrer Wissenschaft und außerhalb ihrer Disziplin rückhaltlos klarmachen, rufen die Hilfe von Kultur- und Geisteswissenschaften an. Was heißt das anders als: Sie fordern eine wissenschaftlich fundierte Anthropologie in wissenschaftlicher und praktischer Absicht.

Soziologie

Offenbar kommt auch der Soziologe nicht ohne das Rudiment einer Gesamtvorstellung von Gesellschaft aus, die bloße methodologische Vorstellungen überschreitet; so in Situationen, bei denen er Fragen mit anthropologischem Gehalt gegenübersteht oder gar verantwortliche Ratschläge erteilen soll. Werthaltigen Fragestellungen, etwa aus studentischen Kreisen oder aus Kreisen von Wirtschaft und Politik, kann er nur mit Kategorien gegenübertreten, die ihrerseits als anthropologisch und wertend qualifiziert sind. Hier zeigt sich, daß die Wissenschaftslogik nur einen Teilbereich der Forschung bestimmen kann. Gewiß: Von ihrer Axiomatik her muß eine positivistische Soziologie es ablehnen, ein Bild vom Menschen in ihre Experimente und Theorien zu mischen. Sie bedarf keines solchen, weil sie es methodologisch exiliert hat. Eine Theorie ist um so besser, je weniger realistisch ihre Annahmen sind, hat Popper formuliert. Theorie wird nach ihrem blanken Aussageerfolg bewertet. Status, Rolle, Rollenerwartung und Sanktion beispielsweise bilden ein Netz sozialer Bezugspunkte, mit denen sich fruchtbar arbeiten läßt. Wir wissen eine ganze Menge über die Unvereinbarkeit von Rollen, über soziale Veränderungen von Rollen usw.

Damit lassen sich konkrete Aussagen über das Verhalten von Menschen und konkrete Prognosen machen. Nur darf sich nicht das Mißverständnis ereignen, daß auch nur ein einziger realer Mensch durch die Kombination seiner Rollen erklärbar ist. Politisches und moralisches Nachdenken müssen hinzutreten und sind unabweisbar. Vor die Unabweisbarkeit eines Menschenbildes gestellt, kann der Soziologe resignieren oder leere Rahmen geben, wie etwa Merton „retreatism" (Resignation) und „rebellion", oder sich in die Philosophie flüchten. Darüber hinaus, meint z. B. Dahrendorf, *gehören Menschenbilder in jenen Bereich der Metatheorie, aus denen oft die fruchtbarsten Anregungen für neue Theorien auftauchen.* Muß so der Soziologe auf alle Fälle ein Menschenbild parat halten, wird es doch noch eine Weile dauern, bis er präzise angeben kann, auf welchen Aussagen und welchen Informationsgruppen er sein Menschenbild aufgebaut hat und wie er beides und seine eigene Synthese daraus methodisch relativiert.

Psychologie

Ebenso lassen sich in der Psychologie die im Hintergrund wirksamen Menschenbilder in jedem Forschungsprogramm aufdecken, in jeder Versuchsanordnung und jedem Fragebogen; Lersch und viele andere haben das untersucht. Voraussetzungslosigkeit ist ein Wunschtraum. Man braucht nicht zu spotten wie Wellek, die These von der Gottesebenbildlichkeit des Menschen sei eine theologische, die von der Rattenebenbildlichkeit des Menschen eine wissenschaftliche Aussage. Es bleibt aber das Faktum, daß *die theoriefreie Forschung utopisch ist.* Die Tatsachen sind seit 90 Jahren nicht eindeutiger geworden. Es läßt sich leicht zeigen, daß anthropologische Leitvorstellungen das unerkannte Motiv empirischer Einzelarbeit sind. So die Ausführungen Thomaes.

Psychologie hat seit eh und je mit Menschenbildern gearbeitet. Thomae zählt acht Modelle auf und unterwirft sie einer Kritik: das Maschinenmodell, das regeltechnische, das Modell der Homöostase (der immer nötigen Wiederherstellung des psychophysischen Gleichgewichts), das organologische, das Schichtenmodell, das Homo-faber-, das personzentrierte Modell und die Konstruktion des „psychological man".

Integration der Wissenschaften vom Menschen

Thomae macht interessanterweise auch einen Integrierungsvorschlag. Bei der Vielheit der Theorien seien *zunächst Distanzierungsschritte* notwendig, um die Faszination der Forschenden durch bestimmte Erfahrungsbereiche zu relativieren. Eine wissenschaftlich fundierte Aussage stellt ein Resultat aus einer Mehrheit von Informationsgruppen dar. Die Information ist unter kontrollierbaren Bedingungen zustande gekommen und nachprüfbar. Man hat sich nun zu einer Bewertung der Informationsgruppen als relevant oder weniger relevant zu entscheiden. So erhält man eine „Figur-Grund-Beziehung" (Rubin). Die für das Wesen des Menschen als relevant empfundenen Informationen bilden eine Figur im Gesamt der zur Verfügung stehenden Informationen: die anderen sind weder falsch noch nicht existent, sie sind für die Wesensfindung nur weniger relevant.

Analysierbare und kontrollierbare Entstehungsbedingungen von solchen Figurgrundbildungen sind: enge Bezüge zu bestimmten Aspekten der menschlichen Natur, z. B. dem biologischen, dem physikalischen, dem geistigen, dem sozialen Aspekt; Beeindruckbarkeit durch bestimmte Fakten, Affinitäten zu unterschiedlichen Methoden; endlich Auffassungskategorien. „Es sind also jeweils spezifische, kognitive und nicht kognitive, bewußte wie unbewußte Voraussetzungen, Voreinstellungen und Haltungen, welche letztlich die ein bestimmtes Menschenbild konturierende Figurgrundbildung unter den zur Verfügung stehenden Informationen bestimmen." „Die Beziehung des Theoretikers zu seinem Gegenstand wird durch diese Faktoren in einer durchaus vorrationalen, teils emotionalen, größtenteils aber existentiellen oder pragmatischen Weise bestimmt." Diese Faktoren bei der Entstehung spezifischer Figurgrundbildungen können kontrolliert und bewußt eingesetzt werden. Sie müßten ihre Bewährungsprobe bei der Zusammenarbeit mehrerer Wissenschaften an der Gewinnung eines empirisch fundierten Menschenbildes leisten. Soweit Thomae.

Es lassen sich viele weitere Verfahren möglicher Integration denken, insbesondere solche, die sich gleichzeitig mit den Theorien, mit den Informationsgruppen und den durch sie weitergegebenen Tatsachen befassen. Schon diese einzelnen Tatsachen werden u. U. schnell überholt und müssen kritisch betrachtet werden. Mehr und mehr wird es möglich sein, auf solche Informationen zurückzugreifen, die von den Disziplinen schon unter einer gewissen anthropologischen Neuorientierung erhalten wurden. Thomae machte auch schon konkrete Vorschläge, was man zunächst interdisziplinär untersuchen solle: Die Natur des Ichs, das Verhältnis von niederen und höheren seelischen Vorgängen, die eigentliche Richtung der menschlichen Aktivität, die Polarität von Weltoffenheit und Umweltgebundenheit.

Die gleiche Implikation quasi anthropologischer Faktoren, die wir bei den Wissenschaften fanden, weisen Gesellschaft, Wirtschaft und Politik auf. *Jeder entfaltete Mensch hat eine Vorstellung, wie sich das Sein, das innere Erleben, das Glück des Nächsten steigern ließe,* eine Vorstellung, wie der eigentlich sein könnte und nur sein dürfte. Werthaltungen stecken in jeder Entscheidung. Der Lehrer hat ein Menschenbild, der Schüler hat es, und sei es bei beiden noch so unvollkommen; und es ist reizvoll, zu beobachten, wie es sich beim Kind von klein auf „bildet". *Daß mit dem Menschen das Menschenbild gegeben ist, kennzeichnet eine Qualität des Humanen.* Es scheint nötig, auf diesen banalen Sachverhalt hinzuweisen, angesichts der sophistischen Frage, was überhaupt ein Menschenbild sei, die leider nicht nur wissenschaftstheoretisch gestellt, sondern, weitere Unsicherheit verbreitend, in die ohnehin trübe öffentliche Halbbewußtheit eingesprüht wird; manchmal, so hat man den Eindruck, um die eigene anthropologische Uninformiertheit, Entschlußlosigkeit und Entscheidungsangst zu verbergen. Das Menschenbild wird kulturell weitergegeben, um nicht zu sagen, in der Kultur vererbt, in den ersten Begegnungen geprägt, dann erst gedacht und unablässig modifiziert. Die Auswahl des kulturell Vermittelten, obzwar individuell, ist wiederum kulturvorentschieden. Hier sprechen auch die Gene mit, die unsere jeweils spezifischen Möglichkeiten umgrenzen, auf Umwelt zu reagieren. In ihnen ist angelegt, wie wir gemäß unserem vegetativen und hormonalen System, gemäß unserer Organ- und Gewebsbeschaffenheit, gemäß unserem Leib die Auswahl treffen können.

Es ist Aufgabe einer anthropologischen Kunstbetrachtung, das Menschenbild von Epochen und Individuen zur Evidenz zu bringen. Geschichte ist reich an anthropologisch relevanten Entwürfen. Napoleon steht als Gestalt, mögen sich auch immer noch einzelne Züge ändern und anders interpretierbar werden, deutlich vor uns. Wir haben Autoren, die die Menschenbilder des Mittelalters oder die von Hellas und Rom in wissenschaftlicher und doch faßlicher Art zur Darstellung bringen. Sorgfältig ist untersucht, wie sich zu all dem in Selbstverständnis und Entwurf das Menschenbild der industriellen Gesellschaft verhält.

Der Singularität des Menschen ist Genüge getan worden. Seine persönliche Gleichung, seine Vielfalt wurde in Kunst und Literatur abgebildet und in den Wissenschaften objektiviert. Auch Typisierungen wurden gut durchgeformt. Stets ergaben sich breite Gemeinsamkeiten für eine Epoche, für Populationen und für Land, Klima, Stamm und Rasse.

Ohne Schwierigkeiten lassen sich aus Geschichte und ethnologischer Feldforschung direkte Leitbilder und Vorbilder eruieren, damals als solche empfunden und angestrebt, Köpfe griechischer Plastik, etwa die Exempel von Kahot Kayadou, Renaissance-Porträts, die konkreten, singulären und gleichzeitig typischen Menschen entsprechen usw. Man denke auch an die Bildnerei der süd- und ostasiatischen Kulturen.

Das Wort Menschenbild scheint einer neohumanistischen Sprache und einer idealistischen Philosophie zu entstammen. Es ist wieder aufgekommen. Wir verwenden es, indem wir hoffen, der Mensch habe sich in den modernen Wissenschaften überall so weit in Frage gestellt und neu in den Blick bekommen, daß nicht von bloßer Bildhaftigkeit her irgendein Vorgegebenes ihn in die Irre oder in den Wahn führen könne.

Die Lage in den Forschungsbereichen erfordert, wie wir sahen, *Arbeit am Menschenbild*. Andererseits drängt die Not der Überrollungsprobleme. Hier steht „Menschenbild" vornehmlich für die Fragen: Was ist dem Menschen körperlich-geistig-seelisch möglich zu leisten, was kann er unmöglich leisten, was hilft ihm sicher, und was taugt für ihn auf keinen Fall, was kann man ihm zumuten, ohne ihn im Kern anzugreifen? Dies gilt es jetzt vollständig zu ergründen, zusammenzustellen und abzubilden.

Soweit es geht, bleiben wir im wertungsfreien Raum. *Wir können und wollen aber nicht verhindern, daß in unseren Fragestellungen und Entwürfen Werte vorrangig sind.* Wenn wir auf eine werthaltige Problematik stoßen, setzt ganz bewußt Auswahl und (Alternativ-)Wahl ein. Die Wertung ist aber eine ausdrückliche, und die Wahl bleibt unter Kontrolle. Wir leben nicht mehr in der Naivität, irgendeine Wissenschaft vom Menschen könne überhaupt und bis zum Schluß wertfrei existieren. Die lautesten Rufer nach Voraussetzungslosigkeit und Wertfreiheit sind solche, die offenbar am wenigsten von ihren eigenen Voraussetzungen wissen.

An einer historischen Grenze angelangt, d.h. nachdem die zivilisatorische (nicht nur die technische) Entwicklung den Genen davongelaufen ist, müssen wir zum erstenmal überlegen, wohin wir als Menschen wollen. Dies ist eine Frage, die durch methodologische Vorbehalte nicht abzuschütteln ist. Wissenschaft ist zwar immer nur eine Seite des Daseins und setzt nicht, wie es manchen scheinen möchte, das einzige Gesetz. Aber hier wird sie gebraucht. Wenn Wissenschaft sich hier für unbeteiligt, für neutral erklärt, wenn sie hier passen sollte, so entstünde folgende Groteske: *Die Disziplinen rufen nachweisbar einzeln nach dem Menschenbild,* und nun soll nicht einmal in ihrer Gesamtheit eines zu entwickeln erlaubt sein. Das würde von der Öffentlichkeit mit Recht nicht verstanden werden. Wissenschaft kann sich hier aus eigenem existentiellen Grund nicht weigern, ihre Situation innerhalb der heutigen Welt neu zu durchdenken und sich zu dieser notwendigen und begrenzten Arbeit zu entschließen.

Wir möchten deshalb nach dem Vorschlag von Thomae noch einen weiteren machen, wie die Arbeit der Integrierung eines Menschenbildes aus den Wissenschaften vonstatten gehen könnte. Eine erste Stufe könnte in der Eliminierung des von allen in gleicher Weise Ausgeschlossenen bestehen. Sehr wohl wird hier Einigkeit zu erzielen sein. Die Summe von Erbschäden und genetischen Verstümmelungen als Anpassung an eine veränderte Umwelt zu preisen wird auch der radikalste Evolutionist nicht mehr wagen. Ein Gebiet vergleichsweise schneller und reibungsloser Einigung über anthropologische Sachverhalte dürfte die Biologie sein. *Wir wissen beispielsweise ziemlich genau, was zu Gesundheit und was zu Krankheit führt*. Damit kann man aufbauen. Wir machen über das Wohlergehen der Organe und Gewebe, über den normalen oder gestörten Ablauf der Funktionen sehr bestimmte analytische und prognostische Aussagen. In vertretbaren medizinischen Abhandlungen, die sich mit Krankheit befassen, wird das Bild der Gesundheit immer und auch immer das Ganze des Menschen durchleuchtet. Anthropologische Medizin bedeutet, die medizinisch-biologischen Tatsachen *vom Ganzen des Menschlichen her* zu befragen und durch die Antworten wiederum *einen Beitrag zum Ganzen zu leisten*.

Kein guter Kliniker, der nicht neben und über seinen wissenschaftlichen Vorstellungen die Fülle seiner klinischen und menschlichen Erfahrung in sein Handeln am Krankenbett einfließen ließe. Hier übrigens ist das Problem des Handelnmüssens in seiner ganzen Unabweisbarkeit gegeben, und hier liegt der pragmatische Grund, warum es die Medizin war, die zur Anthropologie die frühesten Brücken geschlagen hat.

Das zweite konstruktive Element anthropologischer Integration bleibt die Distanzierung, wie sie Thomae entwickelt hat.

Ein drittes ist die Teilfüllung eines Rahmens von eindeutig Wünschbarem, Positivem, wertmäßig Hochstehendem. Wie in den Ablehnungen besteht auch hier bei den Disziplinen eine viel größere Einigung, als man anzunehmen geneigt ist.

Das vierte konstruktive Element ist die Auswahl von interdisziplinären „Punkten". Sie weisen eine hohe anthropologische Relevanz auf, und wir sprechen vom Netz dieser Punkte, das über die einzelnen Disziplinen geworfen werden kann, einem Netz interdisziplinärer Sachverhalte und Beziehungen, innerhalb dessen die Arbeit von Symposien und anderen wissenschaftlichen Einrichtungen programmiert wird. Solche „Punkte" wären: das Mitgegebene, der Wuchs, die Schichten, der Wirbel, Mneme, Rhythmenlehre, Instinkt und Verhalten, Nährboden, Vitalität, Eros, Nomos, Wertsysteme, Produktivität, glückhaftes Sein u. a.

Arbeit am Menschenbild

Wir fassen zusammen: Anthropologisch forschen kann man grundsätzlich nicht allein mit einem Methodenkontext von „science" (Wissenschaft). Merleau-Ponty hat formuliert: „... der Physiker oder der Chemiker sind nicht der Gegenstand, von dem sie zu reden haben, doch der Anthropologe ist grundsätzlich selbst die Tatsache, von der er zu handeln hat" (zitiert nach Mühlmann in dessen vorzüglicher zweiter Auflage seiner „Geschichte der Anthropologie", 1968). Dieses Apriori, das jeder anthropologischen Forschung anhaftet, ist von keiner Methodik zu überlisten.

Man kann den Einsatz naturwissenschaftlicher Methoden bejahen und die so gewonnenen Erkenntnisse voll heranziehen, ohne zu erwarten, aus den einzelnen wissenschaftlichen Fakten ein Ganzes vom Menschen gewinnen zu können. Man weiß: Das Ganze ist mehr als die Summe seiner Teile, und *die Teile lassen sich erst sinnvoll bemerken, beschreiben und befragen, wenn man das Ganze zugleich in den Griff bekommen hat.* Insoweit die Einzelwissenschaft sich in die Lage versetzt, ihren Gegenstand auch unter anthropologischen Aspekten zu durchleuchten, wird sie mehr und mehr Relevantes beibringen; es hätte nie geleugnet werden sollen, daß für ein ausgebreitetes Wissen eine anthropologische Problemstellung unentbehrlich ist. Hier muß ein extrem geisteswissenschaftliches Methodenbewußtsein korrigiert werden.

Anthropologie, die sich in keiner Ontologie begründet und beheimatet findet, will den Menschen aus sich selbst heraus erforschen, ohne Rücksicht auf frühere oder rezente Definitionen. Man kann vorläufig einen eigenen Methodenkontext von ihr nicht verlangen. Als sinnerkennendes und sinngebendes Wesen ist der Mensch frei in Selbsterkenntnis wie in Selbstgestaltung. Anthropologie ist frei in der Wahl ihrer Methode, sie kann mit szientivistischen und konventionell geisteswissenschaftlichen Methoden arbeiten. Im Gegensatz zu bloß methodologischem Vorgehen kennzeichnet es sie, daß sie *vom humanen Ganzen her die Fülle der erarbeiteten Tatsachen durchforscht und bewältigt.* Jede Methodik kann sich hier als hilfreich erweisen, jede Entdeckung wichtig werden. Diese *grundsätzliche Offenheit* bildet eine methodische Basis. Wie der Einzelwissenschaftler im Prinzip frei ist in der Bewältigung seines Stoffes, so ist Anthropologie frei in der Auswahl ihrer Fragen an die Einzelwissenschaften.

Die faktische Verschiedenheit des methodischen Zugangs zu den anthropologischen Problemen bildet keine unüberwindliche Schwierigkeit. Die divergenten Methodenkontexte erlauben in vielen Fällen eine Antwort auf anthropologische Fragen. Die Kontexte verhindern sie nicht und brauchen nicht ihretwegen verleugnet zu werden. Daß unser Wissen lückenhaft ist, wissen wir, daß die Lücken klarwerden, könnte in unerwartetem Maße die ohnehin notwendige Planung von Forschung beeinflussen. Wo wir nichts wissen, wäre es besser, davon Kenntnis zu nehmen, als weiter in eingebildeter Naturbewältigung und Gottähnlichkeit dahinzutaumeln.

Die Abgrenzung der anthropologischen Aussage ist gegeben durch solche Problemkreise und Forschungsinitiativen, in deren Mittelpunkt der Mensch in Phylogenie und Ontogenie, in seiner körperlichen und geistigen Entwicklung, seinen Möglichkeiten von Glück und Scheitern, von Strebungen und Konflikten, von Ordnung und Unordnung steht; der Mensch, der gleichzeitig kosmische Exkursionen macht, *während er über Grundlagen seines Fortbestandes auf diesem Planeten, über mögliche Fort- und Rückschritte noch vielfach im unklaren ist. Seine spezifische Struktur, seine durchgängige Identität, die Vielfalt seiner kybernetischen Selbstregulationen und Selbstoptimierungen, die Mannigfaltigkeit seiner Selbstdarstellung und Innerlichkeit, alles, was er prinzipiell mit anderen Lebewesen gemein hat und was ihn von diesen abhebt, wie er antritt, wächst, wirkt und altert, ist Gegenstand der Anthropologie in diesem Sinne.*

In einer von Geisteswissenschaften wie Naturwissenschaften bestrittenen integralen Anthropologie müssen wir die methodische Abblendung überwinden, wie sie im Spezialisierungszug der Einzelwissenschaften für den Untersuchungsgang geboten ist, aber ebenso die professionelle Blindheit, die der Fachmann aller Sparten, der allein der Methodik der Wissenschaften zu vertrauen gelernt hat, gegenüber der Praxis des gesellschaftlichen Lebens und der gefährdeten Wirklichkeit des Menschen in Gesellschaft und Staat zu zeigen pflegt. *Die ständige Desintegration unseres Gesamtwissens kann nur durch fruchtbare Information und Kommunikation überbrückt werden. Wissenschaft von heute erlaubt es eben nicht mehr, bloße Ergebnisse weiterzureichen und ihre Zusammenfassung anderen zu überlassen, sei es dem Apriorismus des Philosophen, sei es dem Eklektizismus des Praktikers.*

Alle Praxis ist mehr als die bloße Anwendung von Wissenschaft; sie ist eine humane Aufgabe. Am Ende bleibt das Modell von Weisheit, das am Anfang aller Kulturen steht, das unüberholbare Ziel jeder menschlichen Erkenntnisanstrengung.

10.2 Neue Wege der Gesundheitsbildung

E. Sturm

Der Hausarzt wird täglich damit konfrontiert, wie Menschen mit sich selbst und mit ihrer Gesundheit umgehen; denn täglich berichten ihm seine Patienten, was sie getan haben, um ein gesundheitliches Problem zu lösen. Dadurch kann er sich ein Urteil darüber bilden, wie Menschen heute mit ihrer Gesundheit und mit ihrer Krankheit umgehen. Leider verhalten sich nur sehr wenige Menschen angemessen und zweckmäßig, die meisten sind gleichgültig oder unvernünftig oder machen grobe Fehler. Aus diesem Fehlverhalten läßt sich auf eine *sehr weitgehende Unkenntnis des für die allgemeine Lebensführung notwendigen Wissens über den Menschen und über die gesundheitsrelevanten Fragen der menschlichen Existenz* schließen. Diese Vermutung bestätigt sich leider bei Rückfragen durch den Hausarzt. Sie ergeben, daß die wenigsten Patienten in dieser Hinsicht ausreichende Kenntnisse besitzen, weder über den Menschen im allgemeinen noch über die für ihre persönliche Gesundheitsführung oder für die Bewältigung aktueller Krankheiten notwendigen Zusammenhänge. Wie unmündige Kinder verfügen sie in einer selbstverständlichen, unreflektierten Art und Weise über sich selbst und ihre Gesundheit. Die wenigen, die sich darüber Gedanken machen, haben oft falsche, einige sogar ganz abwegige Vorstellungen; ihr Wissen über den Menschen beschränkt sich in der Regel auf den Körper.

Aber auch diese wenigen Kenntnisse entsprechen nicht einmal in groben Zügen der Wirklichkeit, geschweige denn in den Einzelheiten. Sobald es sich aber um die weniger anschaulichen Grundtatsachen aus der seelischen, geistigen, sozialen oder sogar aus der menschlichen Dimension handelt, herrschen meist völlig verworrene und nebelhafte Vorstellungen, die sich noch keineswegs von Irrationalitäten, überkommenem Aberglauben und angstbesetzter Mystik gelöst haben. Angesichts dieser verbreiteten Unkenntnis ist unzweckmäßiges Verhalten in Gesundheitsfragen unvermeidlich, und grobe Fehler sind an der Tagesordnung.

Der Hausarzt ist es leider gewöhnt, sich mit dem katastrophalen Nichtwissen abzufinden; er ist allenfalls erstaunt, daß es nicht schlimmere Folgen hat. Mit Bedauern muß er feststellen, daß *nur wenige Patienten besser über sich selbst Bescheid wissen und gesundheitsbewußt leben wollen* und daß es eigentlich vor allem die Ärzte sind, die gegen den Strom schwimmen und immer wieder darauf hinweisen, wie wichtig allgemeine Grundkenntnisse über den Menschen und genauere Informationen über die eigenen Risiken für eine gesundheitsbewußte und in dieser Hinsicht verantwortungsvolle Lebensführung wären. Zwar nimmt das Interesse an gesundheitlichen Fragen allenthalben zu, aber wie steht es mit der praktischen Verwirklichung?

Woher bezieht der Mensch seine Gesundheitsbildung?

Die wichtigste Anleitung zu gesunder Lebensweise erfolgt in der Kindheit durch die Eltern. Hier wird dem Kind der Zusammenhang zwischen Fehlverhalten und Gesundheitsstörung meist sehr eindrücklich verständlich gemacht.

So lernt es oft sehr handgreiflich und schmerzhaft, warum es z. B. nicht in eine Flamme greifen oder keine heißen Gegenstände berühren darf, aber auch warum man sich bei Kälte warm anziehen soll, warum man Zähne putzen muß und vieles mehr.

Leider wird diese relativ konsequente Gesundheitserziehung durch Eltern und andere Bezugspersonen bei Schulbeginn recht brüsk unterbrochen; denn *in der Schule* erfolgt gesundheitliche Belehrung fast nur noch beiläufig. Wenn man ihre Bedeutung für die Daseinsbewältigung mit anderen Schulfächern vergleicht, dann *wird „Biologie des Menschen" völlig mangelhaft unterrichtet.* Gesundheitslehre, Krankheitsverhalten oder anthropologische Grundtatsachen werden in Teilabschnitten allenfalls nebenher, jedenfalls kaum systematisch und wenn, dann ohne den notwendigen Bezug zur täglichen Lebensführung vermittelt.

Nach Verlassen der Schule kann man sich zum Thema „Gesunde Lebensführung" nur noch in den Medien weiterbilden. Hier besteht also ein erheblicher Bedarf, dessen sich der einzelne aber immer erst bewußt wird, wenn er Störungen der Gesundheit wahrnimmt, während er sich sonst um seine Gesundheit wenig kümmert.

Der evolutionäre Vorteil von Lernprozessen

Der völlig ungedeckte Bedarf der Menschen, über sich selbst besser Bescheid zu wissen, wird inzwischen von vielen erkannt; clevere Leute haben damit begonnen, sich diesen „Markt" zu erobern. Abgesehen von diesen Konjunkturrittern sind es leider nicht viele, die wirklich ernstlich bemüht sind, das unübersehbare Wissen der Medizin in die Alltagssprache zu übersetzen. Hier muß die neu gegründete „Informationsmedizin" (Lang, Erlangen) ganz besonders lobend hervorgehoben werden. Sofern die Medien gesundheitliche Informationen vermitteln, werden diese von vielen begierig aufgesogen. Wie aber steht es mit der Relevanz? Leider spiegelt die Fülle der verbreiteten Informationen vor allem den spezialistischen Pluralismus der Medizin wider. Von einem einheitlichen Menschenbild kann keine Rede sein, noch viel weniger von einem Konzept, das wirklichkeitsnah wäre und die relevanten Fakten in den Vordergrund rückte. Hier ist Neubesinnung und Wandel dringend nötig.

Es sind also überwiegend die Ärzte, vor allem die Hausärzte, die in alltäglicher Kleinarbeit bei den verschiedensten gesundheitlichen Anlässen bemüht sind, ihre Patienten zu besserer Gesundheitsführung und Krankheitsbewältigung anzuleiten (Sturm 1984). Aber ihr Einfluß ist auf Krankheitsepisoden begrenzt und bei den Spezialisten nur fachbezogen.

Die Evolution des Menschen hat die bei Tieren übliche Programmierung, auf Gesundheitsgefährdung mit instinktgeleitetem Verhalten zu reagieren, durch die Fähigkeit des Lernens ersetzt. Nachdem das von Generation zu Generation angehäufte medizinische Erfahrungswissen jahrhundertelang von Medizinmännern bzw. von einer Ärztekaste als Geheimwissenschaft verwaltet und auch als Machtmittel verwendet wurde, ist im Verlaufe des Demokratisierungsprozesses nunmehr der Zeitpunkt erreicht, diese Einsichten in anwendbarer Form an alle Menschen weiterzugeben. Angesichts der Gesundheitsgefährdung durch die industrielle Revolution ist es besonders wichtig, *daß der evolutionäre Vorteil von Lernprozessen auch auf gesundheitlichem Gebiet voll zum Tragen kommt*. Um Gesundheitsverhalten und Krankheitsbewältigung bei jedem einzelnen Menschen zu optimieren, genügt jedoch nicht nur umfangreiches Detailwissen, sondern jeder Mensch benötigt zutreffende Vorstellungen vom Menschsein und ein wirklichkeitsnahes Menschenbild, an dem er sich orientiert. In einem Zeitalter, das jedem Menschen vom 18. Lebensjahr ab das Selbstbestimmungsrecht und die volle Verantwortlichkeit für seine Lebensführung zubilligt, ist diese extreme Unwissenheit über die Grundtatsachen menschlicher Gesundheit und Krankheit bedenklich. Diese große Bildungslücke kann sogar bei jener wachsenden Zahl von jungen Menschen besonders gefährlich werden, die in den Schulen auf anderen Gebieten ein sehr umfangreiches, differenziertes Wissen erworben haben und die daraus eine höhere Kompetenz auch für gesundheitliche Fragen ableiten. Gefährlich ist dabei, daß sie selbst von ihrer Kompetenz in gesundheitlichen Fragen überzeugt sind. Zumindest auf den höheren Schulen müßte so viel anthropologisches Wissen vermittelt werden, daß wenigstens jeder Abiturient sein Defizit auf diesem Gebiet erkennt und sich im Laufe seines Lebens darum bemüht, es zu füllen.

Der Praxisbezug macht Wissen relevant

Aber wann wird es hier einmal zu einer *Umkehrung der Bewertung* kommen? Statt Weltfremdheit und Lebensferne mit höchster Weisheit gleichzusetzen, sollten sich die Bildungssysteme von dieser Einschätzung distanzieren, die in Wirklichkeit Engstirnigkeit und Inkompetenz signalisiert, und dazu übergehen, *junge Menschen für die immer schwieriger werdende Bewältigung dieses Daseins besser vorzubereiten*. Gerade die Thematik „Gesundheit und Krankheit" ist in mehrfacher Hinsicht geeignet, moderne pädagogische Prinzipien einzusetzen und damit Erfolge zu erzielen.

Denn diese Thematik

- weckt bei jedem jungen Menschen größtes Eigeninteresse,
- bleibt nicht theoretisches Ballastwissen,
- sondern kann und sollte stets zugleich in praktischen Bezug zur täglichen Lebensführung gesetzt werden,
- was den Lerneifer seinerseits verstärkt.
- Sie bleibt auch nicht auf die rein kognitive Ebene beschränkt,
- sondern fordert zur Aneignung von verfügbaren Fertigkeiten und empathischen und sozialen Einstellungen heraus.

Dieser Praxisbezug wird sich noch verstärken, wenn zukünftige Forschungen umfangreichere Fakten über den engen Zusammenhang zwischen Gesundheit, Krankheit und menschlicher Dimension liefern werden. Daraus wird sich nämlich ergeben, daß wir unsere Kinder nicht mehr so naiv und unvorbereitet wie bisher in das Leben stolpern lassen dürfen, sondern daß es möglich ist, sie nicht nur in körperlicher, sondern auch in seelischer, geistiger und sozialer Hinsicht viel gezielter dafür zu trainieren. Wenn wir ernst damit machen, dann werden wir sie sicherlich bald ebenso gut gegen pathogene Noxen aus der seelischen, geistigen, sozialen und menschlichen Dimension immunisieren können, wie wir sie jetzt schon gegen die Erreger wichtiger Infektionskrankheiten impfen. Ist das nicht ein verlockendes Ziel? Vor allem wenn man sich immer wieder klar macht, daß unsere Kinder das Wertvollste sind, das uns auf dieser Erde geschenkt und zu bester Hege und Pflege anvertraut wird.

Allerdings wird eine Gesundheitsbildung, die sich solche Ziele setzt, keinesfalls mit den überholten Methoden gegenwärtiger Kollektivschulung zu erreichen sein, sondern dazu müssen in den Alltag integrierte Lernprogramme entwickelt werden, die mit einer intensiven Elternschulung beginnen, die ein Menschenleben kontinuierlich begleiten und die auf den vom jeweiligen Gesundheitszustand abhängigen individuellen Bildungsbedarf ausgerichtet sind.

Literatur s. 10.6.

10.3 Menschenberufe ohne Leitbild?

E. Sturm

Wie bereits ausgeführt, müssen alle Menschen, die beruflich jeden Tag mit anderen Menschen zu tun haben, noch dringender als alle anderen über ein zutreffendes Menschenbild verfügen. Denn dies bietet ihnen die Voraussetzungen dafür, daß sie

- ihre Mitmenschen verstehen,
- ihnen mitfühlend beistehen und
- ihnen sinnvoll helfen können.

Deshalb brauchen alle, die in Dienstleistungsberufen tätig sind, ganz besonders aber die Angehörigen der Bildungs- und Heilberufe sehr umfangreiche und differenzierte Grundkenntnisse über den Menschen und seine Gesundheitsgefährdung. Jede Dienstleistung am Menschen hat eine Tendenz, sie erfolgt aufgrund einer bestimmten Anschauung vom Menschen i. allg. und aufgrund der daraus abgeleiteten Konsequenzen. Die neuere Geschichte lehrt uns, daß einerseits kein Beruf mehr wertfrei ausgeübt werden kann und daß sich andererseits eine berufsbezogene Ethik nicht unbedingt von selbst versteht. Vom Atomphysiker bis zum Pförtner trägt jeder Verantwortung für die durch seine Arbeit betroffenen Menschen. Deshalb müßte in den Lehrplan all dieser Berufsgruppen eine Ausbildung in Anthropologie aufgenommen werden.

Bisher hat fast jede Berufsgruppe im Hinblick auf das Menschenbild ganz unbewußt ihre besondere gruppenspezifische Sichtweise entwickelt. Es ist dies der Nachteil der Spezialisierung der Dienstleistungen, die zu einer einseitigen Betrachtungsweise geführt hat. Da aber jede Einseitigkeit zu Verzerrungen und Fehlbeurteilungen führt, muß dem von vornherein und auch fortlaufend vorgebeugt werden. Auf diese Weise kann auch ein falsch verstandenes oder fehlgeleitetes Expertentum relativiert werden.

Hier liegt eine Aufgabe aller Wissenschaften vom Menschen, allen Dienstleistungsberufen ein zeitgemäßes Menschenbild zu vermitteln. Neben allgemeingültigen Fakten und Zusammenhängen muß vor allem eine Vorstellung davon entwickelt werden, welch große Zahl von individuellen Abweichungen von der normalen Struktur und Funktion des Menschen angetroffen wird. Denn nur der kann einen Sonderling oder Außenseiter verstehen, der die Extreme menschlichen Seins kennt und dem „nichts Menschliches fremd" ist. Darin ist auch der große Wert von *Literatur, Musik und bildender Kunst zu sehen,* die uns das Menschliche im Menschen in künstlerisch verdichteter Form nahebringen. Sie vermitteln intuitiv erfaßte Einsichten aus der menschlichen Dimension, die uns im passiven Nacherleben zu größerem Verständnis und vertiefter Identifikation mit menschlichen Schicksalen und mit Extremsituationen gelangen lassen. Sie fordern uns aber gleichzeitig heraus, die Passivität zu überwinden, das eigene Leben aktiv zu gestalten und die eigenen Kräfte in dieser historischen und kulturellen Situation zu optimaler Entfaltung zu bringen.

Literatur s. 10.6

10.4 Wie kann der Medizinstudent ein unverzerrtes Menschenbild erwerben?

E. Sturm

Wie kein anderer Beruf benötigt vor allem der Arzt ein zutreffendes Bild vom Menschen, an dem er seine verantwortungsvolle Tätigkeit orientiert. Für den ärztlichen Beruf trifft das über Dienstleistungsberufe Gesagte in besonderer Weise zu: Es wurde schon angedeutet, daß von der Begrenztheit oder umfassenden Weite seines Menschenbildes, von dessen Tiefe und Differenzierungsgrad, von seiner Kenntnis der ungezählten individuellen Variationen und von seiner Fähigkeit, den Menschen richtig zu erfassen abhängt,

- ob der Arzt das Anliegen eines Kranken versteht,
- ob er Sitz und Ursache einer Störung richtig erkennt und
- ob er dem Kranken wirksam helfen kann.

Wie aber erwirbt er ein umfassendes und zugleich differenziertes Bild vom Menschen, das als Grundlage für sein späteres ärztliches Wirken dienen kann? Dies ist heute besonders schwer, wenn nicht sogar ganz unmöglich. Der Student kann ja kaum zu Einsichten in Zusammenhänge auf einer höheren Integrationsebene gelangen, denn eine ständig zunehmende Zahl von Spezialdisziplinen vermittelt ihm die speziellen Sichtweisen und Methoden und überfrachten ihn mit Detailwissen, dessen Relevanz nicht von einem Gesamtbild des kranken Menschen bestimmt wird, sondern oft von fachspezifischen Aspekten oder von völlig unwesentlichen Äußerlichkeiten.

Diese Aufsplitterung der Medizin in eine zunehmende Zahl von Teildisziplinen wird ja von den meisten Beteiligten hingenommen, von einigen sogar als Manifestation des wissenschaftlichen Fortschritts begrüßt. Spezialisierung ist für die Erforschung von Teilaspekten unvermeidbar, für die medizinische Lehre und für die Patientenversorgung hat sie jedoch auch große Nachteile!

Medizin-didaktischer Exkurs

Beim Lernen ist es doch so, daß wir Menschen das Wissen, das wir aufnehmen, nicht gleichrangig nebeneinander speichern, sondern jedes Faktum wird je nach seiner Wichtigkeit oder Bedeutung mit einer Bewertung versehen und in einer hierarchischen Ordnung in unser Gedächtnis einsortiert. Diese Einordnung in einen gegebenen Zusammenhang erleichtert übrigens das Erlernen. Je besser die Einzelheiten in einen vorhandenen Rahmen „passen" und ein einleuchtendes Gesamtbild ergeben, um so schneller und problemloser werden sie gespeichert (Gagné 1969). Dies gilt ganz besonders für sog. „Aha-Erlebnisse", bei denen in einem vorhandenen Mosaikbild ein wesentliches, fehlendes Stück ergänzt wird. Der enorm angewachsene Wissensstoff, den ein Medizinstudent heute in sich aufnehmen muß und der ja sowohl ein umfangreiches Detailwissen als auch zahlreiche Einsichten in Zusammenhänge auf höheren Integrationsebenen umfaßt, wird sich in Zukunft überhaupt nur noch bewältigen lassen, wenn das Einordnen und Speichern durch ein zutreffendes Gesamtbild vom gesunden und kranken Menschen erleichtert wird.

Die Erfahrungen des universitären Unterrichts beweisen immer wieder, daß durch rein „theoretisches Lernen" aus Vorlesungen und Büchern die abwegigsten Vorstellungen resultieren und daß eine unzureichende und „unpraktische" Intelligenz entwickelt wird. Wie in kaum einer anderen Wissenschaft besteht in der Medizin in dieser Beziehung die Chance zu sinnvollem Praxisbezug (Noack 1980). Es gibt darüber überhaupt keinen Zweifel mehr, daß die Reifung zum Arzt nur durch die ständig wiederholte Konfrontation des Studenten mit Patienten in ihrer Lebenswirklichkeit sinnvoll gefördert werden kann. Eine gute Medizindidaktik müßte eigentlich fordern, daß *jeder wesentliche Lerninhalt an praktisch erlebten Beispielen festzumachen ist*. Das bedeutet, daß jeder Student vom ersten Studientag an regelmäßig arztähnlichen Situationen ausgesetzt werden muß, um bei dieser Gelegenheit die richtige Einordnung der internalisierten theoretischen Lerninhalte nachträglich überprüfen und sofort korrigieren zu können (Byrne u. Long 1973). Daß Dozenten über „Fälle" berichten oder Patienten beispielhaft vorstellen, genügt noch nicht.

Was heißt aber „arztähnliche Situation?" Der Student kann in die Verantwortung des Arztes, die er später zu tragen hat, nur dann hineinwachsen, wenn er in diese Situation, in der er später ständig arbeiten muß, schrittweise eingeführt wird. Dazu gehört, daß er

– mit Patienten immer wieder einmal unter vier Augen,
– in einer ruhigen, ungestörten Umgebung und
– ohne Zeitdruck sprechen kann.

Selbstverständlich soll er dabei nicht immer ganz allein gelassen werden, sondern er muß die Gelegenheit bekommen, sich selbst und sein Verhalten wiederzuerleben. Tonband- und Videogerät bieten gute Möglichkeiten zur Selbstkontrolle. Eine Horizonterweiterung erfolgt natürlich nur, wenn die situativ begrenzte Fremd- und Selbstwahrnehmung reflektiert wird und wenn Dozenten immer wieder auf neue, nichtbeachtete Aspekte aufmerksam machen, für die es im Menschenbild des Studenten noch keine Rubrik gab.

Die Konsequenz aus diesem lerntheoretischen Exkurs – in dem nur wenige wichtige Probleme angedeutet werden konnten – ist die Wiederholung der unbequemen Forderung nach mehr Praxisbezug. Aber nicht nach einem „bed-side-teaching", das ein völlig einseitiges Bild vom Kranken vermittelt, sondern nach ständig wiederholten Begegnungen mit Kranken in ihrem häuslichen Alltag. Vom ersten Studientag an soll der Student Patienten zu Hause und am Arbeitsplatz besuchen, um mitzuerleben, wie sie mit Gesundheit umgehen und Krankheit bewältigen.

Medizinische Anthropologie als Lehrfach?

Inzwischen wächst die Überzeugung, daß im Hinblick auf die Integration des ständig anwachsenden Detailwissens etwas Grundsätzliches geschehen muß. Allerdings fehlen bisher klare Vorstellungen, wie dieses Problem in Anbetracht der gegenwärtigen Zersplitterung der Medizin in über 50 Einzelfächer gelöst werden könnte. Manche werden vorschlagen, dies auf die „klassische" Weise zu tun, indem ein neues Fach „Medizinische Anthropologie" geschaffen wird. Aber mit einem weiteren Lehrfach wäre das Gegenteil der angestrebten Integration erreicht. Außerdem würde jedes neue Lehrfach von den Studenten eher als zusätzliche Belastung empfunden. Diese Stellungnahme des Autors gegen die Einführung einer weiteren Disziplin „Medizinische Anthropologie" schließt natürlich nicht aus, daß an mehreren Fakultäten entsprechende Forschungsabteilungen gegründet werden, die neben der Forschung die Aufgabe übernehmen, den Lehrstoff der medizinischen Anthropologie zu sammeln und zu sichten und für Curricula aufzubereiten. Für die Vermittlung dieses Stoffes sollten jedoch besondere, integrierte Formen des Unterrichts entwickelt werden (Guilbert 1979).

Der Schweizer Ausbildungsforscher Pauli (1977) weist seit Jahren auf die Notwendigkeit hin, dem Studenten einen roten Faden zu geben, der ihn durchs Studium leitet.

Er hält die Lernziele und -inhalte der „Primärmedizin" dafür geeignet (er meint damit die Allgemeinmedizin), weil sie sowohl das allgemeine Wissen vermitteln, das jeder Arzt benötigt, als auch stets den Praxisbezug aus einer patientorientierten Sicht herstellen. Dieser Ansicht muß man grundsätzlich zustimmen! Allerdings gibt es dazu sowohl etwas Unwesentliches als auch Wesentliches zu sagen:

Integrierende Beiträge der Spezialdisziplinen

Eine unwesentliche Bemerkung vorweg: Der Vergleich mit einem „roten Faden" leuchtet zwar sofort ein, er vermittelt jedoch das Bild einer Linie anstelle von komplexen Strukturen, um die es in Wirklichkeit geht. Denn im Kopf eines Studenten soll ja ein geistiges Abbild der sehr differenzierten Kulturwelt der Medizin aufgebaut werden. Die Einsichten in die komplexen Zusammenhänge müssen so umfassend sein, daß der zukünftige Arzt seine späteren Funktionen erkennt, und zwar so deutlich, daß er vieles daraus ableiten kann, wofür er keine ausdrückliche Handlungsanweisung erhält. Diese medizinische Kultur soll der Gesundheit und der Gesundung des Menschen dienen, um dessen mehrdimensionales allgemeines Bild sie sich gruppiert. Anstelle eines roten Fadens müßte also ein komplexes, aber zugleich sehr differenziertes Bild vom ganzen Menschen in den Mittelpunkt des Medizinstudiums gestellt werden. Es wäre viel sinnvoller und taktisch sicherlich auch geschickter, nicht allein die Primärmedizin mit der Vermittlung allgemeiner Gesichtspunkte über den Menschen zu beauftragen - zumal man ihr dies sowieso nie abnehmen würde -, sondern es müssen *alle Disziplinen daran beteiligt werden*. Die Spezialdisziplinen dürfen nicht nur spezielle Einzelheiten lehren, *sondern sie müssen stets auch zu ihrer Integration in einen gesamten Rahmen beitragen*. Spezielles Detailwissen darf nur dann gelehrt und geprüft werden, wenn jeweils der Bezug zum ganzen Menschen hergestellt und die Relevanz für Gesundheit und Krankheit begründet werden kann. Die dringend notwendige Re-Integration wird nämlich nur dadurch gelingen, daß jedes Einzelfach ganz dezidiert dabei mitwirkt. Jeder Dozent sollte sich verpflichtet fühlen, Detailwissen stets auch durch Zusammenhangswissen zu ergänzen und so zur Konturierung eines gemeinsamen Bildes vom gesunden und kranken Menschen beizutragen, wobei alles getan werden muß, Verzerrungen zu vermeiden. So könnte dies ein HNO-Arzt sogar am Beispiel eines banalen Schnupfens, indem er nicht nur Pathogenese und Verlauf schildert, sondern indem er die Hintergründe der Resistenzminderung, der Ansteckung die oft sehr lästigen Konsequenzen für den Kranken mit allen Gefahren einer Chronifizierung verdeutlicht. Die Darstellung der Struktur und Funktion des Ohres und seiner Krankheiten kann er dadurch ergänzen, daß er die anthropologische Bedeutung des Hörens, der Schwerhörigkeit und Taubheit erläutert und daß er darüber hinaus die Konsequenzen für das Alltagsleben des Kranken demonstriert.

Wie aber können angesichts der gegenwärtig üblichen Isolierung und betonten Abgrenzung der Fächer gegeneinander integrierende Aspekte in den Unterricht eingebracht werden? Unter Berufung auf F. Hartmann, H. Thomae und P. Vogler hat der Verfasser „Wege zur Integration" der Medizin bereits aufgezeigt (Sturm 1983). Im Unterricht jedes Einzelfaches müssen bei jeder Gelegenheit integrierende Gemeinsamkeiten aller Disziplinen betont, Parallelen hervorgehoben und dort, wo es an Gemeinsamkeiten zu fehlen scheint, Brücken zu anderen Fächern geschlagen werden. Dies gelingt am besten, wenn immer wieder der Bezug zum ganzen Menschen und seinen gesundheitlichen Belangen in der humanen Dimension herausgestellt wird.

Als Voraussetzung dafür muß allerdings eine Umkehrung des Denkens in den Einzelfächern stattfinden, die sich auch in der Lehre niederschlagen sollte: *eine Spezialdisziplin gewinnt* nämlich nicht *ihre Bedeutung* durch das, wodurch sie sich von anderen unterscheidet oder abgrenzt, sondern einzig und allein *durch die Einsichten und Hilfen, die sie dem Menschen zur Bewältigung seiner gesundheitlichen Probleme liefert.* Wahrscheinlich wird diese Denkumkehr vielen Fachleuten die gleichen Schwierigkeiten machen, wie vor Jahrhunderten die Kopernikanische Wende den dogmatischen Theologen. Aber vielleicht ist gerade in dieser Zeit der großen Erfolge der Medizin die ernüchternde Feststellung sehr heilsam und wichtig, daß es nicht um abstrakte Krankheiten, sondern um den Patienten geht, daß *er* im Mittelpunkt unseres Denkens und Dienens stehen sollte! Diese Tatsache ist nämlich zugleich eine Chance: sie ist es in vielfacher Hinsicht, auch für den Unterricht. Diese Chance könnte z. B. von den theoretischen Fächern dadurch genutzt werden, daß sie die allgemeinen Bezüge und das Zusammenspiel der in Menschen verwirklichten biologischen Systeme mit ihren Konsequenzen für das Leben als ihren integrierenden Beitrag zum Menschenbild darstellen. Demgegenüber haben es die klinischen Fächer leichter; sie haben es stets mit Kranken zu tun, die ihre Hilfe suchen. Dabei wird deutlich, daß der Einsatz diagnostischer und therapeutischer Maßnahmen weniger vom objektiven Befund, sondern in erster Linie von der Bedeutung der Gesundheitsstörung für den Menschen bestimmt wird.

Was heißt Wissenschaftlichkeit in der Medizin?

Hier muß eine wichtige Bemerkung zur Wissenschaftlichkeit in der Medizin eingeschaltet werden, weil sich neuerdings ein Mißverständnis mit verhängnisvollen Folgen lawinenartig ausbreitet: In der Medizin gibt es nämlich keine wertfreie Objektivität! Das Kriterium für Wissenschaftlichkeit ist hier niemals die objektive Befundabweichung. Das Ziel der Medizin kann niemals darin bestehen, jede Abweichung von einer „Norm" zu korrigieren; denn es könnte sich ja bei einer solchen Abweichung z. B. um einen sinnvollen Kompensationsvorgang handeln.

Es ist falsch, in der Medizin einen besonders hohen Grad an „Wissenschaftlichkeit" dadurch erreichen zu wollen, daß Lehrinhalte nach dem Vorbild der Mathematik, Physik oder Chemie auf immer abstraktere Formeln reduziert werden. Dadurch wird ihre Anwendbarkeit in der Praxis erschwert und die Relevanz geht verloren. Trotz der Erfolge, die durch den Einsatz naturwissenschaftlichen Denkens in der Medizin errungen werden konnten, müssen wir uns immer wieder klar machen: die Medizin ist und bleibt eine Erfahrungswissenschaft. In der Medizin geht es stehts um Lehrinhalte von höchster Komplexität. Jede Verallgemeinerung und Reduktion birgt hier die Gefahr, daß Wesentliches verlorengeht.

„Wissenschaftlich" ist in der Medizin das, was sich an verallgemeinerter Erfahrung als reproduzierbar erweist und sich von einem Arzt zum anderen und von einer Ärztegeneration zur nächsten weitergeben läßt. Dabei spielen sehr oft die Randbedingungen eine Rolle, unter denen eine Therapie für Kranke hilfreich war. Je mehr aber der Erfahrungsinhalt auf einen formelhaften Kern reduziert wird, um so mehr entfernt er sich von der Wirklichkeit. Je komplexer und realistischer er in seinen Bezügen verbleibt und dargestellt wird, um so besser vermittelt er die „Wahrheit". So wird die wissenschaftliche Relevanz medizinischer Lehrinhalte nicht durch ihre „Objektivität" und „Normalabweichung" bestimmt, sondern durch ihre Beziehung zum Menschen als Gesamtpersönlichkeit (zur Begründung s. auch H. Pichler 1969).

Die Forderung, in der Medizin stets den Bezug zur Gesamtpersönlichkeit des Kranken herzustellen, entspringt nicht irgendeiner alternativen Nostalgie, sondern ist ein dringendes Erfordernis, damit der kaum noch übersehbare, aber unschätzbare wertvolle Erfahrungsschatz der Ärzte *so* weitergegeben werden kann, daß er auch in den Händen junger Ärzte Segen und Heilung bringt. *Die Gefahr, daß die Weitergabe in „objektivierter" Form zu Vereinfachungen und Verzerrungen führt, so daß die vermittelten Methoden für den Kranken wirkungslos bleiben oder sogar nachteilig wirken, ist riesengroß!* Die an einem verfehlten Wissenschaftsbegriff orientierte Lehre verursacht ständig bedenkliche Mißverständnisse, Fehlvorstellungen und Fehlhandlungen. *Deshalb muß die Tradierung ärztlichen Erfahrungswissens vordringlich und von Grund auf neu überdacht und neu gestaltet werden.*

Bei dieser Aussage handelt es sich leider nicht um eine Behauptung, sondern sie beruht auf langjährigen Beobachtungen. Der Verfasser hat nämlich im Verlaufe von 18 Jahren mit über 30 Assistenzärzten und -ärztinnen durchschnittlich 9-12 Monate in der Allgemeinpraxis zusammengearbeitet. Diese enge Zusammenarbeit gab ihm Gelegenheit, sich über die ärztliche Kompetenz des jeweiligen Mitarbeiters ein sehr genaues und differenziertes Urteil zu verschaffen. So wurde die Assistenz ungewollt zu einem Test, der durch die ständige Konfrontation mit praktischen Problemen besser als jede Prüfung Auskunft gab über das Ergebnis der Ausbildung und der Weiterbildung. Einzelheiten würden hier zu weit führen (s. auch Sturm 1971). In diesem Zusammenhang nur folgendes: Die Mehrzahl der Assistenten hatte ein umfangreiches Wissen über regelhaftes Vorgehen bei objektiven Befundabweichungen im somatischen Bereich erworben. Alle hatten Anfangsschwierigkeiten, sich auf hausärztliches Denken und Handeln in der menschlichen Dimension umzustellen. Durch die Fixierung auf objektivierbare somatische Befundabweichungen wurden sehr oft Belanglosigkeiten überbewertet, was zu teurer Überdiagnostik und Übertherapie führte und die Patienten verunsicherte und verängstigte. Nicht selten wurden wesentliche Beschwerden und Zusammenhänge übersehen, weil die Kollegen trotz ihrer durchweg guten Weiterbildung in Innerer Medizin nicht in der Lage waren, die Zusammenhänge zwischen Krankheitserscheinungen und den Problemen und Konflikten in der menschlichen Dimension zu erkennen. Während es vielen Assistenten gelang umzulernen, hatten vor allem die Kollegen, die länger als 2-3 Jahre im Krankenhaus, insbesondere an Inneren Abteilungen oder in der Pathologie, tätig gewesen waren, auch noch nach Monaten größte Schwierigkeiten, die somatische Fixierung zu überwinden. Einige haben die wirklichen Zusammenhänge nie erkannt, und es ist ihnen nicht gelungen, sich dem funktionellen Denken in der menschlichen Dimension zu nähern.

Die Vermittlung von Kenntnissen, Fertigkeiten und Einstellungen verfehlt sowohl an den Fakultäten als auch an den Krankenhäusern vor allem deshalb ihr Ziel, weil die Lehrinhalte mit dem Anspruch auf Objektivität und Wissenschaftlichkeit auf Befundabweichungen und darauf abgestellte Handlungsanweisungen reduziert werden. Es ist zu hoffen, daß die Einengung auf den Sonderfall des reproduzierbaren Experiments in der Medizin möglichst bald überwunden wird und daß sie dem Vorbild der Physik folgt, in der bereits Einstein die drohende Erstarrung in euklidischen Dogmatismus durchbrach und wo nun auch bei der Erforschung hochkomplexer Systeme wie z. B. der Thermodynamik (Prigogine u. Stenvers 1981) das linear-kausal-analytische Denken verlassen wurde. Wenn sich die Medizin bei der Erforschung des menschlichen Körpers weiterhin an den Naturwissenschaften orientieren will, dann muß sie ihrem Vorbild auch in komplexe Bereiche folgen. Im übrigen ist der Mensch nur in seiner Anlage ein Naturwesen; in seiner eigentlichen Menschlichkeit ist er jedoch durch und durch ein Kulturwesen (s. Bretschneider S. 32f.). Man wird ihm deshalb niemals ausschließlich auf naturwissenschaftlichem Wege näher kommen. Medizin kann und darf sich nicht nur an Naturwissenschaft orientieren, *sondern muß auf allen Humanwissenschaften basieren.* Insofern ist die Medizin zugleich auch höchster Ausdruck unserer Kulturleistung.

Literatur s. 10.6

10.5 Der Beitrag der Hausärzte

E. Sturm

Theoretisches Wissen ist tot, wenn nicht der Bezug zum täglichen Leben immer wieder hergestellt wird. Hier erhalten die Hausärzte eine doppelte Funktion: Einerseits können sie hospitierende Studenten und mitarbeitende Assistenten immer wieder mit den realistischen Forderungen der Lebenswirklichkeit konfrontieren. Andererseits entspringt aus ihrer Tätigkeit in der menschlichen Dimension eine Fülle von Daten, die auf keine andere Weise gewonnen werden können und die nach entsprechender Sammlung und nach wissenschaftlicher Aufbereitung durch das Forschungsfach Allgemeinmedizin dazu beitragen, das theoretische Wissen über kranke Menschen, über ihren Hilfebedarf und über erfolgreich geleistete Hilfe ganz wesentlich zu erweitern. Hausärzte gehören zu den wenigen Berufsgruppen, die zu allen einschlägigen Daten dieser Dimension den besten Zugang besitzen, denn sie begleiten eine begrenzte Zahl von Menschen über lange Jahre bei ihren Auseinandersetzungen mit den Problemen menschlichen Zusammenlebens und mit den Noxen der Umwelt.

In einem patientorientierten Studien- und Weiterbildungsgang können niedergelassene Hausärzte in dieser doppelten Funktion

- als direkte Vermittler zum Patienten in seiner Lebenssituation und
- als Sammler beispielhafter Kasuistiken aus der menschlichen Dimension einen ganz entscheidenden Beitrag leisten (Sturm 1980).

Insofern entscheidend, als sie dem Lernenden eine direkte Rückkoppelung über das Krankheits- und Problemspektrum liefern, mit dem er sich lebenslänglich auseinandersetzen muß. Zugleich fördern sie dadurch seine lebenslängliche Einstellung und bahnen sein Verhalten; denn ärztliche Qualität kann nicht allein in der Erfüllung abstrakter wissenschaftlicher Standards gesucht werden, sondern orientiert sich stets auch an den individuell ganz unterschiedlichen Rückmeldungen der Patienten. Sicherlich wird es verschiedene Möglichkeiten geben, wie Hausärzte an Unterrichtsveranstaltungen direkt beteiligt werden können. Optimal wäre es, wenn sie in jedem Studienjahr der 6jährigen Ausbildung und in über 50% der 4jährigen Weiterbildung mitwirken könnten. Bis dieses Optimum überall erreicht werden kann, sollten Studenten jede Gelegenheit nutzen und bei ihrem (oder einem) Hausarzt (oder Hausärztin) hospitieren oder famulieren und sich um die noch immer dünn gesäte Literatur aus der Allgemeinpraxis bemühen.

Das Göttinger Ausbildungsmodell für Allgemeinmedizin

Das Göttinger Ausbildungsmodell, das seit Übernahme des Lehrauftrages für Allgemeinmedizin 1978 und seit Gründung der Abteilung Allgemeinmedizin im November 1984 schrittweise verwirklicht wird, sieht einen Einstieg in drei Studienabschnitten vor:

- für Anfänger,
- für mittlere und
- für letzte Semester.

Jeder dieser drei Abschnitte ist gegliedert in:

1. theoretische Einführung (Vorlesung),
2. praktische Einführung (Übung),
3. Praktikum beim Hausarzt,
4. Nachbereitung.

Eine ausführliche Darstellung findet sich in Sturm „Renaissance des Hausarztes" (1983, S.193ff.).

Übersicht über das Lehrangebot der Göttinger Abteilung für Allgemeinmedizin

Studienabschnitte	Vorkliniker (1.-2. Semester) fakultativ	Mittlere Jahrgänge (4.-6. Semester) fakultativ	Ältere Jahrgänge (8.-10. Semester) obligatorisch
1. Theoretische Einführung	Einstündige Vorlesung mit Patientvorstellung zur Vorbereitung auf die Hausbesuchsbegleitung	Einstündige Vorlesung mit Patientvorstellung zur Vorbereitung auf die Famulatur	Zweistündige Vorlesung mit Patientvorstellung
2. Praktische Einführung	Zweistündige Übung „Umgang mit Kranken" zur Schulung der Gesprächsfähigkeit durch verbesserte Fremd- und Selbstwahrnehmung.	Einstündiges Praktikum zum Erlernen von Injektionen, Wundversorgung, Verbänden usw.	Einstündige Übung in kleinen Gruppen: Diagnostisches und therapeutisches Vorgehen in der Allgemeinpraxis beim Gespräch mit Patienten
3. Praktikum beim Hausarzt	Teilnahme an Hausbesuchen und Familienbegleitung	Famulatur beim Hausarzt	Hospitation beim Hausarzt
4. Nachbereitung	Begleitendes Seminar	Seminar zur Nachbesprechung der Famulatur	Klausur, mündliche Prüfung

Allgemeinmedizin für Vorkliniker

Ein obligatorischer „Kurs zur Einführung in die allgemeinmedizinische Praxis" ist bisher an den meisten bundesdeutschen Fakultäten das einzige Lehrangebot der Allgemeinmedizin (für das 8. bis 10. Semester). Es hat sich herausgestellt, daß diese Einführung in die Allgemeinmedizin für die fortgeschrittenen Studenten viel zu spät kommt. Ein Lehrangebot für Anfänger und mittlere Semester ist jedoch für nebenamtliche Lehrbeauftragte ohne Institutionalisierung der Allgemeinmedizin kaum durchführbar. Es wäre aber trotzdem sehr wichtig, damit dem Studenten der berühmte rote Faden gereicht werden kann und er schon während der Anfangssemester die Möglichkeit zu regelmäßig wiederholten Begegnungen mit Patienten in ihrer Lebenswelt erhält. Wenn irgend möglich sollte also an jeder Fakultät wenigstens *eine* zusätzliche Unterrichtseinheit für Vorkliniker angeboten werden. Sie könnte übrigens den Titel dieses Buches tragen und als integrierende Gemeinschaftsveranstaltung mit anderen (auch nichtmedizinischen) Disziplinen der Universität durchgeführt werden. Dieses Buch, das ohnehin jedem vorklinischen Studenten zu empfehlen ist, könnte als Leitfaden für diese Vorlesung dienen.

Da die Thematik der Unterrichtsveranstaltung für Vorkliniker in weiten Bereichen mit der dieses Buches übereinstimmt, soll hier kurz dargestellt werden, wie diese Lehrveranstaltung in Göttingen zunächst mit einer Vorlesung anfangend zum jetzigen Umfang ausgebaut wurde:

Die Ankündigung der Veranstaltung erfolgte sowohl

- durch Anschlag, am schwarzen Brett als auch
- durch Verteilung von Zetteln in vorklinischen Vorlesungen mit nachfolgendem Text und in einigen Semestern auch
- durch einen Vortrag des allgemeinmedizinischen Hochschullehrers im Rahmen der Einführungsveranstaltungen für Erstsemester, in dem er die Aufgaben des Hausarztes und das Ziel der Unterrichtsveranstaltung erläuterte.

In Göttingen wurde 1980 zunächst mit einer einstündigen Vorlesung begonnen. Seit 1981 wurde sie durch eine Gesprächsübung ergänzt, in der Studenten über ein Gespräch mit einem Patienten in der Gruppe referieren und lernen, den Patienten und sich selbst besser wahrzunehmen. Ab 1985 wurde mit organisierter Vermittlung von Hausbesuchsbegleitung begonnen. Das begleitende Seminar wird erst nach voller personeller Besetzung der Abteilung ab Sommersemester 1987 durchgeführt werden können. Danach ist geplant, das Lehrangebot für Vorkliniker durch eine interdisziplinäre Vorlesungsveranstaltung „Medizinische Anthropologie" zu ergänzen, in der weitere Themen dieses Buches zugleich auch für Hörer höherer Semester dargestellt werden sollen.

Die nachfolgend abgedruckten Texte erläutern den Inhalt des Unterrichts für Vorkliniker. Besonders wichtig ist dazu der Hinweis, daß alle Studenten, deren Eltern nicht Hausärzte sind, frühzeitig Kontakt zu ihrem (oder einem) Hausarzt bekommen, der ihnen auch weiterhin in den verschiedenen Stufen ihrer Bildung zum Arzt den notwendigen Praxisbezug vermittelt.

Allgemeinmedizin für Vorkliniker

Dienstags 12.15 Uhr-13.00 Uhr, Klinikum Hörsaal 504

Jede(r) Student(in) soll die Möglichkeit erhalten, einen Hausarzt bei Hausbesuchen zu begleiten, um den kranken Menschen in seiner Familie und häuslichen Umwelt kennenzulernen. In dieser Vorlesung und in einer Gesprächsübung wird er (sie) darauf vorbereitet.

In der *Vorlesung* werden Patienten vorgestellt und wichtige Voraussetzungen für den Umgang mit Patienten in ihrer Familie vermittelt.

Eine begleitende *Übung* „Umgang mit dem Kranken" dient zur Schulung der Gesprächsfähigkeit durch verbesserte Fremd- und Selbstwahrnehmung.

Die *Hausbesuchsbegleitung* soll jede(r) mit seinem Hausarzt vereinbaren. Falls erforderlich, wird der Kontakt zu einem Hausarzt in Göttingen oder Umgebung hergestellt.

Die regelmäßige Teilnahme an Vorlesung, Gesprächsübung und an Hausbesuchen wird bescheinigt.

Gliederung der Vorlesung:
1. Erste Hilfe bei Notfällen in der Familie
2. Krankheitsbewältigung durch den Patienten und seine Familie
3. Patientvorstellung
4. Berichte über Hausbesuche und Familienbegleitung.

Themen zu 1:
- Was machen Sie bei Schnupfen, Nasenbluten, Abszeß, Kind mit Fieber, Fremdkörper im Auge, Splitter in der Haut, Durchfall, Verbrennung, blutender Wunde, Kollaps?

Themen zu 2:
- Wie erlebt der Patient seine Krankheit?
- Begegnung mit dem Kranken
- Wahrnehmung von Gesundheitsstörungen
- Selbsthilfe des Patienten
- Der Kranke in der Familie
- Hauskrankenpflege
- Beobachtungen beim Hausbesuch
- Langzeitversorgung chronisch Kranker
- Rehabilitation und soziale Maßnahmen
- Gesundheitserziehung zu primärer und sekundärer Prävention
- Aufgaben des Allgemeinarztes im Rahmen der medizinischen und sozialen Versorgung der Bevölkerung.

Themen zu 3:
- Kontaktaufnahme mit dem Patienten, Training der Beobachtungsgabe, einfache Untersuchungsmethoden, Protokollführung.

Begegnung mit dem Kranken vom ersten Studientag an
Der kranke Mensch steht im Mittelpunkt der Medizin; ihm zu helfen, ist das Ziel aller ärztlichen Bemühungen. Eigentlich sollte es unnötig sein, dies zu betonen.

Wer ein guter Arzt werden will, benötigt dafür
1. umfangreiches Wissen über Krankheiten und über diagnostische und therapeutische Methoden,
2. aber auch Wissen über Reaktions- und Verhaltensweisen kranker Menschen.
3. Außerdem muß er die Fähigkeit besitzen, mit kranken Menschen umzugehen.

Durch den enormen Wissenszuwachs von 1 und durch die großen Studentenzahlen kommt die Vermittlung von 2 und 3 im Medizinstudium meist zu kurz. Nach der klassischen Lehrmethode wird der Student zuerst mit der menschlichen Leiche bekannt gemacht; lebende Patienten lernt er frühestens ab 5. Semester kennen. In der Regel handelt es sich dabei um bettlägerige Krankenhauspatienten. Zu ihnen kann sich nur selten ein gutes Patient-Arzt-Verhältnis entwickeln.

Dies alles führt dazu, daß die meisten jungen Ärzte Schwierigkeiten und Probleme beim Umgang mit Patienten haben. Erfahrene Hausärzte halten es für sehr wichtig, daß Studenten vom ersten Tag des Studiums an den Umgang mit kranken Menschen erlernen und darin bereits während des Studiums größere Sicherheit erwerben. Medizinisches Wissen wird erst dann voll integriert, wenn die Anwendung beim Patienten jeden Lernschritt begleitet. Deshalb sollte sich die im 1. Semester begonnene Orientierung am Patienten und an seinen gesundheitlichen Bedürfnissen wie ein roter Faden durch das ganze Studium ziehen.

Die Abteilung für Allgemeinmedizin will vorklinischen Medizinstudenten den Zugang zu Patienten eröffnen und vermitteln. Als Voraussetzung dafür bietet sie folgende Lehreinheit an:

1. Eine *Einführungsvorlesung* mit Patientvorstellung.
2. Eine *Gesprächsübung* „Umgang mit Kranken" dient zur Schulung der Gesprächsfähigkeit durch verbesserte Fremd- und Selbstwahrnehmung. Diese Übung umfaßt 10 Doppelstunden pro Semester und wird in kleinen Gruppen (bis zu 8 Teilnehmer) durchgeführt.
3. *Hausbesuche:* Während der Student einen Hausarzt bei Patientbesuchen begleitet, erlebt er einerseits den Kranken in seiner häuslichen Umwelt, andererseits kann er beobachten, wie der Hausarzt mit dem Patienten und dessen Familie umgeht.
Es ist erwünscht, wenn sich aus dieser Hausbesuchsbegleitung, die der Student am besten mit seinem Hausarzt am Heimatort vereinbart, wiederholte Kontakte sowohl mit dem

376   E. Sturm

Hausarzt als auch mit den besuchten Familien entwickeln; denn erst im Verlaufe von Jahren entwickelt sich eine Vertrauensbasis, die tiefere Einblicke in die Berufstätigkeit und in das Familienleben gestattet.
4. *Begleitendes Seminar:* Damit der Student seine Beobachtungen besser verarbeiten kann, wird ihm in einem Seminar die Möglichkeit zum Erfahrungsaustausch geboten.

Der Umgang mit Patienten und die Gestaltung einer verantwortungsbewußten Patient-Arzt-Beziehung lassen sich nicht aus Büchern lernen, sondern sie müssen praktisch eingeübt werden.

Literatur s. 10.6

10.6 Ausblick

E. Sturm

> Der Mensch aber ist in der Welt, um sie und sich zu wahren.
> Jean Gebser

In Form eines Readers wurde hier eine Sammlung von Expertenwissen über den kranken Menschen vorgelegt, die das Ziel hat, einseitige, vor allem mechanistische Vorstellungen vom Menschen zu überwinden und ein neues, zutreffenderes Menschenbild zu zeichnen. Das Unternehmen ist damit nicht beendet, sondern die Herausgeber sind bemüht, die Entwicklung und den Ausbau einer Medizinischen Anthropologie interuniversitär fortzusetzen. Da diese Aufgabe so umfangreich ist, daß sie nahezu unlösbar erscheint, wurde daran gedacht, sie zunächst in zwei Richtungen zu begrenzen:

- Damit das Vorhaben nicht ins Uferlose verschwimmt, sollen vorrangig jene Fakten und Zusammenhänge gesammelt und erforscht werden, die zur Konturierung eines einheitlichen Menschenbildes wesentlich beitragen.
- Mit der Ausrichtung am patientorientierten Konzept, d. h. also am Lösungsverhalten und Hilfsbedarf des Patienten wird bezweckt, dem Hausarzt für seine Entscheidungen die notwendigen Hilfen und wissenschaftlichen Grundlagen zu liefern.

Diese Begrenzung birgt natürlich erneut die Gefahr der Einseitigkeit. Aber es ist zu hoffen, daß Ärzte dem entgehen, weil sie durch ihre Tätigkeit immer wieder mit den wesentlichen Werten menschlichen Lebens konfrontiert werden. Dabei ist anzumerken, daß der Zugang zum Wesenskern des Menschen nur bedingt in seinen Werken zu finden ist, da es sich dabei um „Distanzierungen" im Sinne der Auseinandersetzung mit der wesensfremden Umwelt handelt. Dagegen stößt der Arzt eher zum eigentlichen Kern des Menschen vor, weil er ihm in seiner Passivität, in seiner „Zurückgeworfenheit" auf sich selbst, nämlich in seiner Krankheit begegnet.

Wenn nun ein Arzt, insbesondere der Hausarzt neben der als selbstverständlich vorausgesetzten kompetenten primärärztlichen Versorgung einen Kranken auch in der menschlichen Dimension begleiten und ihm Hilfen vermitteln soll, dann braucht er dafür nicht nur ein allgemeines Menschenbild; er benötigt auch Vorstellungen von der Welt, in der der Kranke lebt, sowie Zukunftsperspektiven. Beides, sowohl das Weltbild des Arztes als auch seine Einstellung zur Zukunft beeinflussen sein Denken und Handeln. Dem Arzt sollen hier aber weder Weltanschauungen noch Prognosen suggeriert werden. Jeder muß sie für sich selbst entwickeln, und wer seine Sichtweise erweitern und sachlich begründen will, sei dazu auf kompetente Experten wie z. B. auf den Historiker Toynbee oder auf den Zukunftsforscher Jungk verwiesen.

Dem Verfasser dieses Ausblicks sei aber nach 30jähriger hausärztlicher Tätigkeit gestattet, unter Einbeziehung der menschlichen Dimension auf einige Gesichtspunkte hinzuweisen, die aus seiner Sicht für hausärztliches Handeln wesentlich erscheinen.

Niemand zweifelt, daß wir in der Zeit einer weltweiten Krise leben: Der Mensch hat begonnen, alle bisherigen Erkenntnisse, Verhaltensweisen und Errungenschaften in Frage zu stellen. Er kann die entsetzliche Erinnerung an die Eskalation des Mordens in zwei infernalischen Weltkriegen mit über 65 Millionen (!) Toten und ungezählten Invaliden nicht aus seinem Bewußtsein verdrängen. Er muß leider feststellen, daß sich fast nichts geändert hat, sondern daß seine Existenz weiterhin bedroht wird durch atomaren Overkill und durch irreparable Zerstörungen der Umwelt. Er erkennt enttäuscht, daß wissenschaftlicher und technischer Fortschritt nicht nur zum Segen dienen, sondern auch zum Fluch werden können. Er erlebt die Frustration, daß seine geistige Freiheit und individuelle Selbständigkeit zunehmend eingeschränkt werden durch anonyme Strukturen wie z.B. Bürokratie, Medien und Computer.

Er muß zugeben: „Noch nie waren die menschlichen Lebensbedingungen so universell gefährdet wie heute ... Die Sorge des Menschen um den Menschen war noch nie so groß und notwendig wie am Ende dieses Jahrhunderts" (Condrau 1985).

Die ständige Bedrohung des Menschen und die Verunsicherung seiner Existenz haben natürlich Folgen; sie stören die freie Entfaltung des Lebens und die Gesundheit jedes einzelnen. Angst und Resignation breiten sich aus wie eine schleichende Giftwolke. Die Menschen reagieren darauf sehr unterschiedlich: Einige werden depressiv und resignieren, andere verschaffen sich Betäubung in Streß oder Suchtmitteln, wieder andere suchen verzweifelt nach dem Sinn dieses Lebens bei Heilsverkündern oder in Sekten. Angst und Depression senken aber auch die Widerstandsfähigkeit gegen infektiöse und bösartige Krankheiten. Streß und Genußmittel unterminieren die Gesundheit.

Was aber kann ein Arzt tun, wenn er erkennen muß, daß viele Krankheitszustände durch die universelle Angst und Verzweiflung mitverursacht sind? Wie kann er seinen Patienten helfen, die von der Sinnlosigkeit des Daseins verstört in Depression verfallen? Soll auch er resignieren und sich auf die Behandlung der Symptome im Sinne einer Betäubung beschränken? Oder sollte er nicht vielmehr seine Patienten auch darauf hinweisen, daß die Krankheit als Ausdruck einer Lebenskrise zugleich ein Anlaß sein sollte, pathogene Lebenssituationen und Verhaltensweisen zu überdenken und zu ändern?

Wie aber kann ein Arzt angesichts der gegenwärtigen Weltlage und ihrer düsteren Perspektiven bei seinen Kranken Hoffnung, Mut und Optimismus verbreiten?

Woher soll er selbst Kraft schöpfen, um nicht von allem Elend, das ihn täglich umgibt, niedergedrückt, mitgerissen und untergepflügt zu werden?

Im Verlaufe einer langjährigen Berufstätigkeit macht ein Hausarzt zwei entscheidende Erfahrungen, die ihm den Mut und die Energie geben, auch in verzweifelten Situationen niemals zu resignieren oder aufzugeben. Die erste Erfahrung bezieht sich auf die erstaunlichen Kräfte, die der einzelne Mensch in Not- und Krankheitssituationen freizusetzen in der Lage ist. So erlebt ein Hausarzt täglich die Fähigkeit des menschlichen *Körpers,* extreme Krankheitssituationen zu überleben und auch nach schwerster Schädigung zu regenerieren. Er beobachtet, welch große *seelische* Energien der Mensch entwickeln kann, wenn es darum geht, z. B. geliebten Angehörigen selbstlos zu helfen und sie bei Krankheit unter größten Opfern zu pflegen. Und immer wieder begegnen ihm Menschen, die sich mit all ihren *geistigen* Kräften einer gestellten oder selbstgewählten Lebensaufgabe widmen und die darin so völlig aufgehen, daß sie für Krankheit fast nicht angreifbar erscheinen. Diese Beobachtungen befestigen im Arzt die Überzeugung, daß es einerseits darauf ankommt, in jedem Menschen diese körperlichen, seelischen und geistigen Energien zu Heilungszwecken zu mobilisieren und sie auch gegen die krankmachenden Einflüsse dieser Welt vorbeugend einzusetzen.

Die zweite Erfahrung betrifft die Umwelt. Der Hausarzt sieht sie keinesfalls bloß als Bedrohung für den Menschen und als Quelle von Gefahren und Schädigungen. Er sieht auch die Positiva; denn sie liefert dem Menschen Licht, Luft und Nahrung zum Leben, und in ihrer vielfältigen Herausforderung bietet sie ihm Chancen zur Entfaltung und Bewährung. Die menschliche Umwelt leistet dem Schwachen und Kranken Unterstützung und Hilfe. Aus dieser positiven Sichtweise der Welt handelt der Hausarzt nach dem Umweltkonzept der Allgemeinmedizin (Sturm 1983), indem er versucht, den Kranken durch dosierten Einsatz persönlicher Hilfe allmählich zu aktivieren, ihm eine hoffnungsvollere Sicht in diese Welt zu vermitteln und ihn auf seine Aufgaben in dieser Welt hinzuweisen. Denn nicht im selbstzufriedenen „Auf-der-Welt-Sein" liegt der Sinn des menschlichen Lebens, sondern darin, daß der Mensch über sein vegetatives Erdendasein hinauswächst und in irgendeinem Lebensbereich produktiv und schöpferisch wirkt. Eine Krankheit überwindet er am besten, wenn er „sich selbst transzendierend über sich selbst hinauslangt, sich selbst vergißt im Schaffen, Erleben oder in der tapferen Einstellung auf Schuld, Leid und Tod" (Frankl 1975).

So wird der Hausarzt dem ziellosen Patienten bei der Suche nach dem Sinn seines Daseins beistehen. Alle anderen wird er darin unterstützen, ihre Zielvorstellungen (Skript) so zu korrigieren, daß diese den gesundheitlichen Gegebenheiten entsprechend erreichbar werden. Das kann er aber nur, wenn er selbst davon überzeugt ist, daß in dieser Welt noch Aufgaben zu erfüllen sind, für die das Weiterleben lohnt.

Am besten demonstriert er das durch sein eigenes Tun, indem er sich weder durch düstere Zukunftsprognosen noch durch Endzeitstimmung beirren läßt, sondern

Martin Luther folgt, der auch dann seinen Baum pflanzen würde, wenn der Untergang der Welt für den nächsten Tag vorausgesagt wäre. Und dazu hat er auch allen Grund; wer nämlich genauer hinschaut, dem erscheint die Zukunft nicht mehr so aussichtslos, weil er feststellen muß, daß in dieser Krise der Menschheit deutliche Ansätze zu einer positiven Weiterentwicklung erkennbar werden. Diese Hoffnung wird durch die besondere Fähigkeit des Menschen bestärkt, daß er in der Lage ist, sich selbst zuzuschauen, über sich selbst nachzudenken, sich zu besinnen und sich zu kritisieren (exzentrische Positionalität nach Plessner 1975 u. 1981).

Nachdem nun die Menschen begonnen haben, nicht nur gelegentlich hier und dort, sondern weltweit über sich und ihre Lebenssituation nachzudenken, wächst ständig die Zahl derer, die erkennen und auch danach zu leben versuchen,

- daß der Mensch die ihm anvertraute Erdoberfläche nicht länger ausplündern und verwüsten darf, sondern sorgsamer kultivieren muß, weil dies seine Lebensgrundlage ist und bleibt,
- daß der Mensch mit sich und der eigenen Gesundheit nicht länger nachlässig umgehen darf, weil ihm dafür eine hohe Selbstverantwortung zukommt,
- daß der Mensch seine Mitmenschen und ihren Anspruch auf Freiheit und Entfaltung besser achten muß, weil die meisten zwischenmenschlichen Spannungen und Konflikte aus einem Mangel an gegenseitiger Achtung entspringen.

Weltweit hat ein Umdenken und eine Neueinschätzung aller Werte begonnen. Immer mehr Menschen begreifen, daß es höhere Güter gibt als Geld und Besitz, und daß Frieden, Freiheit und Gesundheit als die wichtigsten Voraussetzungen eines menschenwürdigen Daseins wertvoller sind als alles andere. Dieser Paradigmawandel beginnt sich unaufhaltsam durchzusetzen, wenn auch mit Schwierigkeiten gegen den Widerstand verkrusteter Strukturen. Er betrifft inzwischen auch Wirtschaft, Wissenschaft, Technik und Kunst, wo sich allmählich die Erkenntnis verbreitet, daß es falsch war, dem Moloch „Profit" und dem Betrüger „Fortschritt" den Menschen und seine schöpferischen Kräfte allzu bedenkenlos zu opfern.

Das neue Denken, das sich am Menschen und seinen humanen Bedürfnissen orientiert, greift immer weiter um sich. Das patientorientierte Konzept, das nur einen kleinen Ausschnitt beschreibt, ist davon abgeleitet. Wie die Geschichte beweist, ist das Vordringen solch neuer Gedanken nicht mehr aufzuhalten. Sie werden allmählich immer tiefer in das Bewußtsein der Menschen eindringen, davon Besitz ergreifen und zur Änderung ihrer Einstellung und ihres Verhaltens führen.

Wenn diese Ansätze einer neuen Menschlichkeit nicht vertrocknen und nicht verschüttet werden, sondern gedeihen können, dann ist der Ausblick in die Zukunft der Menschen nicht mehr so negativ. Dann kann der Hausarzt dieses Bewußtsein auch mit echter Überzeugung verbreiten und seine verzweifelten Kranken zur Genesung motivieren. Dann besteht die Hoffnung, daß im nächsten Jahrtausend der evolutionäre Schritt gelingt, den Teilhard de Chardin (1969) vorausssagt: „Mit Hilfe der ungeheuren Energien des Lebens, Denkens, Liebens und Leidens ist die Menschheit dabei, den Aufstieg aus der Biosphäre in die Noosphäre zu bewältigen".

Der Mensch des nächsten Jahrtausends wird ein durchschnittliches Alter von 90–100 Lebensjahren erreichen. Durch das rasante Bevölkerungswachstum und durch die Industrialisierung wird er in zunehmendem Maße inneren Konflikten des

Zusammenlebens und äußeren Noxen ausgesetzt sein. Wenn er sein hohes Alter in relativem Wohlbefinden erreichen will, dann wird er lernen müssen, mit seiner Gesundheit viel sorgsamer umzugehen. Viele Verhaltensweisen wird er ändern müssen, um der Krankheitsentstehung auch in der menschlichen Dimension vorzubeugen. Zur Bewältigung vieler jetzt noch unheilbarer und auch mancher neuer Krankheiten wird er sehr viel mehr seinen Geist gebrauchen und sehr viel lernen müssen.

Um dies sinnvoll leisten zu können, benötigt der Mensch einen kenntnisreichen Hausarzt, der besser und gezielter als bisher auf die verantwortungsvollen Aufgaben der primärärztlichen Versorgung und der Begleitung in der menschlichen Dimension vorbereitet ist. In dem nie endenden Lernprozeß der Daseins- und Krankheitsbewältigung sollte der Hausarzt von morgen „der Partner seiner Patienten sein, der mit ihnen gemeinsam Erkenntnisse erarbeitet und gemeinsam Konsequenzen aus diesen Erkenntnissen zieht" (Wesiack 1985).

Literatur zu 10.2-10.6

Byrne PS, Long BEL (1973) Learning to care, person to person. Churchill Livingstone, Edinburgh London
Chardin T de (1969) Der Mensch im Kosmos. Beck, München
Condrau G (1985) In Sorge um den Menschen. In: Wendt H, Loacker N (Hrsg) Kindler's Enzyklopädie Der Mensch. Kindler, Zürich
Frankl VE (1975) Theorie und Therapie der Neurosen. Reinhard, München
Guilberg J-J (1979) Ausbildung in den Gesundheitsberufen. Huber, Bern Stuttgart Wien
Gagné RM (1969) Die Bedingungen des menschlichen Lernens. Schroedel, Hannover
Noack H (ed) (1980) Medical education and primary health care. Croom Helm, London
Pauli GG (1977) Primärmedizin und Medizinstudium. Allg Med Int 6: 71-74
Pichler K (1924) Zur Logik der Gemeinschaft und (1956) über die Einheit und die Immanenz des Ganzen. In: Plewe E, Sturm E (Hrsg) (1969) Pichler H, Ganzheit und Gemeinschaft. Steiner, Wiesbaden
Plessner H (1981) Die Sphäre des Menschen. In: gesammelte Schriften, Bd IV. Suhrkamp, Frankfurt/M.
Plessner H (1975) Die Stufen des Organischen und der Mensch. Einleitung in die philosophische Anthropologie. De Gruyter, Berlin New York
Portmann (1956) Biologie und Geist. Rhein-Verlag, Zürich
Prigogine I, Stengers I (1981) Dialog mit der Natur. Neue Wege naturwissenschaftlichen Denkens. Piper, München
Sturm E (1971) Ausbildungsstand der Approbierten und spezielle Weiterbildung zum Arzt für Allgemeinmedizin in Lehrpraxen. Prakt Arzt 8: 920-926
Sturm E (1980) Versorgungsintegrierte Ausbildung: Die Ausbildung und Weiterbildung als Vorbereitung auf die praktische Tätigkeit aus der Sicht des Allgemeinarztes in: Kahlke W, Sturm E, Schütze H-G (Hrsg.) (1980) Neue Wege der Ausbildung für ein Gesundheitswesen im Wandel, Urban & Schwarzenberg München Wien Baltimore
Sturm E (1983) Renaissance des Hausarztes. Springer, Berlin Heidelberg New York Tokyo
Sturm E (1984) Patientenorientierte Gesundheitserziehung durch den Hausarzt. In: Lang E, Düsterling R, Arnold K (1984) Informationsmedizin in der Prävention
Wesiack W (1985) Über ärztliches Rollenverständnis in Vergangenheit und Gegenwart. Österreich Z Soziol 10: 218-228

11 Sachverzeichnis

Die **fett** gedruckten Seitenzahlen verweisen auf Abschnitte, in denen das Stichwort ausführlich besprochen wird.

Abhängigkeit 188
Absonderung 283
Abwehr, psychische 298
-, spezifische 291
-, unspezifische 291
Adaption 81
Aggressivität 111, 112, 115, 116, 129, 252
Aktionsprogramm 103
Aktivierung des Patienten 295
Aktivitäten 300
Alkohol 115, 116
Allergie 146
Allgemeinmedizin XIII, 95, 294, 371
alte Menschen 283
Alter 132, 139
Angebot des Patienten 304
Angst 101, 105, 107, 109, 112, 116, 117, 129, 154, 174, 175, 184, 190, 276, 297
Angstbewältigung 288
Anpassung
-, alloplastische 186
-, autoplastische 185
- an die Krankheit 185
Anteilnehmen 59
Anthropologie VII, XII, 65, 97, 172, 348, 365
-, evolutionäre 71
-, medizinische XIV, 29, 57, 60, 91, 177, 367
anthropologisch 55
Antibiotika 74
Antike 19
Anti-Risikofaktor 130
Arbeitsfähigkeit 15, 265
arbeitsteilige Gliederung 221
Arbeitsunfähigkeit 282
Arousal 343
Arzneimittel 49
Arzneitherapie 48
Arzt 209, 265
Arztbesuch 195, 204, 206

Arztbild 180
Ärztedichte 234
ärztliche Beratung 195
- Behandlung 203
Arzt-Patient-Beziehung 32, 42, 58, 60, 79, 169, 183, 315
Arztrolle 209
Arzttypen 19
Ätiologie 122
Aufarbeitung 197
Ausbildung 223, 365, 370
Ausbildungsmodell 372
Auseinandersetzung 188
Auslöser 124, 126, 147, 156, 269
Ausrichtung auf den Kranken 182
Aussprache 309
Authenzität 197
autogenes Training 200
Autonomie 189

Balint-Gruppe 2, 58, 79, 224, 315, 321, 335
Bedarf 96, 234
Bedarfsfeststellung 236
Bedeutung 29, 81, 188, 369
Bedrohtsein 173, 377
Bedrohung 185
Bedürfnisse 234
Beeinträchtigungen 184, 196
Befindlichkeit 179
Befindlichkeitsstörungen 194
Begriffsspektrum 167, 169
Behandlungsform 215
Behinderte, Hilfe für 327, 331
Behinderung 111, 138, 196
Beratung 333
Beruf 152, 282
Berufskrankheiten 152
Besuche 200
Beten 200
Betriebsklima 282

Betroffenheit 209, 327
Beurteilung 178
Bevölkerung 194
Bevölkerungsaufbau 138, 139
Bewältigung 8, 13, 171, 316, 361, 362
Bewältigungsstil 303
Bewegungstraining 200
Bewertung 173, 179
Bewußtsein 33, 52, 66, 120, 186
Beziehung 91, 183, 187, 189, 327
-, psychosoziale 79
-, zwischenmenschliche 10, 57, 61
Beziehungsdiagnostik 58
Beziehungspathologie 79
Bezugsperson 101, 107, 112, 201
-, ärztliche 28, 221, 222
Bezugssystem 78
Bezug zum ganzen Menschen 368
Bilanz 273
Bindung Kind-Eltern 100, 108
-, menschliche 100, 277
-, sexuelle 102
Biographie 56, 92, 223, 224, 277
Biologie 66, 71, 98
biologisch 105, 111, 118
Biosphäre 379
Botschaft 307, 310

Charakteristik
-, menschliche 167
-, psychische 167
-, soziale 167
Compliance 171, 180, 244
Computer 120
Coping 17, 155, 171, 177, 182
Coping-Struktur 177

Defekte, genetische 75
Denken 68
Depression 174, 299
Deprivation 156, 157
Diagnose 254
Diagnostik 12, 167, 171, 248, 272, 293
Dimension, menschliche XIII, 8, 10, 27, 30, 31, 94, 170, **269**, 272, 369, 377
Disposition 143, 160, 166
Distanzierung 281
Distreß 343
Dokumentation 279
Domestikation 68

Eigenaktivität 88
Eigenart des Humanen 67
Eigenengagement 95
Eigenregulation 94, 95, 96
Einflußfaktoren 181
Einstellung 188, 204, 278, 280, 282
Emotion 117, 118, 157
Empathie 176, 310
Entlastung Kranker 200
Entscheidung 68
Entscheidungshilfen 12
Entscheidungsfreiheit 117
Entspannungstraining 345
Entwicklung 188
-, kulturelle 91
-, menschliche 354
Entwicklung 70, 83, 104, 188, 189
Entwicklungschancen 86, 87
Entwicklungsprozeß 87
-, komplexer 83
Erforschung der Krankheit 149
Erkenntnisgewinnung 229
Erkenntnisfähigkeit 280
Erkunden 103, 110
Erwartung 129, 209, 243, 280
- des Patienten 210
Erziehung 88
escaper 146, 148
Ethik 76, 264, 315
Ethos 264
Eustreß 145, 343
Euthanasie 22, 266
Evolution 70
-, biologische 76, 83, 84
-, kulturelle 76, 84, 89
Evolutionslehre 67
Evolutionsstrategie 72
existentielle Situation 170
Existenz 65, 67, 185, 282
-, menschliche 84, 91, 361
Exploration 114, 116
exzentrische Positionalität 379

Fähigkeiten, geistige 168
Faktor, integrierender 223
Fakultäten 29
Familie 69, 146, 157, 160, 162, 165, 169, 199, 279, 301
Familienarzt 164, 219
Familienbegleitung 373
Familiendiagnostik 169
Familienhilfe 94, 95, 96

Familientherapie 157
Famulatur 373
Feedback 336
Fehlverhalten 361
Fieber 287
Fixierung 186
flush 11
Freiheit 26, 38, 67, 68, 69, 118, 379
Frieden 379
Frustration 113
Funktion 51
-, integrative 71
-, primärärztliche 213
Funktionskreis 81
Funktionsstörungen 184

Ganze, das 52, 78, 359
Ganzheit VI, 58, 223
Ganzheitsbetrachtung 230
Geborgenheit 101
Gedächtnis 33
Gefahren 93
Gefühle IX
Gemeindenähe 337
Gen 354
Generation 162
Genese 123
Genetik 352
genetische Faktoren 123
Genmanipulation 267
Genotypen 144
Gesamtbild 30, 92, 366
Gesamtdiagnose 260
Gesamtpersönlichkeit 11, 87, 91, 94
Geschichte 18
- der Medizin 149, 177
Geschlechtsidentität 189
Gesellschaft VIII, 67, 265
Gespräch mit dem Kranken 215, 252, 257
Gesprächsbereitschaft 321
Gesprächstherapie 311
Gestaltkreis 58, 60
Gesunderhaltung 131, 194, 214
Gesundheit IX, 15, 91, 127, 139, 359, 379
Gesundheitsbildung 361
Gesundheitserziehung 83, 198
Gesundheitsgefährdung 96, **98**, 248, 274
Gesundheitsprobleme 304
Gesundheitsselbsthilfe 326
Gesundheitsverhalten 84, 363
Gesundheitswesen 209
Gewissen 33, 38

Gleichgewicht, emotionales 129
Gleichgewichtszustand 86
Grenzen 32, 38, 115, 261, 315
Grenzüberschreitungen 40
Grunddimensionen 314
Grundhaltungen 316
Grundlagenwissen 91
Grundstimmung 129
Grundstörung 271, 328
Grundvertrauen 157
Gruppe, heterogene 335, 338
Gruppenselbsthilfe 326

Hämodynamik 349
Handeln 313
Handlungsanweisungen 93
Handlungsformen 198
Handlungssysteme 251, 253
Hausarzt VII, 1, 61, 74, 91, 92, 160, 166, **211, 221, 239,** 244, 269, 290, 362, 371
Hausarztprinzip 213
Hausbesuch 276
Hausbesuchsbegleitung 373
Heilbehandlung 217
Herausforderung 312
heterogen 338
Hilfe, soziale 218
Hilfeleistung 194, 201
Hilfsmöglichkeiten 320
Hoffnung 129, 154, 302, 319, 336, 378
Hoffnungslosigkeit 299
holistische Betrachtungsweise 164
Homosexualität 102
Homogenität 147, 148
human 357, 361
humane Therapie 11, 216, **269**
Humanmedizin 9, 27, 31
Humanökologie 314
Humanwissenschaften XII, XIII, 91, 97, 347, 371
Hypnose 154

Ich 52
Ich-Nähe 173
Immunität 146
Immunsystem 75
Inaktivitätsatrophie 88
Individualität 12, 61, 91, 96, 143, 148, 160, 165
Individualtherapie 93
Individuum 23, 37, 41, 50, 77, 84, 86, 111, 123, 143, 160

384 Sachverzeichnis

Individuation 149, 157
Informationsaustausch 28
Informationsmedizin 362
Informationstheorie 80
Informationstransfer 76
Informationsverarbeitung 83
Initiative 335
Insemination 267
Intensivpflege 46
Integration 55, 59, 85, 89, 181, 225, 230, 283, 356, 368
Integrationsstufen 81
Interaktionsprozesse 82, 96
Interdisziplinäre Sachverhalte 359
Introns 145
Inventarisierung 281
Isolierung 283

Jugendliche 115, 116

Katalysator 275
Kausalität 118, 147
-, zirkuläre 163
Kind 100, 104, 115
Kindesmißhandlungen 101
Klassifikation der Krankheiten 144
Kollektiv 98
Kommunikation 252, 313, 318, 361
Kompensation 96
Kompetenz 31, 370
Komplexität 76
Konflikte 219, 265, 271, 310, 340
Konstanz 147, 157
Konstitution, seelische 157
Kontaktprobleme 338
Kontinuität 18
kontinuierlich 221
Konzepte 78, 81, 126
Koordination 215, 287
Körper 185
Körpermodell 255
Krankenhaus 200
Krankenhilfe 96
Krankenrolle 148
Krankenstand 17, 148
Krankenverhalten 162
Krankenversorgung 212, 221, 258
Kranker 165, 177, 209
Krankheit XIII, 3, 6, 8, 15, 20, 56, 78, 91, 122, 128, 132, 149, 155, 160, 163, 167, 170, 177, 179, 225, 254, 273, 294, 329, 340, 359, 361

-, chronische 17, 27, 30, 171, 184, 214, 269, 271, 279, 283, 313
-, psychosomatische 57
-, seelische 17
Krankheit, Einstellung zur 51
-, Form der 153
Krankheits-
- ablauf 148
- abwehr 285
- bedingungen 171
- behandlung 83
- belastungen 199
- bewältigung 9, 96, 166, 194, 202, 297
- bild 2, 92, 94, 128
- diagnostik 93, 96
- disposition 286
- entwicklung 269
- episoden 194
- erleben 9
- formen 149
- geschichte 92
- lehre XII, 4, 155
krankheitsorientierte Sicht 91
Krankheitstheorie 3
krankheitsunabhängige Daten 92, 96
Krankheitsursachen 122, 269
Krankheitsverhütung 274
Krankheitsverlauf 152, 187
Krankheitszeichen 171
Kranksein VIII, XIII, 1, 12, 23, 57, 171, 174, 312
Kränkung 176
Kreativität 117, 271
Krise 89, 177
-, familiäre 170
- der Menschheit 379
Kontrollverlust 303
Kultur 68, 69, 355
Kultur, medizinische 368
Kulturform 69
Kulturwesen 371
Kunst 26
Kur 291
Kybernetik 80

Laienhilfe 194
Langzeitkenntnis 249
Lebensbereiche, elementare 279
Lebens-
- ereignisse 155, 169
- erwartung 26
- formen 66, 68

- forschung 67, 68
- führung 26, 235, 274, 361
- geschichte 156, 223, 226
- gewohnheiten 200
- kunst 20
- programm 85, 86, 277
- qualität 136, 234
- rhythmen, biologische 292
- schicksal 150, 155
- situation 18, 83, 92, 96, 129, 166, 177, 271, 274, 378
- verkürzung 267
- verlängerung 266
- vorgänge 66
- wille 321
- ziele 273, 321
Lehre 65, 347, 348
Lehrfach 97, 367
Lehrinhalte 370
Leiden 312
Leistungsbedarf 31
Leistungsfähigkeit 292
Leistungsspektrum 96
Lernen 110
Lernfähigkeit 104, 107, 108, 111
Lernprogramme 95
Lernprozesse 81, 88, 95, 109, 111, 363
Liebe 190
Liebesfähigkeit 280
life events 156, 171
Literatur **18**, 21, 25
Logotherapie 272
Lösungsweg 72

Maximalbehandlung 95
Medizin VIII, 32, 251, 347
-, anthropologische 56
-, ganzheitliche 60, 79
-, naturwissenschaftliche 255
-, psychologische 256
-, psychosomatische 3, 17
Medizinstudent 366
Melderegister 147
Mensch VI, **41,** 74, 76, 356, 366, 377
-, der ganze **6,** 9, 11, 29, 31, 76, 78, 100, 271, 317
-, kranker VII, VIII, XIII, 3, 6, 18, 28, 65, 91, 94, 375
Menschen, Vorstellung vom XI, 12
-, Wissenschaft vom XI, 90, 365
Menschenbild V, XII, 1, 21, **25,** 55, **65,** 70, 90, 100, 256, **347,** 366, 369, 376

-, ganzheitliches XII
Menschheit 73, 84, 89
menschlich 9
Menschliche im Menschen, das 91
Menschliche, das spezifisch 60
Menschlichkeit, neue 379
Menschsein VIII, 57
Menschwerdung 262
methaphysischer Sinn 273
Metatheorie 356
Methoden 36, 51
Methodenintegration 59
Mittelalter 19
Mitempfinden 176
Modelle 352, 356
Modellvorstellungen 80
Monotonie 147
Morbidität 136, 300
Mortalität 134, 300
Multimorbidität 139, 152, 217
Mutation 353

Nachahmen 103, 107, 110
Nachbarschaftshilfe 95, 201
Nachdenken 117, 119
Nachfrage 234, 237
Naturheilmittel 200
Naturwissenschaft VI, 3
Nebenwirkungen 93
Netzwerk 333
Netzwerk, soziales 198, 202
Niedergeschlagenheit 174
Noosphäre 379
Normen 77
Noxe 78, 95, 123, 146, 153

Objektivität 59, 369
ökologisch 84
Ordnungsfaktoren 66
Organismus 78, 249, 285
Orientierungsschema 255

Panik 173
Panoramawechsel 152, 153
Paradigmawechsel 12, 29, 55, 379
paradoxe Therapie 277
Partnerschaft 260
Partnerschaftskonflikt 280
pathogene Situation 274
Pathogenese 122, 126, 269
Pathologie 187
Patient 240, 243, 265

Patientenkarriere 148
Patientenrolle 264
Patient-Hausarzt-Beziehung 239
patient-orientiertes Denken 90
patient-orientiertes Konzept 91, 92, 95
Person 41, 52, 56, 61, 149, 164, 176, 317
personale Hilfe 317
personenbezogen 221
persönliche Bedeutung 273
Persönlichkeit 93, 105, 123, 160, 163, 165
Persönlichkeitsdiagnostik 93, 96
Persönlichkeitsentwicklung 115, 157
Persönlichkeitsprägung 156, 160
Pflanze 40
Pharmakogenetik 146
Plan 34
Populationen 74, 75, 76
Positionalität, exzentrische 173
Prägung 102, 158, 161
prämedizinische Phase 194
Präsentation 305
Prävention 214, 246
Praxisbezug 363, 367
Primärmedizin 368
Primärversorgung 12, 213, 377
Probehandeln 81
Probleme, zwischenmenschliche 31
Problemlösungen 71, 94, 97, 111, 117, 170, 300, 312
Problempatienten 17
professionelle Hilfe 95, 96
Programm 120
Programmierung 121
Prozeß, evolutiver 89
Psychoanalyse 66, 80, 262
Psychodynamik 79, 187
Psychologie 4, 53, 177, 356
Psychosomatik 12, 58, **261,** 271
psychosomatisch 42, 56, 60, 81, 126, 233, **259**
psychosozial 81, 123
Psychotherapie 60, 79, 272, 307

Ratschläge 200
Rauchen 115, 116
Reaktion 177
- des Kranken 178
- auf Krankheit 180
Reaktionsformen 144
Reaktionsmuster 166, 285
Reaktionsweise 92
Recht 264

recent life experience 156
Reduktion 79
Reduktionismus 36, 52
Reflexion 173
Regelkreis 287
Regression 184, 188
Rehabilitation 233
Reifen 68
Reifung, menschliche 156
Reifungsprozeß 334
Religion 283
Renaissance 20, 348
Reservekräfte 95, 96
Resignation 129, 319
Ressourcen 34, 85, 166
Retortenbaby 267
Risiken 124
Risikofaktoren 124, 126, 146, 147, 150, 152
Risikoindikatoren 124
Rolle 254
- des Arztes 253
- des Patienten 253
-, soziale 131
Rollentausch 258
Rollenverständnis 240
Rollenvorschriften 162
Romantik 22
Routine 198
Rücksichtnahme 200

Sauerstoffmangel 47
Scham 175
Scheinlösungen 316
Schematismus 93, 216, 269
Schmerz 174, 184
Schwangerschaftsunterbrechung 86, 265
Sektierertum 338
Selbständigkeit 167
Selbstbehandlung 199
Selbstbeobachtung 327
Selbstbestimmung 98, 336
Selbstbild 173
Selbsteinschätzung 334
Selbsterfahrung 23, 98, 252, 334
Selbstheilungskräfte 78, 285, 287
Selbsthilfe 94, 194, 199, 217, 271, **326**
Selbsthilfegruppen 194, 278, 302, 321
Selbsthilfemängel 202
Selbstmedikation 200
Selbstuntersuchung 214
Selbstverantwortung 74
Selbstverständnis 98, 177

Selbstvertrauen 175
Selbstwert 131, 175
Selbstwertgefühl 173, 179, 189
Selektion 83, 86, 353
Selektionsbedingungen 75
Semiotik 80
Sensibilität 148
Signale 172, 213
Sinn 77, 131, 225, 277, 283, 377
Sinnempfindung 316
Sinnfindung 318, 321
Sinngebung 318, 321
Sinnstiftung 225
Sinnstruktur 312
Sinnstufen 312
Sinn, Suche nach dem 378
Situationskreis 81
Skript 277, 378
Solidarisierung 336
Somatische Fixierung 27, 163, 215, 245
somatopsycho-sozial 12
Sorge 173
soziale Hilfe 218
- Krise 218
Sozialisation 144, 157, 209
Sozialleben 67
Sozialmedizin 314
Sozialpsychologie 4
Soziobiologie 73
Soziologie 53, 177, 355
soziopsychophysisch 9
soziopsychosomatisch 5, 164
Spannungen 96
Spezialdisziplin 369
Spezialisierung 28, 35
Spezialist 92, 94
spezifisch Menschliche, das 60
Spielen 103, 107, 110, 119
Spielregel 254, 260
Sprache 255
Sprechen 68, 251, 262
Standardantwort 153
Standortbestimmung V
Sterbehilfe 267
Sterben 20, 175, 267
Sterblichkeit 176
Stillen 74
Strafe 110
Strategie, evolutionär stabile 73
Streß 129, 147, 153
Streßbewältigung 344
Streßkonzept 80

Struktur 169
Studium 183
Subjekt 23, 56
Subjektivität 18, 61, 177
Subsysteme 37
Suchtmittel 49
Suizid 266
Sympathie 310
System 33, 38, 50, 75, 83, 85, 128, 147, 163, 202, 230, 257, 369
Systemeigenschaften 89
Systemtheorie 80

Technik IX, 32, 55
Teilnehmen 59, 252
Teleonomie 75
Theorie 80, 82
therapeutische Ansatzpunkte 269, 278
Therapie, humane 11, 216, 269, 278
-, kausale 269
-, paradoxe 277
Therapiearten, hausärztliche 217
Therapiekonzept 289
Tier 41
Tod 132, 154, 176
Töten 111, 112
Tradition 67
Transplantat 45
Transplantation 46
Transzendenz 127, 130, 318, 321
Traumen 123
Trennung 190, 283
Typologie 144

Überbehütung 248
Überdiagnostik 248
Überlebenschance 150
Übertherapie 248
Übertragung 79, 262
Umdenken 379
Umwelt 160, 162, 169, 378
-, soziale 123, 126, 146, 155
Umweltdiagnostik 96
Umwelteinfluß 150
Umweltfaktoren 123
Umweltkonzept 378
Umweltmedizin 314
unbewußt 66
Ungleichgewicht 88, 343
Unterstützungsleistungen 201
Uterus, sozialer 158

Veranlagung 161
Verantwortung 19, 38, 76, 318
Verhalten 87, 92, 98, 110, 119, 123, 178, 280, 344
-, abwartendes 290
- bei Krankheiten 168
-, menschliches 84, 89, 105, 120
Verhaltensbiologie 98, 99
Verhaltensmuster 164, 209, 280
Verhaltenssteuerung 98, 105
Verhaltensstrategien 86
Verhaltenstendenzen 99, 106, 108
Verhaltenstips 344
Verhaltensweisen 81, 378
Verlust 190
Vermeidung der Inanspruchnahme 205
Vernetzung 337
Versorgung, ärztliche 170, 212, 221
Versorgungssystem 96
Verstärkung 161
Verstärkungsprozeß 87
Vertrauen VIII, 302, 317, 318
Vielfalt 144, 150
Vorbeugung 95
Vorkliniker 373
-, Allgemeinmedizin für XIV

Wahrhaftigkeit 321, 336
Wahrnehmung 1, 101, 109, 173, 176, 178
Wahrscheinlichkeiten, subjektive 223
Wandel 84, 86, 340
Warnsignale 273
Warnsystem 147
Weiterbildung 223, 370
Weiterbildungskatalog 224
Weitergabe 164
-, zweite 162
Weizsäcker, Viktor von VI, VII, XIV, 1, 55, 57, 60, 82, 172, 175, 239, 242, 316, 317

Weltanschauung 283
Weltbild 70
Weltbildapparat 83, 176
Weltbevölkerung 73
Werte 66, 116, 127, 358, 376, 379
Werteskala 278
Werthaltungen 280
Werturteile 118
Wesen des Menschen 32, 65
Wesenskern 271
Willensfreiheit 121
Willenskraft 117
Wirklichkeit 40
-, individuelle 81
Wissenschaft(en) VII, IX, 9, 26, 33, 36, 76, 93, 348, 356
Wissenschaft, anthropologische 98
- vom Menschen XI, 90, 365
Wissenschaftlichkeit 369
Wohnung 169

Zeit 173
Ziele 127
Zielsetzung 277
Zufriedenheit 131
Zugang zum ganzen Menschen 91
Zuhören 276
Zusammenhänge, psychosomatische 76
Zusammenleben 270
Zuwendung 59
-, emotionale 199
-, persönliche 211
Zweckmäßigkeit 288
zwischenmenschlich 7, 58, 163, 201, 270, 277, 311
Zyklus 246
-, äußerer 246
-, innerer 160, 246

MIX
Papier aus verantwortungsvollen Quellen
Paper from responsible sources
FSC® C105338

If you have any concerns about our products,
you can contact us on
ProductSafety@springernature.com

In case Publisher is established outside the EU,
the EU authorized representative is:
Springer Nature Customer Service Center GmbH
Europaplatz 3, 69115 Heidelberg, Germany

Printed by Libri Plureos GmbH
in Hamburg, Germany